国家卫生和计划生育委员会 "十三五" 规划教材

全国高等学校教材

供精神医学及其他相关专业用

临床精神病学

Clinical Psychiatry

第2版

主　编　赵靖平　张聪沛

副主编　李占江　翟金国　张晋碚

编　者（以姓氏笔画为序）

马俊国（大庆市第三医院）

王绍礼（北京大学回龙观临床医学院）

叶敏捷（温州医科大学附属康宁医院）

宁玉萍（广州医科大学附属脑科医院）

李占江（首都医科大学附属北京安定医院）

李志勇（哈尔滨市第一专科医院）

张许来（安徽医科大学）

张晋碚（中山大学附属第三医院）

张瑞岭（新乡医学院第二附属医院）

张聪沛（哈尔滨市第一专科医院）

赵靖平（中南大学湘雅二医院）

姚志剑（南京医科大学附属脑科医院）

郭文斌（中南大学湘雅二医院）

翟金国（济宁医学院）

秘　书　郭文斌（兼）

人民卫生出版社

图书在版编目（CIP）数据

临床精神病学/赵靖平,张聪沛主编. —2 版. —北京:人民卫生出版社,2016

全国高等学校精神医学专业第二轮规划教材

ISBN 978-7-117-23660-7

Ⅰ.①临… Ⅱ.①赵…②张… Ⅲ.①精神病学-高等学校-教材 Ⅳ.①R749

中国版本图书馆 CIP 数据核字（2016）第 262313 号

人卫智网	www.ipmph.com	医学教育、学术、考试、健康,购书智慧智能综合服务平台
人卫官网	www.pmph.com	人卫官方资讯发布平台

临床精神病学
第 2 版

主　　编:赵靖平　张聪沛
出版发行:人民卫生出版社（中继线 010-59780011）
地　　址:北京市朝阳区潘家园南里 19 号
邮　　编:100021
E - mail:pmph @ pmph.com
购书热线:010-59787592　010-59787584　010-65264830
印　　刷:北京汇林印务有限公司
经　　销:新华书店
开　　本:850×1168　1/16　印张:19
字　　数:562 千字
版　　次:2009 年 7 月第 1 版　2016 年 12 月第 2 版
　　　　　2023 年 8 月第 2 版第 7 次印刷（总第 11 次印刷）
标准书号:ISBN 978-7-117-23660-7/R·23661
定　　价:58.00 元

打击盗版举报电话:010-59787491　E-mail:WQ @ pmph.com
　（凡属印装质量问题请与本社市场营销中心联系退换）

全国高等学校精神医学专业第二轮规划教材
修订说明

全国高等学校精神医学专业第一轮国家卫生和计划生育委员会规划教材于2009年出版,结束了我国精神医学专业开办30年没有规划教材的历史。经过7年在全国院校的广泛使用,在促进学科发展、规范专业教学及保证人才培养质量等方面,都起到了重要作用。

当前,随着精神卫生事业的不断发展,人民群众对精神健康的需求逐年增长,党和政府高度重视精神卫生工作。特别是"十二五"期间,精神卫生工作作为保障和改善民生及加强和创新社会管理的重要举措,被列入国民经济和社会发展总体规划。世界卫生组织《2013—2020年精神卫生综合行动计划》中提出:"心理行为问题在世界范围内还将持续增多,应当引起各国政府的高度重视。"

2015年6月,国家卫生和计划生育委员会、中央综治办、国家发展和改革委员会、教育部等十部委联合发布《全国精神卫生工作规划(2015—2020年)》,为我国"十三五"期间精神卫生工作指明了方向。文件明确提出精神卫生专业人员紧缺的现况,而高素质、高质量的专业人才更是严重匮乏,并要求到2020年,全国精神科执业(助理)医师拟从目前的2万多名增至4万名,要求加强精神医学等精神卫生相关专业的人才培养,鼓励有条件的地区和高等院校举办精神医学本科专业,并在医学教育中保证精神病学、医学心理学等相关课程的课时,为我国精神医学专业教育提出了明确要求。

为此,人民卫生出版社和全国高等学校精神医学专业第二届教材评审委员会共同启动全国高等学校精神医学专业第二轮国家卫生和计划生育委员会规划教材,并针对目前全国已经开展或正在申请精神医学专业办学的60余所医学院校的课程设置和教材使用情况进行了调研,组织召开了多次精神医学专业培养目标和教材建设研讨会,形成了第二轮精神医学五年制本科"十三五"规划教材的编写原则与特色:

1. 坚持本科教材的编写原则　教材编写遵循"三基""五性""三特定"的编写要求。

2. 坚持必须够用的原则　满足培养精神科住院医师的最基本需要。

3. 满足执业医师考试的原则　合理的知识结构将为学生毕业后顺利通过执业医师考试奠定基础。

4. 坚持整体优化的原则　不同教材之间的内容尽量避免不必要的重复。将原《老年精神病学》内容合并到《临床精神病学》中;将原《行为医学》内容合并到《临床心理学》中;增加《精神疾病临床案例解析》《会诊联络精神病学》。

5. 坚持教材数字化发展方向　在纸质教材的基础上,配有丰富数字化教学内容,帮助学生提高自主学习能力。

第二轮规划教材全套共11种,适用于本科精神医学专业及其他相关专业使用,将于2016年年底前全部出版发行。希望全国广大院校在使用过程中提供宝贵意见,为完善教材体系、提高教材质量及第三轮规划教材的修订工作建言献策。

全国高等学校精神医学专业第二轮规划教材
目　录

1. 精神病学基础（第2版）	主　编	陆　林	李春波	
	副主编	黄　颐	谭云龙	张丽芳　胡　建
2. 临床精神病学（第2版）	主　编	赵靖平	张聪沛	
	副主编	李占江	翟金国	张晋碚
3. 精神药理学（第2版）	主　编	刘吉成	艾　静	
	副主编	吕路线	王传跃	时　杰
4. 儿童少年精神病学（第2版）	主　编	郭兰婷	郑　毅	
	副主编	罗学荣	刘寰忠	陈　炜
5. 心理学概论（第2版）	主　编	崔光成	孙宏伟	
	副主编	许华山	周郁秋	唐　宏
6. 临床心理学（第2版）	主　编	王　伟	张　宁	
	副主编	薛志敏	汤艳清	张　岚
7. 司法精神病学（第2版）	主　编	苑　杰	李功迎	
	副主编	李玉凤	邵　阳	邱昌建
8. 社区精神病学（第2版）	主　编	杨甫德	刘哲宁	
	副主编	王玉花	苏中华	
9. 会诊联络精神病学	主　编	王高华	曾　勇	
	副主编	陈晋东	李　平	欧红霞
10. 精神疾病临床案例解析	主　编	刘铁桥	杨世昌	
	副主编	李　静	王惠玲	郭延庆
11. 精神医学专业实践指导（第2版）	主　编	鲁先灵	赵　敏	
	副主编	王文林	张华平	

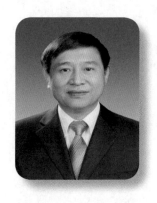

赵靖平,教授,博士生导师,一级主任医师,湘雅名医。中南大学湘雅二医院精神卫生研究所所长,国家精神心理疾病临床研究中心,精神病学科主任,精神卫生系主任。担任中华医学会精神病学分会第五届主任委员、湖南省医学会副会长与常务理事、《国际精神病学杂志》名誉主编、《中华精神科杂志》名誉总编辑,《中华医学杂志》等 10 余种国内专业核心期刊的编委和 *Schizophrenia Bulletin* 编委。担任亚洲神经精神药理学院(AsCINP)执委,国际双相障碍学会(ISBD)执委与国际精神分裂症研究学会(SIRS)会员。主编《中国精神分裂症防治指南》(第 2 版)。

主要从事精神分裂症与孤独症等重大精神疾病的遗传、脑影像学与防治方面的研究,主持国家自然科学基金课题、国家"十五"科技攻关课题、卫生行业科研专项、973 课题、重大新药创制、国家自然科学基金中美生物医学联合项目等 10 多项国家级研究课题。发表论文 400 多篇,其中 SCI 论文 100 多篇,在 *JAMA*、*Mol Psychiatry*、*Arch Gen Psychiatry*、*Am J Psychiatry* 和 *Biol Psychiatry* 等国际著名杂志上发表了一系列研究论文。获湖南省科学技术进步奖 5 项。主编与参编著作 30 多部。国家精品课程精神病学的主讲教师之一。

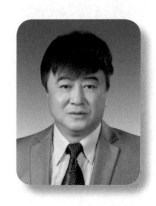

张聪沛,教授,主任医师,硕士生导师,哈尔滨市第一专科医院院长。哈尔滨市道外区人大代表。兼任中国医师协会精神科分会常务委员,中国残联精神残疾人及亲友协会常委,黑龙江省医院协会精神病医学分会主任委员,中华医学会跨文化精神病学组副组长,北方论坛主席,《中华精神科杂志》编委,黑龙江省鉴定人协会会长,黑龙江省应用心理学协会副主任委员,哈尔滨市医师协会精神科分会主任委员,第六届黑龙江省及哈尔滨市残联主席团副主席、精协亲友团主席。

擅长领域为各种心理健康讲座,精神、心理卫生、儿童心理咨询与心理治疗及其心理与疾病和健康的关联等。哈尔滨医科大学硕士生导师,黑龙江中医药大学硕士生导师、兼职教授,齐齐哈尔医学院兼职教授。黑龙江省精神科重点领军人才梯队学科带头人,省、市劳动模范,并享受国务院特殊津贴。曾获"黑龙江省卫生系统有突出贡献中青年专家"、中国医师协会"优秀精神科医师奖""德艺双馨省级名医""第七届中国医师奖"、国家"五一劳动奖章"、黑龙江省"五一劳动奖章"、全省"十佳健康卫士"荣誉称号、哈尔滨市"第二届市长特别奖"、哈尔滨市第四届道德模范。主编国家卫生和计划生育委员会规划教材 6 部,发表论文 100 余篇。

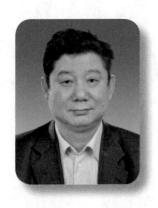

李占江,主任医师,教授,博士生导师。现任首都医科大学附属北京安定医院副院长、临床心理学系主任,北京市住院医师规范化培训精神科专家委员会主任委员。中国心理卫生协会认知行为治疗专业委员会副主任委员。中国睡眠研究会睡眠与心理卫生专业委员会副主任委员。《中华精神科杂志》《中国心理卫生杂志》和《中国临床心理学杂志》编委。

主要研究领域为焦虑抑郁障碍、失眠与认知行为治疗。以第一作者或通讯作者发表论文70篇,主编和参与编写(译)著作24部,获北京市科技进步三等奖2项。近年完成国家级和北京市常见精神疾病认知行为治疗继续教育培训26次。主持完成国家、市级科研项目6项。目前承担国家自然科学基金、教育部及北京市科技项目3项。

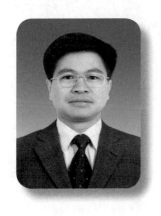

翟金国,教授,硕士生导师,济宁医学院精神卫生学院临床精神病学教研室主任,兼济宁医学院第二附属医院精神科主任,主任医师。济宁市知名专家,济宁市圣地名师,北方精神医学论坛继续教育专业委员会主任委员,山东省医学会精神病学分会委员,山东省医师协会精神科医师分会委员。

从事精神医学教育27年,为精神医学本科生系统讲授临床精神病学、精神药理学等课程,具有丰富的教学经验。主编或副主编教育部、国家卫生和计划生育委员会规划教材2部,主编专著5部。

主要从事生物精神病学研究,主持或参加国家科技攻关课题、国家卫生和计划生育委员会卫生行业科研专项课题、国家或山东省自然科学基金项目、省教育厅、卫生厅课题多项,获科研、教学成果奖多项。发表科研论文60余篇。

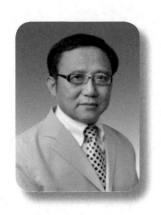

张晋碚,教授,主任医师,历任广东省心理卫生协会理事长,广东医学会精神科分会副主任委员,中国心理卫生协会理事、常务理事,中华医学会精神科分会委员,中国医师协会精神科分会委员。广州市保健委员会专家,广东省医疗事故鉴定专家,卫生部人才评价专家,卫生部应急专家。

从事精神科临床、教学及研究工作30余年,临床经验丰富,对青少年以及老年精神病有广泛的研究。先后以第一作者或通讯作者在国内外专业期刊发表论著近200篇,主编、副主编或参编教材或其他学术专著20余部。先后被评为"中山医科大学十佳教师""叶任高李幼姬夫妇临床医学优秀中青年教师"等。

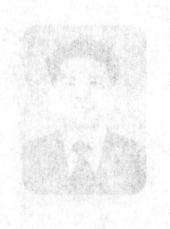

前　言

　　科学技术的进步推动了精神医学的迅速发展，先进的临床技术与治疗手段的层出不穷为临床医学的发展增添了活力。进入 21 世纪以来临床精神医学的发展也要求不断地更新。面临我国精神科专业医生和心理卫生人才严重匮乏的局面，国内高等医学院校和精神卫生机构正在加强促进精神卫生专业人才的教育和培养工作，按照国家卫生计生委"十一五"规划教材的要求，人民卫生出版社于 2009 年组织编写了这套教材，《临床精神病学》的编写是以精神医学专业的本科生和其他医学专业的科目为基础，采用国际分类标准，融入认同的新技术、新知识，由浅入深地将临床知识与实践等密切结合，使学生在毕业后能够尽快进入临床医生角色。从该书出版发行至今已经 7 年，在各个高等学校的医学、精神病学、医学心理学、教育学等专业授课中广泛使用，也被精神科临床医生和心理卫生工作者作为工作中的重要参考书。在这 7 年之中临床精神病学各个领域，如病因及发病机制、诊断和治疗等都有了长足发展，为了及时将这些新内容展示给广大读者，我们今年推出了《临床精神病学》第 2 版。

　　在人民卫生出版社的指导下，组织了全国多所高等学校成功培养了多批精神医学专业学生的临床专家、教授参与编写。本书共有 15 章，参阅国内外最新文献，特别是《临床精神病学》与国外的临床治疗规范接轨，结合自己的临床实践经验，简明扼要阐述了常见精神障碍的概念、病因、相关因素、发病机制、诊断标准和治疗方法等，为学生提供集先进性、实用性、学术性、规范性于一身的标准化教材。

　　本书适合于高等院校临床医学、精神医学、法医学、预防医学、医学心理学专业的本科和专科学生，也可作为培养精神医学专科医生、心理咨询师的专业性书籍。对于从事精神病学工作的广大临床医生、心理治疗师、心理咨询师和护士，阅读此书也能够扩展知识范围，从中受益。

　　但是，临床精神病学带有鲜明的时代局限性，随着科学的进步和临床的积累，人们对疾病的认识是发展的，在学习中应辩证学习、认识发展、开拓思路，切忌生搬硬套，对精神疾病尤其如此。

　　参加编写工作的都是国内资深的专业工作者，对所撰写的章节颇为熟悉，虽然都很尽力，反复审稿，反复修改、互审，但问题在所难免，希望读者们在学习应用中提出宝贵意见。

　　本书在编写过程中，自始至终得到了国内多名专家的大力支持，并参阅了国内专家编译的大量资料，在此深表谢意。

赵靖平　张聪沛

2016 年 7 月

目　录

第一章

绪 论

 【本章重点】

1. 掌握　精神病学的一些常用名称的概念。
2. 熟悉　精神疾病的病因学因素。
3. 了解　精神病学与其他相关学科的关系。

第一节　概　述

精神病学(psychiatry)是临床医学的一个分支学科,是以研究各种精神疾病的病因、发病机制、临床表现、疾病的发生发展规律、诊断手段、治疗方法和预防以及康复为目的的一门临床医学学科(psychiatry 出自希腊语,psyche 指精神或灵魂,iatry 意指治疗,是治疗灵魂疾病的意思)。精神病学以前归为内科学的三级学科分支,由于医学的发展使有明确致病原的疾病如传染性疾病或感染性疾病得到了有效的预防治疗,社会经济发展使全球工业化与城镇化而带来的环境生态变化以及生存竞争压力的增加,这些社会、经济、环境、医疗等因素的改变使人类疾病谱发生了明显变化。精神心理疾病特别是抑郁障碍、焦虑障碍和物质使用障碍等的患病人群呈逐年上升趋势,精神病学服务的范畴不断扩大、需求不断增加,从传统的重性精神病的治疗管理扩展到近代的轻性精神心理障碍的治疗与预防,单一的药物治疗模式向综合干预模式的转变,精神病学目前已成为临床医学的二级学科。而根据疾病分类、不同人群的疾病特点、研究重点的不同而衍生出三级学科分支,如:司法精神病学、儿童或老年精神病学、成瘾精神医学、生物精神病学、社会精神病学,等等。近年来,有不少国家的学者认为"精神病学"一词含有对精神病患者的歧视,精神卫生服务的人群也不再只局限于重性精神病而扩大到精神心理疾病,因此建议用"精神医学"取代"精神病学"。

精神障碍(mental disorders)是指在各种致病因素作用下导致的精神心理活动的失调或异常情况,表现为感知、思维、情绪、行为方面的异常变化,这些改变可以引起患者的主观痛苦体验,导致明显的社会与个人功能的损害并需要进行医学干预(诊断与治疗)。美国精神病学协会于 2013 年出版的《精神障碍诊断与统计手册(第 5 版)》(*Diagnostic and Statistical Manual of Mental Disorders*,DSM-5)的定义:精神障碍是一种综合征,其特征表现为个体的认知、情绪调节或行为方面具有临床意义的功能损害,它反映了潜在的精神功能在心理、生物或发展过程中的异常。精神障碍通常与在社会、职业或其他重要活动中的显著的痛苦或功能损害相关。对于普通的应激源或失去重要亲人的痛苦如所爱的人死亡,可预期的或文化认同的反应,不属于精神障碍。社会偏离行为(例如,政治、宗教或性)和主要为个体与社会之间的冲突并非精神障碍,除非如上所述这些偏离或冲突导致了个体的功能损害。健康的定义应该包括躯体健康与精神健康,健康人的定义应该是没有躯体和精神疾病,并保持良好的心理状态和社会角色。精神障碍包括重性精神障碍(俗称"精神病")和轻性精神障碍。精神病(psychosis)经常被报纸、电影和电视和大众等错误使用,甚至连精神卫生的相关专业人士有时也会误用它,把"精神病"等同于贬义词"疯子",使精神病的含义充满着耻辱和恐惧。其实在临床上"精神病"通常指重性精神障碍患者,只占精神障碍的小部分,约占人群的1%(我国约1600万),临床表现为幻觉、妄想、行为古怪等,社会和个人功能(工作、学习、自我照料能力)明显受损,这些患者因为对疾病缺乏自知力而不会主动就医。轻性精神障碍包括抑郁障碍、焦虑障碍等常见精神障碍,抑郁与焦虑障碍的终生患病率合计将近10%,远远高于重性精神障碍。这些轻性精神障碍的患者往往有较多的情绪痛苦和躯体不适,有明显的主观痛苦体验,但因为缺乏精神障碍的知识,大多数患者会主动先去临床其他各科就诊而不去精神科或心理科首诊,部分患者经多次误诊误治后才转到精神医学专科就诊。

精神卫生服务(mental health services)是指为精神疾病人群提供医疗服务的方式方法、手段。20世纪50年代以来,医学模式从生物医学模式向生物-心理-社会医学模式转变,精神疾病的发生与生物、心理与社会因素的综合作用有关。因此,精神卫生服务也应该是生物、心理与社会方面相结合的多维服务。患者的治疗与康复应该实行医院、社区与家庭的一体化服务,医院的服务内容包括住院、门诊与日间医院的服务,治疗包括药物治疗、物理治疗、心理治疗与音乐治疗,等等。社区服务应与家庭服务密切结合,内容可以包括监督患者服药的维持治疗,预防疾病复发与处理药物的不良反应,也应包括康复就业等社会职业、自我照料等能力的训练。教育大众了解精神卫生知识,认识轻性精神障碍的临床表现(如焦虑障碍、失眠障碍),及时就医,减少对精神病患者的歧视,降低自杀率,纠正各种心理及行为问题等也属于精神卫生服务的范畴。

【病例】

一个17岁的高三男学生,父母亲发现男孩近3个月来性格变得孤僻,不愿意和父母亲说话,对父母亲越来越冷淡,晚上睡觉时也经常起床走动。早晨上学也不主动了,怀疑同学们议论他,不再与同学们交往,成绩也明显下降,认为别人在他的手机里安装了发射芯片,把他手机中的隐私都暴露了。该男孩的父母亲和学校的班主任老师都发现他的想法和行为越来越古怪,不可理解,怀疑该男孩精神上出现了问题,到精神科看病被医师诊断为"精神分裂症"。该案例提示,精神分裂症、双相障碍与严重抑郁症的患者,往往是密切接触的、最亲近的人最先发现患者的异常思维、情绪和行为,应尽早督促患者就医。医师也应该向与患者最亲近的人详细了解患者最近的反常情况,包括言语、行为、情绪等。

第二节　临床精神病学发展的历史与现状

一、西方精神病学的发展史

公元前5世纪起,被欧洲人尊为"医学之父"的古希腊最伟大的医学家希波克拉底(Hippocrates)认为人体存在4种基本体液,即血、黏液、黄胆汁和黑胆汁,4种体液相互不能保持平衡,就会生病。他在精神病学方面首先划分出癫痫(epilepsy)、躁狂症(mania)、精神错乱(phrenitis)、忧郁症(melancholia)、酒精中毒性谵妄、痴呆、产褥期精神病等疾病。Hippocrates否定了当时流行的"癫痫是一种神圣的疾病"的观点,认为这个病并没有什么神圣的地方,而是与其他疾病一样,有其自然的原因,并断言癫痫的病理变化在大脑,系遗传所致。Hippocrates将各种病态的精神兴奋归于一类,称为躁狂症,将相反的情况称为忧郁症,这是精神病理现象最早的概括和分类,这两个词一直沿用至今。Hippocrates认为癔症是妇女特有的一种疾病,其发病原因是子宫(hysteros)在腹腔中游走,因而hysteros一词就作为这类疾病的名称被确定下来。

到了中世纪(公元476年至17世纪),由于医学被神学和宗教所掌握,精神病患者被视为魔鬼附体,采用拷问、烙烧、坑害等苦刑来处罚,使精神病患者处于十分悲惨的境地,精神病学不但没有发展反而后退。

18世纪末,在资产阶级革命浪潮的影响下,西欧精神病学领域内爆发了普遍而深刻的革新运动。欧美普遍开展了反对约束、虐待精神病人的运动,促进了精神病医院的改革,为精神病学的发展奠定了基础。

法国比奈尔医师(Philippe Pinel,1745—1826)被认为是现代精神病学的奠基人。在法国大革命后,于1793年被任命为精神病院院长。从任职的第一天起,他下令解除了约束精神病人的锁链,故被称为精神病人的"解放者"。改革医院行政组织和技术设施,建立每天巡视患者的制度,与患者亲切谈话并作详细记录,并试图分析和归纳精神病的症状,对患者实施人道主义治疗。他把精神病分为忧郁症、躁狂症、痴呆、白痴四类,这种分类概括明确。在治疗方面,他提出医生要掌握患者的情感,组织患者参加医院内各项活动。

到19世纪中叶,Griesinger(1884)指出了精神病是由于脑的病变所致,精神病学从此步入现代精神病学的发展阶段,其代表人物是德国精神病学家克雷丕林(Kraepelin)。他以临床观察为基础,以病因学为根据,提出了临床分类学原则。他认为精神病是一个有客观规律的生物学过程,可以分为数类,每一类都有自己的病因、特征性躯体和精神症状、典型的病程经过和病理解剖所见以及与疾病本质相关的转归和结局。他当时将现在的精神分裂症命名为"早发性痴呆"(dementia praecox),并提出了"情感性精神病"的概念。他的思想推动了精神病学理论的发展,为精神疾病分类学打下了基础,并使精神病学的理论进入自然疾病单元的研究。克雷丕林被认为是现代精神病学医学模式的奠基人。20世纪以来,当代医学家提出了生物-心理-社会医学模式,认为应该从生物学、心理学和社会学三个方面,而不能仅仅从生物学单方面研究人类的健康和疾病问题以及社会的医疗保健措施,包括精神疾病和精神卫生问题的医疗保健措施。

弗洛伊德(Sigmund Freud,1856—1939)是奥地利籍犹太人,最初从事神经病学研究。1880—1882年,Freud及Breuer发现癔症患者在催眠状态下说出自己遭受精神创伤的经历,醒后症状消失,以后用这一方法治疗癔症。但不久,Freud发现催眠并不是必要的,而创用所谓"自由联想"(free association)。这种方法主要是,让患者的思想任意驰骋,不加限制,并把所想到的全部口述出来。然后,检查者对患者所述进行深入的分析。此后,Freud还对梦进行解释,并对日常生活中的口误或笔误等过失进行分析,以揭露被压抑的欲望或潜在的动机,这些方法称为"精神分析"(psychoanalysis)。作为这些方法的理论基础,Freud创造了一整套无意识学说。他认为人类一切心理活动最根本的源泉是无意识,无意识包含着各式各样本能的欲求,其活动遵循"享乐原则",而意识活动则遵循"现实原则",它使无意识的要求与社会的约束趋于协调。Freud认为本能,主要是指性本能。他认为在性本能背后有一种力量,称为"力必多"(libido),是人进行一切活动的力量源泉。因此,健康人为了使本能获得满足,还存在着一系列心理防御机制,如升华(sublimation)、否认(projection)等。Freud的理论影响非常深远,他的著作被当时欧美的部分精神病学家奉为经典。

布鲁勒尔(Eugen Bleuler,1857—1939)是现代著名的精神病学家,他很早就接受了精神分析学说的基本理论,为国际精神分析的领导人之一。他对精神病学的主要贡献在于他的精神分裂症学说。1911年Bleuler首先提出精神分裂症(schizophrenia)一词。他将精神分裂症的症状分为"基本症状"和"附加症状"两大类,联想松弛和联想断裂是精神分裂症的基本症状,强调精神分裂症思想内容的特点是其"内向性"(autism)和"脱离现实"(dereism)。Bleuler有关精神分裂症的概念较Kraepelin早发性痴呆的概念范围扩大了,并且Bleuler认为精神分裂症不是一个单独的疾病,而可能是"一组疾病"。

巴甫洛夫是一位著名的生理学家,通过大量实验研究建立了条件反射学说,揭示了大脑皮质功能活动的一般规律,如兴奋、抑制的扩散和集中,相互诱导,分析和综合等。巴甫洛夫成功地制造了动物神经症,研究了其形成和发展的机制,并采用一系列方法加以治疗。巴甫洛夫的实验性神经症为进一步研究人类的精神疾病,提供了简单的模型。巴甫洛夫学说的基本理论和主要研究方法在世界范围内产生了深远的影响。

二、中国精神病学的发展史

中国古代医籍中很早就有关于精神疾病的记载,"范进中举"是中医典型的精神病发作描述的案例。流传至今的《素问》《灵枢》《难经》《伤寒论》和《金匮要略》中都有精神病的论述,描述为"狂""躁""谵妄""癫疾""痫疾"等表现,《伤寒论》还对精神障碍提出了一些药物和针刺等疗法。明代杰出的医药学家李时珍(1518—1593)在《本草纲目》中总结了16世纪以前我国药物学的丰富知识,其中记载了治疗癫痫、狂惑、怔忡、健忘、惊悸、烦躁、不眠、多眠、遗精、梦泄等药物达数百种之多,并介绍了一些方剂。近10年我国也批准了一些治疗抑郁症与焦虑障碍的中成药上市使用。

我国现代精神病学的医疗与教学起步较迟,19世纪末国外精神病学开始传入我国。新中国成立前全国精神病医疗机构不到10所,床位不足2000张,处于严重缺医少药的境况。新中国成立后,我国精神病学进入了一个新的历史时期。与新中国成立前相比,不仅医疗机构和床位数量大量增加,尤为重要的是医疗设备和技术水平有了显著提高。20世纪80年代以后,在部分医学院校成立了精神卫生专业,建立硕士点、博士点,已培养出许多高质量的专业人才。据2015年国家卫生计生委发布数据,至2014年底,全国登记在册的严重精神障碍患者429.7万,83.6%初中文化以下。全国精神卫生机构1650家,床位22.8万张,每万人1.71张(世界平均数4.3张),精神科医师1.49名/10万人口(世界平均水平4.15名),总数2万多名注册精神科医师。

1922年开始在北京协和医学院设立精神病学课程。其后上海(1931年)、南京(1936年)、成都(1937年)、长沙(1945年)等地医学院也陆续开设精神病学课程,用的均系外国教本。新中国成立以后,国内一些重点医学院校均成立了精神病学教研室,在教学计划中把精神病学列为临床医学的必修课,统一制定了精神病学教学大纲,规定了课堂讲授及实习的内容和时间,以保证教学质量。为适应教学和医疗的需要,精神病学教材和参考书相继出版,1951年出版了粟宗华编著的《精神病学概论》,是新中国成立以后第一部精神病学著作。1961年人民卫生出版社出版了四川医学院编写的《精神病学》,为我国正式出版的第一部高等医学院校精神病学教材。全国高等医药院校统编教材《精神病学(五年制)》到目前为止正式出版了第7版。2002年及2005年出版了全国高等医药院校统编教材《精神病学(七年制)》及《精神病学(八年制)》,目前也已经出版了第3版。为了逐步解决我国精神科医师紧缺的问题,从2014年开始,国家加大了医学院校精神医学专业人才培养力度,争取到2020年使精神科医师数量从目前的2万多名增加到4万名。《教育部等六部委关于医教协同深化临床医学人才培养改革的意见》中对精神卫生人才培养也提出了更高、更快的要求,并提出有条件的学校可以开办精神医学本科专业或方向,以应对社会对精神医学专业人才的紧迫需要。2015年启动了全国高等学校精神医学专业本科国家卫生和计划生育委员会规划教材第2版的编写出版。

三、现代精神病学的发展与前沿问题

1. 精神疾病治疗的发展 1953年发现了氯丙嗪这一药物具有治疗精神病症状的作用,可以治疗患者的幻觉、妄想和兴奋行为等症状,精神疾病的治疗迈入了现代科学发展道路,奠定了精神疾病药物治疗的基础,开创了精神疾病药物治疗的先河,精神药理学逐步发展为临床药理学的一个学科分支。人们开始通过药物作用机制来研究精神障碍的神经化学机制,如研究发现抗精神病药物的多巴胺受体拮抗作用建立了精神分裂症的中枢多巴胺亢进假说,发现抗抑郁药物对单胺类神经递质的影响而建立了抑郁症的单胺假说。此外非药物的躯体治疗(somatotherapy)也正朝非侵入性刺激大脑的方向发展,包括重复经颅磁刺激(repetitive transcranial magnetic stimulation,rTMS)、磁痉挛治疗(magnetic seizure therapy,MST)、迷走神经刺激(vagus nerve stimulation,VNS)、深部脑刺激(deep brain stimulation,DBS)、光照疗法(light therapy)等。

2. 脑影像学技术的发展　计算机断层扫描成像(computerized axial tomography,CT)、磁共振成像(magnetic resonance imaging,MRI)、单光子计算机断层扫描(single photon emission computed tomography,SPECT)、正电子计算机断层扫描(positron emission computed tomography,PET)、功能性磁共振成像(functional magnetic resonance imaging,fMRI)、磁共振波谱成像(magnetic resonance spectroscopy,MRS)等先进技术的应用使在活体内研究脑结构和脑功能成为可能,将有助于揭示大脑工作的奥秘,并揭示精神疾病的脑活动异常的机制。我国在"十三五"期间,将启动"脑研究计划"和"精准医学"研究计划,这些计划的实施将极大地推进精神病学的发展。

3. 遗传学技术的发展　随着分子生物学技术的持续发展和人类基因组计划的完成,从分子生物学水平探索精神疾病的病因将是未来研究的重点。精神疾病的相关基因有望被陆续克隆,这将对精神病学的发展产生巨大的促进作用。但是,精神活动毕竟是人类最复杂的功能,人们对它的了解甚少,这一直是制约精神病学发展的根本原因。然而,令人振奋的是,人类基因组计划完成之后,又一个全球性研究工程——人类神经组计划已经揭开序幕。这是一个揭开脑的奥秘的工程,它将有助于对精神疾病的病因、病理生理及发病机制的阐明,对精神病学学科的发展和完善将产生不可估量的推动作用,有望实现精神医学发展史上一个质的飞跃。

4. 精神障碍的疾病负担　1993 年,哈佛大学公共卫生学院与世界银行、世界卫生组织合作,对于全球疾病负担(global burden of disease,GBD)进行了评估,引入了伤残调整生命年(disability-adjusted life year,DALY)来量化疾病负担。DALY 指因死亡或残疾而丧失的健康生命年数,通过权重来表示不同疾病所致残疾的严重性。例如重症抑郁所致的疾病负担与失明或截瘫所致的疾病负担相当,而重性精神病(如精神分裂症)发病期所导致的疾病负担等于全瘫所致的疾病负担。据统计,非感染性疾病占全球疾病负担的比重日益增加,精神障碍占整个疾病负担(burden of disease)的 15% 以上,其中,中低收入国家为 10.5%,高收入国家为 23.5%。研究预测,到 2020 年,抑郁症将在世界范围内成为致残的第二大疾病。随着社会物质文明与精神文明的提高,人们对健康的需求不断增长,尤其是对心理健康的认识和需要更加突出。因此,精神病学与精神卫生将越来越受到人们的重视,在新世纪将会有较大的发展。

5. 我国精神卫生立法与规划　2001 年 WHO 报告的主题是"精神卫生:新的认识、新的希望"。希望提高社会对精神卫生的重要性和精神障碍所致负担的认识,使人们正确了解精神障碍对人类、社会及经济的影响,消除对精神障碍的偏见和歧视。时任国家主席江泽民同志致信给 WHO 总干事,承诺中国政府将继续加强精神卫生事业工作。同年,"全国第三次精神卫生会议"召开,2002 年颁布《中国精神卫生工作规划》。《精神卫生法》于 2013 年 5 月 1 日正式实施,《精神卫生法》共七章八十五条,对精神卫生工作的方针原则和管理机制、心理健康促进和精神障碍预防、精神障碍的诊断和治疗、精神障碍的康复、精神卫生工作的保障措施、精神障碍患者合法权益的维护等做了规定。可以预计,我国的精神卫生相关工作将会有大发展。社会各界的关注和重视,脑科学的可持续发展,给精神医学的发展带来了机遇和希望。

第三节　精神病学与其他学科的关联性

精神医学的发展与神经科学、生物医学、行为医学以及社会医学的发展相辅相成,分子遗传、神经影像与药物研发等领域高新技术的研发将有利于精神医学的发展。分子遗传学将揭示精神疾病的遗传基础,神经影像学将从大脑的结构与功能方面揭示精神疾病的发病机制,药物与非药物治疗的新方法将有助于提高精神疾病的治愈率。

一、与神经科学的关系

精神病学与神经科学关系非常密切,神经科学研究大脑活动的本质与物质基础,是由神经解剖、神经生理、神经生化、神经药理和神经心理组成的一门综合性学科。近年来神经科学有了十分迅速的发展,科学家已经可以从神经细胞膜受体、突触连接、信号传递等分子水平研究脑功能的物质基础和药物作用机制,如通过神经递质的研究探讨中枢多巴胺、去甲肾上腺素、5-羟色胺和 γ-氨基丁酸的变化与精神分裂症、情感性精神障碍等精神障碍的关系,加深了对精神疾病生物学基础的理解,从而推动了精神药理学、分子遗传学的发展,还为精神疾病的治疗提供了更好的药物,使精神疾病的治疗水平有了较大的提高。特别是 MRI 与 PET-CT 等技术发展起来的脑神经网络组学,使研究大脑在各种不同状态下的结构与功能活动神经连接成为可能,神经科学的进步将揭示大脑工作的图谱与奥秘。

二、与临床心理学的关系

纯生物医学模式只看到所服务对象的生理、病理机制或生物性的一面,忽视患者的心理活动或社会性的一面,重视"病"而忽略了"病人"。从目前的医学模式来看,这种服务是不全面的。因此临床心理学应运而生,它是以患者心理活动为研究对象的应用心理学分支,以生物-心理-社会医学模式(bio-psycho-social medical model)为理论基础,主要任务是研究心理因素对健康的影响和在各类疾病的发生、发展中的作用,研究心理因素对身体各器官生理、生化功能影响及其在疾病康复中的作用等。临床心理学探讨了心理因素特别是应激因素在疾病发生中的作用,可提高对神经症、某些心因性和器质性精神病的认识。临床心理学中的各种心理测验,通过对患者进行检查,可为临床诊断提供辅助性依据。心理治疗方法和技术适用于许多精神疾病的治疗,可以提高药物治疗的依从性与疗效,从而对精神疾病的治疗与预防产生积极的推动作用。

三、与行为医学的关系

行为医学(behavioral medicine)是一门将与健康和疾病有关的行为科学技术和生物医学技术整合起来,并将这些技术应用于疾病的诊断、治疗、预防和康复的边缘学科。所整合的内容包括人类学、社会学、流行病学、心理学、临床医学和预防医学、健康教育学、精神医学、神经生物学等学科的知识。行为医学与精神病学关系密切,例如研究各种适应不良行为如成瘾行为、自杀行为、宗教迷信行为对人类精神与躯体健康的影响,应用行为治疗或危机干预技术来矫正某些行为障碍或精神障碍。

四、与医学社会学的关系

人类的思想和方法、风俗习惯、行为举止以及人际交往等,都具有一定的社会根源,并和特定的文化背景相关联。这些因素均可影响精神疾病的发生、发展和转归。因此,有关社会学和人类学的知识,有助于理解和认识这些因素在精神疾病的发生、发展和转归中所起的作用,有助于人们从生物-心理-社会医学模式研究和探讨精神疾病的发生原因、治疗和预防干预措施,对理论研究和临床实践都有着十分深远的意义。另外,当精神疾病涉及刑事诉讼、民事和刑事诉讼、民事诉讼时,需进行司法精神病学鉴定,确定被鉴定人是否患有精神疾病以及是否不能辨认或不能控制。司法精神病学鉴定的结论也属于诉讼证据的一种,因此从事这项工作的医师也应具有法学知识。

五、与其他临床学科的关系

精神疾病往往与躯体疾病共存,也称为共病(comorbidity),相互影响疾病的发展与转归。特别是现在非感染性慢性躯体疾病成为危害人类健康的主要疾病,例如肿瘤、心血管疾病、糖尿病的发生发展与心理社会因素的关系密切。

人的机体是一个整体。中枢神经系统大脑,在协调、过滤和整合来自机体内外环境的各种刺激中起着主导的作用。大脑活动和机体其他系统活动是密不可分的,且受到机体内外环境因素的制约。因此,精神病学与临床其他学科的关系是十分密切的。各种躯体疾病,如脏器、内分泌、结缔组织、营养代谢等疾病均可导致脑功能的变化而引起精神症状,即所谓的躯体疾病所致精神障碍;而持久的心理社会应激、强烈的情绪体验,使机体某些功能出现持续性紊乱,甚至出现组织结构上的异常改变或削弱机体的抵抗力,导致各种心理生理障碍,甚至发生心身疾病(psychosomatic diseases)。心身疾病是一组与精神紧张等心理因素密切相关的躯体疾病,它具有器质性疾病的表现,或确定的病理生理过程所致的临床症状,心理社会因素在该病的发生、发展、治疗和预后中有相对重要的作用。如神经性皮炎、支气管哮喘、冠心病、高血压、消化性溃疡等均属于心身疾病。另外,精神疾病往往可以出现各种各样的躯体症状,如:惊恐发作的患者常因心慌气短而首先在内科就诊;抑郁症患者可因消化系统症状、闭经或躯体不适而去内科、妇产科求治。

精神科与神经科的关系更为密切。精神疾病是中枢神经系统的疾病,目前的生物学手段尚不能发现脑部存在明显的病变部位和病理机制。而神经内外科疾病属于器质性病变,有神经组织结构的病变,症状表现为感觉、运动、反射和自主神经系统的障碍。脑器质性精神障碍,如脑肿瘤、脑血管病、颅脑外伤、脑炎和变性病伴发的精神障碍,既有神经系统体征和症状,又有各种精神症状。而精神分裂症、心境障碍、心因性精神障碍、神经症等只有精神症状,而无明确的神经系统体征或症状,目前尚无诊断仪器,如脑影像学检查也未发现特异性的诊断特征。

抑郁障碍与焦虑障碍的患者往往也存在较多躯体方面的症状,国内心血管专科医师因而提出了双心医学的概念并积极推动其发展。提倡心血管专科医生要高度注意因为胸闷、气短、胸疼来就诊的患者,当不能用心血管学科的专业知识加以解释时,一定要考虑精神和心理因素,看看患者有没有焦虑、惊恐、抑郁的情绪。如果医生不能从更广阔的视野来了解和理解疾病,那么我们在利用现代化、高成本的生物技术治疗患者的躯体疾病时,也不经意间制造了大量精神心理创伤,即所谓的医源性疾病。

因此,一个精神科医生必须掌握临床其他各科的知识,才能对精神和躯体的疾病有整体、全面的了解,从而做出正确的诊断和治疗。

第四节　精神疾病的病因学

精神疾病的病因十分复杂,对人类影响最大的精神分裂症、心境障碍等精神疾病,至今病因尚未完全阐明。精神疾病的病因学,可以归纳为生物学致病因素和社会心理环境致病因素,两者相互作用而致病。

一、生物学因素

1. 遗传因素　遗传因素决定个体生物学的特征,应用群体遗传学(即遗传流行病学)的研究方法对精神障碍患者进行的家系、双生子、寄养子研究证实精神障碍具有很高的遗传倾向,孤独症的遗传度高达90%,精神分裂症与双相情感障碍的遗传度也高达80%,酒精滥用/依赖的遗传度为60%,重度抑郁与惊恐障碍遗传度相对较低为40%(遗传度指群体中某一疾病可以由遗传效应来解释的部分);研究还发现,精神障碍的遗传模式并不符合孟德尔遗传规律,属于复杂的多因素遗传疾病。这些研究结果为制订进一步发现精神障碍具体遗传机制的研究策略提供了方向。遗传研究的两种研究方法——细胞遗传学及分子遗传学则侧重研究疾病的具体遗传机制。细胞遗传学应用于精神障碍的研究确定了 Down 综合征、Turner 综合征、Klinefelter 综合征与脆性 X 染色体综合征是由于染色体结构的异常所致。精神障碍的分子遗传学研究在近几十年经历了传统的连锁分析、候选基因关联分析,到现在的全基因组关联分析及外显子测序,亦取得了一些重要的进展。近年来开展的全基因组关联分析(genome-wide association studies,GWAS)及外显子组测序(whole-exome sequencing,WES)和全基因组测序(whole-genome sequencing,WGS),将在很大程度上推动精神疾病的分子遗传学研究进程。

2. 精神障碍的神经生化因素　通过药物治疗精神障碍的药理学机制,发现单胺类神经递质、氨基酸类神经递质可能参与了精神障碍的发病机制。

7

（1）多巴胺假说:20世纪60年代提出了精神分裂症的多巴胺假说,即认为精神分裂症患者中枢DA功能亢进。长期使用可卡因或苯丙胺,会在无任何精神病遗传背景的人身上产生幻觉和妄想。苯丙胺和可卡因的主要神经药理学作用是可以升高大脑神经突触间多巴胺的水平。而阻断多巴胺2（D_2）受体的抗精神病药物可用来治疗精神分裂症的阳性症状。

（2）5-羟色胺假说:中枢5-羟色胺功能紊乱与情感障碍、焦虑障碍的紧密关系已得到充分的证实,如中枢神经系统5-HT功能活动降低将导致重性抑郁障碍、强迫症、广泛性焦虑障碍或进食障碍的发生,而5-HT功能活动增强则与躁狂发作有关。因此临床上广泛用于治疗抑郁障碍、焦虑障碍、进食障碍的抗抑郁药多数是通过拮抗5-HT受体,阻滞突触对5-HT的再摄取从而提高突触间隙5-HT浓度达到治疗疾病的作用。

（3）氨基酸类神经递质假说:中枢谷氨酸功能不足可能是精神分裂症的病因之一。谷氨酸是皮层神经元重要的兴奋性递质。使用放射配基结合法及磁共振波谱成像技术,发现与正常人群相比,精神分裂症患者大脑某些区域谷氨酸受体亚型的结合力有显著变化,N-甲基-D-天冬氨酸（NMDA）谷氨酸受体的拮抗剂如苯环己哌啶（PCP）可在受试者身上引起幻觉及妄想,但同时也会导致情感淡漠和退缩等阴性症状。

（4）神经内分泌因素:下丘脑-垂体-肾上腺（HPA）轴和下丘脑-垂体-甲状腺（HPT）轴的功能失常可能参与了抑郁症和焦虑障碍的发病。

（5）精神障碍的脑结构及脑功能的异常:由于缺乏有效模拟疾病的动物模型,在患者活体上研究脑结构和脑功能的无创技术就显得极为重要。影像学技术如CT、磁共振成像（MRI）、正电子计算机断层扫描（PET）、单光子计算机断层扫描（SPECT）、功能性磁共振成像（fMRI）、磁共振波谱成像（MRS）等技术的发展,使在活体内研究脑结构和脑功能成为可能。应用这些神经影像技术对精神障碍脑结构及脑功能病因学的研究已取得一些研究结果。如精神障碍脑结构的研究发现,虽然临床上常规的CT或MRI报告未发现精神障碍患者存在明显的脑结构异常,但对影像数据进行更为精细的分析处理后较一致地发现精神分裂症患者全脑体积、颞叶及海马体积降低,脑室体积扩大,但这一结果不具有诊断特性,如颞叶、海马体积降低同样见于抑郁障碍患者,近年来越来越多的证据表明,精神障碍大脑结构或功能的异常并非局限于某一部位或某一脑区,而是源于神经环路或神经网络的异常。

二、社会、心理与环境因素

1. **体质和性格因素**　体质是在遗传的基础上个体发育过程中内外环境相互作用,而形成的整个机体的功能状态和躯体状态。性格是先天的禀赋素质和后天的环境影响下形成的心理特点。病前性格特征与精神疾病的发生有着密切关系,且不同的性格特征易患不同的疾病,巴甫洛夫经典实验提出4种类型:弱型;强不均衡型;活泼型;镇静型。他认为弱型易患精神分裂症和癔症;强不均衡型易患心境障碍和神经衰弱。但他强调弱型和强不均衡型不是发病型,而是正常过度变异,只不过顺应性小、微弱而已。他又将人们分为:思想型,易患强迫性神经症;艺术型,易患癔症;中间型,易患神经衰弱。临床上发现,大多数精神分裂症患者的病前性格多表现为内向、孤僻、敏感多疑的特点。

2. **躯体因素**　可以分为以下三个方面:

（1）躯体疾病与颅脑外伤:包括内脏各器官、内分泌、代谢、营养和胶原病等疾病,由于各种因素导致脑缺氧、脑血流量减少、电解质紊乱、神经递质改变等引起精神障碍。如肝性、心性、肺性、肾性等脑病和内分泌功能障碍等疾病。由于颅脑被冲击,坠跌和炮弹、炸弹爆破以及气浪伤直接导致颅内血液循环障碍和脑脊液动力失去平衡或脑内小出血点、脑水肿等引起短暂的或持续的精神障碍。

（2）母孕期的因素:研究发现母孕期患病毒感染者及产科并发症多的新生儿,成年后发生精神分裂症的比例高于对照组。孕妇在妊娠期吸烟、饮酒、接触毒物等可能通过影响胎儿神经系统发育增加子女成年后患精神障碍的可能性。

(3)物质使用引起精神障碍:酒依赖、使用新型毒品均可引起精神病性症状,例如幻觉与妄想,即精神活性物质所致的精神障碍。

3. 社会与环境因素 与精神疾病发生相关的主要因素如下:

(1)生活事件:儿童期创伤是指一系列严重的负性事件,包括性虐待、躯体虐待、情感虐待和忽视。研究发现儿童期性虐待与抑郁障碍、边缘人格障碍之间相关性强,躯体虐待和反社会人格障碍之间相关性强。生活事件如离婚、丧偶、失败、失恋、失学、家庭纠纷、经济问题等。自然灾害如地震、火灾、洪水以及爆炸、滑坡、空袭、交通事故、亲人突然死亡等重大而骤然的事故。当心理急剧遭受超过限度的应激时,可急剧诱发短暂的或持久的精神障碍。生活环境不良如空气污染、声音嘈杂、居室拥挤、交通杂乱、环境卫生不良、人际关系不良等增加了心理和躯体应激,对心理健康产生不良影响。人们长期处于厌烦、紧张状态之中,易患心身疾病、神经症和某些精神疾病。

(2)文化环境:是指不同的民族、不同的文化和不同的社会风气以及宗教信仰、生活习惯等与精神疾病的发生有着密切的关系。由于文化、民族和环境不同出现特有的精神疾病。如马来西亚、印度尼西亚等东南亚国家有拉塔病(Latah)、行凶狂(Amok)和缩阳病(Koro),加拿大森林地区的冰神附体(Wililge),澳大利亚北部的灵魂附体(Molgri),日本冲绳岛的矮奴(EMU)等精神疾病。

(3)城市化环境与移民:城市化环境(尤其生命早期的城市化环境)与移民或少数民族等因素也与精神障碍的发生有一定的关系,一些研究发现,城市化环境可使精神障碍的发病率升高近2倍,对于精神障碍的早发病例,相对于乡村环境,城市化环境的影响甚至高达4倍。

上述精神病病因中生物学因素和心理社会因素,各有偏重。在某些精神疾病中以某种因素起着主导作用,而在另一些精神疾病中的某些因素起决定性影响。不是单一的致病因素,而是多种因素共同作用的结果。有的精神医学工作者或有些患者的家属、单位、亲友们往往单纯调查寻找心理因素,认为心理因素是发病的唯一致病因素是不全面的。心理因素只是各种病因中的一种,可以说属于诱发因素。如神经症、应激障碍等心理因素起主导作用,但还有其他生物因素的存在。而精神分裂症、心境障碍等疾病中主要是生物因素的影响。如遗传、性格、年龄和性别等因素特点起主导作用,而心理社会因素是发病的诱发因素。又如感染性、中毒性、躯体性、颅脑损伤性和其他器质性疾病可以在某些人中引起精神障碍,而在某些人中不发生,这些差异也可能与患者的生物学因素如遗传关系、性格特征和体质等因素有关。

第五节 学好精神病学的要点

1. 兴趣与责任心 精神病学对多数初学者来说是一门陌生而带有神秘色彩的学科,精神疾病患者承受着精神与躯体的双重痛苦,由于社会习俗对精神障碍的歧视而使患者存在病耻感(stigma),也常常损害精神科医生的尊严。学好精神病学,需要有强烈的兴趣与责任心,要理解和同情精神疾病患者的疾苦,具有高尚的情操,积极响应国家致力于解决精神病学专业人才紧缺的局面,关爱这一"弱势群体",热爱这一职业。要成为一个具有丰富精神病学知识的医生,一定要有对职业的挚爱之情和同情、理解精神疾病患者痛苦的爱心,才有可能事半功倍。

2. 正确的学习方法 掌握广泛的基础知识,如生物医学、心理学、社会科学的知识。重点学好症状学,因为精神症状是目前赖以做出精神障碍诊断的重要依据。掌握好症状学特点可以了解不同精神疾病的特点,做出正确诊断,进行合理的治疗。

3. 培养良好的医患交流技巧 接诊精神疾病患者时,了解病史、识别症状、做出诊断和开展心理治疗,都需要有良好的医患交流技巧。而患者由于各种原因,如害怕社会对精神疾病的偏见、缺少精神疾病的知识、患病后自知力的损害等,都可能使交流难于进行而影响诊治。因此,学习如何开展有效的医患之间的交流,是学好精神病学的重要环节。

4. 良好的人文素养 主要体现在两方面:一是要有同情心。每天面对饱受疾病折磨的患者,假如没有强烈的同情心,就不可能认真地关爱和救治患者。二是要有责任感。古语有云:不为良相,便为良医。社会上有很多种职业,但只有医生这个职业是可以和良相相提并论的,就是因为它体现出的社会责任感。

(赵靖平)

 思考题

1. 简述精神病学与精神障碍的定义。
2. 精神疾病的发病因素主要有哪些?
3. 你对这门学科感兴趣吗? 你打算如何学好精神病学,做一名精神科好医师?

第二章

精神障碍的症状学

【本章重点】

1. 掌握　精神科常见精神症状的主要临床表现;常见的精神科综合征。
2. 熟悉　常见精神症状的诊断意义。

第一节　概　　述

精神症状(mental symptoms)是指异常的精神活动,通过人的外显行为如言谈、书写、表情、动作、行为等表现出来。

识别精神症状首先需要认识正常与异常精神活动的界限。人的精神活动十分复杂,正常与异常精神活动之间有时似乎无明显的界限。临床上,判断一个人的精神活动正常与否,一般要求从以下两个方面分析:①纵向比较,即将现在的表现与其过去一贯的行为进行比较,看有无明显的变化;②横向比较,即与大多数人的行为进行比较,看是否存在较大差异。无论纵向比较或者横向比较均要结合当事人的心理背景和其当时所处的环境,特别是文化环境进行具体分析。要特别注意,不要因对当事人既往的情况了解不详,或因不熟悉当地的文化传统或风俗习惯把正常的精神活动误为精神症状,造成不必要的误诊。

精神症状是大脑功能紊乱的表现,不同精神症状的表现主要取决于不同疾病的性质,但其内容则与患者的生活事件、宗教信仰、文化背景、教育水平、经济状况、生活经历、性格、躯体状态等因素有关。因此,一旦发现症状,首先要确定其性质属哪类症状,还要注意观察其出现的频度、严重程度、持续的时间以及对其社会功能(工作、学习、自我照料与人际关系)的影响。要分析症状与症状之间的关系,区别哪些是原发的,哪些是继发的,厘清症状与病因的关系,症状对行为的影响等。要特别注意症状之间的鉴别,尽量减少误诊。多数精神症状不易通过一般的谈话确认,而是需要专科的检查技巧,即晤谈来确认,有关晤谈技术将在有关章节中加以介绍。

人的精神活动按心理学概念大体分为认知、情感和意志行为三个方面。在正常情况下,上述精神活动相互配合,紧密相连,并与外界环境相互协调;病理情况下则发生紊乱,即产生精神症状。

一般认为,认知活动是精神活动中复杂的部分,它包括感觉、知觉、思维、注意和记忆等过程,是临床上精神症状出现较多的部分。下面按精神活动的各个心理过程分别叙述临床上常见的、主要的精神症状。

第二节　精神症状分类

一、意 识 症 状

意识(consciousness)是一种复杂的心理过程,它是心理活动的基础。临床医学中,意识是指人对周围环境及自身能否正确认识和反应的能力。它涉及觉醒水平、注意、感知、思维、情感、记忆、定向、行为等心理活动/精神功能,是人们思维活动、随意动作和意志行为的基础。人们每当觉醒之际,便能将周围环境和机体内部各种变化所呈现的印象,与过去类似的经验加以联系,进行比较,做出判断,确定其现实意义,这就是意识活动。意识包括环境意识和自我意识两个方面。环境意识是指个体对外界客观事物和环境现状的确认,自我意识则是指个体对当前主观状态的确认。

意识一词在哲学方面和医学方面有着不同的含义。哲学上"意识"曾被用做"精神""心理"的同义语,包括了人的全部心理过程的总和,泛指人的各种有意识的活动,特别是认识活动。医学上"意识"的概念比较狭窄,主要指人的清醒程度以及理解自己与环境的完整程度。Jaspers 认为自我意识(对自己状况的认识)包括 5 个方面:存在意识、能动性意识、同一性意识、统一性意识和界限性意识。存在意识是指人们对自己的存在有现实的、清晰的认识。能动性意识是指自己的精神活动受自己的支配和控制。同一性意识是指在不同的时间内,自己是同一个人。统一性意识是指在同一时间内,自己是一个能动的统一体。界限性意识是指自己与他人和别的事物之间存在明确的界限。

意识清晰状态是指大脑皮质处于适宜的兴奋状态,这种状态使大脑皮质的正常张力得以保持,为各种高级神经活动过程的迅速发生和发展以及各种条件联系的顺利进行,提供了有利条件。在意识清晰状态时,外界客观事物和现象常能呈现较清晰的印象,而人的各种精神活动也能随时为自己清楚地意识到。

意识障碍是指意识清晰状态受到破坏和意识范围发生改变。它是由于脑功能的抑制所引起的,大脑皮质的兴奋性发生病理性改变,对外界事物和自体感觉不能形成明晰的印象,对外界客观刺激的感知出现困难或完全不能感知,各种心理过程不相互联系、分开进行或停滞于某一阶段,局限于狭窄的范围内,同时心理活动的主动性也显著减低。这样,各种条件联系不能顺利进行,综合分析发生困难,做出判断往往错误,而且事后难于回忆。换句话说,意识清晰状态受到破坏之后,意识和意识活动也就失常了。不同程度的脑功能抑制造成不同程度的意识障碍。意识障碍时许多精神活动都受到影响,表现为感觉阈值升高,感知清晰度下降,不完全,甚至完全不能感知;主动注意减退,注意集中困难,或不能集中注意力;思维能力下降,难于形成新的概念,思维联想松散,思维缓慢,内容含糊,抽象思维和有目的思维困难;情感反应迟钝、茫然;记忆减退,常有遗忘;行为和动作迟缓,缺乏目的性和连贯性;定向障碍,表现为时间、地点、人物的定向错误,通常为时间定向最先受累,其次为地点定向,最后人物定向受损。定向障碍是临床上判断患者有无意识障碍的重要标志。

判断意识状态是否正常有以下几点:对外界客观事物的感知发生不同程度的困难或紊乱,严重时甚至完全不能感知;在一定程度上对环境定向产生一定程度的障碍;思维活动紊乱,如言语不连贯,甚至不能进行正常概括、推理、判断;在意识障碍过程中发生的事件,患者事后通常不能进行完整的回忆。临床上常见的意识障碍包括:

(一) 对周围环境的意识障碍

临床上常见的有嗜睡、昏睡、昏迷、意识混浊、谵妄、意识朦胧、梦样意识和意识模糊。又可划分为以下主要类型:

1. 以意识清晰度降低为主的意识障碍

(1)嗜睡状态(somnolence):此时意识清晰度水平降低,但较轻微。在安静的环境下患者经常处于昏昏入睡状态,呼叫或推动患者肢体,患者可被唤醒,并能进行一些短暂而正确的交谈或做一些简单的动作。但刺激一消失,患者随即入睡。此时,患者的吞咽反射、瞳孔对光反射、角膜反射均存在。

（2）混浊状态(clouding of consciousness)：此时意识清晰度显著降低,精神活动也极为缓慢。患者处于半昏睡状态,表现似醒非醒,缺乏主动,刺激阈值普遍升高,对各种刺激反应微弱,强烈刺激能引起反应,向他再三提问,往往只能获得简短回答,语音低而慢,且常答错和答不出来；注意难于集中,联想困难,表情呆板,情感迟钝,记忆和理解都有困难,对时间、地点、人物可有定向障碍。吞咽反射、对光反射及角膜反射尚存在,可做一些原始的动作如舔唇、抓握等。这种状态可过渡到昏睡或昏迷状态。

（3）昏睡状态(sopor)：患者意识水平更低,其清晰度水平较前两者进一步下降,周围环境及自我意识均丧失,对于呼喊和推动患者肢体已不能反应。但强烈刺激时(如压眶)面部肌肉可引起防御反射,可有简单或轻度反应,可见深反射亢进、震颤及不自主运动。角膜、腱反射减弱,吞咽反射和对光反射存在。见于脑炎、脑膜炎、癔症。

（4）昏迷状态(coma)：此时患者的意识完全丧失,无自主运动,对外界任何刺激不能感知、没有反应,随意运动消失,许多反射活动,如吞咽、咳嗽、角膜、括约肌、腱反射消失,甚至对光反射均消失。可引出病理反射。多见于各种严重疾病、感染、中毒、脑外伤、尿毒症、糖尿病的重症期,但不见于癔症等心因性障碍。

2. 以意识范围改变为主的意识障碍

（1）朦胧状态(twilight states)：此时患者的意识活动范围缩小,但其意识清晰度水平仅有轻度降低。患者对一定范围内的各种刺激能够感知和认识,并做出相应的反应,且有时能进行简短的对话和日常生活中的一些动作,具体表现为患者集中注意于某些内心体验,可有相对正常的感知觉和协调连贯的行为。但对更广泛的事物,则感知困难或构成歪曲的印象,同时定向也常有障碍,还可出现片段的幻觉、错觉和妄想,有的还可出现冲动行为。这类状态往往突然发生,突然终止,其持续时间可为数分钟、数小时或数天。好转后,患者对病中体验可保留片段回忆或全部遗忘。朦胧状态可有多种原因,其中器质性原因有癫痫、脑外伤、脑血管疾病、感染中毒性精神病等；心因性朦胧常见于癔症和应激性精神障碍。

（2）漫游性自动症(automatism)：这是意识朦胧状态的一种特殊行为,一般没有幻觉、妄想和情绪的改变。患者在意识障碍中可执行某种无目的,且与当时处境不相适宜的,甚至没有意义的动作。这种现象都是突然开始的,持续短暂而又突然消失,清醒后不能回忆。

3. 以意识内容改变为主的意识障碍

（1）谵妄(delirium)：是一种以意识模糊为基础,除了意识清晰度下降外,伴有整体精神活动的障碍。主要临床特征包括意识清晰度明显降低,定向力不佳,注意迟钝,思维不连贯,并伴有恐怖性的幻觉和错觉,一般以视幻觉和视错觉多见,形象生动逼真,如可怕的昆虫、猛兽、毒蛇等,偶可见听幻觉和触幻觉,常常伴随紧张不安、恐惧等情绪反应。不少患者同时有思维活动困难,思维不连贯,理解困难,容易对环境形成曲解和错误判断,由此形成短暂的妄想,内容常为迫害性的；也可见情绪不稳,精神运动性兴奋,行为缺乏目的性,可在幻觉和妄想的支配下出现逃避行为、自伤行为和伤人行为。睡眠和觉醒障碍,白天昏昏欲睡,晚上兴奋不宁,将梦境与现实混淆。病程呈昼轻夜重的波动性变化,夜间加重,白天减轻。可有完全清醒期。起病急,持续时间长短不等,可从数小时至数天,个别可持续1个月。病前可有无力、失眠、烦躁、反应迟钝等症状。意识恢复后常常部分或全部遗忘。常见于感染、高热、中毒、脑外伤性疾病。此外许多躯体疾病所致的精神障碍、衰竭状态、癫痫和老年性痴呆亦可发生谵妄。另有急性起病的精神分裂症、麻痹性痴呆激越型、谵妄性躁狂也可见到类似的状态。震颤谵妄是酒精中毒的一种特殊表现。各种谵妄状态的产生常有急性弥散性脑损害为基础,进一步可导致意识混浊或昏迷。

（2）精神错乱状态(amentia)：意识障碍较谵妄状态为重,周围环境意识障碍与自我意识障碍均较严重。患者难以掌握外界事物,思维不连贯,并常有片段的幻觉和严重的不协调的精神运动性兴奋。

病程持续较长,恢复后对病中体验全部遗忘。多见于严重感染、脑器质性疾病、躯体疾病所伴发的精神障碍。

(3)梦样状态(oneiroid state):患者表现像做梦一样,完全沉湎于幻觉、妄想之中,对外界环境毫不在意,但外表好像清醒。对其幻觉内容事后并不完全遗忘。迷茫状态、困惑状态和梦呓状态都可纳入意识梦样改变的范围。睡眠剥夺或过度疲劳均可以引起梦样状态,精神分裂症、某些药物如致幻剂也可引起梦样状态。

(4)酩酊状态:患者意识清晰度轻度减低,并伴有丰富的情感体验。患者的情绪轻度高涨,但很不稳定而极易伤感和激动,话多,常喋喋不休,易与人发生争吵。事后多不完全遗忘。常见于慢性缺氧、催眠药过量和应激性精神障碍。

(二)自我意识障碍

自我意识或称自我体验,指个体对自身精神状况和躯体状况的认识。这一概念与心理学中弗洛伊德学派的"自我"不同。每个人都意识到自己的存在,是独立的单一的个体。自己的精神活动完全由自己控制,并为自己所认识。过去的我和现在的我是相互联系的同一个体。自我意识障碍常见有如下表现:

1. 人格解体(depersonalization)　指患者感到自身已有特殊的改变,甚至已不存在了。有的患者感到世界正在变得不真实,或不复存在,则称为现实解体或非现实感。有些患者感到自己丧失了与他人的情感共鸣,不能产生正常的情绪或感受。多见于抑郁症,也见于精神分裂症和神经症。

2. 双重人格(dual personality)和多重人格(multiple personality)　属于自我意识的统一性障碍,指患者在不同的时间体验到两种完全不同的心理活动,有着两种截然不同的精神生活,是自我单一性的障碍。除了自我以外,患者感到还有另一个"我"存在。或者患者认为自己已经变成了另一个人。常见于癔症、精神分裂症。有时则表现为多重人格。

3. 交替人格(alternating personality)　两种不同的人格在不同的时间内交替出现,即同一个人在不同的时间内表现为两种完全不同的个性特征。属于自我意识的同一性障碍。多见于癔症,有时可见于精神分裂症。

4. 人格转换(transformation of personality)　患者自称是另一个人,但没有相应的行为或言语改变。属于统一性障碍。常见于癔症、精神分裂症。

5. 人格分离(dissociated personality)　患者感到自己的一部分内心体验或活动不属于他自己,而属于另一个人,即感到一个人同时体验到两个人或更多人的活动。常见于精神分裂症。

二、感知觉症状

通过认识过程可以使人们对环境中的一些信息接受、识别、加工贮存和提取。其中对内外环境中信息的接受和识别,就是感觉和知觉。

(一)感觉和知觉的概念

感觉(sensation)是人脑对当前直接作用于感觉器的客观事物的个别属性的反映。客观事物是感觉的源泉,客观世界又是丰富多彩的、有无数种事物,而每种事物又具有多种属性。例如视觉器官可以接受事物的形状、颜色、明暗度等各种信息,听觉器官接受声音的音高、音量和音色的刺激,其中每一种特性都是该事物的一种属性。感觉只能反映作用于感受器的事物的个别属性,如事物的颜色、明暗、声调、香臭、粗细、软硬等,不能反映事物的整体及其联系和关系。因此,仅靠感觉,还不能知道所反映的事物是什么。

知觉(perception)是人脑对当时作用于感受器的客观事物整体的反映。当客观事物作用于人的感受器时,人不仅能够反映这个事物的个别属性,而且可以通过各种感受器的协同活动,在大脑里将事物的各种属性联系起来,整合为一个整体,形成一个完整的印象。这种对客观事物和机体自身状态的感觉和解释就是知觉。如人们在认识"汽车"这一事物时,大脑通过感官对汽车个别属性产生感觉如形状、大小、颜色等,然后借助于既往经验,把这些个别属性综合到一起,形成汽车这一完整印象。

感觉和知觉是两种不同而又不可分割的心理过程。感觉是知觉的基础,但知觉并不是感觉的总和,知觉在很大程度上依赖于人主观态度和过去的知识经验。人的态度和需要使知觉具有一定的倾向性,知识经验的积累使知觉更丰富、更精确和更富有理解性。例如,我们对黑板的知觉,不是黑色、硬度和长方形的简单总和,而是加进个人过去的知识经验,把黑板的各个属性结合成一个整体并能理解它。

（二）感觉障碍

感觉障碍(disorders of sensation)是指人脑对事物个别属性的认识发生了歪曲。它可能由感觉神经细胞和传导感觉的神经纤维束的结构损害引起,称为神经症状,其分布常与相应的神经损害部位相符合,且较固定,多见于神经系统疾病。也可能由大脑的功能障碍引起,成为精神症状,常难以通过神经解剖定位确认,且多变动,多见于精神障碍。下面介绍几种感觉障碍,属精神症状的范畴,是精神科常见的症状。

1. 感觉过敏(hyperesthesia)　是指患者对外界一般强度刺激的感受性增高。例如,不能忍受一般强度的光线、声音刺激或天气的冷热变化等。如患者感到普通人讲话声"震耳欲聋",轻微的皮肤接触"疼痛难忍"。多见于癔症、神经症、更年期综合征等。

2. 感觉减退(hypoesthesia)　是指患者对外界一般强度刺激的感受性减低。患者对强烈的刺激不能感知或感觉轻微。如对强烈的疼痛几乎感知不到,鲜亮的颜色感到模糊,高亢的声音感到低钝。对外界刺激均不能产生任何感觉称感觉消失(anesthesia)。见于抑郁状态、木僵状态和意识障碍。对个别或部分刺激不能感知称感觉脱失,常见于癔症,如癔症性失明、癔症性耳聋,其表现多与相应的解剖部位和生理功能不符,又称转换症状(conversion symptoms)。

3. 内感性不适(senestopathia)　又称体感异常,指患者躯体内部产生的各种不舒适或难以忍受的异样感觉。患者感觉到体内有特殊的异常感觉,但指不出具体的部位,感觉较模糊。如患者感到腹腔内有牵拉、扭转、挤压、气流冲击等,这些感觉可发展成疑病观念。多见于疑病症、精神分裂症、躯体形式障碍等。有些癔症患者的喉头梗阻感(中医学称"梅核气")也属于此症状。

（三）知觉障碍

知觉障碍(disorders of perception)可能由大脑皮质神经细胞结构损害引起,如各种失认症和体象障碍等,主要见于神经系统疾病;也可能由大脑功能障碍引起,主要见于精神障碍。下面介绍在精神障碍中常见的知觉障碍。

1. 错觉(illusion)　对客观事物的不正确感知,是一种被歪曲了的知觉。临床上以错视最为常见。多见于器质性精神障碍。例如,谵妄的患者把吊灯看成可怕的巨蟒。正常人在感知觉条件不良、情绪紧张和处于期待心情时,也可出现错觉。如"杯弓蛇影""草木皆兵"。

2. 幻觉(hallucination)　没有现实刺激作用于感觉器官而出现的知觉体验,是一种虚幻的知觉。可见于多种精神障碍。

（1）按照幻觉涉及的感官分类

1）听幻觉(auditory hallucination):又称幻听,为幻觉中最常见的一种。患者可听到各种不同性质的声音,如言语、音乐、鸟鸣等。声音可十分清晰,也可模糊难辨。清晰时患者能辨别谈话的声音是男或女,是老或少,是熟人或陌生人,还可以指出声音来自何处。如果患者听到的是人讲话的声音,则称为言语性幻听。当讲话的内容有命令的特点时称为命令性幻听,有评议的特点时称为评议性幻听。幻听可以影响患者的思维和情感,也可以支配其行为,甚至可能产生危险的后果,如伤人或自杀等。常见于精神分裂症。

2）视幻觉(visual hallucination):又称幻视,视幻觉的内容多种多样,从单调的光、色到复杂的场景、人物等。有意识障碍时,幻视的内容形象具体,多伴恐怖色彩,易引起患者的情感反应,如谵妄性幻视。在某些感染或中毒性精神障碍时,幻视形象较实物小得多,称为矮小幻觉,如"小人国幻视"

（microptic hallucination）；如果幻视的形象较实物大很多则称为巨形幻觉（macroptic hallucination）。精神分裂症的幻视常常在意识清晰状态时出现，其内容一般都比较单调而不容易引起患者的情感反应。

3）嗅幻觉（olfactory hallucination）：又称幻嗅，患者可嗅到一些不愉快的气味，如腐臭、血腥气等。因而以手捂鼻，或有厌恶表情。见于精神分裂症，也常为颞叶损害首发症状。

4）味幻觉（gustatory hallucination）：又称幻味，患者尝到有某种特殊的味道，可因而拒食，或促使某些患者的被害妄想更为牢固。见于精神分裂症等。

5）触幻觉（tactile hallucination）：又称幻触，指皮肤黏膜产生的幻觉。患者诉说其皮肤或黏膜有虫爬、烧灼、通电、湿润、液体流动或其他异常感觉。特别是性幻觉，多见于精神分裂症。

6）内脏幻觉（visceral hallucination）：患者的内脏器官产生异常的感觉，常可清楚地加以描述。例如，感到肠扭转、肺扇动、心压缩等，并可与虚无妄想、疑病妄想等联系起来。见于精神分裂症、抑郁症等。

总之，几乎所有的感觉器官都会有相应的幻觉产生，这些幻觉多数形象清晰，在任何条件下都会出现。另外，临床上一个患者同时存在几种幻觉是很常见的。

（2）按幻觉体验的来源可分为真性幻觉和假性幻觉。

1）真性幻觉（genuine hallucination）：患者体验到的幻觉形象是鲜明的，与外界的客观形象一样，存在于外部空间，并通过相对应的感官获得。患者多称是亲耳听到的或亲眼看到的。由于感觉清晰，患者十分容易信以为真，并为此付出行动。上面列出涉及感官分类的幻觉均属此类。

2）假性幻觉（pseudo hallucination）：这类幻觉与一般真性幻觉的区别在于患者体验到的幻觉不是来源于外部客观空间，而是患者的"主观空间"内，可不通过感官而获得，且不像客观事物所引起的知觉印象那样鲜明。例如，患者看到一个人的形象，不论他睁眼或闭眼都可见到，他很难指明这人究竟在眼前何处；又如患者感知有说话的声音，但其来源模糊，似乎就是在脑内"听"到的。尽管如此，对假性幻觉患者也十分相信。

（3）根据幻觉产生的条件分类

1）功能性幻觉（functional hallucination）：是由现实刺激引起同类感受器出现的幻觉。例如，在听到脚步声的同时，患者产生了言语性听幻觉，随着脚步声的逝去，幻听也消失了。多见于精神分裂症。

2）反射性幻觉（reflex hallucination）：在现实刺激引起某种知觉体验之后，立即出现另一种感官知觉的幻觉体验。例如，有一位患者每当听到开门的声音，便立即看见一个人站在他的床前。见于精神分裂症。

临床上还可见心因性幻觉（psychogenic hallucination），即在强烈情感体验中随着生动的想象、回忆或在期待中所出现的幻觉。另外，还可见入睡前幻觉（hypnagogic hallucination）与觉醒前幻觉，分别发生于入睡和觉醒的刹那间。这类症状常见于发作性睡病，也可见于健康人。与健康人相比，发作性睡病幻觉持续时间长且内容更复杂。

（四）感知综合障碍

感知综合障碍（psychosensory disturbance）是指患者对事物的本质能够正确认知，但对它们的部分属性，如形状大小、比例等空间结构或时间关系，产生了歪曲的知觉。它与错觉不同，错觉被歪曲的常为事物的整体及其基本属性。感知综合障碍有以下几种较常见的表现形式。

1. 视物变形症（metamorphopsia） 指患者感到某个外界事物的形象、大小、颜色以及体积等发生了改变。例如，患者看到别人的鼻子特别高大，看见书上的文字凸出于书面。如果被看到的形象比实物显得大很多或小很多，则分别称为视物显大症（macropsia）或视物显小症（micropsia）。如果患者感到是自己体形发生了明显的变化，或感觉自己的面部器官发生了变化，或躯体四肢发生了变形等称体形感知综合障碍，或丑形恐惧症，常见于精神分裂症、抑郁症等。

2. 空间感知障碍 指患者对周围物体与自己的距离产生了歪曲的知觉，把远物看得很近或把近物看得很远，则称为视物错位症。可见于癫痫、抑郁症和精神分裂症。

3. 运动感知综合障碍　这类患者同时有空间和时间两种感知综合障碍,觉得运动的物体静止不动,或静止的物体正在运动。例如,有一位患者与人交谈时,不能感到对方表情的变动,又如另一位患者觉得眼前的树木一棵棵迅速向他移近。可见于癫痫、精神分裂症。

4. 时间感知障碍　患者对时间的快慢出现了不正确的体验。如或感时间飞逝,或感时光凝固,感觉快时多形容为"时空隧道",慢者则形容为"冰封雪冻"。常见于抑郁症、精神分裂症。

5. 非真实感(derealization)　患者感到外界事物或周围世界的映象模糊而不清晰,视物如隔了一层帷幔,称非真实感,可见于抑郁症、精神分裂症和人格解体神经症等。

三、思　维　症　状

(一)正常思维活动的特征

感觉和知觉获得的信息,借助于词的作用,在人脑中进行进一步的整理和加工,抛开事物个别的、表面的现象,抓住事物普遍的、内部的本质,使认识由感性阶段进入高一级的理性阶段,这个过程就是思维。也就是说,思维是人以已有的知识经验为中介,对客观现实概括和间接的反映,在感知觉获得的感性材料基础上,通过大脑进行复杂的加工与整合等基本过程形成概念,再应用概念进行判断和推理,从而认识事物本质特性和规律性联系的心理过程。

分析、综合、比较、抽象、概括、判断和推理是思维的基本过程。分析是将事物的组成部分和个别特征区分开来;综合则是将事物的各个成分和个别特征联系起来,结合成为一个整体;比较是将几种有关事物加以对照,确定它们之间相同和不相同的地方;抽象是抽出同类事物的一部分共同主要特征,摒弃该类事物的其他特征;概括是事物的某类共同特征在脑中的结合。对客观事物的观察,通过分析、综合、比较、抽象和概括,借助于词的作用,就可以形成概念。反映事物关系的、概念之间的联系,称为判断。例如,"鹰是鸟"便是一个判断,"鸟能飞"是另一个判断,把两个判断联系起来,可以获得"鹰能飞"这一新判断,这就是推理。推理反映事物相互关系的判断之间的联系。理解则为通过推理,获得事物的现象和本质、原因和结果之间内在联系的过程。总之,思维是一个复杂的、高级的认识过程,反映了事物的相互联系及其发展变化的规律,并且具有间接认识和概括认识的特性。

概括性是思维的主要特征之一。思维的概括性是指人脑反映的不是个别事物或事物的个别属性,而是反映同一类事物的共同的、本质的特征和事物之间的联系和规律。思维的概括性是借助于语言、借助于词来实现的。词是在人类社会历史发展过程中形成的,是全社会成员共同理解的。词(概念)把性质相同的东西一齐网罗在内,这不仅扩大了认识范围,也使人的认识活动摆脱了具体事物的局限性和对事物直接经验依赖。例如笔这个词,可以概括毛笔、铅笔、圆珠笔等各式各样的笔。各种笔都有各自的外形和特点,但它们共同的、本质的特征是书写的工具。概括的反映是由于人们对事物和现象多次感知,经过思维区分出某种事物的本质属性或特征和非本质属性或特征,舍弃非本质属性,抽取出同类事物的本质属性和事物间的联系和关系。一切科学的概念、定义、定理、定律都是思维概括的结果。

思维的间接性也是思维的主要特征。是指人对客观事物的反映不是直接的,而是通过其他事物作为媒介来反映某一客观事物。思维是凭借知识经验对客观事物进行间接的反映。例如,早上起来看见对面房顶湿了,马路上有水,便可推想夜里下过雨。也就是说,夜里下雨并非亲眼所见,而是通过房顶和地面潮湿作为媒介,结合已有的知识经验推断出来的。又如医师可以通过叩诊了解患者心脏是否增大,这就是通过声音做媒介和医学知识经验间接了解的。人们对客观事物及其规律的认识,不可能事事都亲自感知和直接实践,对许多事物和现象都是通过媒介间接认识的。

思维的间接性是知识经验的作用,如果没有知识经验作为中介,间接性就无法产生。婴幼儿的思维最初只有直观动作思维。这种思维是在直接接触外界事物时产生的,它可以协调感知觉和动作。感知和动作中断,思维也就终止。随着知识经验的丰富,思维逐步向高水平发展,思维的间接性也发展起来。

总之,正常人的思维一般具备以下特征:①目的性,指向特定的目的,用于解决某一问题;②连贯性,指词汇相连,概念相互衔接;③逻辑性,概念之间有逻辑意义,能说明一定道理;④实践性,也就是正确性,正确的思维是能够通过实践检验的。上述特征无论哪方面受损,都会表现出症状,鉴于思维是人脑复杂功能的体现,在精神科临床上症状种类也最为多见,为了便于描述,下面从思维形式和思维内容两个方面分述常见的思维症状。

（二）思维形式障碍

思维形式障碍(disorders of the thinking form)包括联想过程和逻辑过程障碍两部分。联想过程障碍是指联想速度、量和连贯性发生变化导致的联想过程紊乱;逻辑过程障碍是指逻辑推理过程的紊乱,结果使思维变得十分荒谬、离奇、脱离实际。逻辑过程障碍从概念的形成到逻辑基本规律的运用中都可产生。

1. 思维奔逸(flight of thought)　是一种兴奋性的思维联想障碍,指联想过程的加速。患者自觉思潮澎湃,概念一个接着一个不断地涌现出来。表现为语速增快,口若悬河,滔滔不绝。此时患者联想进程虽然很快,但方向却不固定,易受环境影响而离开原来主题,并转移到新接触的事物上去。有时由于患者的思维过快,导致说话的速度赶不上思维的速度,因而说出一些片段、没有联系的词句,或者词句之间只有一些偶然的联系。上下句之间如果有一两个字同音、押韵,称为音联;如果意义相关或字义相通,便称为意联。常见于躁狂症,也可见于其他疾病中的躁狂状态,如麻痹性痴呆、精神活性物质所致的精神障碍等。

2. 思维迟缓(inhibition of thought)　是一种抑制性的思维联想障碍,指联想速度慢,思考问题吃力,对问题反应迟钝。患者表现为语量减少,语流缓慢,语音低沉,可有"脑子变迟钝了"的感觉,并为此而苦恼。常见于抑郁症。

3. 思维松弛(looseness of thought)　又称思维散漫,患者思维内容散漫,句与句之间有联系,但不十分紧密,谈话无中心。表现为对问话的回答不够中肯,不切题,缺乏一定的逻辑关系,以致使人感到交谈困难,对其言语的主题及用意也不易理解。严重时发展为破裂性思维。多见于精神分裂症。

4. 思维破裂(split of thought)　指患者的思维句与句之间缺乏内在意义联系。患者的言语,单独就每一句话听来,语法结构正确,意义可以理解,但整段谈话中,句与句之间却无任何联系,往往是一些语句的堆积,缺乏中心。严重时言语支离破碎,词与词之间也缺乏联系,称词的杂拌(word salad);如思维破裂产生于意识障碍的背景下则称思维不连贯(incoherence of thought)。多见于脑器质性精神障碍等。

5. 思维云集(pressure of thought)　又称强制性思维(forced thinking),指患者的思潮不受自己的意愿支配,强制性地大量涌现在脑内。内容杂乱多变,使患者感到意外和厌恶。常见于精神分裂症、脑外伤伴发的精神障碍等。

6. 病理性赘述(circumstantiality)　枝节联想过多,整个联想过程迂回曲折,主题不突出。表现为患者在谈话内容中,插入许多不重要的或无关的、细节的描述、补充和解释,难以简明扼要地谈到主要问题,以致这些烦琐的叙述反将基本内容掩盖了。花了许多时间,患者最后虽然达到所要述说的主题,但重点不突出。常见于癫痫、痴呆及其他脑器质性精神障碍。

7. 思维贫乏(poverty of thought)　指内容联想数量减少,概念与词汇贫乏。患者常寡言少语,与人交谈时,茫然不知所措,脑子里好像很空虚。常见于精神分裂症等。

8. 思维鸣响(thoughts audible)　又称思维回响或思维化声(thought-echoing),当患者想到什么脑子就听到什么,也称读心症。有时患者感到自己的思想变成了声音,常见于精神分裂症的康金斯基-克拉伦波精神自动症综合征。

9. 思维插入(thought insertion)　患者感到某种思维不受自己的意志控制,不属于自己,是别人强加到自己脑子里的。见于精神分裂症偏执型。

10. 思维扩散(diffusion of thought)　也称思维被广播(thought broadcasting),是指患者体验到自己

的思想只要一出现,就不自主地被播散了出去,尽人皆知,毫无隐私可言。也有患者感觉像广播一样,思维被广播了出去,也是精神分裂症的特征性症状。

11. 思维中断(blocking of thought)　又称思维阻滞,指患者在意识清晰的状态下,思维突然中断。表现为说话突然停顿,片刻后又重新恢复,话题多已转移。有的患者感觉当时自己的思维好像被某种外力给吸走了,称思维被夺(thought deprivation),多见于精神分裂症。

12. 病理性象征性思维(symbolic thinking)　为概念的转换,患者以无关的具体概念来代表某一抽象概念,不经患者自己解释,别人无法理解。如某患者经常反穿衣服,以表示自己为"表里合一、心底坦白"。某患者吞食骨头,说可以使自己具有"硬骨头"精神。多见于精神分裂症。正常人可有象征性思维,如以鸽子代表"和平",绿色代表"健康"或"安全",这些能为一定的群体共同理解,并不为病态。

13. 语词新作(neologism)　患者自创新词或新字,或用图形和符号代替某些概念,或赋予特殊含义,其特殊意义只有他自己才能了解。这类新造的词和字可能由几个不同的概念凝缩而成,也可能是常用字的加工改造。

14. 逻辑倒错性思维(paralogism thinking)　患者的推理缺乏逻辑根据,可能无前提,或者无根据,或者倒因为果。

15. 逻辑混乱(fuzzy logic)　患者的思维没有逻辑性,推理都缺乏根据和理由,或两种互相矛盾的概念同时在患者思维中出现,无法判断哪一个是对的,哪一个是错的,也称矛盾观念,多见于精神分裂症。

（三）思维内容障碍

思维内容障碍主要是指妄想而言的,有学者把超价观念和强迫观念也纳入其中。

1. 妄想(delusion)　妄想是一种病态的歪曲的信念,发生在意识清晰的情况下,是病态推理和判断的结果。妄想是重性精神疾病的常见症状,属于精神病性症状的范畴。根据其起源可分为原发性妄想(primary delusion)和继发性妄想(secondary delusion)两种。原发性妄想的特点为突然发生,内容荒谬,与其他症状和心理活动无联系,如妄想性知觉,见于精神分裂症;继发性妄想则是继发于其他病理心理基础上的妄想,可见于多种精神障碍。下面举例说明原发性妄想的特征。

根据妄想的结构还可分为系统性妄想和非系统性妄想两种,系统性妄想的结构相对紧密,联系性强,见于偏执性精神病或精神分裂症偏执型;非系统性妄想则相反,其逻辑更加荒谬,结构严谨性、联系性更差,见于精神分裂症青春型和脑器质性精神障碍等。

临床常根据妄想的内容进行分类,常见的有以下几种:

(1)被害妄想(delusion of persecution):患者坚信自己或其亲人遭受到外来的攻击或迫害,或称别人利用各种阴谋卑鄙手段,陷害诬蔑自己或家人;或称自己正受到监视,即将被捕或遭暗杀;或认为吃的食物中有人放了毒药等。这是临床上最常见的妄想。在这种妄想支配下,患者可有拒食、自杀和攻击行为。多见于精神分裂症、偏执性精神病、精神活性物质所致精神障碍、脑器质性精神障碍等,也可见于伴有精神病性症状的抑郁症。

(2)关系妄想(delusion of reference):又称牵连观念、援引观念,患者坚信周围环境发生的各种本与他不相干的事物,都与他有关。别人的谈话、无线电广播、报纸上的文章和消息是针对他而发的;别人的咳嗽、吐痰是表示轻视他,甚至于花开花落、吹风下雨也莫不与他有密切关联。关系妄想的内容多数对患者不利,常与被害妄想并存。常见于精神分裂症、偏执性精神病、精神活性物质滥用所致精神障碍、脑器质性精神障碍等。

(3)夸大妄想(grandiose delusion):患者坚信自己有很高的职位,把握无上的权力;或称自己才能惊人,有许多发明创造;或称拥有大量财富,肆意挥霍;或称有极高的门第,是名门之后等。常见于心境障碍、精神分裂症、慢性酒精中毒、麻痹性痴呆或其他脑器质性障碍等。

(4)罪恶妄想(delusion of guilt):患者或无故或因一些小的过失,坚信自己犯了严重错误,罪大恶极。常因此而拒食,或采取一些其他方式赎罪。有的患者认为自己不应该再活下去,而自伤或自杀。多见于抑郁症和精神分裂症。

(5)嫉妒妄想(delusion of jealousy):又称奥赛罗综合征(Othello syndrome)或病理性嫉妒综合征,患者表现为坚信自己的配偶对自己不忠诚,与异性有不正当的性关系,并跟踪或监视,虽未抓住"把柄",但仍坚信不疑;有的患者甚至怀疑配偶与许多人有两性关系。多见于精神分裂症、偏执性精神病等。值得一提的是,嫉妒也是正常人的常有心理反应,与现实关系密切时,需结合临床其他信息确认是否属于精神症状。

(6)钟情妄想(delusion of love):患者认为自己为某异性所眷顾或迷恋,并常因此向对方表达爱意。虽无现实基础,但患者坚信不疑,多见于精神分裂症,也可见于躁狂症。

(7)物理影响妄想(delusion of physical influence):患者坚信有人用无线电、雷达或某种特别器械在操纵他的思想和行动,或者认为他的一举一动都是有人用某种神秘的外力在影响他、控制他,使他不能自主,甚至将一些不属于他的思想和意愿,强加于他。多见于精神分裂症。

(8)疑病妄想(hypochondriac delusion):患者坚信自己已经患了某种或某些严重疾病,虽各种检查均不支持,但患者仍坚信不疑。有的患者认为自己患了癌症、心脏病等,也有的患者甚至称自己"心跳停止了""血液凝固了""肺已腐烂了"等。这类妄想可与内脏幻觉并存,多见于抑郁症和精神分裂症。

(9)思维被洞悉妄想(delusion that thoughts are being read):或称内心被揭露感(experience of being revealed),患者认为其内心所想的事,未经语言文字表达而被周围人所洞悉。见于精神分裂症。

(10)被盗妄想(delusion of being stolen):患者认为自己所收藏的东西被人偷窃了。多见于脑器质性精神障碍、老年期抑郁症、老年精神分裂症等。它可能与老年人的生活经历和记忆减弱有关。

(11)变兽妄想(delusion of metamorphosis,lycanthropy):患者确信自己变为某种动物,如狗、猪等,并有相应的行为异常,如吃草、趴在地上等。

2. 超价观念(overvalued idea)　超价观念是在意识中占主导地位的错误观念。其发生一般均有事实的根据,此种观念片面而偏激,但在逻辑道理上并不荒谬。超价观念的内容往往与切身利益有关,并带有强烈的情感色彩,影响其行为。多见于人格障碍和心因性精神障碍。

3. 强迫观念(obsessive idea)　强迫观念或称强迫思维,指某一概念在脑子里反复出现,患者想摆脱,但摆脱不掉。常可伴有继发性强迫动作或行为,如反复洗手、重复计数等,见于强迫症。

四、情感症状

情感(affect)是指个体在现实活动中,对客观事物所采取的各种主观态度,产生的各种内心体验,如喜悦、悲伤、恐惧、愤怒、不满、欣赏、同情、失望等。情感的产生与事物本身的特点、事物与人之间存在的客观关系紧密相连。情感或情绪的产生及其强度则由个体的认知评价所决定。人在动物园里看到野兽不感到害怕,如在森林中见到野兽则立即感到惊恐,准备逃走,这是因为认知评价不同。在森林中人们认识到现实的危险是产生惊恐的原因。不同的人有不同的人格,有不同的认知方式和不同的应对能力。因此,对同一事物,不同的个体可有不同的情感体验。面临威胁或某种阻碍,焦虑人格容易产生紧张不安、恐惧的情感体验;但在另外一些人,认为这些威胁或阻碍很小,自信有能力克服,就会精神振奋或产生愤怒,以排除威胁或阻碍。情感的性质也与个体的生理需要能否获得满足有关。在沙漠中没有水喝时所产生紧张不安的感觉,就是因为人体对水的需要未能满足,满足了就会产生愉快舒适的体验。在心理学中,将同机体的基本生理需要或本能活动(如饥、渴、性活动)相联系的内心体验,多伴有比较明显的躯体方面尤其是自主神经反应的变化,称为情绪(emotion),如由外伤引起的痛苦体验,精彩表演产生的愉快享受。而把与社会心理活动相联系的高级的内心体验称为情感,如友谊感、审美感、慈爱感、道德感等。情绪持续时间较短,其稳定性带有情境性;情感既有情境性,又有稳固性和长期性。心境(mood)指影响个体内心体验和行为的持久的情绪状态,是在一段时间内的精神活动的基本背景。暴发性的、强烈而短促的情绪反应,如暴怒、恐怖、绝望、狂喜等,称为激情

(passion)。

情感障碍(affective disorder)主要包括以下三个方面的变化:情感性质改变、情感波动性改变及情感协调性改变。

(一) 情感性质改变

主要是指病理优势情感,即在患者精神活动中居于显著优势地位的情感。它的产生与客观刺激的强度和性质不相适应,对患者的思想和行为可产生很大影响,常使其整个精神活动都染上了该类情感色彩。正常人在一定的处境下也可以表现这些情感反应,因此只有在情感反应不能依其处境及心境背景来解释时方可作为精神症状。常见的情感性质改变有以下几种:

1. 情感高涨(elation) 患者的情感活动显著增强,总是表现得欢欣喜悦、轻松愉快、兴高采烈、洋洋自得。自我感觉非常良好,心境特别愉快、乐观,喜欢与人接近。自视甚高,对客观困难往往估计过低。表情喜悦,语音高昂;或傲慢自负,盛气凌人;或诙谐孟浪,引人发笑,常带有明显夸大色彩。患者易激惹,稍有不遂则勃然大怒,遇悲哀事也可伤心流泪,但转瞬即逝。情绪增高可有不同程度表现,如高兴、愉悦、欣快、狂喜等。常见于躁狂发作、分裂情感性精神病、脑器质性精神障碍。但躁狂发作时所表现的情感高涨通常具有较好的可理解性和一定的感染力,而不易理解的、自得其乐的情绪高涨状态(欣快),多见于脑器质性精神障碍或酒醉状态。

2. 情绪低落(depression) 患者自我感觉很坏,心境抑郁悲观,郁郁寡欢,不愿与人交往。他们对自己的才能往往估计过低,一些小困难也认为不能克服;表现出心境十分沮丧,终日愁眉紧锁,低头不语;或长吁短叹,度日如年;常自卑自责。情绪低落可有不同程度表现,严重者有明显的罪恶感,甚至可出现自伤和自杀意念或行为。情绪低落状态常伴有某些生理功能的改变,如食欲减退或缺乏、闭经等。常见于抑郁发作和应激相关障碍,也见于其他精神障碍或躯体疾病所致的抑郁状态。

3. 焦虑(anxiety) 患者在缺乏明显的客观因素或充分根据的情况下,对自身健康和客观情况做出过分严重估计而出现的内心不安。他们常怀着好像大祸临头或即将遭遇不幸的心境。一方面惧怕遭到不幸,企图摆脱目前处境,另一方面又感到对困难无能为力,因而表现坐立不安、搓手顿足、惶惶不可终日,严重者可以表现为惊恐发作。焦虑伴有严重的运动性不安如搓手顿脚,称为激越状态(agitation)。由于经常处于紧张状态,常呈现应激性增高,难以忍受体内外的各种刺激。有的患者还伴有心悸、出汗、四肢发冷、胃肠功能失调等自主神经功能紊乱的症状,以及肢体尤其是手的震颤。多见于焦虑障碍和更年期、老年期抑郁发作等其他疾病。正常人在预期不利的情况、执行无把握的任务时也可出现相应的焦虑表现,但通常在较短时间内或"难题"获得解决后很快缓解。

4. 恐惧(fear) 指面临不利或危险的处境时出现的情绪反应,且通常较为明显而强烈。表现为紧张、害怕、提心吊胆,伴有明显的自主神经功能紊乱症状,如心悸、气急、出汗、四肢发抖,甚至大小便失禁等。恐惧常导致抵抗和逃避。对特定事物或场所、场景的恐惧是恐惧症的主要症状。恐惧亦可见于儿童情绪障碍及其他精神疾病。

5. 情感淡漠(apathy) 患者对于外界事物和与自己切身利益密切相关的事件,既缺乏相应的内心体验,又没有应有的面部表情,长期处于"无情感"状态。他们遇意外不惊,受捉弄不怒,对亲人冷淡。由于患者面部表情缺乏,临床上须与情感低落鉴别:情感低落者虽然面部表情不丰富,但内心体验强烈,属于情感处于严重的抑制状态,多见于抑郁发作及应激相关障碍;而情感淡漠多见于精神分裂症。

6. 情感平淡(迟钝)(dullness, flattening or blunting of affect) 患者对一般情感刺激反应缓慢,即对强烈情感因素反应也很弱,而且内心体验不深刻。这是一种逐渐发展和长期存在的症状,是情感普遍而深刻的变化,即使不是不可逆的,它的恢复和走向好转也总是缓慢的。这种情感变化不限于外在的表情、言语和行为,更重要的是患者主观上的体验变得像一潭死水一样,很难激起情感上的波浪,缺少明确的内心体验。常见于精神分裂症、躯体疾病所致的精神障碍和痴呆。

（二）情感波动性障碍

波动性障碍的实质为情感的发生过程（启动）失调。主要表现在客观刺激作用下，情感或极易诱发或反应缓慢；强制性情感的发生，则常无环境诱因，而具有自发性质。常见的有以下几种：

1. 易激惹（irritability） 是一种剧烈但持续较短的情感障碍。情感极易诱发，轻刺激即可引起强烈的情绪反应或激怒。多见于疲劳状态、人格障碍、神经衰弱等神经症性障碍、轻躁狂发作、偏执性精神病、脑器质性精神障碍和躯体疾病所致的精神障碍。通常情况下，易激惹状态是轻躁狂发作患者的重要情感特征之一。

2. 情感不稳（emotional instability） 系患者的情绪在主、客观影响下易于诱发、易于转化和易于消退。情感稳定性差，容易变动起伏，喜、怒、哀、乐极易变化；常常从一个极端波动到另一个极端，一会儿兴奋，一会儿伤感，且不一定有外界诱因。可产生酗酒、自杀、漫游或侵入行为。见于脑器质性精神障碍、癫痫性精神障碍、酒精中毒、人格障碍。

3. 情感脆弱（fragility） 患者极易感伤，遇到不愉快的刺激或言语便流泪或哭泣起来。表现为与外界环境有关的轻度情感不稳定，也可以是一种性格表现，如极易伤感多愁，动辄呜咽哭泣。多见于癔症、神经衰弱、抑郁症和脑血管疾病。

4. 情感麻木（emotional numbness） 是由强烈精神刺激引起的短暂而深度的情感抑制，患者处于极度悲哀或惊恐的境遇中，但缺乏相应的内心情感体验和与之相应的表情反应。表现既无恐惧，也无痛苦、麻木不仁。常见于急性应激障碍和癔症。

5. 病理性激情（pathological affect） 指突如其来的、强烈而短暂的情感爆发，常伴有意识模糊。此时他们对自己的情感既不能了解，也不能控制，并可随着激情的发展而出现冲动行为。发作后，他们对病中经过不能完全回忆。多见于脑外伤伴发的精神障碍、躯体疾病所致的精神障碍、癫痫、酒精中毒、急性应激障碍、精神发育迟滞伴发精神障碍、精神分裂症等。

6. 强制性哭笑（forced weeping and laughing） 是指毫无外界诱因而突然爆发的、不能控制的哭泣或大笑，常提示脑内有明显结构损害，但也可见于精神分裂症和癔症。

（三）情感协调性改变

情感内心体验与环境刺激及患者的面部表情互不协调、不相适应，或内心体验自相矛盾。常见的有以下几种表现：

1. 情感倒错（parathymia） 患者的情感反应与环境刺激的性质不符。例如，他们在悲哀时表现喜悦，遇到高兴的事反而痛哭流涕或显得无所谓的样子。多见于精神分裂症。

2. 表情倒错（paramimia） 患者的表情与自己的内心体验并不一致。例如，患者号啕痛哭而内心并不悲哀，也说不出有多大刺激引起他的情绪波动。由于矛盾的情感可使患者产生矛盾思维，甚至导致矛盾的行为与意向。多见于精神分裂症。

3. 矛盾情感（ambivalence） 患者同时体验到两种相反的情感。例如，患者对一个人又爱又恨，而并不感到两种情感的对立。可见于精神分裂症。

4. 情感幼稚（emotional infantilism） 或称情感退化（degeneration）。患者的情感易受直觉和本能活动的影响，反应迅速、强烈而鲜明，缺乏节制，并且很容易流露出来。别人的情绪反应很容易引起他们的共鸣。这类情感是童年较原始的情感，可见于癔症、病态人格和痴呆。

5. 情感衰败（emotional decline） 常为整个精神活动衰退的部分表现。患者对各种事物逐渐丧失自己的内心体验。

五、注 意 症 状

（一）注意的概念和特征

注意是指意识对一定事物的指向性，是人的精神活动有选择地集中指向于一定对象的过程。意识的指向会使这一对象被明白而清晰地感知认识出来,而其他刺激物,就比较模糊或被排除在外。

注意可分主动注意和被动注意两种。主动注意是精神活动有既定目的的主动集中,而被动注意则是由外界刺激被动引起的定向反射。

注意一般具备如下特性:①注意的广度:这是指在同一时间内所能清楚把握的对象的数量,这种注意范围的大小,不仅与被知觉对象的特点有关,也往往因活动的性质和个人知识经验的不同而异。②注意的稳定性:注意力长时期地集中于某一客体或某个活动,称注意的稳定性。人的感受性不能长时期地保持固定的状态,而是间歇性地加强和减弱,这是注意的起伏现象。为了要保持稳定的注意,不要长时间地进行单调的活动,应该使所进行的活动多样化,如果它们交替地进行,并且不断出现新内容,提出新问题,那就可以保持稳定的注意。③注意的紧张性:在紧张注意的情况下,人会完全沉浸于其所注意的对象,而注意不到周围所发生的其他事情。越是紧张地加强注意,注意的范围就越小。长时间的、高度紧张的注意,会引起疲劳,注意就会趋向分散。④注意的分配与转移:在同时进行两种或几种活动时,把注意指向不同的对象,叫作注意的分配。注意的转移是根据新的任务,主动地把注意从一个对象转移到另一个对象上。其转移的快慢和难易,往往取决于原来注意的紧张度,以及引起注意转移的新事物或新活动的性质。

(二)常见的注意障碍

当脑功能受损时,注意基本特征就会被破坏,从而出现注意受损的症状,临床上常见的注意障碍(disorders of attention)有以下几种。

1. 注意增强(hyperprosexia) 为主动注意的增强。在病态心理的影响下,患者特别容易为某类事物所吸引,或特别注意某类活动。例如,有疑病倾向的患者,经常注意体内细微的变化,而有被害妄想的患者,对其妄想对象的举止、行为更是特别注意,高度警惕。可见于抑郁症、神经症性障碍、精神分裂症等。

2. 注意涣散(divergence of attention) 为主动注意的不易集中。患者的注意可以很快活跃起来,但难以集中到固定对象并保持适当长的时间。可见于神经衰弱和精神分裂症。

3. 注意减退(hypoprosexia) 主动及被动注意的兴奋性均减弱。多见于疲劳状态、神经衰弱、脑器质性精神障碍等,如患者不能留意观察外界任何事物,称注意衰退(deterioration of attention),常见于脑器质性精神障碍、精神分裂症。

4. 注意转移(transference of attention) 主要指被动注意的兴奋性明显增强、稳定性降低。患者的注意极易为外界的变化所吸引,被注意的对象经常转换。多见于躁狂发作。

六、记忆症状

(一)记忆的概念和分类

以往经验的重现,就是记忆(memory)。记忆可以分为许多类型,多数研究认为记忆包括以下三种基本类型:情节记忆(episodic memory)、语义记忆(semantic memory)、程序记忆(procedural memory)。多数情况下,这三种记忆共同参与某种活动,如:一个篮球运动员,既需要熟悉比赛规则,又需要掌握场面动态,还需要有娴熟的拦截和投篮技术。无论是情节、语义还是程序都依赖于同一个基本的程序过程:编码(encoding)、储存(storage)及提取(retrieval)三个步骤。

记忆一般分三个阶段:一是感觉记忆(sensory memory),即感觉器官感受到刺激时引起的短暂记忆。为了识别输入的刺激,大脑必须将它与长时记忆中的信息相比较和分析。各种感觉模式有自己的记录器。将刺激的信息短时保持,使之能供进一步的处理。这类记忆称为感觉记忆,是最初级和极短暂的。感觉记忆能延长到足以使一个印象与下一印象连接起来,因此人们体验到的是连续的信息。二是短时记忆,是指感觉记忆中受注意而能保存到30秒以下的记忆。当看一个电话号码并拨打,所使用的是短时记忆(short-term memory,STM),也称工作记忆(working memory)。在某种意义上,可以说人们生活在短时记忆中,因为它提供许多现实的意识内容。三是长时记忆(long-term memory,

LTM），是指时间超过 1 分钟的记忆。

也有学者把记忆分为识记、保持、再现和回忆 4 个基本过程，这 4 个过程是密切联系的统一的过程，任何一个环节受损均可出现记忆障碍（disorders of memory）。

（二）常见的记忆障碍

1. 记忆增强（hypermnesia）　主要指病理性的记忆增强，表现为患者对于似乎久已遗忘的事件和体验，又重新回忆起来，甚至细节也不遗漏。常见于躁狂症、偏执性精神障碍等。

2. 记忆减退（hypomnesia）　是指记忆的 4 个基本过程普遍减退。远记忆和近记忆可同时或分别发生障碍，尤以近记忆减退较多见。常见于脑器质性精神障碍。

3. 遗忘（amnesia）　遗忘为回忆的丧失，指患者对局限于某一事件或某一时期内经历的遗忘。它包括：①顺行性遗忘（anterograde amnesia）：即回忆不起在疾病发生以后一段时间内所经历的事件，遗忘的时间和疾病同时开始，如脑震荡、脑挫伤的患者回忆不起受伤后一段时间内的事。②逆行性遗忘（retrograde amnesia）：即回忆不起疾病发生之前某一阶段的事件，多见于脑卒中发作后、颅脑损伤伴有意识障碍时，患者回忆不起在受伤前正在做什么、在什么地方等。③心因性遗忘（psychogenic amnesia）：患者在应激或心因作用的情况下对某一特定情境的遗忘。

4. 错构症（paramnesia）　是记忆的错误，对过去曾经历过的事件，在发生地点、情节，特别是在时间上出现错误回忆并坚信不疑，多见于酒精中毒性精神障碍、脑外伤性痴呆。

5. 虚构（confabulation）　是记忆错误的另一类型。患者以一段虚构的事实来填补他所遗忘的那段经历。其内容很生动，带有荒诞色彩，常瞬间即忘。多见于酒精中毒性精神障碍和各种原因引起的痴呆。

七、意 志 症 状

意志是人们自觉地确定目的并支配其行动以实现预定目标的心理过程。在社会活动中，人们为了满足社会和个人的需要，自觉地按照预定目的进行实践活动，并坚决克服活动过程中遇到的困难，以求达到既定目的。这种为了达到既定目的而采取的自觉行动，则称为意志活动。意志是认识过程进一步发展的结果，对人们的社会实践具有积极的促进作用，同时也受情感的影响。乐观奋发的情感对意志活动能起推动作用，而悲观失望则使意志消沉。意向是一种带有强制性的、需要完成某项动作的内心激动，常与事物、性和防御等本能需要相联系。而愿望则是对目前还不能满足的需要的向往，对想要达到的目的不一定立刻采取行动，它与意志是不相同的。意志与情绪密切相关，互相渗透。当人们认识到前途或未来时，就会向着既定目标采取自觉的积极的行动。反之，就会消极无为。意志障碍（dysbulia）是病态的意志增强、减弱、缺乏、矛盾和易受暗示。常见的意志障碍包括：

（一）意志增强

意志增强（hyperbulia）指意志活动增多，患者呈现病态的自信和固执的行动。临床上有几种不同表现。有的患者经常为各种动机所驱使，终日忙碌，但由于动机时常改变，以致有始无终，一事无成。常见于躁狂状态。有些患者受妄想影响，坚持某项活动，如控诉"迫害者"等，可以表现出极大的顽强性，不顾行动中遇到的任何阻碍，仍一往直前，经久不懈。常见于偏执性精神障碍、精神分裂症等；神经质儿童出现的病理性固执，则为意志增强的另一种表现。

（二）意志减弱

意志减弱（hypobulia）指意志活动显著减少，患者表现出病态的缺乏主动性和进取心，缺乏克服困难的决心和力量，对周围的一切均兴趣索然，不愿参加外界活动，不想做事，没有积极性，严重时连日常生活都懒于料理。整日或独处一隅，或呆坐不动或卧床不起。工作学习都难以完成。患者有一定的意志要求，但总感到自己做不了或觉得做什么都没有意义，因而不想做。患者的活动明显减退。常见于抑郁状态、精神分裂症、药物依赖等。

（三）意志缺乏

意志缺乏（abulia）指意志要求显著减退或消失，患者表现动机缺乏和本能需要显著减退和消失，在生活中缺乏主动性和进取心，只是得过且过，随遇而安。他们的一切活动都处于被动状态，处处需要别人的督促和管理，多伴有情感淡漠、兴趣缺乏或思维贫乏。见于精神分裂症和痴呆。

（四）矛盾意向

矛盾意向（ambivalence）指患者对同一事物同时产生对立的、相互矛盾的、甚至是完全相反的意志活动和情感，但患者意识不到它们之间的矛盾性，对此亦毫无自觉，并不感到不妥。如遇到朋友时，一面想哭，一面又想笑。这是精神分裂症的重要症状之一。

（五）意向倒错

意向倒错（parabulia）指患者的某些活动或行为使人感到难以理解，与一般常情相违背或为常人所不允许。例如，患者吃一些正常人不吃的东西，如肥皂、痰液，甚至大小便。多见于精神分裂症青春型。

（六）犹豫不决

犹豫不决（hesitant）指患者临事缺乏果断，对两可之事虽经反复思考，仍不能做出选择和决定。常见于神经衰弱和精神分裂症。

（七）易暗示性

易暗示性（suggestibility）指患者缺乏主观意向，其思想和行为常常受别人的言行影响，受别人的暗示支配，自己不加分析思考，盲目服从。如别人讲这种药不能吃，会产生某种不良反应，患者听后马上出现这些不良反应。别人讲这种药好，患者服用后当场就见效。常见于癔症、催眠状态。也见于正常人。

八、行为症状

简单的随意和不随意的运动称为动作，如点头、弯腰。有动机、有目的地进行的复杂随意运动称为行为，它是一系列动作的有机组合，一定的行为反映一定的思想、动机和目的。动作行为障碍又称为精神运动性障碍。精神疾病患者由于其认知、情感和意志等活动的障碍，常可导致动作和行为的异常。常见的运动及行为障碍有以下几种。

（一）精神运动性兴奋

患者的随意动作及语言显著增加。精神运动性兴奋（psychomotor excitement）可能是全身性的，也可能是局部性的。只有动作增加而无言语增加称运动性兴奋；只有言语增加而无动作增加称言语性兴奋。无论哪种兴奋，均给患者自己及周围人带来严重干扰，临床上常需迅速控制。精神运动性兴奋又可分为协调性精神运动性兴奋及不协调性精神运动性兴奋。

1. 协调性精神运动性兴奋（coherent excitement）　是一类与患者思维、情感一致的全身运动普遍增加，患者每个动作都有一定目的和意义，而且是可以理解的。身体各部分的动作与整个精神运动协调一致。多见于情绪激动时的兴奋、轻躁狂发作的兴奋状态；焦虑状态时的搓手顿足、坐立不安；与激动情绪相联系的心因性兴奋也属此类。

2. 不协调性精神运动性兴奋（incoherent excitement）　这是一类与思维和情感不一致的动作和言语增加，动作单调而杂乱，缺乏目的和意义，令人难以理解。患者的动作行为与其整个精神活动不协调，与外界环境也不相协调。常见的有精神分裂症紧张型的紧张性兴奋，青春型的愚蠢行为和装怪相、做鬼脸等青春型兴奋，谵妄状态和精神错乱状态，脑器质性疾病的兴奋状态。紧张性兴奋常突然发生，动作单调带有冲动性，言语杂乱，思维不连贯，伴有其他紧张症状、攻击或破坏行为。青春型兴奋大都具有荒谬、做作的特点，如挤眉弄眼、做鬼脸，言语支离破碎；谵妄状态时患者的精神运动性兴奋往往带强制性质，如表现为撞头、颤抖、喊叫等。

（二）精神运动性抑制

患者动作言语普遍减少。多见于精神分裂症和抑郁状态。由于精神因素或暗示作用所致的突然的、局部的运动障碍常见于癔症。精神运动性抑制（psychomotor suppression）常见以下几种特殊的表现形式：

1. 木僵（stupor）　为严重的精神运动性抑制，患者的动作行为和言语活动的完全抑制或减少。患者经常保持一种固定姿势，很少活动或经常不动。严重的木僵称为僵住，患者不语、不动、不食，面部表情固定刻板，保持一个固定姿势，僵住不动，大小便潴留，对刺激缺乏反应。轻度木僵称为亚木僵，表现问之不答、唤之不动、表情呆滞，但在无人时能自动进食，自动解大小便。木僵常见于精神分裂症，也见于抑郁症、应激性精神障碍及脑器质性精神障碍。临床上木僵可分为以下几种：

（1）紧张性木僵（catatonic stupor）：通常是最为严重的木僵类型，患者全身骨骼肌发生不同程度的紧张，主动运动几乎完全消失，在相当长的时间内，整个身体僵住不动，面部表情常固定不变，不说话，不回答任何问题，不主动进食，体内外各种刺激均不能引起反应。持续数天、数月甚至数年不等。有的患者可突然缓解，或与紧张性兴奋交替出现。常见于精神分裂症紧张型。

（2）抑郁性木僵（depressive stupor）：患者随着情绪低落，运动也随之减少。患者先感到肢体沉重，举手无力，继而可整日僵卧，不言不语，对外界一切刺激均不产生反应，严重时唾液不知吞咽，大小便不知排出。若坚持提问可得到微弱回答。见于严重的抑郁状态，但木僵严重程度较轻，如与患者讲述不愉快的事，可以引起患者表情的变化（如流泪等），这类木僵在缓解过程中可出现自杀行为。

（3）心因性木僵（psychogenic stupor）：在突然、强烈的精神因素之后发生的一种情况，患者无动作、无表情，并伴有意识障碍。出现突然、变化急剧，持续时间较短暂，可迅速恢复或转为兴奋状态。见于应激性精神障碍。一般维持时间很短，事后对木僵时的情况不能回忆。

（4）器质性木僵（organic stupor）：在严重的急性脑损害（如感染、中毒、外伤、缺氧等因素引起，或癫痫发作的一种状态）时，尤其病变累及第三脑室及丘脑部位的患者表现运动不能，也可产生木僵状态。但可有被动进食、排便等动作。轻者有望恢复，重者可因脑损害的发展而遗留痴呆或其他症状。

2. 蜡样屈曲（waxy flexibility）　患者的姿势经常固定不变，患者静卧或呆立不动，但身体各部位却可以听人摆布，即使四肢悬空或放在很不舒适的位置也能维持很长时间而不主动改变，如同"蜡人"一般。此时，患者的意识清楚，事后患者能够回忆，只是当时不能抗拒罢了。如果患者僵卧在床上，有时抽去其头下的枕头，可见到患者的头依然悬空，好像枕头并未抽掉似的，这种症状叫"空气枕头"。蜡样屈曲是一种被动服从，常见于精神分裂症紧张型，一般在木僵的基础上出现。

3. 缄默症（mutism）　患者始终保持沉默，不主动说话，也不用言语回答任何问题，但有时可用表情、手势或书写表达自己的意见。多见于精神分裂症紧张型或癔症性精神障碍。

（三）其他特殊症状

1. 违拗症（negativism）　患者不遵从要求他完成动作的指令，对加于他的各种提示没有反应，甚至表现抗拒。如要他躺下，患者却站立。临床上可见到主动性违拗（active negativism）和被动性违拗（passive negativism）两种表现。主动性违拗患者的动作做出与对方要求完全相反，如让他张口，他反而闭口；让他睁眼，他却闭眼。被动性违拗患者则对一切要求都加以抗拒，不去执行。有些患者甚至连口水也不咽，大小便也不解，称为生理性违拗。这类症状多见于精神分裂症紧张型，常在木僵的基础上出现。

2. 被动性服从（passive obedience）　这类与违拗症的表现是恰好相反的。患者对任何意见和提示都无条件接受，并且立即执行，即使执行的结果会对他造成损害，他也照样去做。多见于精神分裂症。

3. 刻板动作(stereotyped act)、刻板言语(stereotypy of speech)　患者不断地、无目的地持久而机械地重复某一种单调的动作,但并不具有任何意义者称为刻板动作。如果患者同样机械地重复说某一简单的语句或发出单调的语音,则称为刻板言语。患者重复某些简单的言语或动作,可以自发产生,也可以因提示而引起。如反复的摇头、解纽扣等。这些症状常见于精神分裂症紧张型。

4. 持续动作、持续言语(perseveration)　患者经常重复新近的动作,具体表现在对一个有目的而且已完成的言语或动作进行无意义的重复。它与刻板动作的区别在于重复的只限于新近的动作,而且也不如刻板动作那样单调和持久。患者对向他提出的不同问题,连续给予同样的回答。如问患者姓氏,回答:“姓李”(回答正确)。又问他做什么工作,还是回答:“姓李”,需要反复多次后,患者才正确回答具体的工作。如果患者经常重复说话中的一些字句,特别是一句话的后面几个字,则又称为重复言语。持续动作和持续言语均带有一定的强制性,多见于大脑有明显结构损害的病例,是器质性精神障碍的重要症状。

5. 模仿动作(echopraxia)、模仿言语(echolalia)　患者简单地重复别人的动作和言语,对别人的言语和动作进行毫无意义的模仿。比如在面谈时,医师拍拍患者的肩,问患者姓名,患者也随即拍拍医师的肩,并问:“您叫什么名字?”多见于精神分裂症,也见于器质性精神障碍。

6. 作态(mannerism)　又称装相,指患者用一种不常用的表情、姿势或动作来表达某一有目的的行为。临床上可见患者做出古怪的、愚蠢的、做作的和幼稚性动作、姿势、步态和表情。例如做怪相、扮鬼脸等,以某种特殊的姿势来握手、写某种特殊的字等。患者用词特殊、表情夸张、行为与所处环境不相称,称为扮鬼脸、做怪相等。常见于精神分裂症和器质性精神障碍。

7. 强迫动作(compulsive act)　患者在某种难以抑制的意向影响下发生的动作。患者虽然清楚地知道这些动作缺乏现实意义、也没有必要,并为此感到苦恼,但仍然控制不住要这样做,如果不去重复患者就会产生严重的焦虑不安。常见的强迫动作有强迫性洗手、强迫性检查门锁、强迫性计数等。这类症状多见于强迫症。

强迫动作与强制性动作不同。强制性动作不受患者的意向影响,比较单调,突然发生,随即消失,且不伴有强迫观念和不安的情绪体验。见于精神分裂症。

8. 冲动行为(impulsive behavior)　指患者突然产生的,通常引起不良后果的行为。常见于人格障碍、精神分裂症等。正常人在情绪特别激动时也可发生。

九、自知力障碍

自知力(insight)又称洞悟力或内省力,指患者对其本身精神病状态的认识能力,即是否觉察到自己的精神状态存在异常,对异常表现能否正确分析和判断,并指出自己既往和现在的表现哪些属于病态。能正确认识自己的病态为有自知力,反之为无自知力,患者对自己的精神病理状态不能做出正确估计,不能意识到自己的精神状态和个性在病前病后的改变,不能认识到自己的病态行为与正常人的差别,甚至否认有病,拒绝服药治疗。抑郁症患者和多数神经症性障碍患者的自知力一般均完好。自知力缺乏常见于各种精神病的急性期。精神病患者的自知力如能逐渐恢复,是疾病趋向治愈的重要指征之一。

精神病患者在发病的急性期一般缺乏自知力,随着疾病的好转,自知力逐渐恢复。因此,自知力可作为判断精神病及其转归的指标之一。自知力完整程度及其变化,往往被看作判断精神病恶化、好转或痊愈的一个标准。自知力恢复是精神病痊愈的重要指标之一。并且,它对巩固疗效、防止复发有极其重要的意义,因为自知力完整的患者能够主动服药,治疗依从性好。自知力恢复不完全时,常表明精神病缓解不完全,而且更易复发,因为缺乏自知力的患者往往拒绝服药,不愿就医。

【病例】

男，20岁。称近2年来"背后一直有一双凶神恶煞的眼神盯着我，我不用回头，脑子就能感觉到"。表现紧张害怕，常怀疑同宿舍的同学合伙谋害自己，反复查验自己的茶杯、碗筷是否有人动过，担心有人会放进"安眠药"。一次因同学物品丢失，学校保安例行调查，便认为是警察要抓自己，枪毙自己，遂紧锁房门，闭门不出，其兄弟来劝阻，也被认为是合伙人，大骂其弟，并持木棍打伤兄弟。近3个月听到声音在耳边说话，时远时近，有男有女，有人议论其缺点，有人侮辱谩骂他，为此常对空音争辩，极其恼怒。

该患者都存在哪些精神症状？

存在言语性幻听、被害妄想、情绪不稳、冲动行为、无自知力。

第三节　精神科临床常见综合征

精神疾病的症状并不是孤立的，在某些疾病过程中，常一起发生，相随消失，而组成为特别的临床相，称为综合征。综合征或一组症状和体征，可在疾病的某一阶段突出表现出来，是精神病整个临床相中的有机组成部分，是神经系统中某种病理生理过程的集中反映，对于临床诊断很有帮助。常见的有以下几种：

一、幻觉妄想综合征

以妄想作为其临床相的核心，比较固定，范围可大可小，且与环境多少存在一些联系，也可能没有完整的系统性，可伴有幻觉或错觉。有被害、嫉妒妄想的患者常表现多疑，甚至对周围人采取攻击行为。这类症状起病较缓慢，病程迁延，极少数可自行缓解。多见于偏执性精神病、精神分裂症、反应性精神病、更年期精神病等。但个别、不固定的妄想观念不属此妄想状态。

【病例】

男性，28岁。近1年来，经常在工作中犯错，工作能力下降，有时独自发呆，或口中念念有词，下班回家经常改变路线，有时乘车，有时坐地铁，有时走路回家。半年后，自称有重要事情而辞职，整天待在家中，门窗紧闭，嘱咐父母不要外出，有时在家中来回踱步，自言自语，忽笑忽怒，1周前，邮递员送信至陈某家中，陈某称邮递员是坏人，对其拳打脚踢。自称："最近1年，我在路上发现有些不对头，别人看我的眼神很特别，四周还有一些人对我指指点点，我想肯定有什么事情要发生了，果然以后有各种好心人把具体情况透露给我听，所以我就躲来躲去，但以后这种加害越来越密集，在外面再也无法躲避，所以我只好辞职回家了，不过他们还是找到了我，通过空气往我家里放毒气，还派那个人打扮成邮递员来害我，还好我的朋友提醒我。"问其朋友具体是谁，答："是一些神秘的朋友，平时看不见他们，但他们时常会出现，在我遇到危险的时候帮我对抗那些坏人。"

二、紧张性综合征

包括紧张性兴奋与紧张性木僵两种。常出现木僵、蜡样屈曲、缄默、违拗、被动性服从、刻板动作、刻板言语、作态、紧张性兴奋和冲动行为。这些状态可能在同一疾病的不同阶段分别出现，且常伴全身骨骼肌肌张力增加，故称紧张症。常见于精神分裂症紧张型。紧张性木僵可持续数月至数年，然后无任何原因进入紧张性兴奋状态。兴奋状态持续较短暂，往往突然爆发兴奋激动和爆裂行为，然后进入木僵状态或缓解。紧张性综合征多发生于意识清晰状态，少数在梦样体验下产生，此时常伴有大量的幻觉、错觉，奇特的动作和危险行为。

此外，有一种慢性起病，伴高热，病程进展迅猛，患者极度兴奋躁动，往往于数日或1~2周内衰竭致死,称为急性致死性紧张症(acute lethal catatonia)。已较为少见。

【病例】

男性,28 岁。近1 个月来整日躺于床上,不与他人讲话,身体僵直,三餐进食差,家人感其异常送至内科急诊,经检查后转诊至精神科。患者对于检查不予配合,多问无一答,全身肌张力增高,能够保持特殊姿态,将头枕撤除后,其头部保持腾空姿态,肢体也任由他人摆弄,如将其四肢放于某个位置,可在较长时间不改变此姿势,即使将其肢体放置于极度不适的位置也能保持较长时间,观察眼球活动发现让其睁眼或闭眼均不配合,膀胱充盈,神经系统检查未发现明显的阳性体征。经药物治疗缓解后,患者开始起床活动,与医师、护士进行正常交流,问其为何不理睬他人,答:"说不出什么原因,但你们说些什么,如何摆弄我,我都知道的。"

三、精神自动症

精神自动症或称康金斯基-克拉伦波综合征(Kaginski-Clerambault syndrome),指患者在意识无明显障碍的情况下,其思维、情感和动作脱离了自己意志的控制,患者感到这些活动都不是自己的,而是由外力作用的影响所致。其中包括假性幻觉、强制性思维、被控制体验、内心被揭露感以及系统性的被害妄想、影响妄想等相互联系的症状。

多见于精神分裂症,也可见于感染性、中毒性精神障碍。在精神分裂症中,若此种症状占主导地位,预后较差。

【病例】

女性,55 岁。数年前无诱因下渐觉得以小儿媳为首的家里人甚至是一些不认识的人要害她,问其如何得知,称自己的胸腔里有一个"话务机"告诉她的。不愿吃家人给她做的食物,认为食物有怪味,被人下了毒。近2 个月来,患者病情有所加重,称墙里埋了电线,将其电得浑身发麻,不能运动。又称小儿媳和小女婿两家人联合起来要害她,每天晚上给她打针,使其痛不欲生。近1 个月,患者在无外伤情况下反复声称腰痛,不能直立,经腰椎摄片未发现椎体等异常,问其原因,说是给小女婿家里的人害的。平时不与人交流,对人充满敌意。问其则称:"我其实已经被人控制了,我不能随便和别人说话的,我说什么做什么都没有自由的。"有时呆坐于一边,问其在想什么,患者称:"我想什么你不用问我,你肯定知道的,而且大家都知道的,我都不敢随便乱想了,被他们知道我要去告他们,我会被他们害死的。"称房间里有监视器,自己的一举一动都被人监视,神色紧张,问其为何紧张,其四处张望后,靠近工作人员耳边,小声说道:"小女婿他们派人跟踪我,走到哪里都跟踪的,他们很厉害的,不让我看见,但是我知道的"。

四、科萨科夫综合征

科萨科夫综合征(Korsakoff syndrome)又称遗忘综合征(amnestic syndrome)。以记忆障碍为突出的症状,特别是近记忆力障碍,伴有虚构、错构和定向力障碍。意识无明显障碍,常见于酒精中毒、感染、脑外伤所致的精神病。

【病例】

男性,53 岁。饮酒史30 年,而近10 年来平均每日喝1 斤白酒,曾多次因酒精中毒导致意识障碍、醉酒闹事等送至医院急诊科治疗。3 年前,患者查出脂肪肝,服用保肝药物,但仍未戒酒。2 年前,患者经常出现双手震颤,且见走路不稳,后又见记忆力明显减退,记不住自己家的门牌号,刚说过的话马上忘记,和家人谈起以前的事,总是弄错发生时间,家人予以纠正,患者坚持自己的观点,坚信是家里人弄错了,并会怒斥家人。后开始诉说一些未发生过的事情,声称年轻时当过兵,打过仗,立过功,时而又说自己年轻时在少林寺当过小和尚。

五、急性脑病综合征

以意识障碍为主要临床表现,起病急、症状鲜明、持续时间较短。可伴有急性精神病表现,如不协调性精神运动性兴奋、紧张综合征、类躁狂表现、抑郁状态等。多继发于急性器质性疾病或急性应激障碍。

【病例】

男性,50岁,司机。1周前开车外出时与货车相撞,头部受撞击,当时昏迷。CT检查:未见颅内出血,颅骨骨折。醒后情绪激动,大声地喊叫:"这里是哪里?我在哪里?"怒斥其家人,称:"你们都是什么人,是不是要害我?"要从床上起来,欲拔输液管,家人劝阻,其对家人大打出手,语气敌对,态度凶狠:"你们都滚开,我家人在哪里,你们想害死我?让我家人来!"为防止其自伤,给予约束保护于床上,时睡时醒。醒来仍然不认识家里人,有时看着天花板,眼里满是恐惧,呼吸急促,时而大叫:"车,车,好大的车撞过来了,救命!"时而环顾四周,对家人大吼:"不要杀我,不要杀我,我是好人!"时而胡言乱语,乱哭乱叫,说床上都是毒蛇,就要把他咬死了。不理睬家人的解释、安慰,在床上不停扭动,浑身发抖,大喊:"蛇,毒蛇!那里都是毒蛇!"给予支持,对症治疗后逐渐恢复平静,数日后上述现象消失,但对昏迷后情况不能回忆。

六、慢性脑病综合征

以痴呆为主要表现,伴慢性精神病症状如抑郁状态、类躁狂状态、类精神分裂症状态,以及明显的人格改变和遗忘。通常不伴有意识障碍。常常由慢性器质性疾病引起,也可以是急性脑病综合征迁延而来。

【病例】

男性,68岁。数年前起渐见健忘,常自嘲记不住东西了。但1年前开始记忆明显减退,甚至记不住家人的生日。对周围事物的兴趣也逐渐消退,不再打理原来喜欢摆弄的花卉。原性格温和、开朗,现判若两人,稍不顺心就对家人发火,为人处世则显幼稚,但不能纠正。经常捡垃圾回来堆放在家中,并不允许家人丢弃,若家人劝阻,则大发雷霆,甚至打骂家人,有时胡言乱语,搞不清楚自己在哪里。近来目光呆滞,行动迟缓,言语内容简单。记不住简单的事务,甚至忘记儿子的名字。走路缓慢,双腿僵直,生活不能自理。简单计算、一般常识,均不能正确回答。CT检查示:脑沟变宽,脑回变窄。

七、神经衰弱综合征

神经衰弱综合征(neurasthenic syndrome)以神经活动过程呈易激惹,容易衰弱为主要特点。包括睡眠障碍、头部及躯体不适感、情感脆弱、易激惹、注意涣散、记忆减弱、反应迟钝和疲乏无力等症状,并常伴有自主神经功能失调的症状。患者常心境不佳,苦闷焦虑、感觉过敏。主要见于神经衰弱及其他神经症,感染、中毒、脑外伤及各种躯体疾病伴发的精神障碍,麻痹性痴呆早期,轻性抑郁症,以及精神分裂症的早期。临床上需要依靠详细的精神检查和体格检查,进行鉴别。

【病例】

女性,50岁。患者从小性格内向,中专毕业后被分配至农场当会计,患者对此一直不满意,且农场工作辛苦,生活单调无味,又没有亲人在身边,其后逐渐出现浑身酸痛,入睡困难,注意力难以集中,该睡时睡不着,该工作时又觉得困倦难耐,工作中也出现诸多错误。常常在无明显诱因下出现胸闷、心慌,睡眠障碍加重,甚至通宵不眠,有时会感觉头晕、头痛,感浑身无力,爱发脾气,自觉看什么事情都不顺眼,不能集中注意力,但无突出的情绪低落和缺乏自信等表现。工作生活顺利时,一些症状可以完全消失,相反情况下,症状可以重新出现甚至加重。

八、强迫综合征

强迫综合征(obsessive-compulsive syndrome)指以强迫症状为主要特征,包括强迫观念、强迫意向、强迫动作等一系列患者难以摆脱的强迫现象。这类症状多反复出现,使患者非常苦恼。其中以强迫多疑、强迫性联想、强迫性计数和强迫性检查为多见。常见于强迫性神经症、精神分裂症、抑郁状态和某些脑器质性精神障碍伴发精神障碍。

【病例】

女性,29 岁。自幼乖巧,认真。生产后出现怕脏,害怕自己手上和身上的细菌会传染给儿子,会给儿子带来致命的伤害,为此反复洗手、洗澡,每天洗手 20 余次,在家中消耗了很多洗手液,有时洗澡一连洗几小时还是嫌不够干净,还要返回浴室重新冲洗。因为怕脏甚至不敢出门,手上也不敢拿东西,给生活带来很大的麻烦。每天晚上睡觉前一直怀疑家中的煤气开关没有关好,担心煤气泄漏会毒死自己的儿子,要反复去厨房检查确认,家人劝说也不能阻止。自己也曾极力克制不去检查,却欲罢不能,偶尔在检查数次后能暂时克制,心中却很不放心,此时会反复要求丈夫代为检查,否则辗转反侧不能入睡,常招致丈夫的不满。

九、癔症样发作

癔症样发作是一类突然发生、持续短暂或阵发性发作的神经功能障碍,常伴有不同程度的意识障碍。可能呈现暗示性增高,如过度换气、昏睡发作、痉挛样发作、局部运动障碍和情感烦躁等。典型表现见于癔症。但在精神分裂发作、躁狂症、脑外伤性精神障碍及其他脑器质性损害性疾病伴发的精神障碍时可见类似表现,容易发生误诊,故临床上应注意鉴别。

【病例】

女性,33 岁。平素喜欢在公共场所抛头露面惹人注意,做事常以自我为中心,多数情况下需要别人遵从她的想法和意见,情绪非常容易受外界环境的影响而发生剧烈变化,遇到不顺心的事便不分场合大发脾气,人际关系处理不好。1 天前因与其弟发生口角,被弟弟说了一句"你这种脾气一辈子也嫁不出去",突然出现暴怒,极其烦躁,坐立不安,在家中上蹿下跳,捶胸顿足,大声哭啼、叫喊,拉扯自己的头发,并用头撞墙,打坏家中的杯子、水瓶、玻璃等物品,但没有损坏任何贵重物品。反复做出干咳、呕吐的动作,但没有呕吐出任何东西。还出现呼吸急促,躺在地上双手握拳,两腿挺直,全身肌肉抖动。家人看到她的样子也非常紧张,都赶过来劝解抚慰,但身边围着的人越多,患者的上述表现就越严重。当时由家属送到医院急诊,各项检查均未发现异常,医师指示多名家属散去,不要围观,并通过暗示言语以及给患者静脉滴注葡萄糖,其后不久患者的症状逐渐缓解。

十、易人综合征

易人综合征又名 Capgras 综合征,由法国精神病学家 Capgras 于 1923 年提出。患者认为他(她)周围某个非常熟悉的人是其他人的化身,多为自己的亲人如父母、配偶等。这种情况并非感知障碍,患者认为周围人的外形并无改变,或稍有改变。本综合征的实质是偏执性妄想。见于精神分裂症,偶见于癫痫、癔症。

【病例】

男性,19 岁。患者寒假回家后突然感到父母被他人调换了,他们的长相虽然和他真实的父母看起来非常相像,样子没有什么两样,但确实不是他的亲生父母,后者则不知去向。患者还觉得家里的环境虽然没有变化,但是家中所有的物品也被替换掉了。患者认为这一切都是某个政府机构正在对他进行有组织的全天候监控,现在的父母则是被派来监视自己的特务,家中物品被替换也是为了方便安装监视器和窃听器,他们这么做的目的是为了从他的大脑中获取用于改造地球环境的高科技信息。为此每天外出寻找自己的亲生父母,有时不敢回家,多次躲在同学家中过夜,患者对这一切"变化"感到身不由己和迷惑不解。

十一、科塔尔综合征

科塔尔综合征(Cotard syndrome)是以虚无妄想和否定妄想为核心症状的一种综合征。患者认为本身的内部器官和外部客观世界都发生了变化,部分甚至不存在了,最严重的病例患者认为本人和外部世界都不存在了。多见于抑郁状态,还可见于精神分裂症,意识模糊状态、癫痫、脑炎、老年痴呆等。本综合征一般可以自然恢复,预后一般较好。但如伴发于抑郁状态,病程可较为持久。

【病例】

男性,45 岁。3 个月前常感到没有原因的心情不好、压抑,高兴不起来,觉得做什么事情都没劲儿。一天到晚都没有精神,感到特别乏力,想休息,躺到床上却睡不着。还有头痛、头晕、脑袋紧张、胸闷、呼吸不畅等各种不舒服的感觉,常常出现莫名其妙的腹泻,反复去医院检查也查不出什么名堂。近 1 个月以来患者心情压抑的感觉明显加重,觉得身体健康状况变得更加糟糕,甚至感觉不到自己的心跳和脉搏,认为自己的心脏已经不存在了。胃口明显下降,整天都不感到饥饿,即使在家人的督促下勉强进食也淡而无味,还对家人说虽然在吃饭,但感觉不到吃下去的食物落入胃中,因为自己的胃和肠子都腐烂、溶化了,只感到肚子里面一直是空荡荡的,就像被什么东西掏空了一样,食物只是从嘴里一下子掉进了腹腔中。

十二、甘瑟综合征

甘瑟综合征(Ganser syndrome)是指患者回答问题时表现出能理解问题,但作近似而不正确的回答,常伴有时间、地点和人物定向障碍。本综合征的实质为癔症性的分离症状。临床上有两种表现,一类为假性痴呆,患者能理解问题,但回答错误。即使极简单的问题也是如此,给人以故意答错的印象,多见于癔症。另一类为童样痴呆,患者的言语与表情均似儿童,也常见于癔症。以上情况也可见于精神分裂症、器质性精神障碍、诈病。

【病例】

女性,36 岁。1 个月前因家庭琐事与婆婆发生剧烈冲突,而遭丈夫打骂,此后不定时出现全身发抖,不认识家人,常一个人蜷缩在房间角落里,表情、言语和行为都显得非常可怜和幼稚,有时对着丈夫不停地用儿童般的声调喊"爸爸、爸爸、爸爸……"不会用筷子吃饭,衣服也会穿反。检查时患者接触交谈欠合作,对所问问题能够理解,但回答明显错误。即使对一些很简单的问题也会答错,但她的回答并没有扯得很远,如医师问到她的年龄则回答说自己 58 岁,再问他丈夫几岁,回答丈夫是 86 岁。简单的算术题和一些常识性的问题也不能完全正确回答,如 3 + 2 = 6、鸡有 3 条腿等,让人看起来觉得患者"很傻"。

(张聪沛)

思考题

1. 简述错觉与幻觉的区别。
2. 感知综合障碍的表现形式有哪些?
3. 简述妄想的定义。
4. 柯萨可夫综合征有哪些表现? 常见于哪些疾病?

第三章

精神障碍的诊断分类与标准

【本章重点】

1. 熟悉 国际上通用的 2 个精神疾病诊断分类系统 ICD-10 和 DSM-5。
2. 了解 中国的精神疾病诊断分类与标准的发展。

第一节 概 述

各类躯体疾病可以根据病因学、病理解剖特点、病理机制以及临床表现进行诊断分类,如躯体疾病主要依据病因或病理改变来分成不同的疾病类别。但精神疾病缺乏特异性的病因学和病理学的证据,目前主要依据临床特征来进行分类。现阶段精神科临床应用的两个国外诊断分类系统以及我国的诊断分类系统都不是依据病因学来进行分类的,而是用"障碍"一词代表"症状综合征和功能损害"作为疾病诊断名称。

精神疾病的诊断分类有漫长的历史追溯,公元前 2600 年前在古埃及就有用 melancholia(忧郁)和 hysteria(癔症)来对精神异常进行描述性分类。公元前 5 世纪起,被欧洲人尊为"医学之父"的古希腊最伟大的医学家 Hippocrates,首先划分出癫痫(epilepsy)、躁狂症(mania)、精神错乱(phrenitis)、忧郁症(melancholia)、酒精中毒性谵妄、痴呆、产褥期精神病等精神疾病类别。在中国春秋战国时代收集古代医学而编纂的《黄帝内经》之《灵枢·癫狂篇》中也描述了精神活动异常的表现。18 世纪以后,西方社会的科技革命推动了医学的进步。在精神病学方面基于当时对精神病人管理的需要和对临床观察的现象学描述,18 世纪末法国精神病学家 Pinel 将收容在精神病院内的患者分为 4 类,即狂症(mania)、郁症(melancholia)、呆症(dementia)和白痴(idiotism)。这与我国中医学历史上将精神病人划分成癫症与狂症有异曲同工之处。

到了 19 世纪初,被称为现代精神病学之父的德国精神病学家克雷丕林(Kraepelin)通过深入的临床观察和总结,提出了早发性痴呆(精神分裂症)、躁郁症和妄想狂的疾病诊断分类。将精神分裂症和躁郁性精神病分为两个独立的疾病单元,这个观点至今对精神病学的分类学影响极大,被称为二分法或二元论。1889 年在巴黎召开的国际精神疾病会议通过的分类法将精神疾病分为 11 种,分别为狂症(包括急性谵妄和躁狂)、郁症、周期性精神病、进行发展性精神病、痴呆、器质性与老年性痴呆、麻痹性痴呆、神经症(癔症、疑病症、癫痫等)、中毒性精神病、冲动性精神病、白痴。

(一)国际精神疾病分类的发展

1900 年由 Jacques Bertilon 主持,在巴黎召开了第一次国际疾病死因分类修订会议,形成了国际疾病分类(International Classification of Diseases,ICD)的第 1 版。此后每隔 10 年左右,由法国政府主持修订一次。1948 年世界卫生组织(World Health Organization, WHO)成立后,由 WHO 举行了第六次 ICD 国际疾病分类修订会议。1948 年标志着国际生命与疾病统计和卫生统计的一个新纪元的开端,并确立 ICD 为疾病或死因分类的国际标准,并完成了 WHO"国际疾病、外伤与死因统计分类法"第六版 (ICD-6),也就是在这一版中,首次纳入了精神疾病,其中第 V 章为"精神病,神经症和人格障碍"。以后在 ICD-9 和 ICD-10 中逐渐完善了精神障碍的分类。

1989 年 ICD-10 获得通过,自 1993 年 1 月 1 日起生效。在 ICD-10 的制定过程中有 32 个国家参与临床测试,我国的精神病学家们也参加了这项工作。2002 年我国正式使用 ICD-10 进行疾病和死亡原因的统计分类。其中精神疾病(或障碍)在 ICD-9 和 ICD-10 中都位于第 V 章。此外,世界卫生组织还与多个国家合作制定了与 ICD-10 第 V 章相配套的评定工具《符合性国际诊断交谈检查》即 SIDI 和《神经精神病学临床评定表》即 SCAN,以利于在科研和流行病学调查中使用并具有较好的可操作性和计算机化。

（二）美国精神疾病分类的发展

美国第一个精神病学疾病分类学标准出现在 1918 年,由美国医学心理学协会,即美国精神病学协会(American Psychiatry Association, APA)的前身和国家精神卫生委员会制定。列出 22 个障碍在所有精神服务机构收集统一的统计数据,形成了美国的《精神疾病诊断与统计手册》(Diagnostic and Statistic Manual of Mental Disorders, DSM)。以后 APA 于 1952 年又制定了一个修订版,即为 DSM-Ⅰ。随后 1968 年出版的 DSM-Ⅱ没有实质上的改变,只有少数诊断词汇作了修改。DSM-Ⅲ发表于 1980 年,又回归到描述性的诊断系统,其诊断标准有明确的可操作性定义,而淡化了病因学诊断分类。DSM-Ⅲ-R发表于 1987 年。1994 年 DSM-Ⅳ正式出版。20 年后在 2013 年 DSM-5 正式出版。

（三）中国精神疾病分类的发展

1949 年中华人民共和国成立以后,新中国整个科学界都以苏联为榜样。精神疾病分类诊断主要参照苏联的分类法,我国自 1981 年成立世界卫生组织疾病分类合作中心以来,开始推广国际疾病分类第九次修订本(ICD-9),于 1987 年正式使用 ICD-9 进行疾病和死亡原因的统计分类。

我国也于 1979 年发表了《中国精神疾病分类方案》,后经 1981 年与 1984 年两次修订,对其中精神分裂症、躁狂抑郁症和神经症这三类最常见的精神疾病逐一制定了临床工作诊断标准。此方案可视为中国精神疾病诊断分类之第 1 版(Chinese Classification of Mental Diseases, CCMD-1)。1986 年 6 月在中华医学会第三届全国神经精神科学会的学术会议上决定成立精神疾病诊断标准工作委员会,制定我国全部精神疾病的诊断标准与分类方案。此方案参考了 ICD-10 与 DSM-Ⅲ-R,1989 年 4 月通过了《中国精神疾病分类方案与诊断标准》(第 2 版)即 CCMD-2)。1994 年公布了 CCMD-2-R 版。1996 年中华医学会精神病学分会决定开始 CCMD-3 的编制,历时 5 年完成了现场测试,于 2001 年正式发布使用。

第二节　国际精神障碍分类与诊断系统

1948 年 WHO 颁布《国际疾病、外伤、死因分类手册》(第 6 版)(ICD-6),首次将精神疾病列为第 V 章"精神病,神经症和人格障碍"。在 1957 年公布的 ICD-7 版中,此章内容无变化。1966 年公布的 ICD-8 中,对精神疾病添加了描述性定义,对诊断名词做出界定与解释。1975 年公布了 ICD-9,内容仍无大改动,将第 V 章定为"精神障碍",不同之处是在此章作了一个术语词汇汇编,给每一个术语都制定了描述性定义。因为对精神病进行诊断时缺乏独立的实验室资料作为依据,许多重要的精神障碍在诊断时还主要依靠对异常体验和行为的描述,给诊断术语制订统一定义作为共同遵循的准则有利于提高诊断的一致性。

1992 年公布的 ICD-10 与 ICD-8 和 ICD-9 相比,第 V 章内容有了重要变化。WHO 对精神障碍诊断与分类做了连续性研究计划,进行了一些国际性的协作研究,特别是与世界精神病学协会(WPA)合作进行了大量的临床研究项目。并与美国精神病学学会(APA)进行协作,ICD 与 DSM 两个工作小组的很多成员是重叠的。因为制定 ICD-10 时参考了 APA 对诊断和分类所做的革新,使其与美国 DSM-Ⅲ-R 相近,第Ⅴ章"精神与行为障碍分类",将原来精神障碍的 4 大类 29 小类扩展到 10 大类 100 小类。

ICD-10 对每种精神障碍都列出了诊断标准和鉴别诊断要点。为适应不同发展水平国家与不同工作条件的需要,ICD-10 另外出版了科研专用诊断标准和基层社区简易分类手册。

WHO 组织 ICD-10 制定的专家们努力使这一版本的诊断分类和标准能被不同文化背景中的使用者广泛接受,容易理解并翻译成不同的语言。此外为了使其具有多功能性,不同版本用于不同目的,因而形成了以下 4 个版本:《临床描述与诊断指南》《研究用诊断标准》《基层保健用版本》和《多轴系统》。

ICD-10 希望尽量与美国的 DSM-Ⅲ-R 靠拢,有些分类接受了 DSM 系统的观念。正式取消了神经症与精神病在分类学中的位置。基本上接受了 DSM 系统中情感性精神障碍的分类方法,并进一步将抑郁的单次与反复发作,划分为轻度、中度与重度三个等级。没接受重性抑郁症(major depression)的诊断名称。接受 DSM 系统中对精神分裂分型中取消潜隐型,改名为分裂形式障碍。并接受分裂症后抑郁作为精神分裂症的一个亚型。接受取消癔症的诊断名称,但将分离性障碍与转换性障碍合并为一个诊断,将转换性障碍更名为分离性运动障碍与分离性感觉障碍及其混合性障碍。接受躯体形式障碍、躯体化障碍的诊断名称,增加了"躯体形式的自主神经功能紊乱"这个诊断。接受适应性障碍的诊断与分类。接受性功能障碍,性定向与性偏好障碍的分类方案,不将自我和谐的同性恋视为性定向障碍。仍将自我不和谐的性定向障碍与因性定向或性偏好障碍引起的"性(伴侣)关系障碍"列入诊断分类,总称为性成熟障碍。

ICD-10 在以下几方面坚持自身的特色,没接受 DSM 系统的改变:①继续在临床诊断指南中使用单轴诊断;②精神分裂症诊断的病程标准,定为 1 个月,而不是 6 个月,因而未接受分裂样精神病的诊断;③偏执性精神病的病程标准定为 3 个月(而不是 DSM 规定的 1 个月);④在"神经症性、应激相关与躯体形式障碍"一章中,增加了临床常见的混合性焦虑抑郁障碍这一诊断,在神经症中保留了神经衰弱的诊断。

尽管 WHO 组织制定 ICD-10 时,在许多国家进行了现场测试,应该说是一个比较多考虑了国家、地区文化差异现象的诊断分类系统,但是最后形成的诊断标准仍然不容易被不同文化背景的使用者所理解。

WHO 目前正在 ICD-10 的基础上制订 ICD-11。ICD-11 的修订不像 DSM-5 那样高调、引人注目且争议颇多。ICD-11 草案的出版仍没有确定的时间表,WHO 将邀请我国将 ICD-11 草案翻译成中文并在中国进行现场测试。ICD-11 系统将比美国 DSM-5 系统更注重在世界范围内各个国家的可接受和使用的程度。ICD-11 是世界卫生组织在 ICD 系统使用的基础上,针对目前精神病学的发展推出的新一代诊断系统,预期将于 2017 年出版。

ICD-10 精神与行为障碍分类

类别目录(仅包括小数点前数字的类别)

F00-F09　器质性精神障碍

F00　阿尔茨海默病性痴呆

F01　血管性痴呆

F02　见于在它处归类的其他疾病的痴呆

F03　未特定的痴呆

F04　器质性遗忘综合征,非酒和其他精神活性物质所致

F05　谵妄,非酒和其他精神活性物质所致

F06　脑损害和功能紊乱以及躯体疾病所致的其他精神障碍

F07　脑疾病、损害和功能紊乱所致的人格和行为障碍

F09　未特定的器质性或症状性精神障碍

F10-F19 使用精神活性物质所致的精神和行为障碍

F10　使用酒精所致的精神和行为障碍

F11　使用鸦片类物质所致的精神和行为障碍

F12　使用大麻类物质所致的精神和行为障碍

F13　使用镇静催眠剂所致的精神和行为障碍

F14　使用可卡因所致的精神和行为障碍

F15　使用其他兴奋剂包括可卡因所致的精神和行为障碍

F16　使用致幻剂所致的精神和行为障碍

F17　使用烟草所致的精神和行为障碍

F18　使用挥发性溶剂所致的精神和行为障碍

F19　使用多种药物及其他精神活性物质所致的精神和行为障碍

F20-F29　精神分裂症、分裂型障碍和妄想性障碍

F20　精神分裂症

F21　分裂型障碍

F22　持久的妄想障碍

F23　急性而短暂的精神病性障碍

F24　感应性妄想障碍

F25　分裂情感性障碍

F28　其他非器质性精神病性障碍

F29　未特定的非器质性精神障碍

F30-F39 心境[情感]障碍

F30　躁狂发作

F31　双相情感性障碍

F32　抑郁发作

F33　发作性抑郁障碍

F34　持续性心境[情感]障碍

F38　其他心境[情感]障碍

F39　未特定的心境[情感]障碍

F40-F48 神经症性、应激相关的躯体形式障碍

F40　恐怖性焦虑障碍

F41　其他焦虑障碍

F42　强迫性障碍

F43　严重应激反应,适应障碍

F44　分离[转换]性障碍

F45　躯体形式障碍

F48　其他神经症性障碍

F50-F59 伴有生理紊乱及躯体因素的行为综合征

F50　进食障碍

F51　非器质性睡眠障碍

F52　非器质性障碍或疾病引起的性功能障碍

F53　产褥期伴发的精神及行为障碍,无法在它处归类

F54　在它处分类的障碍及疾病伴有的心理及行为因素

F55　非依赖性物质滥用

F60-F69 成人人格与行为障碍

F60　特异性人格障碍

F61　混合型及其他人格障碍

F62　持久的人格改变,不是由于脑损害及疾病所致

F63　习惯与冲动障碍

F64　性身份障碍

F65　性偏好障碍

F66　与性发育和性取向有关的心理及行为障碍

F68　成人人格与行为的其他障碍

F69　未特定的成人人格与行为障碍

F70-F79 精神发育迟滞

F70　轻度精神发育迟滞

F71　中度精神发育迟滞

F72　重度精神发育迟滞

F73　极重度精神发育迟滞

F78　其他精神发育迟滞

F79　未特定的精神发育迟滞

F80-F89 心理发育障碍

F80　特定性言语和语言发育障碍

F81　特定性学校技能发育障碍

F82　特定性运动功能发育障碍

F83　混合性特定发育障碍

F84　弥漫性发育障碍

F88　其他心理发育障碍

F89　未特定性心理发育障碍

F90-F98 通常起病于儿童与少年期的行为与情绪障碍

F90　多动性障碍

F91　品行障碍

F92　品行与情绪混合性障碍

F93　特发于童年的情绪障碍

F94　特发于童年与少年期的社会功能障碍

F95　抽动障碍

F98　通常起病于童年和少年期的其他行为与情绪障碍

第三节　美国精神障碍诊断分类系统

　　美国最初启动精神障碍的分类,是因为人口普查需要统计学数据。1880年开始,有7种精神疾病被确定:躁狂、忧郁、偏执狂、麻痹、痴呆、饮酒狂、癫痫。政府在卫生保健中对诊断的统一起了主要推动作用。

　　美国第一个精神疾病分类学标准出现在1918年,列出22个障碍在所有精神服务机构收集统一的统计数据。形成了美国的《精神疾病诊断与统计手册》(The Diagnostic and Statistic Manual of Mental

Disorders,DSM)。拟每5年修订一次。1935年APA与纽约医学科学院合作制定一个全国通用的精神病学词汇并纳入美国医学会(American Medical Association,AMA)的标准化疾病分类词汇。AMA系统主要汇集严重的精神疾病,美国军队又制定了一个更宽泛的疾病分类词汇以便包含第二次世界大战退伍军人在门诊出现的疾病。

世界卫生组织(WHO)《国际疾病、外伤与死因统计分类法》(第6版)(ICD-6)完成于1948年,APA认为其中第Ⅴ章"精神病,神经症和人格障碍"尚不能满足临床需要,于1952年又制定了一个修订版,即为DSM-Ⅰ。随后1968年出版的DSM-Ⅱ没有实质上的改变,只有少数诊断词汇作了修改。这两个版本都明显受Adolf Meyer精神生物学观点的影响,DSM-Ⅲ发表于1980年,又回归到诊断的描述性系统,其诊断标准有明确的可操作性,而淡化了病因学诊断分类,与以前的DSM系统有显著的不同。

(一) DSM-Ⅲ诊断系统的特点

(1)对精神疾病的分类制定了诊断标准:包括症状学标准、病程标准、严重程度标准与排除标准。

(2)对精神疾病建立5轴诊断:采用5轴诊断全面反映患者的情况。轴Ⅰ:主要精神疾病诊断,或可能成为临床注意焦点的其他情况。轴Ⅱ:人格障碍,精神发育迟滞(人格与智力发育水平)。轴Ⅲ:同时存在的躯体疾病。轴Ⅳ:病前的心理社会应激因素。轴Ⅴ:全面功能评估,社会适应能力水平。

(3)对许多传统的诊断名称与分类进行改变:取消"神经症"与"精神病"在分类学中的界限,按临床症状归类,取消了一批传统的病因学的诊断形容词,如"内源性"与"外源性","器质性"与"功能性"等词汇;取消了一批传统诊断名称,创立了一批新的诊断名词。

DSM-Ⅲ-R产生于1987年。1988年APA宣布对DSM-Ⅲ-R进行修订,修改的词汇是基于临床观察的资料,并努力与WHO制定的ICD-10系统的词汇靠拢。

(二) DSM-Ⅳ诊断系统的特点

1994年DSM-Ⅳ正式发表,DSM-Ⅳ工作组在发表前作了3个步骤的工作,其一是复习文献,获得综合信息作为DSM-Ⅳ的诊断标准。其二是解决数据不充分的问题,对已有的数据做了再次分析。包括分析未发表的DSM-Ⅲ-R数据。有疑问的放在DSM-Ⅳ中做现场测试。其三是通过现场测试比较了DSM-Ⅲ、DSM-Ⅲ-R和ICD-10,然后提出DSM-Ⅳ的标准。现场测试收集对每一个诊断标准的具体的条目可信度和性能特征进行了研究,有20个现场测试涉及70个地点,评估了6000多个受试者。

从DSM-Ⅲ-R到DSM-Ⅳ的改动并不大,作了明显修正的内容有如下几项:

(1)简化了精神分裂症的诊断标准:消了DSM-Ⅲ前驱期与残留期症状与充分发展期症状的人为区别,加强了阴性症状对精神分裂症的诊断价值。制定了分裂情感性精神病的诊断标准,取消了不典型精神病的诊断位置。

(2)简化了躯体化障碍的诊断标准:由原来罗列对37个症状中必须存在12~14个症状(男女有别)作为建立症状学诊断的依据,简化到8项症状(4种疼痛症状,2种肠胃症状,1种生殖系统症状与1种必备的假性神经系统损害症状)。

(3)完善了偏执性精神障碍的症状学诊断标准:在DSM-Ⅲ中只限于存在系统的被害妄想与嫉妒妄想,而排除其他内容的系统性妄想并无充分根据。后来接受欧洲精神病学家的建议,在DSM-Ⅳ中纳入了夸大、疑病、钟情妄想等内容。

(4)简化儿童精神障碍的分类:将注意缺陷、多动症与儿童行为问题、违拗、对抗障碍等合并成为一类,取消儿童焦虑性障碍的单独立项,将其中个别诊断项目并入了儿童其他精神障碍项目之中,将特殊发育障碍划分为更为明确的学习障碍、运动技能障碍、言语交流障碍;在广泛发育障碍中,分出了孤独症、Rett病与Asperger病,此外,进食障碍与排泄障碍单独列项,取消刻板运动障碍的列项并简化抽动障碍的内容,使此类疾病的分类更为简单明了,易于掌握,避免了交叉重叠现象。

(5)其他修改:充实了各种脑器质性疾病所致痴呆、遗忘、谵妄的亚型分类,增加了躯体疾病、依赖物质和非依赖物质所致各种精神障碍的内容,更加符合临床实际应用的需要。

DSM-Ⅳ使用正式的诊断术语是"障碍",因为大多数类别都没有足够特征确定这是一种疾病。除了创伤后应激障碍外,精神障碍的病因都没有特异性的发现。

在诊断标准上列出所有表现,而且大多数诊断标准还明确符合其中的几条才能做出诊断。对诊断名词通常都有临床表现的描述,这样可以提高临床医师在诊断时的可靠性和一致性。

对每一个障碍条目有关的特征都作了描述,如特殊的年龄、文化、性别相关特点,患病率、发病率、诱发因素、病程、并发症、家族性和鉴别诊断,实验室所见和有关的躯体检查体征和症状如果存在也作了描述。

当所需条件不充分,不足以做出诊断时,DSM-Ⅳ提供明确规定可以做出临时性诊断和延期作诊断。如果患者的临床表现和病史尚不充分符合诊断条目所需的条件,也给予非典型、残留型和不能在他处指明的这样的类别。

DSM-Ⅳ提供每个诊断条目的词汇和诊断分类的描述性的可操作性诊断标准,继续使用5轴诊断系统,这不但有利于在精神卫生专业机构诊断和治疗,也有助于与其他医学专业的相互会诊、转诊和为社区通科医疗服务机构、社会保险系统提供个体的全面情况。此外对于5轴诊断一致性不高的问题,DSM-Ⅳ在附录里作了详细具体的指导,便于使用者掌握评定方法。

DSM-Ⅳ采用多轴诊断方法(5轴诊断),即采用不同层面或维度进行诊断。一个病例可给多个精神障碍的诊断,第Ⅰ轴注明精神障碍,第Ⅱ轴注明人格障碍与特殊发育障碍,第Ⅲ轴注明有关的躯体疾病,第Ⅳ轴注明心理社会应激因素的强度(划分7级,每级有生活事件举例),第Ⅴ轴注明最近一年来社会适应功能达到的最好水平(划分7级)。而ICD-10与CCMD-3均采用梯级诊断方法,只列出目前主要的临床精神障碍的诊断。

在当前全球化对世界经济文化和学术发展产生重大影响的情况下,采用国际通用的精神疾病诊断标准与分类方案将有利于各国与地区之间、各种学术流派之间的相互交流。采用统一的诊断标准与分类方案,有助于教学方案与教学,有助于科研结果的可比性,跨国家、跨地区科研资料收集的一致性。

各国的精神病学家都意识到,继续存在两个疾病诊断分类系统没有必要也不利于学术发展。目前,由WHO和WPA共同牵头的ICD-11工作组已经和美国APA的DSM-5工作组一同工作,共同讨论两个诊断分类系统的融合问题。

(三)DSM-5的特点

经历了14年的不断修订,2013年5月美国精神病学协会(APA)正式发布了DSM-5,用阿拉伯数字5取代了罗马数字Ⅴ,因为APA预期随着获得新的证据,需要更新成5.1、5.2等版本。DSM-5的修订工作一直是临床精神科医师共同关注的焦点,许多精神科医师都提出了建议,希望DSM-5能有巨大的改变。DSM-5有以下主要变化:

(1)概念上的变化:严格了精神障碍定义以及不同障碍之间的关系,建立了精神障碍的维度和评估方法。

(2)删除亚型诊断:如取消了精神分裂症的亚型与感应性精神病性障碍。

(3)修改了一些疾病的诊断标准要求:如精神分裂症、分裂情感性精神障碍、妄想症的诊断要求,取消了5轴诊断。

(4)新的疾病类别排序:疾病按照"发育及生命周期"(developmental and lifespan)进行排序,与DSM-Ⅳ相比,DSM-5增加了15个疾病,合并了28个疾病,删除了2个疾病。

然而,DSM-5的修订工作也受到了部分学者的质疑,他们认为DSM-5的修订存在三个明显的问题:①每项修订提议并无严格有效的循证医学证据的支持;②未能考虑所有可能的风险和影响效果;③现场试验的方法并不能为DSM-5的修订提供有用的信息,例如DSM-5准备引入的"破坏性情绪失调障碍"(disruptive mood dysregulation disorder)这一临时性的、高风险性的"诊断"是6年前提出的,可用的循证医学证据非常有限,只有一个研究小组对其进行过研究。

尽管存在一些问题,但是 DSM-5 的修订依然是精神医学领域的一个势在必行的重要举措。因为 DSM-5 肩负着一个至关重要的责任,即改变精神疾病诊断率过高及药物过度使用的现状。出现过度诊断和过度医疗的部分原因可归咎于既往的 DSM 诊断系统对精神疾病的定义不够准确。未经正规培训的初级保健医生经常滥用或忽视特定精神疾病的定义,从而给前来就诊的个体下了很多不必要的诊断,并且开具精神科药物处方。这不仅导致了资源配置的不当,而且也增添了不必要的病耻感和危险的药物副作用。

DSM-5 疾病诊断分类

A. Neurodevelopmental Disorders 神经发育障碍

B. Schizophrenia Spectrum and Other Psychotic Disorders 精神分裂症谱系和其他精神病性障碍

C. Bipolar and Related Disorders 双相及相关障碍

D. Depressive Disorders 抑郁障碍

E. Anxiety Disorders 焦虑障碍

F. Obsessive-Compulsive and Related Disorders 强迫及相关障碍

G. Trauma- and Stressor-Related Disorders 创伤和应激相关障碍

H. Dissociative Disorders 分离障碍

J. Somatic Symptom and Related Disorders 躯体症状及相关障碍

K. Feeding and Eating Disorders 喂养与进食障碍

L. Elimination Disorders 排泄障碍

M. Sleep-Wake Disorders 睡眠-觉醒障碍

N. Sexual Dysfunctions 性功能障碍

P. Gender Dysphoria 性别焦虑症

Q. Disruptive, Impulse-Control, and Conduct Disorders 分裂性冲动控制执行障碍

R. Substance-Related and Addictive Disorders 物质相关和成瘾障碍

S. Neurocognitive Disorders 神经认知障碍

T. Personality Disorders 人格障碍

U. Paraphilic Disorders 性倒错障碍

V. Other Disorders 其他精神障碍

Medication-Induced Movement Disorders and Other Adverse Effects of Medication 药物引起的运动障碍及其他的不良反应

Other Conditions That May Be a Focus of Clinical Attention 可能引起重点临床关注的其他精神障碍

第四节　中国精神障碍诊断分类系统

1949 年中华人民共和国成立之前,我国没有自己的精神疾病分类系统。1958 年 6 月原卫生部在南京召开第一次全国精神病防治工作会议,参照了苏联病因学分类法,将精神疾病划分 14 类:①传染性精神病;②中毒性精神病;③躯体疾病时的精神障碍;④脑外伤性精神病;⑤脑肿瘤时的精神障碍;⑥脑血管性精神障碍;⑦老年前期、老年期精神病;⑧癫痫性精神障碍;⑨精神分裂症;⑩躁狂抑郁性精神病;⑪心因性精神病;⑫妄想狂;⑬病态人格;⑭精神发育不全。

1978 年 7 月中华神经精神科学会第二届学术年会在南京市召开,成立了专题小组对 1958 年的分类草案进行修订。1979 年《中华神经精神科杂志》上刊登了修订后的《精神疾病分类(试行草案)》,将精神疾病分为 10 类:①脑器质性精神病;②躯体疾病伴发的精神障碍;③精神分裂症;④情感性精神病;⑤反应性精神病;⑥其他精神病;⑦神经官能症;⑧人格异常;⑨精神发育不全;⑩儿童期精神疾病。

1981年苏州精神分裂症学术会议讨论制定了我国的精神分裂症临床工作诊断标准,提出病程超过3个月为其病程标准,在症状学标准中,充分重视阴性症状的诊断意义,特别在其1984年修订标准中,有确切的思维内容贫乏与情感淡漠两项,即可建立诊断。1984年黄山情感性精神病学术会议上制定了我国躁狂抑郁症临床工作诊断标准,提出存在单相多次发作的躁狂型。1985年贵阳神经症学术会议讨论并制定了我国神经症临床工作诊断标准,保持神经症在分类学中的位置,保留癔症的诊断,划分癔症性精神障碍(分离型癔症)与癔症性躯体障碍(转换型癔症),保留抑郁性神经症在神经症分类中的位置,也就保留了神经症与精神病在分类学中的界限。保留神经衰弱的诊断,但具有特征性症状的各种神经症诊断优先,而神经衰弱的特点是精神容易兴奋和脑力容易疲乏,并常伴有情绪烦恼和一些心理生理症状。

由1979年发表的《中国精神疾病分类方案》经1981年与1984年两次修订,对其中精神分裂症、躁狂抑郁症和神经症这三类最常见的精神疾病逐一制定了临床工作诊断标准。此方案可视为中国精神疾病诊断分类之第1版(Chinese Classification of Mental Diseases,CCMD- Ⅰ)。

1986年6月中华医学会第三届全国神经精神科学会在重庆市召开,会上决定成立精神疾病诊断标准工作委员会,制定我国全部精神疾病的诊断标准与分类方案。此方案参考了ICD-10与DSM-Ⅲ-R,并开展了全国协作现场测试工作。1989年完成了精神分裂症、情感性精神障碍与神经症三大类疾病诊断标准草案的现场测试,在门诊与住院患者中作了分类适用性研究,1434例中进行"联合诊评",观察"按标准诊断"与"临床经验诊断"两者之间的符合率,结果显示这个标准临床试用性能良好。1989年4月在西安市中华神经精神科学会精神科常委扩大会议上,通过了《中国精神疾病分类方案与诊断标准(第2版)》,即CCMD-2。

CCMD-2公布后,便开始进行修订工作。先以通讯征询意见方式,准备了修订第一、二、三稿,于1993年7月召开全国性修订工作代表会议,形成修订第4稿,再经现场测试,最后形成修订第5稿,在1994年5月泉州市中华精神科学会第一届委员会上通过,形成CCMD-2-R版,并公布执行。

CCMD-2-R尽量向ICD系统靠拢,多数疾病的命名、分类、诊断标准尽量与ICD-10保持一致,也参考与采纳DSM系统的一些优点。

此方案增加了某些器质性精神障碍、感染中毒性精神障碍和躯体疾患所致精神障碍的分类与分型内容;在精神分裂症与偏执性精神病一类中,增加了一些短暂性精神障碍的诊断与分类内容,保留与文化密切相关的精神障碍,即恐缩症,气功与迷信巫术所致精神障碍的暂时独立的分类学位置;继续保留神经衰弱、癔症、抑郁性神经症在神经症中的分类学位置。

中华医学会精神病学分会1996年在北京的常委会上决定开始CCMD-3的编制。有30个精神卫生机构参加了现场测试工作,历时5年,于2001年发布并开始临床使用。

CCMD-3仍继续使用CCMD-2-R的分类或作了一些修改。强调分类诊断的传统性、科学性、可理解性、可接受性、可操作性和相对稳定性。大类和小类保持纳入的主从逻辑关系。保留或增加了一些我国学者认为有必要的类别。如神经症(但将癔症从神经症中分离)、复发躁狂症、同性恋等,继续保留了"与文化密切相关的精神障碍,即气功与迷信巫术所致精神障碍、恐缩症,其他或待分类的与文化相关的精神障碍"。在精神分裂症中保留了单纯型分裂症的分型,病程仍使用缓解期、残留期及衰退期概念,不采用ICD-10的缓解型、残留型的分类;对器质性精神障碍其他脑病所致精神障碍列出的类别更详细,反映出病因学诊断的理念仍起较大作用。根据我国的社会文化特点和传统分类,某些精神障碍未纳入CCMD-3,如ICD-10的F52.7性欲亢进、F60.31边缘性人格障碍、F64.2童年性身份障碍、F66与性发育和性取向有关的心理及行为障碍的某些亚型、F68.0出于心理原因渲染躯体症状、F93.3同胞竞争障碍。

今后我国的精神疾病诊断分类系统应进一步与国际诊断分类系统靠拢,现行的CCMD-3仍有一些编码与ICD-10不尽一致。保留某些差别并没有特殊的必要性,例如保持单相躁狂,源于临床观察有这个类型存在。而ICD-10虽然没有单独列出这个条目,但是仍然可以纳入双相情感障碍这个大条目中。这种差别不是对此类型存在或不存在的差别,只是在何处编码的差别,我们的分类系统没有必要坚持这种差别。另外有些具有我国文化特征的类别,也可以与国际分类编码一致的情况下,补充一些描述性的文字,说明在中国其临床表现有某些特征。我国自 2002 年起正式使用 ICD-10 系统进行疾病分类统计,精神专业医疗机构上报卫生行政部门的疾病编码都被要求使用 ICD-10 的编码,因此限制了 CCMD-3 的使用。与国际疾病诊断分类靠拢将更加方便临床对疾病的统计,也更加有利于我国的科研结果能够被国际接受。关于 CCMD 系统是否进行修订,需要等待 ICD-11 出版后,检验其能否良好地适应中国的国情,以及有无继续修订必要的形势而定。

(赵靖平)

 思考题

1. ICD 与 DSM 的英文全名和中文名称是什么?
2. 现行的精神疾病诊断分类与标准主要依据什么?

第四章

精神障碍的评定与诊断

【本章重点】

1. 掌握 精神科病史采集的方法、主要内容和注意事项;精神检查的内容;精神科临床诊断的基本原则和思路;病历的内容和要求,以及书写规范。
2. 熟悉 晤谈的方法和技巧;常用的诊断性精神检查工具;常用的心理评定量表及精神症状评定量表。
3. 了解 常见的实验室与脑影像学检查的方法和原理。

第一节 概 述

希波克拉底曾说过,构成医学的三个要素是医生、患者和疾病。疾病不会自动呈现给医生,它通过"折磨"自己的宿主——患者,令其表现出各种躯体和精神上的不适,由医生通过专门的方法一一发现,并通过归纳判断,得出患者所患疾病的可能诊断。这是临床检查与诊断学的基本内容,精神障碍的检查与诊断是一门实践技能,在具体的临床工作中,需要在有经验的临床医生督导下,经过不断练习才能掌握。另一方面精神障碍的发生、发展与转归受生物、心理、社会等各个方面诸多因素的直接或间接影响,因而针对精神障碍的检查与诊断与对"纯粹"的躯体疾病的检查与诊断存在一定的差异。需要特别强调的方面主要有以下两点:一是精神检查的发现很多都是主观性的,如患者的情绪体验,医生在依据检查形成症状学判断时也有一定主观色彩,如患者的内向性。主观发现和主观判断对于精神科检查和判断是非常重要的甚至是不可缺少的,不能将客观检查结果如空腹血糖等同于"科学",主观检查所见如"情感平淡"等同于"臆断"。二是要做好精神障碍的检查与诊断,不仅需要具备丰富的临床知识,对患者宽容接纳的人文主义态度也非常重要,人文主义不仅仅是一个医生应该具备的最基本的品性修养,对于精神科的临床实践,它还是必不可少的帮助精神科医生深入患者内心的得力工具。因此,本章系统、全面、完整地讲授精神科病史采集、精神检查、实验室和物理检查以及病历书写的规范化流程和相关注意事项,侧重于与患者面谈以及分析综合技巧的培训。

第二节 精神科病史采集

精神障碍的诊断主要依据可靠的病史和全面的精神检查。病史主要来源于患者和知情者,但患者自述的病史往往不够全面,或者因为患者缺乏对疾病的认识而隐瞒事实,或者因为患者紧张拘束而遗漏了对精神科诊断十分重要的事件,或者患者根本就不合作。因此,向知情者了解情况常常是必要的。除此之外,患者发病期间的书写材料也是重要的病史资料源。我国现阶段的常用接诊程序是先从最熟悉病情或患者发病时接触最多的知情人处了解病史,再对患者进行诊断性面谈;但对于门诊患者,尤其是在心理咨询门诊采用直接和患者面谈的方式渐趋增多。

一、精神科病史采集的基本方法和注意事项

(一)病史采集的来源和方法

精神科病史采集的主要目的:①了解患者的主要异常表现,本次病情与既往病情的异同之处,治疗经过;②了解患者的生活经历、人格特征、家庭和社会关系;③确定病史资料的可靠性;④处理家属的疑问和顾虑,建立良好的医患关系。

精神科病史采集的主要来源:①患者本人,如有些抑郁症患者对自身疾病有比较完整的认识,他们的病史可自己提供;②知情者,包括与患者亲密相处或者了解情况的亲属及朋友,如父母、配偶、子女、邻居、同学、同事,也包括既往曾为患者诊疗过的医务人员。知情者可以补充医生无法从患者处得到的信息,尤其是可以通过知情者了解患者的既往人格和社会适应情况。

病史采集大多通过口头询问,如患者或家属语言不通或存在交流障碍,可以书面的方式获取病史资料,极少数情况如司法精神医学鉴定,要进行实地调查才能获取客观可靠的病史。同家属沟通可以帮助医生更好地理解患者与家属之间的关系。同时,医生应该争取与患者家属建立战略联盟,使家属成为治疗的正性因素。向家属或知情者询问病史时患者不宜在场,以免引起患者的争辩、反驳,或病史提供者顾虑重重,不能畅所欲言。而询问患者本人时,可视情况要求家属在场或者不在场。

应告知知情人尽可能客观、详细地描述患者的异常表现与发病经过,如果怀疑其中有隐瞒或夸大,应在强调客观陈述的基础上通过进一步询问其他知情人来佐证病史的可靠性。导致知情人不能客观、准确地提供病史的原因一般包括如下情况:①知情人将疾病归咎于他人或环境,过分强调发病过程中的精神刺激等;②知情人不愿承认患者的病态,对病态表现给予“合理”的自我解释,隐瞒相关的过程与细节;③知情人不会恰当地表达,如只是笼统地用“胡言乱语”“胡说八道”“瞎胡闹”“打人”“折腾”等词句,但缺乏对具体细节、前因后果的掌握和描述。

(二)病史采集的注意事项

1. 病史采集应尽量客观、全面和准确　可从不同的知情者处了解患者不同时期、不同侧面的情况,相互补充,相互核实。事先应向知情者说明病史准确与否关系诊治结果,提醒病史提供者注意资料的真实性,并应了解病史提供者与患者接触是否密切,对病情了解程度,是否掺杂了个人的感情成分,或因种种原因有意无意地隐瞒了或夸大了一些重要情况,对可靠程度应给予适当的估计。如家属与单位对病情的看法有严重分歧,则应分别加以询问,了解分歧的原因何在。如提供病史者对情况不了解,还应请知情者补充病史。询问病史时应首先取得病史提供者信任,使其愿意透露与发病有关的隐衷,另一方面也应提出明确的要求,将需要了解的信息简明扼要地呈现,必要时给予启发和诱导,避免过多的细枝末节。记录病史应条理清楚,尽可能记录病史提供者原话,文字力求精练,尽量做到言简意赅,但同时要尽量避免使用专业术语。要特别突出时间概念,对起病、症状演变、治疗情况都要有准确的时间记录,时间明确的可以精确到某日某时,不能肯定的可以大致记录到某月、某个季度或某年。

2. 采集病史时询问的顺序　应因人而异、灵活掌握。在门诊由于患者和家属最关心的是现病史,且受时间限制,一般先从现病史问起。住院病史的采集则多从家族史、个人史、既往史谈起,在对发病背景有充分了解的情况下更有利于现病史的收集。对于病种各异、病情严重不一,可根据具体情况灵活掌握。

3. 要防止病史采集过程中的片面性　通常应注意:

(1)听取病史前应阅读有关医疗档案(如门诊病历、转诊记录、过去住院病历)和其他书面资料。

(2)在听取知情人提供病史时,患者不宜在场,如果知情人之间分歧较大,应分别询问。

（3）采集老年患者病史,应注意询问脑器质性病变的可能性,例如意识障碍、智能损害和人格改变。

（4）采集儿童病史,应注意家长的心理状况,必要时请幼儿园或学校老师补充或进行家庭访问。需要指出,对儿童患者进行精神检查时,也应注意儿童的疾病特点,要掌握接触患儿的技巧。

（5）知情者一般不是精神科医生,他们提供的情况往往需要进一步检查落实,如知情者提供患者心里难受,患者的情绪可能是抑郁、焦虑、惊恐或强迫;又比如知情者反映患者胡言乱语,患者的可能症状是妄想、言语性幻听、思维破裂甚至谵妄,因此医生应该根据这些信息的线索有目的地询问。

（6）资料收集完毕后,应核查有无缺项,询问有无书信、图画、日记等有助于评估的材料。对病史资料应保密,注意保护患者隐私。

二、病史格式与内容

包括一般资料、主诉、现病史、既往史、个人史、家族史等。

1. 一般资料　包括患者的姓名、性别、年龄、婚姻状况、职业、文化程度、民族、籍贯、宗教信仰、住址、电话号码、入院日期、病史提供者信息（姓名、与患者关系、联系电话等）及对病史资料可靠性的评价。

2. 主诉　主诉是对现病史中发病主要异常表现、发病方式、病程特点、持续时间等主要特征的高度概括,是患者就诊或寻求帮助的主要原因,主诉是重要的诊断线索,是医生通过检查后,结合病史情况提炼出来的。通常不超过 20 个字。

3. 现病史　是导致本次就诊的全部内涵所在。主要包括精神障碍的起病时间、发病形式,并依先后次序详细描述各项主要症状（每项症状的具体表现、持续时间、发展演变及诊疗经过等）、各项症状之间的互相联系与此消彼长等情况。对于现病史中所提及的各种症状与演变情况,应让病史提供者尽量举例说明,并反复求证后记录在案。一般情况下,现病史可按以下顺序描写:

（1）发病条件及原因:询问患者发病的环境背景及与患者有关的生物、心理、社会因素,如实地记录发病前有可能跟发病有关的负性生活事件,包括负性事件的性质、持续时间、对患者的影响程度以及患者对负性生活事件的态度。部分精神障碍,如精神分裂症和情感障碍等病因不明,可能为个体素质因素和环境影响共同作用所致,此种情况下通常将其病前的社会心理因素归咎于诱因或偶然巧合。同时注意询问潜在的感染、中毒、躯体疾病等生物学因素,以便与器质性精神障碍相鉴别。

（2）起病时间与发病形式:精神障碍的发生或急或缓,急者可能以天或小时计算,有些起病隐袭者则往往难以确定具体的发病日期,但应确定大致的时间段与当时的年龄等。一般临床上将从精神状态大致正常到出现明显精神障碍,时间在 2 周之内者称之为急性起病,2 周到 3 个月为亚急性起病,3 个月以上为慢性起病。如谵妄多为急性起病,而痴呆多为慢性起病。起病急缓常是估计预后的指标之一。

（3）早期症状:许多精神障碍,如精神分裂症、抑郁发作等存在早期症状,这些症状往往因其表现潜隐而被忽略,因而需要反复询问。通常应注意了解患者明显发病前有无生活习惯、学习及工作热情、态度与状况、人际交往、个人日常卫生习惯、兴趣、睡眠、个性、行为等方面的变化。

（4）疾病发展及演变过程:对精神障碍的诊断至关重要。可按时间先后逐年、逐月甚至逐日地分段作纵向描述。内容包括:疾病的首发症状、症状的具体表现及持续的时程、症状间的相互关系、症状的演变及其与生活事件、心理冲突、所用药物之间的关系;与既往社会功能比较所发生的功能变化;病程特点,为进行性、发作性还是迁延性等。如病程较长,可重点对近一年社会功能、生活自理的情况进行详细了解。

（5）发病后的一般情况:如工作、学习、睡眠、饮食的情况,生活自理如何。与周围环境接触的情况,对疾病的认识态度等,都对疾病诊断有重大意义。病后有无伤人毁物、自伤自残等现象行为,有无社会退缩、生活懒散、性格行为改变等。

(6)既往诊治经过:历次就诊的时间、地点、医师诊断(有变化者应了解诊断改变的理由)与处理,特别是用药的品种、剂量、治疗反应、缓解形式、社会功能恢复情况等。一般来说,既往有效的治疗方法和药物选择往往是后续治疗的主要依据。

4. 既往史 通常包括一般健康状况、预防接种情况。询问有无发热、抽搐、昏迷、药物过敏史,有无感染、中毒及躯体疾病史,特别是有无中枢神经系统疾病如脑炎、脑血管病,尤其注意儿童期有无高热、惊厥、抽搐和头部外伤史,应注意这些疾病与精神障碍之间在时间上有无关系,是否存在因果关系。

5. 个人史 应较为全面地反映患者的成长和生活经历及人格特点,一般指从母亲妊娠到发病前的整个生活经历,应根据患者发病年龄或病种进行重点询问。通常包括以下几方面的内容:

(1)出生及生长发育情况:母孕期与生产情况、早期发育情况(应包括开始认人、开始说话、开始走路的时间)、成长环境(如是否长期与父母分离、与父母的关系、家庭氛围等)、幼儿园经历等。

(2)受教育情况:每一阶段入学和毕业时的年龄,学习成绩、运动和课外兴趣方面的特殊成绩,以及与老师和同学的关系等。

(3)职业和工作经历:应包括所有的工作经历,先后从事过什么工作,表现如何,因何变换工作等。目前从事何种职业,能否胜任工作,工作中的人际关系,是否经常变换岗位,是否经常存在违反劳动纪律或违法情况。

(4)婚恋经历和家庭状况:是否有恋爱史,恋爱的基本态度,恋爱中遭受挫折的原因和处理态度;结婚年龄,目前婚姻状况,夫妻感情和性生活,有无婚外恋,有无性功能与性心理障碍等情况;家庭结构、经济状况、家庭成员之间的关系和社会地位等。

(5)月经、生育史:初潮和绝经时间,月经周期规律和月经期的生理、心理反应,怀孕及生产情况等。

(6)重大生活事件:了解患者过去生活经历中所遭受的重大精神创伤以及患者对此的反应方式,包括早年创伤性经历或被虐待情况。更须关注本次发病前有无对患者心理状态产生较大影响的应激性事件。

(7)个性特点:主要了解患者个性倾向性,如个人兴趣爱好、理想信念、烟酒嗜好,有无吸毒、药瘾、冶游史。也应了解其情感反应模式、行为模式和认知模式。

采集个人史时应当注意,对于青少年患者,应重点询问其儿童期的情况,如饮食、睡眠习惯的形成;有无挑食、厌食、梦呓、梦游、磨牙、尿床等现象;与他人的一般接触和行为特点;情绪是否稳定,有无害羞、恐惧等表现;与双亲的关系,有无与双亲分离的经历;在校学习成绩与品行。青春期发育过程亦应了解。对于成年人和老年患者,则应了解其职业状况、工作史、恋爱婚姻生育史、家庭氛围特点等。对于女性患者应详细询问月经史、月经周期心理生理变化以及生育史。

6. 家族史 包括双亲的年龄、职业、人格特点、与病人的关系,如双亲中有亡故者应了解其死因和死亡年龄,同胞的姓名、年龄、婚姻状况、人格特点、精神病史,与患者的关系;家族的疾病史,包括家族中精神病性障碍者、人格障碍者、癫痫病患者、酒精和药物依赖者、精神发育迟滞者、自杀者以及有无近亲婚配者。

第三节 精神检查

精神检查对于精神障碍的诊断十分重要。由于精神现象比较隐匿,不像躯体疾病那样症状相对外显,这就要求检查者在晤谈中要善于引导患者暴露内心体验,且逐渐深入,有时需要多次晤谈才能摸清病情和确定症状。

一、晤谈的步骤与技巧

对患者进行精神状况检查,英文是 interview,中文可翻译作晤谈、面谈检查或接谈,这里统一用晤谈。与其他临床学科不同,精神科医生与患者当面晤谈,不仅要收集信息以便明确诊断,同时也意味着治疗的开始。大体上来说,晤谈的目的包括:建立良好的医患关系,收集必要信息以便明确诊断,了解患者所处的环境,向患者进行初步的精神卫生知识宣教,让患者了解自己的病情。

(一)晤谈的步骤

1. 开始(一般性晤谈阶段)　由于晤谈经常在不同情境中进行,因此尽管我们期望在实践时尽可能按下面的建议去做,但实际情形却可能并不尽如人意,如综合医院的病房、急诊室等都非理想场所。不管处于何种情境,医生均应使患者放松,保证晤谈不受干扰以及检查者自身的安全。从患者角度,往往都是带着恐惧、敌意,掺杂着对精神病院种种不良的想象;或是无奈,或是亲友的哀求、威胁甚至强迫之下就诊于精神科的。很多人都会有羞耻、不满的心理,因此,晤谈开始前,精神科医生的首要任务是在保证安全的前提下让患者先放松下来。应注意以下内容:

(1)不受干扰的环境:晤谈的环境应该安静,理想的状况是只有检查者和被检查者两人。谈话的内容保证无外人听见,使患者感到自己的隐私受到尊重。晤谈被频繁打断(无论是工作人员还是电话及其他通信工具),会令患者不安。尽管只有少部分患者存在潜在的危险性,但任何时候检查者都应保持足够的警惕性,告知同事自己谈话的时间、地点来保证自己的安全,不管何时都要防范患者可能出现的暴力行为。

(2)落座:条件允许的话,病室内应在医生座位旁不同距离放置数把椅子,由就诊者自行挑选座位。就诊者自然会挑选最令自己舒服的位子,而检查者也可据此推测就诊者是处于排斥、防备还是接受的心理状态。

(3)自我介绍与称谓:对于初次就诊者,检查者必须简单介绍一下自己的背景状况如自己的工作经验、专长等,为医患关系定下一个平等的基调。同时根据患者的年龄身份,确定对患者的称谓。最好的办法是询问患者希望医生怎么称呼。

(4)现场记录:记录应当得到患者的允许,不要因为记录而影响观察和倾听。

采取上述步骤后,如果患者仍显得焦虑紧张,检查者就应进一步了解情况,发现导致患者紧张的原因。如患者仍不愿意进行晤谈,或十分担心谈话内容会被泄露给他人,或患者是在十分不情愿的情况下来就诊的(如酒精依赖患者),这时就需要医生力图让患者确信晤谈是完全建立在他自己的利益之上的。如果患者试图将晤谈变为一场普通的社交性交谈,检查者就要向患者解释将交谈限制在相关问题上的原因。

如果患者在最初接触时显得迷惑混乱,医生应考虑到患者是否处于意识障碍状态、智力低下或痴呆。如果确认患者存在严重的认知功能损害或意识障碍,就应该考虑向知情者询问病史,同时使用其他方式完成对患者的精神检查(详见精神状况检查)。

2. 深入　最初的一般性接触结束后,晤谈逐渐转入实质性内容,要对患者的问题进行更为深入的了解,将患者的症状与继发的损害、残障或功能丧失相区别。检查者从一开始就要考虑到可能的诊断。随着晤谈的进行,检查者要不断询问有关的问题以寻找支持或否认原诊断假设的依据。检查者还要考虑到哪些是与治疗及预后有关的材料。因此晤谈绝非仅仅是按常规提问的过程,而是一个积极、反复的过程,其焦点始终是根据已有信息建立的诊断假说,并随信息量的增加不断对其加以修正。在深入晤谈阶段应注意的问题有:

(1)以开放性晤谈为主:对于神志清楚、合作者可以提一些开放性的问题,如"你感到有什么不舒服?""你的心情怎么样?""这种不舒服是怎么发生的?""你能不能比较详细地谈谈你的病情?"与封闭式问题相比(患者对这样的问题只能以"是"或"否"来回答,如"你最近是不是经常失眠?"),开放式晤谈可以启发患者谈出自己的内心体验。在此阶段,通过与患者晤谈可以了解其主要的病态体验及其发生发展过程,并通过观察,掌握患者的表情、情绪变化,以及相应出现的异常姿势、动作、行为和意向要求。

(2)主导性谈话:在谈话进行过程中,检查者不但要尽量使患者感到轻松自然,还应该主导谈话,使患者集中在相关的话题上,不能过多纠缠于细枝末节,避免头绪不清。如果确有必要,医生可以打断患者的谈话,直接询问关键性问题,但这种方式应尽量少用。也可以使用某些技巧,如下文将要谈到的非言语性交流,引导患者略去枝蔓,把握要点。医生若想得心应手地驾驭谈话,晤谈技巧是必需的,同时更需要丰富的精神科知识和临床经验。

(3)非言语性交流:会话中的面部表情、手势、身体的姿态等身体语言。在晤谈中首先要学会观察患者的非言语信息,同时利用非言语信息来控制晤谈。如用视线表示关注,倾听对方谈话时可直视对方双眼,而自己解释时可稍微少一些,注意患者的身体语言传达的信息,并使自己的身体语言传达给被试一种平和自然、关注的样子。

3. 结束 深入晤谈时间视问题的复杂性而定,一般持续20~30分钟。在晤谈临近结束时,检查者应该做一个简短的小结,并且要询问患者是否还有未提及的很重要的问题。对患者的疑问做出解释和保证,如果对患者的进一步治疗有安排,应向患者说明。最后同患者告别或安排下次就诊时间。

(二)晤谈的方法和技巧

晤谈方法和沟通技巧是良好的医学实践的基石。它的重要性表现在以下几个方面:有效的沟通是诊断中必不可少的组成部分;有效的沟通有助于提高患者对治疗的依从性;有效的沟通有助于提高医生的临床技能和自信心;有效的沟通有助于提高患者的满意度;有效的沟通可以提高卫生资源的使用效益和改进卫生服务的质量。因此,广义上讲,沟通技巧应该是所有临床医生的必修课。在所有方法和技巧中,观察、倾听、提问是最基本的。

1. 观察 观察至少有两个作用,即建立最初的临床假设性诊断印象,体察和了解患者的心理状态,从而形成与之交流的有效方式(包括医疗风险的防范)。

(1)重要性:实际工作中最容易被忽视,从而漏掉大量有价值的临床信息。有些疾病通过第一眼的观察就能掌握具有很高诊断价值的信息,如焦虑和抑郁患者的典型表情和身体姿态等。善于观察的检查者,在晤谈过程中得到的信息比患者说的要丰富得多,尤其是一些特殊患者群体,如木僵、缄默、兴奋、不合作的患者,观察甚至是精神状况检查的主要方式。

(2)主要内容:步态姿势、服饰衣着、面部表情、说话方式与交流方式、意识等。每项观察结果都是有临床意义的,有些症状或疾病具有典型的观察印象,有些观察结果对诊断、预后判断、建立治疗关系等具有很好的指导意义。

(3)基本方法:提倡有思考的观察(判断观察结果的临床意义,建立假设性诊断印象等),有反应的观察(根据观察而决定自己的行动)。观察不是独立的,应当与其他技巧配合并贯穿谈话的始终。医生就观察所获得的信息不断思考和反馈,从而引导谈话的方向,提高问诊的实效性。

(4)对陪伴者的态度、情绪状态、身份等也是观察的内容,有时通过对陪伴者的观察,可以预防潜在的医疗风险。

2. 倾听 患者属于特别需要医生倾听的群体,从某种角度讲,医生的倾听是建立医患关系最简单同时也是最有效的方法。这是最重要、最基本的一项技术,却也容易被繁忙的医生所忽视。医生必须尽可能花时间耐心、专心和关心地倾听患者的诉说。如果患者离题太远,医生可以通过提醒,帮助患者回到主题。医生应该允许患者有充裕的时间描述自己的身体症状和内心痛苦,唐突地打断可能在刹那间丧失患者的信任。应有敏锐的反应和恰当的言语或动作的反馈。如变换表情和眼神,点头作"嗯、嗯"声,或简单地插一句"我听清楚了"等。

注意思考患者所述是否是某个临床症状,能否就此确定,还可能是哪些其他症状,如何鉴别。倾听不能确定的,就在合适的时机通过有针对性的提问予以澄清。

3. 提问 为了澄清问题和引导谈话,在观察和倾听后,医生形成对症状的初步判断,然后通过深人的提问来验证和澄清。如果患者过分啰唆,则通过提问给予引导,注意此时提问应当首先针对患者最关心的问题,或者正在诉说的话题,逐渐引导到医生需要进一步澄清的其他问题。提问的方式主要有开放式提问、封闭式提问或结合式提问(开放式和封闭式相结合)。

"除非必要才提问"和"少用封闭式提问"是两个基本原则。晤谈开始时应尽量避免封闭式提问,在深入晤谈期间提倡结合式提问,在晤谈的后期需要快速排除其他问题时,可能采用封闭式提问,如有无烟酒嗜好等。三种提问方式可以随时转换。如前述关于烟酒嗜好的回答如果"是",则转入开放性提问或结合式提问。提问应当目的明确、针对性强。提问时应避免按照书本上所列的症状次序或者问题清单一一询问,或者不顾患者对所谈内容和提问的情绪反应,而只顾按照医生自己的"思路"进行提问。

4. 接受　这里指无条件地接受患者。患者无论是怎样的人,医生都必须如实地加以接受,不能有任何拒绝、厌恶、嫌弃和不耐烦的表现。不要妄图改变别人,不要把自己的意愿强加给别人。

5. 肯定　指肯定患者感受的真实性。并非是赞同患者的病态信念或幻觉体验,但可以向患者表明医生理解他所叙述的感觉。不要听而不闻,更不能妄加否定。接纳而不是简单否定的态度,有助于医患之间的沟通。

6. 澄清　就是弄清楚事情的实际经过,以及事件从开始到最后整个过程中患者的情感体验和情绪反应。尤其是患者感到受了刺激的事,澄清十分必要。尽量不采用刨根问底的问话方式,应注意少问"为什么",多问"你的具体感觉是什么",以避免患者推卸责任或对医生的动机产生猜疑。最好让患者完整地叙述事件经过,并了解患者在事件各个阶段的感受。

7. 重构　把患者说的话用不同的措辞和句子加以复述或总结,但不改变患者说话的意图和目的,以获得患者首肯作为成功的重构检验。重构可以突出重点话题,也向患者表明医生能够充分理解患者的感受。

8. 代述　有些患者的想法不好意思说出来,或者是不愿明说,然而对患者又十分重要,不说不快,对此医生可以代述。例如对性功能障碍这类让患者羞于启齿的话题,医生可以这样开始"我想别人处于您这样的状况,也会出现一些问题……"。如果医生善于探知患者的难言之隐,代述这一技巧可以大大促进医患之间的沟通。

9. 鼓励　医生可以用一些未完成句,意在鼓励患者接着说下去,以及对患者及其家属迫切关心的相关问题给予适当肯定的保证。

10. 非言语沟通　非言语沟通技术的运用贯穿于交流过程中,并且多数情况下和其他技巧结合运用。

(1)沉默与等待:对于不愿说话的患者,恰当的沉默与等待往往比言语的催促更为有效。患者欲言又止时,医生如果提问太急,容易使患者产生不合作态度,勉强回答的真实性值得怀疑。有经验的医生总是能抓住患者的只言片语,敏锐发问后适当沉默与等待片刻,能够让不愿暴露体验的患者讲述更多体验。除非有必要,医生不要抢患者的话,否则容易把患者刚刚想暴露的症状"打回去"。

(2)面部表情与眼神:医生应有沉着、自信、亲切、关注及认真的表情,避免紧张、无措、不自然的体态。鼓励目光接触,不要东张西望而"忽视"患者或其家属的存在。

(3)肢体语言:医生应当善于运用手势、动作、身体姿势等,和言语配合传达信息,或者传达不能由言语直接传达的信息。医生要意识到自己在谈话时的姿态(如开放的接纳的姿势,或者封闭的防御性的姿势等),可能把自己对患者的态度传递给患者。

患者具有不同的个性特点、价值观以及各异的症状类型等,无法以某种一成不变的方法或技巧去与他们中的所有人建立有效的医患关系,但在某些方面肯定存在着与一般的人际接触、交往相通的共同特性。但沟通技巧的训练很难仅仅通过阅读这方面的书籍、文章得以提高。学习沟通技巧的最佳方式是在资深医生的指导下进行实际操作。

二、精神检查的内容

精神状况检查主要是全面了解患者精神活动各个方面的情况。具体内容描述如下：

（一）一般情况

1. 意识状态　意识是否清晰,有何种意识障碍,包括意识障碍的水平和范围。

2. 接触情况　主动与被动,合作情况和程度,以及对周围环境的反应等。

3. 外表与行为

（1）外表:包括发型、装束、衣饰等。严重的自我忽视如外表污秽、邋遢,提示精神分裂症、酒精或药物依赖及痴呆的可能。躁狂患者往往有过分招摇的外表。

（2）面部表情与体态动作:从面部的表情变化或体态动作可以推测一个人目前所处的情绪状态,如紧锁的眉头、哀怨的眼神提示抑郁的心情。迟发性运动障碍者的特征性表现为咀嚼和吸吮动作,做鬼脸和舞蹈样运动,主要涉及面部、肢体及呼吸肌。精神分裂症的运动障碍包括刻板行为、作态、违拗、模仿行为、矛盾行为及蜡样屈曲等。异常的特殊面容还可以提示一些躯体疾患(如甲状腺毒症或黏液水肿等)的存在。

（3）活动:注意活动的量和性质。躁狂患者常表现活动过多,不安分;抑郁患者少动而迟缓;焦虑的患者表现出运动性不安,或伴有震颤。有些患者表现出不自主的运动如抽动、舞蹈样动作等。

（4）社交行为:了解患者与周围环境的接触情况,是否关心周围的事物,是主动接触还是被动接触,合作程度如何。躁狂患者倾向于打破社会常规,给人际交往带来种种麻烦;而精神分裂症患者常常在社交行为上是不合时宜甚至荒谬的;有的痴呆患者会出现显著的社交障碍。应仔细描述患者的社交状况,并举例加以说明,而不应含糊地使用"古怪"这样的字眼。

4. 日常生活能力　患者能否照顾自己的生活,如自行进食、更衣、清洁等。

（二）认知活动

1. 感知障碍　错觉、幻觉与感知觉综合障碍。在被问及错觉、幻觉体验时,有些患者常会觉得别人把他看成疯子而心存抵触,因此询问时应特别注意策略。检查过程中,需注意错觉的种类、内容、出现时间和频率,与其他精神症状的关系;幻觉的种类、内容,是真性还是假性,出现的条件、时间与频率,与其他精神症状的关系及影响。

2. 思维障碍

（1）思维形式障碍:需观察言谈的速度和量,有无思维松弛散漫、思维破裂、思维不连贯、思维中断、思维插入、思维贫乏、病理性赘述、思维奔逸、思维迟缓、思维贫乏等。同时要注意害羞的人以及智商不高者可能会表现为简短的回答或几乎没有自发言语。

（2）思维逻辑障碍:思维逻辑结构如何,有无病理性象征思维、逻辑倒错或词语新作,有无诡辩或其他病理性思维逻辑障碍。

（3）思维内容障碍:是否存在妄想,妄想的种类、内容、性质、出现时间、是原发还是继发、发展趋势、涉及范围、是否成系统、内容是荒谬还是接近现实,患者对之坚信的程度,与其他精神症状的关系,以及有无先于或伴同妄想同时发生的妄想知觉与妄想心境等。

3. 注意力　评定是否存在注意减退或注意涣散,有无注意力集中方面的困难。

4. 记忆　评估瞬时记忆、近记忆和远记忆的完好程度,是否存在遗忘、错构、虚构等症状。对于老年患者,临床检查中有关记忆力的问题很难鉴别有无器质性病变。对于这种情形使用标准化问卷测评更为有用,如简明精神状态检查。

5. 智能　根据患者的文化教育水平适当提问。包括一般常识、计算力、理解力、分析综合能力及抽象概括能力。必要时可进行有针对性的智力测验。

（三）情感活动

情感活动可通过主观询问与客观观察两个方面来评估。客观表现可以根据患者的面部表情、姿态、动作、讲话语气、自主神经反应(如呼吸、脉搏、出汗等)来判定。主观体验可以通过晤谈,设法了解患者的内心世界。可根据情感反应的强度、持续性和性质,确定占优势的情感是什么,包括情感高涨、情感低落、焦虑、恐惧、情感淡漠等;情感的诱发是否正常,如易激惹;情感是否易于起伏变动,有无情感脆弱;有无与环境不适应的情感如情感倒错。如果发现患者存在抑郁情绪, 定要询问患者是否有自杀观念,以便进行危机干预。通常人们心境的变化与交谈的主题相一致,如谈及不幸的事会显得悲哀,提到烦恼的事会感到愤怒等。如果心境与交谈的内容不一致,则称之为情感不协调。如患者提高自己母亲的去世时略略发笑。明显的心境不协调还可能有其他的原因,如笑着提及悲痛的事可能是由于患者感到困窘。

（四）意志行为

注意有无意志减退或增强,本能活动(食欲、性欲等)减退和增强,有无兴奋、木僵及异常言行,行为的稳定性和冲动性,与其他精神活动的协调配合程度。

（五）自知力

经过病史的采集和全面的精神状况检查,医生还应大致了解患者对自己精神状况的认识,可以就个别症状询问患者,了解患者对此的认识程度;随后医生应该要求患者对自己整体精神病况做出判断,可由此推断患者的自知力,并进而推断患者在今后诊疗过程中的合作程度。

三、特殊情况下的精神状况检查

（一）兴奋、木僵和敌对等状态的患者

处于兴奋、木僵和敌对等状态的不合作的患者,可能由于过度兴奋、过度抑制(如缄默或木僵)或敌意而不配合医生的精神检查。对于过于活跃的患者,医生要把问题限制在某些重要的方面,下结论也应主要依据对患者行为及其自发言语等的观察。如果是急诊患者,还可能是对别人试图约束他的反应。对于不应答的患者,在确定患者为缄默状态之前,医生应尝试不同的话题,并留出足够的时间让患者作答。如果患者确没有反应,还可尝试询问患者是否愿意进行书面交流,或通过点头、摇头来应答。另外,医生还可以通过对以下几方面的细心观察,做出诊断推论。

1. 一般外貌　可观察患者的意识状态、仪表、接触情况、合作程度、饮食、睡眠及生活自理状况。

2. 言语　有无自发言语,是否完全处于缄默;有无模仿言语、持续言语。缄默患者能否用文字表达自己的思想。

3. 面部表情　有无呆板、欣快、愉快、忧愁、焦虑等,有无凝视、倾听、闭目、恐惧表情。对医务人员、亲友的态度和反应。

4. 动作行为　有无特殊姿势,动作增多还是减少;有无刻板动作、模仿动作;动作有无目的性;有无违拗、被动服从;有无冲动、伤人、自伤等行为。对有攻击行为的患者,应避免与患者发生正面冲突,必要时可以对患者适当约束,这样会帮助患者平静下来。

（二）器质性精神障碍患者

对器质性精神障碍患者的精神检查,除做一般的精神检查外,还应该重点做以下检查:

1. 意识状态　根据患者与环境的接触,根据有无人物、时间和空间定向力障碍,注意涣散、思维不连贯等来判断有无意识障碍。

2. 智能　智能检查可根据患者的文化水平、生活经历、社会地位的不同选择合适的内容进行。一般可根据记忆、计算、常识、理解、抽象概括能力,综合判断患者有无智能减退或痴呆。记忆检查常以顺背数字、倒背数字、回忆近期生活时间及往事,如重要的个人经历,以了解患者的识记、近记忆力及远记忆力有无减退,有无遗忘,以及有无虚构、错构。计算常用心算,100 连续递减 7,看患者能否完成或发生错误时能否及时纠正。常识及理解、抽象概括能力可比较两种东西的相同点、不同点,解释成语、寓言故事等以判断智能有无障碍。

3. 人格改变　可将患者发病前后的工作态度、为人处世等加以比较,判断有无人格改变。为充分掌握患者的精神症状,一次诊断性精神检查是不够的,需要反复多次检查,常常需要向知情人进一步了解情况。

第四节　体格检查与特殊检查

一、体格检查

许多躯体疾病会引起精神症状,精神障碍患者也可伴发躯体疾病。因此,无论是在门诊还是在急诊,都应对患者进行全面的躯体及神经系统检查。

体格检查对于处理精神障碍的重要性有三个方面:一是必须排除器质性或药物所致精神障碍;二是必须确定精神障碍患者的躯体状况和物质滥用所致的躯体疾病;三是药物监测工作的一部分。因此全面详细的体格检查对于精神障碍的诊断和鉴别诊断非常重要,也是拟定治疗计划和具体治疗措施的依据。对门诊和急诊患者则应根据病史重点地进行体格检查,对于需要服用精神药物的咨询者也需要有重点地对其主要系统进行体格检查。需要强调的是,如果只重视精神检查而忽视体格检查,既不符合现代医学理念的要求,也容易导致医疗事故与差错,是极不负责的表现,应绝对避免。

神经科和精神科是两个相互交叉的临床医学学科,许多神经系统疾病会出现精神症状,甚至有时精神症状为其首发或主要症状,而不少精神障碍或精神症状也存在神经系统损害的基础。所以,对精神障碍患者进行详细而全面的神经系统检查十分必要。

二、实验室与脑影像学检查

在躯体疾病所致的精神障碍、精神活性物质所致的精神障碍及中毒所致的精神障碍中,实验室检查可以提供确诊的依据。在进行精神检查和体格检查之后,应结合病史及临床所见,有针对性地进行某些辅助检查或特殊检查,如空腹血糖、脑脊液及异常代谢产物的测定等,血药浓度的测定,如锂盐、氯氮平、三环类抗抑郁药等精神药物的血药浓度有助于了解安全性、疗效以及服药依从性等治疗情况。现代医学实验室检查技术的发展,给精神障碍特别是器质性精神障碍的诊断和治疗监测等提供了越来越丰富的辅助手段,也带来了针对精神障碍认识和诊疗技术的日新月异的变化。尤其值得注意的是,神经电生理技术和脑影像技术在精神障碍的诊断、治疗与研究中的应用日趋广泛。现代技术不仅提供了大脑形态学的检查手段,也可以对大脑不同区域的功能活动水平进行检查。CT、MRI等可以了解大脑的结构改变,功能性磁共振成像(functional MRI)、单光子计算机断层扫描(SPECT)、正电子计算机断层扫描(PET)可以对脑组织的功能水平进行定性甚至定量分析。这都有助于进一步了解精神障碍的神经生理基础。

(一) 脑电图(electroencephalogram,EEG)

脑电活动可表现为自发电位及诱发电位。脑电图是在安静无外界刺激时,将引导电极置于头皮上进行描记得到的大脑持续性节律性的电位变化。目前通过各种诱发方法如声、光、过度换气、药物诱发等可发现一般情况下不能发现的异常脑电活动变化,现已将计算机和其他先进技术结合,对人的自然状态、睡眠状态、不同意识状态、不同心理与病理状态以及药物作用状态等进行研究。

(二) 多导睡眠脑电图(polysomnography,PSG)

多导睡眠脑电图的观察指标主要包括以下三个方面:

1. 睡眠进程　包括睡眠潜伏期、睡眠总时间、醒转次数、觉醒比等。

2. 睡眠结构　分为动眼睡眠期(rapid eye-movement,REM)与非动眼睡眠期(non rapid eye-movement,NREM),可通过分析NREM(S1、S2、S3、S4)四期百分比、REM百分比等指标来了解睡眠结构。

3. REM期观察指标　为REM睡眠周期数、潜伏期、强度、密度、时间等。正常人每夜睡眠时,

NREM 与 REM 交替出现 4~6 次。整夜 8 小时睡眠各期比例为 S1 占 5%~10%，S2 占 50%，S3 与 S4 占 20%，REM 占 20%~25%。

（三）脑电地形图

脑电地形图是将已经通过脑电图仪放大的自发或诱发脑电信号输入计算机进行二次处理，将脑电信号转换成能够定量和定位的脑电波图像。脑电地形图以数字表示，由 0~9 共 10 个数字等级组成，0 为空白，1~4 级为正常，5~9 级为病变，数字越大表示脑功能损害越重。

（四）脑诱发电位

脑诱发电位是指周围感觉器官与感觉神经系统的有关结构接受刺激时，在中枢所测到的脑电变化。诱发电位的观察指标为：基本波形、潜伏期和波幅（mV）。临床常用的脑诱发电位有视觉诱发电位（VEP）、听觉诱发电位（AEP）以及躯体感觉诱发电位（SEP）。近年来研究的热点为对事件相关电位的 P300、N400 和感觉门控 P50 的研究。使用认知事件相关电位（event-related potentials，ERPs）可通过捕捉到毫秒级内的信息来探讨精神障碍患者的高级认知功能。

（五）结构脑影像技术

CT 自 20 世纪 70 年代用于临床，改变了传统 X 线穿透脑组织直接在胶片上成像的方式，利用计算机辅助间接成像，首次直接显示脑组织，为真正的脑成像技术，对人体有一定的损伤。MRI 自 20 世纪 80 年代用于临床，是磁共振原理和计算机成像技术结合的一种医学影像技术，具有更高的分辨率，尚未发现对人体的损害。总体而言，CT 及 MRI 使用方便，是脑成像和颅脑相关疾病的常用检测方法，在精神障碍的研究中使用较多，但目前尚未发现特异性及敏感性均较高的指征。

（六）功能脑影像技术

1. 单光子发射计算机断层扫描（single photon emission computed tomography，SPECT）　原理是通过检测能发射单光子同位素标记的显像剂在体内的立体分布而重建图像，目前主要用于定量、定性地检测脑血流及其变化。通过该技术还可以显示与放射性示踪剂结合的众多受体，包括胆碱能、多巴胺及其他疾病的相关受体，以了解神经受体的占有率和功能状态。SPECT 是一项经济、有效、动态的影像学技术，目前已在临床及科研中广泛应用，缺点是空间分辨率相对较差。

2. 正电子发射计算机断层扫描（positron emission tomography，PET）　原理是将人工导入人体的不稳定放射性核素发射的射线，经释放正电子后稳定化，然后记录、放大和转换成数据，再由计算机重建为不同放射密度的三维图像。其特点为有利于研究体内各部位的生理、生化代谢过程，是一种能反映生理、生化过程的功能性影像技术。目前 PET 常用于检查精神障碍患者的受体功能以及精神药物的受体结合率，该技术的深入使用也许会为精神医学的诊断手段与治疗方法带来革命性的变化，缺点为检查费用较为昂贵。

3. 功能性磁共振成像（functional magnetic resonance imaging，fMRI）　狭义的 fMRI 就是指血氧水平依赖性测量（blood oxygenation level dependent，BOLD）成像；广义的 fMRI 包括 BOLD 成像、MR 弥散加权成像（diffusion-weighted MRI，DWI）、MR 灌注成像（perfusion MRI）以及磁共振波谱分析（magnetic resonance spectroscopy，MRS）等。目前精神科应用较多的是 BOLD 成像，基本原理是应用氧合血红蛋白与脱氧血红蛋白有不同的磁敏感性效应，当局部脑皮质在经特定的任务刺激后，代谢率增加，血管扩张，血流量明显增加，局部的氧合血红蛋白增加，而局部氧耗量增加不明显，即局部脱氧血红蛋白含量相对较低，从而引起相应大脑组织区域的信号增加。fMRI 可以用于心理学的实验，研究在正常的心理活动如语言、运动、感知包括嗅视觉活动、想象时大脑的功能变化。精神科临床的 fMRI 研究可用于探讨精神障碍的病理机制、治疗监测以及药物作用机制等方面。相对于 SPECT 和 PET 而言，BOLD 成像无须暴露于放射性核素环境中、具有较高的时间分辨率及空间分辨率，且可重复试验、试验中可实时监测被试者的反应等优点，对于精神障碍的生物学基础研究，尤其是认知功能研究具有较大的应用价值和广阔的前景，是目前精神科研究的特点及重要发展方向之一。

第五节 标准化精神检查和量表评定

一、定式诊断工具

WHO 曾在不同社会文化背景下对精神障碍诊断的可靠性、一致性进行研究,发现临床医生之间在疾病诊断上存在差异。分析差异产生的原因为:①病史资料所收集的资料来源不同;②医生所使用的术语和对术语含义的理解不同;③晤谈的方法不同,以及所采用的疾病分类法和诊断标准不同;④精神检查的技巧和经验各异,医生对症状和异常行为的概念不一。为提高疾病诊断水平和可靠性,国内外精神病专家在制定诊断标准的同时,还编制了标准化精神检查工具和计算机诊断系统用于临床诊断和研究。此种工具由有临床经验的精神病专家根据诊断要点和(或)诊断标准设计,它包括一系列条目,每一条目代表一个症状或临床变量;确定的检查程序、提问方式和评分标准;并附有本工具的词条解释。这是一种定式或半定式的晤谈工具,医生或研究者严格按照规定进行询问和检查,遵循词条定义对所获结果进行评分编码,确定症状是否存在并判断其严重度。不同医生使用此种标准化检查工具检查患者,可以获得同样的诊断结果,大大提高了诊断的一致性。

《精神现状检查》(第 9 版)(Present State Examination-9,PSE-9)由英国精神病学家 JK Wing 和 JE Cooper 及 WHO 精神卫生处 Dr. Satorius 编制,并于 1980 年译成中文。PSE-9 主要用于功能性精神病以及成年人神经症的临床和流行病学研究,提供有关患者临床症状的可靠而精确的可比性资料。PSE-9 有关记忆、意识和智能等项目的检查不充分,故不能用于器质性精神障碍患者的评定。因 PSE-9 存在局限性,效度不够满意,且不适用于器质性精神障碍,后期根据临床需要又编制了复合性国际诊断晤谈检查-核心本(Composite International Diagnostic Interview-Core Version,CIDI-C)、神经精神病学临床评定表(Schedules for Clinical Assessment in Neuropsychiatry,SCAN)以及简明国际神经精神障碍访谈(mini international neuropsychiatric interview,MINI)。三者都是目前临床上使用最广泛的诊断性精神检查工具,与现行的分类诊断标准如 ICD-10 相匹配,且各有特点:CIDI-C 经训练易于掌握,可由非精神科医生操作,受检者必须为合作的患者,常用于流行病学研究;SCAN 必须由经过训练的精神科医生使用,受检者可以是合作与不合作的患者,主要用作临床研究;MINI 与前两者比较具有简明、快捷的特点,可在 15 分钟左右完成标准化检查,获得诊断,需要由经过训练的精神科医生使用。

二、评 定 量 表

为提高精神障碍的诊断一致性,临床检查资料的可比性以及标准化记录所检查和观察到的症状并对其严重程度予以量化,国内外专家进行了大量的研究工作,编制了种种用于不同研究目的的评定量表(rating scales),广泛用于精神障碍的诊断和治疗评价,为精神病学和心理学的发展及精神药物的开发做出了巨大的贡献。

在心理测量学(psychometrics)中,评定量表是用来量化观察中所得印象的一种测量工具。它根据一定的原则,将用标准化检查所获得的资料用数字表示,以使主观成分减到最小,这样可以使同一个量表适用于不同社会文化背景下的不同检查者,并可适用于不同的群体。目前评定量表在心理卫生和精神病学的研究与临床实践中发挥着越来越重要的作用,不仅可以评估疾病严重程度,而且能评估药物治疗的效果,国际性专业杂志很少发表不应用评定量表的研究性论文。

评定量表的种类按评定者性质可分为自评量表(量表的填表人为受评者自己)和他评量表(量表填表人为评定者)。按病种可分为焦虑量表、抑郁量表以及躁狂量表等等。按内容可分为一般性心理卫生评定量表和精神科症状量表,前者主要用于一般人群,可以是健康群体,也可以是在情绪、个性上出现偏差或环境适应方面有一定困难的群体,评定者主要是心理学家、心理卫生工作者;后者一般用于精神科患者,评定者主要是受过专门训练的精神科医生。

（一）常用的心理评定量表

1. 症状自评量表（Symptoms Check List 90，SCL-90） 此表包括90个项目，可以全面评定受评者的精神状态如思维、情感、行为、人际关系、生活习惯及精神病性症状等。通常是评定一周以来的情况，也可评定一个特定的时间。评分方法为五级评分（1~5），1：从无，2：轻度，3：中度，4：偏重，5：严重，无反向评分。有9个因子，包括躯体化、强迫症状、人际关系、敏感、抑郁、焦虑、敌对、偏执、精神病性因子。该量表被广泛用于评定不同群体的心理卫生水平，如老年痴呆患者家属的心理健康状况、考试应激对学生心理状态的影响等。

2. 生活质量综合评定问卷（Generic Quality of Life Inventory-74） 共有74个条目，从躯体功能、心理功能、社会功能、物质生活状态4个维度来评定受评者与健康相关的生活质量。该量表是自评量表。生活质量综合评定问卷的使用渐渐增多，反映了医学模式的转化，即人们对促进和保持个体躯体、心理、社会功能各方面的"完好"状态给予了更多的重视。

3. 明尼苏达多相个性调查表（Minnesota Multiphasic Personality Inventory，MMPI） 是世界上应用最为广泛的心理测验，共有566道题，包含13个分量表，包括疑病（Hs）、抑郁（D）、癔症（Hy）、病态人格（Pd）、男性-女性倾向（Mf）、妄想（Pa）、精神衰弱（Pt）、精神分裂症（Sc）、轻躁狂（Ma）、社会内向（Si）等，既可以了解受评者的个性特征，也可以对精神科诊断起到一定的提示。

4. 艾森克人格问卷（Eysenck Personality Questionnaire，EPQ） 由英国心理学家艾森克于1952年编制。EPQ由E、P、N、L共4个量表组成，其心理学含义分别是：E量表表示内-外倾向，E量表分高，表示个性外倾，分低表示个性内倾；P量表表示心理变态倾向（精神质），高分可能具有孤独、缺乏同情心、不关心他人、难以适应外界环境、好攻击、与别人不友好等特征，也可能具有极其与众不同的人格特征；N量表表示情绪的稳定性（神经质），N量表分高，表示个性不稳定，分低表示个性稳定；L量表用以测定受试者的掩饰作用，高分常表明掩饰、隐瞒。

5. 韦克斯勒智力量表（Wechsler Intelligence Scale，WIS） 由美国医学心理学家韦克斯勒于1949年开始主持编制的系列智力测验量表，是目前世界上应用最广泛的智力测验量表，包括成人（16岁以上）、儿童（6~16岁）和学龄前期（4~6岁）3个年龄版本。韦氏成人智力量表共含11个分测验，其中6个分测验组成语言量表，5个分测验组成操作量表。根据测验结果，按常模换算出3个智商，即全量表智商、语言智商和操作智商。韦氏儿童智力量表和学龄前期儿童韦氏智力量表的结构除分量表所包含的分测验有数目不同外，其余均与成人量表相同。

6. 简易精神状态检查（Mini-Mental State Examination，MMSE） 由美国Folstein等人于1975年制订，MMSE简单易行，在国外广泛应用。该表由20道题组成，共30项，内容分为5个方面：①定向力；②记忆力；③注意力及计算力；④回忆；⑤语言，可作为痴呆的筛查及促智药疗效的评价。

（二）常用的精神科症状评定量表

1. 临床总体印象量表（Clinical Global Impressions Scale，CGI） 主要用于各种精神障碍的病情评估及疗效观察。CGI由3个项目组成，第一项为疾病的严重性；第二项为总的改善，这种改善完全是治疗的效果；第三项为效果指数，是指患者在治疗中的获益。

2. 简明精神病评定量表（Brief Psychiatric Rating Scale，BPRS） 由John E Overall等人于1962年提出，包含18个症状条目，7级评分，主要用于评定精神障碍患者尤其是精神分裂症患者的临床症状和治疗前后的变化。BPRS量表简明又比较全面，信度、效度均比较满意；可用于合作与不合作的重性精神患者且对症状变化敏感，不足之处是BPRS有关兴奋症状项目不充分，对躁狂不敏感。

3. 阳性与阴性症状量表（Positive and Negative Symptoms Scale，PANSS） 在BPRS基础上发展而来，用于评定不同类型精神分裂症患者症状存在与否及其严重程度，该量表由阳性症状、阴性症状、一般神经病理症状及附加症状4个分量表组成。

4. 躁狂评定量表（Mania Rating Scale） 躁狂量表的研究与抑郁量表比较相对较少，目前最常用的Young躁狂量表由RC Young于1978年编制。该量表主要用来评定躁狂症状严重程度以及在治疗中的变化,不是诊断量表,是症状分级量表。

5. 汉密尔顿抑郁量表(Hamilton Rating Scale for Depression,HAMD)　由英国 Leeds 大学 Hamilton 于 1960 年提出,该量表包括 24 个症状项目,主要用于评定抑郁患者的病情严重程度,量表总分反映疾病的严重程度,总分越高病情越重,一般认为前 17 项总分≥24 分肯定有严重抑郁;≥17 分可能有轻或中等程度的抑郁;小于 7 分表示没有抑郁症状。

6. 汉密尔顿焦虑量表(Hamilton Rating Scale for Anxiety,HAMA)　由 Hamilton 于 1959 年编制,是精神科临床中常用的量表之一,包括 14 个项目。HAMA 总分能较好地反映焦虑症状的严重程度,也可用来评价各种药物、心理干预的效果。一般认为总分≥29 分,可能为严重焦虑;≥21 分肯定有明显焦虑;≥14 分肯定有焦虑;超过 7 分,可能有焦虑;如小于 7 分,便没有焦虑症状。

7. 耶鲁-布朗强迫量表(Yale-Brown Obsessive Compulsive Scale,YBOCS)　由 Goodman WK 等人于 1989 年编制,用于评定强迫症症状严重程度的半定式评定量表。该量表共有 10 项,前 5 项评定强迫思维的严重程度,后 5 项评定强迫行为的严重程度,5 级评分,评分越高,表明疾病越严重。

第六节　临床诊断思维

所谓临床思维,是指临床医生运用自己的专业知识和实践经验,将问病史、体格检查及各种辅助检查搜集到的资料,按逻辑思维规律和方法,全面分析,进而推断疾病的本质,以确立诊断和治疗方案的思维过程。临床思维不仅是一种诊断过程中的基本方法,也是随访观察、治疗决策、疗效、不良反应及预后判断等临床活动中不可缺少的逻辑思维方法。

临床思维在医生认识疾病过程起着决定性的作用。医生通过对患者进行病史采集、体格检查和必要的实验室检查,得到第一手资料。这些资料往往纷纭复杂、有时甚至是相互矛盾的,需要进行分析、综合、类比、判断、推理等逻辑思维活动,得到真实、重要、关键的信息,然后做出对疾病本质的判断,形成初步诊断与鉴别诊断。继而根据诊断、鉴别诊断收集进一步的信息,采取相应的治疗措施,观察病程的发展与治疗的效果,反过来验证原来的诊断或者肯定或修改甚至否定原来的诊断。如此多次反复,使医生对疾病的认识逐步深化。这是一个从感性到理性、从理论到实践的认识过程。那么在精神科诊断过程中,应遵循哪些原则,具备怎样的分析思路呢?

一、精神科诊断的基本原则

(一) 症状学诊断原则

临床医学有三种基本诊断类型,即病因学诊断、病理性诊断及症状学诊断。由于临床所见大多数精神障碍病因不明,完全病因学诊断还不可能,一些器质性精神障碍和精神活性物质所致精神障碍可以做病因学诊断;一些器质性疾病如阿尔茨海默病,可以待患者去世后进行病理性诊断;而精神分裂症、心境障碍、癔症及神经症等,都只能做症状学诊断。

症状学诊断原则要求首先确立精神障碍的症状学诊断,如"幻觉妄想状态""抑郁状态""躁狂状态""谵妄状态"等。而从症状学诊断到疾病分类学诊断,有很长的路要走。比如症状学诊断为抑郁状态,要诊断为抑郁发作,中间有很多步骤是不能略过的,如果一步到位诊断为抑郁症就很可能误诊。

(二) 等级诊断原则

由于大多数精神疾病的病因不清,对某患者的诊断可以亦此亦彼。因此,常常采用两种方法来对疾病诊断进行等级排列:

1. 按疾病症状严重性的金字塔排列方式分主次　从顶到底为:器质性障碍、精神分裂症、情感障碍、神经症、人格障碍。尽管受到了共病诊断思维的冲击,但目前还是我们临床上基本的思路之一。

上述症状等级的概念形成经历了一个世纪许多精神病学家的努力,许多精神病学教科书中,诊断分类标准都是采用症状等级观点。通过症状分析,一个患者可能出现两个甚至更多症状群,越是低层次的症状独特性就越少，即越具有普遍性，神经衰弱综合征由于在多种疾病中普遍存在，在诊断与鉴别诊断中价值很小。相反，越是高层次的症状，越具有独特性，越少普遍性，因而在诊断与鉴别诊断中意义就大些。

2. 按当前急需处理、治疗的疾病情况分主次　如某病人同时存在情感障碍和人格障碍，而前者已缓解，则人格障碍上升为主要诊断。

在等级诊断的原则下，人格障碍和精神发育迟滞这两个诊断可以和其他精神障碍的诊断并列，因为这两类疾病完全可能作为素质因素在其他精神障碍发作之前早就存在。

二、精神科诊断分析的基本思路

由于精神障碍常常没有明确的躯体体征或诊断性的生物学指标，临床诊断主要依靠临床症状或症状群的组合，因而科学的诊断思维更为重要。详尽的病史资料及精神检查是诊断的重要依据，现代诊断标准及其配套的定式检查的运用，使精神障碍诊断脱离了混乱的局面，变得更准确和有效。精神障碍的诊断主要遵循自症状至综合征再到诊断（SSD）的过程式思维方法。具体的过程为：首先确定精神症状（symptom，S），再根据症状组合确定综合征（syndrome，S），然后对精神症状或综合征的动态发展趋势，结合发病过程、病程、病前性格、社会功能等相关资料进行综合分析，提出各种可能的诊断假设，并根据可能性从小到大的次序逐一予以排除，最后做出结论性诊断（diagnosis，D），即症状性诊断或结合病因做出病因性诊断。精神障碍的诊断必须遵循实践、认识、再实践、再认识的原则，临床诊断确定以后，应继续观察和随访，通过实践检验诊断的正确性。精神科的诊断分析力图以科学的逻辑思维为指导，确立症状学诊断和疾病分类学诊断两步走，形成纵横交叉的诊断分析思路。

（一）确立症状学诊断（横向诊断过程）

横向诊断包括精神科现状检查与精神活动的动态观察两个方面。精神现状检查的目的是要发现占优势的精神活动，确定所有可以确定的症状，分析症状之间的联系，构筑出综合征后给出一个症状学诊断。如一个临床症状表现为"情绪低落、兴趣减退、精力下降、快乐体验丧失"的患者，会构筑为"抑郁状态"临床综合征，确定症状学诊断为"抑郁状态"。然而，只是横断面、静态地观察患者的精神状态是不够的。横向分析症状和综合征的特异性，常见于哪些疾病等。某些症状或者某个综合征具有较高的诊断特异性，如康金斯基综合征、原发性妄想高度指向精神分裂症的诊断假设。又如一位患者在夜晚表现行为紊乱、动作毫无目的性、目光茫然、应答不切题，而白天却表现相对正常，如果不了解谵妄本身就具有波动性，特别是夜间加重的特性，临床医生很可能会对这一患者的诊断产生困惑。

（二）纵横交叉分析确定疾病分类学诊断

1. 根据症状学诊断，考虑所有可能的假设诊断。

2. 纵向分析病程特点。起病有急性、亚急性和慢性，病程发展有发作性、周期性、间歇性、进行性等几种形式都具有普遍性意义，有助于引导诊断的方向，可对假设诊断进行验证及反驳。病程特点的分析在诊断分析中仍然起着重要的作用。急性起病常为感染、中毒所致的精神障碍以及癔症和应激性障碍；精神分裂症多起病隐袭，进行性进展；阵发性或反复发作性的病程可见于心境障碍等。

3. 纵向分析各种发病基础对于各种假设诊断的意义，结合患者的年龄、性别、职业、生活事件、病前性格、疾病史、家族史等逐一验证和反驳假设诊断，逐渐接近最可能的诊断。如年老的初发病例首先要考虑脑器质性精神障碍；接触有毒工种者应考虑是否为中毒性精神障碍；强迫症患者病前多有过于刻板迂腐、过分追求完美、行事谨小慎微等性格特点；阿尔茨海默病有较高的家族发病史等。

4. 按照排除标准的要求，逐一排除拟诊断疾病等级之上的疾病。

第七节　精神科病历书写

一份完全的精神科病历要求内容丰富准确，使人产生如见其人、呼之欲出之感，即使多年之后重读病历,医生也会据此想象患者的临床状况。在病历书写中应尽量避免使用精神科专业性术语,尽可能地采用描述的方式勾画患者的精神状况,而记录精神检查所见则可以使用术语,但必须描述具体内容和实例。

（一）精神科病历书写要求

精神科病历书写规范与一般病历要求相同,应遵循以下基本规则和要求:①病历应使用蓝黑或黑色墨水书写,电子病历应符合病历保存要求;②病历书写内容应客观真实,格式规范,项目完整,表述准确,用词恰当,字迹工整,签名清晰,审阅严格,修改规范;③病历修改应注明修改时间,修改审签用红笔,一般在 72 小时内完成;④门诊病历及时书写,住院病历、急诊病历在接诊时书写或处置完毕后及时完成;⑤入院记录应该在患者入院后 24 小时完成;⑥疾病诊断名称和编码应符合 ICD-10 的规范要求;⑦各表格应认真填写,无内容画"—"。

精神科入院记录目前多为表格式病历,记录简便、省时,同时有利于资料的储存和病历的规范化管理。但对于初学者来讲,不依靠表格,学会书写完整的病历是基本功。精神科入院记录专科重点如下:

1. 病史

(1)一般项目:应记录病史供给者姓名、性别、年龄、婚姻状况、出生地(写至省、市、县)、民族、职业、工作单位、住址、病史提供者(注明与患者的关系,对病史了解程度及估计病史资料的可靠程度),入院日期、记录日期(具体至日、时、分)。

(2)主诉:为患者就诊的主要原因,简明扼要地描述其就医的主要症状表现及持续时间,一般不能用诊断或检查结果代替症状,主诉必须能导到第一诊断,不超过 20 个字。

(3)现病史:围绕主诉进行,与主诉内容一致。主要内容概括如下:

1)起病情况:发病有关因素、发病的具体日期,起病的急缓、前驱症状。

2)临床症状表现及病情演变情况:病程较久,按照症状发生先后,依次描述至本次发病,书写时贯彻"厚今薄古"的原则,重点突出,层次分明,尤其注意描述病程的发作形式(发作性、周期性、循环性等),中间有无缓解,缓解期残留症状,社会功能等均应简要交代。

3)伴随症状:各种伴随症状出现的时间,与主要症状的相互关系。

4)记录与鉴别诊断有关的阴性资料。

5)诊治经过:症状波动时,注意了解患者当时的处境;入院前接受过何处诊断,治疗情况、药物剂量情况及疗效如何。

6)一般情况:近期食欲、睡眠、两便、体重变化等一般情况。

7)与现病史密切相关的以往精神障碍病史,应在现病史中描述。

8)人称要统一,一般以第三人称书写。

(4)既往史:注意既往的健康和疾病情况,如各系统疾病、传染病及头部外伤中枢神经系统疾病、传染病、血液病等各系统疾病,尤其是和本科诊疗关系密切的疾病,需详细询问,写明罹患时间,治疗及转归情况。药源性疾病包括药物过敏性疾病、药物依赖或药瘾等。颅脑外伤史、中枢神经系统感染史、中毒史、抽搐史、长期服用安眠镇静剂及药物成瘾史、药物过敏史(包括药物种类和过敏类型,必须用红笔书写)、疫水接触史、冶游性病史、输血史(时间、次数、血量、输血类型)、手术史(手术名称)。

(5)个人史:尽可能包括胎儿时期及围生期情况。具体如下:

1)胎次,母亲孕期情况,包括母孕期营养、感染中毒、外伤、放射线接触、服用麻醉剂及安眠镇静剂、吸毒、饮酒以及其他躯体疾病和妊娠并发症;分娩时窒息、产伤、难产病史;出生年月日,出生情况。

2)婴儿期体格、儿童期生长发育情况(包括躯体、语言、运动、智能的发育);是否系统接受预防接种,智力发育情况。

3)童年不良遭遇包括家庭环境、经济异常变化,如父母离异、亲人死亡,遭受强奸、外伤、车祸等。

4)社会适应情况包括自出生至当前,患者的生活、学习及工作经历详细的情况,工作能否胜任,工作态度,工作是否有变动及工作中与他人的关系。

5)月经史:女性患者需详细询问月经情况,月经格式为初潮年龄、天数/周期天数、末次(或闭经)时间,经量、颜色、痛经等。

6)婚姻状况:结婚年龄、恋爱方式,配偶的姓名、年龄、健康状况,夫妻感情状况等。

7)生育情况:足月分娩数-早产数-流产或人流数-存活数,现有子女情况及年龄。

8)兴趣嗜好:兴趣爱好,有无不良嗜好(烟酒、麻醉毒品等)及其用量、年限。

9)个性特征:采用圈列式表格,应认真询问后选择合适特征,了解病前性格特征及兴趣爱好等。

(6)家族史:注意近亲两系三代中有无神经精神病或性格异常患者。了解家庭生活情况,家族成员间的关系,以及家庭环境对患者的影响程度等。

1)对家族和成员的姓名、年龄、职业、健康状况、性格特点、与患者的关系等详细询问并记录,次序一般为先父系后母系、先长后幼,注意以书面称谓,如祖父/母,忌口语化称呼爷爷/奶奶等,前后称谓统一。

2)家系中的精神障碍病史应详细询问,按照亲属等级、血缘关系记录,另需包括癫痫、精神发育迟滞,有无近亲婚配等。

3)有无家族性遗传疾病,如糖尿病、高血压病等。

2. 体格检查

(1)按一般病历书写要求进行。一般体检如无阳性体征,记录从简,表格式记录。

(2)神经系统检查基本上按神经科病案记录要求进行。如无阳性体征,记录亦可从简。检查异性患者时,应有护士在旁协助进行。

3. 精神检查　由于病史采集及检查较为困难,一般要求在入院后48小时内完成,详细检查技巧见前面章节,表格式精神检查内容简介如下。

(1)一般表现包括意识状态(清醒、朦胧、混浊、谵妄、昏睡、昏迷),服饰(平常、整洁、不洁、奇异),接触(主动、被动、违拗、无法接触),注意力(集中、散漫、增强、随境转移、迟钝)。

(2)认知活动

1)感知觉:①感觉障碍;②幻觉;③感知综合障碍。

2)思维:①思维联想障碍;②思维逻辑障碍;③思维内容障碍。

3)注意力:①注意程度障碍;②注意稳定性障碍;③注意力集中障碍。

4)智能水平:应根据患者的文化程度、生活经历、工作性质及当地风俗习惯等情况进行检查,争取患者合作,检查结果才比较真实可靠。包括:①一般常识,包括对时事、史地、自然科学、社会科学及专业有关方面基本知识掌握情况等,检查结果分为良好、尚佳及不良三种;②理解判断能力;③综合分析能力,包括判断事物的正确性、鉴别能力、成语解释及对一般事物的理解。

5)记忆力:记忆力分近记忆及远记忆两种。通过对近日发生的事情及以往生活经历的回忆,分别了解。

6)计算力:可采用心算或笔算方式测验。

(3)情感反应:①根据患者的姿态、动作、言语、面部表情等,外在表现来描写患者的情感反应;②通过患者叙述和面部表情,了解患者的内心体验,自我感觉状态,并需注意情感和思维、行为之间的协调性以及情感与环境的协调性。

(4)意志行为:①意志;②言语动作;③行为。

(5)定向力及自知力

1)定向力包括对时间、地点、人物及自身处境的辨认能力。

2)自知力主要考虑4个方面:①患者是否察觉或意识到,周围其他人已经观察到他的一些不正常的表现;②如果患者察觉到了,他是否认为自己已经不正常了;③如果他认识到自己不正常,是否认为属于精神方面的问题;④如果他认为自己患有精神障碍,是否想到需要治疗或同意接受治疗。

4. 实验室及器械检查　指入院前所作的与本次疾病相关的主要实验室检查和器械检查及其结果。如系在其他医疗机构所作检查,应注明该机构名称及检查号,应注明检查项目、医院名称及检查日期。

5. 摘要简明扼要、高度概述病史要点,体格检查、实验室检查及器械检查的重要阳性和具重要鉴别意义的阴性结果,字数不超过 300 字为宜。精神专科须注明起病次数、住院次数、病因、起病形式、病程、早期症状,病史摘要、体格检查,精神状态等。

6. 诊断　诊断名应确切,分清主次,顺序排列,主要疾病在前,次要疾病在后,并发症列于有关主病之后,伴发病排列在最后。对一时难以明确肯定诊断的疾病,可在病名后加"?"。一时查不清病因、也难以判断在形态和功能方面改变的疾病,可暂以某症状群待诊或待查作为临时诊断,并应在其后面注明一两个可能性较大或排除疾病的病名。临床诊疗过程中,诊断包括初步诊断、入院诊断和修正诊断。

(1)初步诊断:住院医师或以下医师书写的住院病历,入院时诊断为初步诊断。

(2)入院诊断:住院后主治医师及以上第一次查房后,确定的诊断为入院诊断,写在初步诊断下方,如住院病历为主治医师及以上书写,直接写入院诊断。初步诊断与入院诊断相同时,上级医师只需审核签名,不必重复书写入院诊断。

(3)修正诊断:初步诊断不明确,或入院诊断不符合,上级医师必须用红笔做出修正诊断,标明日期。住院过程中增加新诊断或转科诊断的修正,在病程记录中写明依据,同时在转入记录、出院记录、病案首页上反映。

下面通过一份真实病历摘要,初步介绍一些精神科病历书写的格式。

入院病历

姓名:杜某　　　　　　　　工作单位:某市某厂

性别:女性　　　　　　　　住址:某市某路某号某室

年龄:28 岁　　　　　　　　入院日期:2016-01-12

婚否:已婚　　　　　　　　病史采取日期:2016-01-12

籍贯:某市　　　　　　　　病史记录日期:2016-01-12

民族:汉族　　　　　　　　病情陈述者:王某,患者丈夫,可靠

主诉:渐起疑丈夫有外遇 9 个月,凭空闻声 1 个月。

现病史:患者自 2015 年 5 月始,无端猜疑丈夫有外遇,常尾随其后跟踪监视,凡见其与异性交谈,即认为是在"谈情说爱",为此经常与丈夫争吵。同年 6 月 10 日上街时,路遇女邻居带着 12 岁女儿在商店购物,丈夫礼貌地含笑问好,患者当即认定该女孩乃他俩的"私生子",勃然大怒,动手抓打丈夫。此后,疑心更重,认为丈夫会在饭内放毒,趁熟睡时电死她,目的是另觅新欢。因此,不敢吃饭,需丈夫及家人先食用后,方敢进食,睡觉时不敢关灯,并随身携带刀具防身。12 月初凭空听到很多声音,有时是丈夫在骂她,有时是丈夫和邻居议论她的声音,疑心亦加重,认为周围邻居装了窃听器,自己讲的话都被监听了,出门时路人也不对劲,言行举动都有异常的含义,伙同丈夫监视迫害自己,多次半夜打 110 报警,要求保护。近 1 个月来生活被动,未再上班,不敢出门,有时将门窗反锁,口中念念有词,时有对空谩骂,饮食、睡眠均不规律。12 月 30 日家人以帮其检查身体为由,带其至医院门诊,诊断为"精神分裂症",予"利培酮 1~2mg/d"治疗,因患者抗拒服药,致药物不能正常服用,症状无改善,家庭管理困难。今日在母亲及丈夫陪伴下,以非自愿住院形式收入院。病史中否认有高热惊厥、意识丧失及二便失禁病史,近期饮食欠佳,睡眠差,体重轻度下降,具体数目不详,二便规律。

既往史:平素体健,3 岁时患"麻疹"2 周痊愈,否认有其他急性传染病史。幼年曾按时接种卡介苗、牛痘等疫苗。

系统回顾:无异常。

个人史:系第二胎,足月顺产,母孕期健康,幼年发育正常。8 岁上学,成绩良好,初中毕业后分配到现单位工作,平时工作主动性差,病前性格敏感多疑,孤僻胆小,无特殊爱好,无知心朋友。月经史:14(3~4)/(28~30),量中等,无痛经史,末次月经时间 2015-12-20。结婚后夫妻感情尚好,未生育子女。无烟酒等不良嗜好。无宗教信仰。

家庭史:丈夫休健。父母及一兄一妹身体健康,舅舅有"精神病"史 15 年,1983 年死于心脏病,表兄有精神分裂症病史 5 年,在医院门诊治疗,目前使用利培酮 3mg/d 治疗,病情较稳定。

体格检查(从略)

神经系统检查(从略)

精神检查

一般表现:患者由母亲陪同步入病室,意识清晰,仪容不整,蓬头垢面,接触被动,注意力不能长时间集中,东张西望,对周围环境警觉性高。

感知觉:有言语性、评论性幻听,听到丈夫辱骂自己,以及周围邻居议论自己的私事,无错觉及感知综合障碍。

言语及思维内容:言语清楚,回答切题,未发现联想障碍。有明显的关系妄想、嫉妒、被害妄想,觉周围人言行举动都不对劲,伙同丈夫监视自己,坚信丈夫有外遇,如看到丈夫和某女性微笑,便认为和该女性有染,诸如此类的各种"证据",均坚信不疑。

情感反应:情绪反应与思维内容及环境不协调,面带笑容地谈论丈夫有外遇,加害自己的过程,有时无故发笑。

定向力:时间、地点、人物及自身处境的辨认能力正常。

自知力:认为周围人都不能理解自己,否认有病,拒绝治疗。

精神运动:主动言语较少,无特殊姿态及怪异动作。

智力及记忆力:远、近记忆无障碍,一般计算无困难,分析与综合能力正常,一般常识掌握尚佳。

辅助检查:无异常。

摘要:

女性,28 岁,工人,因"渐起疑丈夫有外遇 9 个月,凭空闻声 1 个月"以非自愿住院形式首次住院。既往 3 岁时患"麻疹"2 周痊愈,余否认特殊。病前性格内向,敏感而多疑,其丈夫作风正派,夫妻感情尚好,无明显诱发因素。家族中舅舅和表兄有"精神病"史。体格检查未见异常。精神检查:意识清晰,仪容不整,蓬头垢面,接触被动,注意力不集中,对周围环境怀有戒心,可引出言语性、评论性幻听,关系、嫉妒及被害妄想,情绪不稳,易激惹,情感反应不协调,行为冲动,智力正常,定向力完整,社会功能严重受损,自知力缺失。

确定诊断	初步诊断
精神分裂症	精神分裂症,偏执型
主任医师:某某	住院医师:某某
2016-01-14	2016-01-12

(姚志剑)

 思考题

1. 精神科病史采集过程中的注意事项有哪些?
2. 精神科现病史的采集主要包括哪些内容?
3. 试述精神检查的内容。
4. 试述精神科体格检查的重要性。

5. 复合性国际诊断晤谈表-核心本、神经精神病学临床评定表以及简明国际神经精神障碍访谈三种精神检查工具各有什么特点？

6. 试述精神科临床诊断思路。

7. 病史记录内容有哪些？现病史书写应注意哪4个方面？

第五章

器质性精神障碍

【本章重点】

1. 掌握 器质性精神障碍常见临床综合征的临床表现、诊断与鉴别诊断和治疗原则;躯体疾病所致精神障碍的共同特征、诊断依据与治疗原则。

2. 熟悉 阿尔茨海默病、脑血管病所致精神障碍、癫痫所致精神障碍、病毒性脑炎所致精神障碍、神经梅毒的临床表现、诊断要点与治疗原则。

3. 了解 颅内肿瘤所致精神障碍、躯体感染所致精神障碍、内分泌疾病所致精神障碍、结缔组织疾病所致精神障碍、内脏器官疾病所致精神障碍、中毒所致精神障碍的临床表现以及诊治原则。

第一节 概 述

一、基 本 概 念

器质性精神障碍是基于可证实的大脑疾病、脑损伤或其他器官损害为病因而归于一组的精神障碍。器质性精神障碍中的"器质性"是一个相对的概念,它仅表示以目前的医学诊疗技术可以证实的、能归因于某种被独立诊断的大脑或全身性疾病所引起的精神障碍,但并非表示未归于此类的精神障碍是缺乏大脑病变的"非器质性"状态。随着医学诊疗技术的发展,过去认为是"功能性"的精神障碍,也可能由大脑器质性病变所致。

根据大脑功能紊乱是原发性还是继发性,可将器质性精神障碍分为脑器质性精神障碍和躯体疾病所致精神障碍。脑器质性精神障碍是指直接由脑部病理或病理生理改变所致的一类精神障碍,而躯体疾病所致精神障碍是指脑以外的躯体疾病引起机体水电解质代谢异常、内分泌紊乱、血液内毒性物质增加等严重的内环境破坏,继而引起大脑功能紊乱所致的一类精神障碍。但在临床实践中,脑器质性精神障碍和躯体疾病所致精神障碍有时是很难严格划分的,如系统性红斑狼疮所致精神障碍,既有大脑的病理或病理生理改变,也有机体内环境的紊乱。为了避免这种分类上的困难,ICD-10 将两者合称为"器质性精神障碍",而不再加以细分。因此,本书将脑器质性精神障碍和躯体疾病所致精神障碍合为一章,以体现在诊断体系上与国际接轨,但在"器质性精神障碍"的大章节之下,仍将脑器质性精神障碍和躯体疾病所致精神障碍各单列出来,自成一节,以便将两者区别开来。

二、常见临床综合征

器质性精神障碍的精神症状主要表现为两大类综合征:一类是以意识障碍或认知功能为主要表

现的综合征,如谵妄、痴呆、遗忘综合征等;另一类是临床表现与"功能性精神障碍"相似的综合征,如神经衰弱样综合征、精神分裂症样综合征、抑郁状态、焦虑状态、偏执状态等。前一类综合征对器质性精神障碍而言具有特异性,对鉴别"功能性精神障碍"与"器质性精神障碍"具有重要意义。而后一类综合征对器质性精神障碍而言往往缺乏特异性,缺乏鉴别诊断意义。本章着重论述前者。

（一）谵妄

谵妄(delirium)一词源于拉丁文"de"和"lira",意指"离开轨道"。现代临床医学将谵妄定义为一种发生突然、变化急速而且可逆的,以意识障碍、注意障碍以及广泛认知障碍为主要临床表现的异常精神状态。谵妄因起病急、病程短、病变发展快、病情波动大,故又称为急性脑综合征(acute brain syndrome)。

1. 病因　引起谵妄的因素很多,具体包括:①感染:颅内感染或颅外感染;②外伤:颅脑外伤、烧伤、中暑等;③肿瘤;④急性代谢障碍:低血糖、高血糖、电解质紊乱等;⑤内分泌紊乱:甲状腺、甲状旁腺、肾上腺皮质等功能亢进或低下;⑥内脏功能衰竭:心功能衰竭、肺功能衰竭、肝功能衰竭、肾衰竭等;⑦急性脑血管病变:短暂性脑缺血发作、脑卒中、高血压脑病等;⑧药物:过量、中毒或成瘾物质的撤药反应等;⑨营养物质缺乏:烟酸缺乏、维生素 B_{12} 缺乏、叶酸缺乏等;⑩其他:缺氧、脑变性疾病、放射性损伤等。

2. 发病机制　谵妄的发病机制尚未十分明确,目前主要有以下三种假说。

(1)胆碱能缺乏假说:抗胆碱能药物或具有抗胆碱能作用的药物过量会导致谵妄,而且这种谵妄能被胆碱能药物如毒扁豆碱逆转。通过测定处于谵妄状态患者的血浆抗胆碱能变化,证实谵妄状态与血浆的抗胆碱能活动密切相关。

(2)氨基酸比例失衡假说:5-羟色胺(5-HT)是重要的中枢神经递质,脑内 5-HT 的生成有赖于有足够的色氨酸通过血脑屏障,而其他氨基酸尤其是苯丙氨酸能竞争性抑制色氨酸通过血脑屏障,如果血液内色氨酸/苯丙氨酸比例过低,透过血脑屏障进入脑内的色氨酸就会明显减少,继而影响 5-HT 的合成,最终导致谵妄。临床中,也确实发现许多谵妄的患者,血液内色氨酸/苯丙氨酸比例过低。

(3)细胞因子假说:严重感染或癌症晚期的谵妄患者,其血液内的细胞因子如白介素-2、肿瘤坏死因子等明显要高于非谵妄的患者。

此外,其他神经递质系统如 γ-氨基丁酸、多巴胺系统也可能参与谵妄的病理生理过程。

有学者将谵妄的危险因素分为两大类。一类为基础因素(又称易感因素),该因素使得患者具有谵妄的易感素质,包括老年、先前存在的痴呆、先前存在的社会功能减退、合并多种躯体疾病等。还有人认为,男性、感觉减退(弱视或听力下降)、酗酒也是谵妄的易感因素。另一类为急性因素,该因素促发谵妄的产生,又称诱发因素,包括用药(尤其是使用具有抗胆碱能作用的药物)、低血细胞比容、卧床、未控制的疼痛、人工设备如起搏器的置入等。

3. 临床表现

(1)意识障碍:主要表现为意识清晰度的轻度下降,即觉醒水平轻度下降。患者神情茫然,对各种刺激反应迟钝,对医生的问话常常不能即时领悟并作答,对同一个问题可能要求医生重复多遍或者自己默念好几遍之后方做出回应,而且这种回应还经常出错。对环境的定向力丧失或不完整,首先出现的一般是时间定向力障碍,之后随着意识障碍程度的加深,依次出现地点、人物定向障碍。曾有学者将上述意识状态以"意识混浊"(clouding of consciousness)来形容,意指患者懵懵懂懂,如坠云雾。

(2)注意障碍:注意虽然不是一个独立的认知过程,却是一切认知活动的基础。注意障碍是谵妄的核心症状,同时也是谵妄患者广泛认知障碍的一个重要原因。注意障碍在谵妄患者身上表现为注意的唤起、保持、分配和转移等多个环节出现障碍。患者反应迟缓,任何新奇的刺激均很难引起患者的注意;注意涣散,无法集中注意力,以致交谈过程中经常离题,无法将谈话的内容保持在同一话题上,而有时则表现为注意转移困难,思维停滞不前,跟不上医生的问话,对某一个问题的回答始终停留在前一个或两个问题的回答上;患者无法同时执行两项或多项任务,令其执行一项稍为复杂的任务时,患者常常显得六神无主、慌乱不知所措。

（3）认知障碍：包括感知觉障碍、思维障碍以及记忆障碍等。常见的感觉障碍包括感觉减退、感觉迟钝或感觉过敏。患者对疼痛刺激反应迟钝，对危险的处境不能即时做出相应的反应和回避，有时则对声、光等刺激尤为敏感，易惊。知觉障碍表现为片段的错觉、幻觉，其中以视幻觉尤为常见，幻觉的形象生动鲜明，内容多为战争、昆虫等恐怖场面，患者以旁观者的身份参与其中，伴有恐惧、害怕等情绪反应。思维障碍包括思维形式障碍、思维内容障碍。思维形式障碍主要表现为思维不连贯，说话语无伦次、颠三倒四，句子与句子甚至词语与词语之间缺乏内在的逻辑联系，谈话内容令人难以理解。思维内容障碍主要表现为妄想，其中以被害妄想、关系妄想尤其常见。妄想多为片段性，不系统、不牢固，多继发于错觉、幻觉。记忆障碍一般以瞬时记忆及近事记忆障碍为主，而远事记忆大多不受影响。

（4）情感障碍：无特定的模式，既可表现为情感迟钝或情感淡漠，也可表现为激越、惊慌、恐惧，还可表现为易激惹、敌对等。

（5）意志行为障碍：分为两大类。一类表现为不协调性精神运动性兴奋，患者激越、兴奋、冲动，行为紊乱，言行举止不符合社会规范，令人费解，如大声喧哗、对空谩骂、摸索样动作、随处大小便等。另一类表现为精神运动性抑制，患者嗜睡，淡漠，少语或不语，被动、退缩，动作缓慢，活动明显减少，经常卧床或呆坐不语。根据上述意志行为的不同表现，有人将谵妄分为"亢奋型谵妄"（hyperactive delirium）和"活动减退型谵妄"（hypoactive delirium）两种类型。

（6）睡眠障碍：主要表现为睡眠节律紊乱，患者睡无定时，而且经常夜间不眠，白天则呼噜大睡，与正常的睡眠节律完全颠倒。

患者上述临床表现常常突然发生，变化急剧，症状或许在某时间段非常明显，但片刻之后症状又可能会完全消失。而且症状往往具有晨轻暮重的节律改变，白天症状比较轻，晚上症状加重。

4. 诊断　谵妄是一种器质性疾病导致的综合征。旧版的教科书曾把谵妄定义为"在清晰度降低的同时，产生大量的幻觉、错觉"，但现代精神病学看来，幻觉、错觉并不是诊断谵妄的必备症状，而且从 DSM-Ⅲ-R 开始，谵妄的核心症状由意识障碍换成了注意力及思维不集中。ICD-10 要求谵妄的诊断，必须或轻或重地存在下列每一方面的症状：

（1）意识障碍（从混浊到昏迷）和注意障碍（注意的指向、集中、持续和转移能力均降低）。

（2）认知功能的全面紊乱（知觉歪曲、错觉和幻觉，多为幻视；抽象思维和理解能力损害，可伴有短暂的妄想；但典型者往往伴有某种程度的言语不连贯；即刻回忆和近记忆受损，但远记忆相对完好，时间定向障碍，较严重的病人还可出现地点和人物的定向障碍）。

（3）精神运动紊乱（活动减少或过多，并且不可预测地从一个极端转变成另一个极端；反应的时间增加；语流加速或减慢；惊跳反应增强）。

（4）睡眠-觉醒周期紊乱（失眠，严重者完全不眠，或睡眠-觉醒周期颠倒；昼间困倦；夜间症状加重；噩梦或梦魇，其内容可作为幻觉持续至觉醒后）。

（5）情绪紊乱，如抑郁、焦虑或恐惧、易激惹、欣快、淡漠或惊奇困惑。

（6）往往迅速起病，病情每日波动，总病程不超过 6 个月。

DSM-5 关于谵妄的诊断标准为（供参考）：

A. 注意障碍（注意的指向、集中、维持和转移能力下降）和意识障碍（对环境认识的清晰度下降）；

B. 上述注意和意识障碍发生突然、发展迅速（通常数小时到数天），而且其严重程度在一天的病程内波动起伏；

C. 额外的认知障碍（包括记忆缺损、定向障碍、言语以及视觉空间和知觉能力下降等）；

D. 诊断标准 A 和 C 不能用先前存在的神经认知障碍更好地解释，也不是发生在意识严重受损如昏迷的背景下；

E. 从病史、体检或实验室检查中发现有证据证明上述障碍为其他躯体情况、物质中毒或撤药的直接生理效应。

对比 ICD-10 和 DSM-5 关于谵妄的诊断标准,两者虽然内容相似,但亦各有不同。ICD-10 倾向于从横断面的角度对谵妄的症状进行多维(包括知、情、意、行)的描述,而且症状之间没有侧重,要求"面面俱到";而 DSM-5 则倾向于从纵向的角度对谵妄进行定义,强调病情的"急起"和"波动起伏",同时要求诊断必须基于病史、体格检查以及实验室检查的证据,而对症状的把握,不要求"面面俱到",但着重强调注意、意识以及其他认知障碍,甚至把注意障碍放在首位。由于 DSM-5 的诊断标准刚刚颁布不久,目前还没有这两套标准的直接比较研究。因此,两套标准孰优孰劣,目前还无法下定论。但从现代精神病学的临床思维看,DSM-5 的诊断标准似乎更能反映谵妄的本质特征。

5. 鉴别诊断　就某单一临床相而言,谵妄虽无特异性的症状,但仍需与以下疾病状态鉴别。

(1)痴呆:痴呆患者可以出现类似谵妄患者的广泛性认知障碍,但其认知障碍为隐匿性起病,病情进行性发展,过程不可逆,缺乏晨轻暮重的节律改变,一般不伴有睡眠节律紊乱。而谵妄患者的认知障碍往往突然发生,病情波动大,为一过性、可逆性,症状具有晨轻暮重的变化特点,往往伴有睡眠节律紊乱。

(2)抑郁症:严重的抑郁症患者可出现与"活动减退型谵妄"类似的表情呆滞、行动迟缓、活动减少、兴趣减退等表现。但抑郁症患者起病缓慢、先前有抑郁发作史,详细的精神检查尤其是思维内容、情感体验的检查有利于进一步鉴别。

(3)精神分裂症等功能性精神障碍:可出现幻觉、妄想等精神病性症状,故需与精神分裂症等功能性精神障碍鉴别。鉴别的要点在于前者的精神病性症状在意识障碍的背景上产生,症状多为片段性,不系统、不牢固,发生突然,波动明显,同时伴有注意以及广泛的认知障碍。后者的精神病性症状多在意识清晰的背景下产生,症状系统、牢固,不经治疗多无自行缓解可能,注意障碍及认知障碍不明显。

6. 治疗　一旦患者出现谵妄,应首先寻找原发病因,进行对因治疗,如控制感染等。但对于一些精神症状严重的患者,及时、恰当的非药物治疗和药物治疗对迅速控制、改善患者的精神症状是有益的,而且是有必要的。

(1)非药物治疗

1)停止所有可能导致意识障碍的药物及其他治疗措施。

2)补充足够的水分和氧气。

3)提供舒适安静、光线柔和、通风良好的环境,尽量避免光线太暗、噪声等不良环境因素的影响。

4)纠正感觉缺陷,对听力下降者提供助听器,对近视或远视者配戴眼镜。

5)提供定向刺激,在病房里摆放闹钟、日历,医务人员经常用言语提醒患者目前的时间、所处的位置,并介绍其身边的人,均有助于患者准确定向。

6)在床边摆放患者熟悉的物品,有助于消除患者的陌生感、恐惧感。

7)鼓励家属经常探视或陪护,以便为患者提供情感支持。

8)鼓励早期活动,尽量避免约束。

9)多与患者进行语言交流,让患者感觉到周围所发生的一切是自己可控的,交谈时要发音清晰、用词简洁、语气中肯、语速和缓,面对面地进行。交谈期间要用名字称呼患者,医务人员也要反复向患者表明自己的身份。

(2)药物治疗

1)病因学治疗:针对引起谵妄的病因进行积极的药物干预。

2)对症治疗:针对患者的精神症状进行对症处理,尤其当患者处于严重的精神运动性兴奋状态时,有针对性的抗精神病药物治疗不仅有利于缓解患者的痛苦、避免伤害,而且可为进一步的评估和治疗提供可能。药物的使用原则是:用尽可能小的剂量和维持尽可能短的时间。药物的选择主要根据药物的疗效与安全性、医生的临床经验、使用是否方便可行等进行综合考虑。

3)抗精神病药:典型抗精神病药,一般选择高效价的药物如氟哌啶醇。对急性期患者,必要时可以肌内注射给药,剂量应从小剂量开始。氟哌啶醇的起始推荐剂量为 0.5 ~ 1mg,如有必要,6 小时后可重复给药。而对处于极度兴奋冲动的患者,可考虑采用快速加量法,即氟哌啶醇从 0.5 ~ 1mg 起肌内注射,之后每隔 30 ~ 60 分钟药量加倍,直至激越状态控制。次日以负荷剂量的一半分次给服以维持,48 小时后如无兴奋、激越的迹象便可逐渐减量至停用。除了传统高效价抗精神病药外,非典型抗精神病药如利培酮、奥氮平等也可以作为控制谵妄时兴奋冲动症状的一线用药,尤其对那些持续时间比较长的谵妄患者。但起始剂量要小,部分患者 0.5mg 利培酮即可有效。

4)苯二氮䓬类药物:可用于治疗因镇静药或酒精突然戒断而引起的谵妄状态,其中劳拉西泮因为其半衰期短而常常作为首选用药。此外,苯二氮䓬类药物还可用于改善患者的睡眠,一般选择短到中等半衰期的药物如硝西泮(硝基安定)、艾司唑仑(舒乐安定)等。

（二）痴呆

痴呆(dementia)又称"慢性脑综合征"(chronic brain syndrome),是一组因各种脑部病变而引起的严重、持续的认知障碍,以缓慢出现、进行性发展的智能减退为主要特征,同时伴有不同程度的人格改变和社会功能下降,一般意识清晰,病程迁延,病情大多不可逆。

1. 病因　引起痴呆的病因很多,任何能导致大脑病理生理改变的生物、化学、物理因素均可导致痴呆。其中最常见的是阿尔茨海默病(Alzheimer disease, AD),其次为脑血管疾病。其他病因相对少见,包括脑外伤、颅内肿瘤、颅内感染、内分泌障碍(如甲状腺功能减退、库欣综合征等)、营养障碍(如维生素 B_1 缺乏、叶酸缺乏等)、药物中毒(如慢性酒精中毒)等。

2. 临床表现

(1)认知功能缺陷:认知障碍是痴呆的核心症状,常见的认知障碍包括记忆减退(amnesia)、失语(aphasia)、失认(agnosia)、失用(apraxia),简称为 4A 症状。

1)记忆减退:往往最早出现,早期以近事记忆障碍为主,表现为对新近发生的事情不能回忆,学习新事物的能力下降。随着病情的发展,远事记忆也逐渐受累,表现为记不起自己的生日、记不起自己的成长经历,严重者甚至记不清自己有多少个子女等。在疾病早期,患者对自己的记忆减退往往采取寻求别人提醒、自备"备忘录"等方式来弥补,在疾病晚期则以虚构、错构的方式来企图掩饰。部分患者由于记不起自己的物品存放在什么地方而继发被窃妄想。

2)失语:失语最早表现为找词困难、用词不当,出现病理性赘述,部分患者可出现命名性失语。随着病情的发展,语法结构也受损,出现语句颠倒,词类错用。与此同时,患者对言语的领悟、理解能力也日益下降,到了疾病的晚期,可出现构音障碍,患者语流日益变得不流畅,中间常穿插过度的停顿、模仿言语或不正常的非言语发音。

3)失认:患者感觉功能正常,但不能认识或鉴别物体,常常与失命名伴随出现。AD 患者可出现有特征性的自我面容失认,认不出镜中的自己,因此感到恐惧,有的还会与镜中的自己"对话"。如果患者出现对亲人的面容失认,则有可能导致 Capgras 综合征(替身综合征)。

4)失用:患者理解和运动功能正常,但不能执行运动。痴呆患者的失用主要有以下两类:一类为观念运动性失用,表现为患者在自然状态下可自动地、反射地做有关运动,但不能按照指令完成复杂的随意动作或模仿动作,如不能按指令作伸舌、刷牙动作,进食时却可无意地将留在唇边的米粒自动伸舌舔摄;另一类为观念性失用,表现为患者对复杂精巧动作失去应有的正确观念,只能做复杂系列行为中的单一行为或一些分解动作,不能把各个分解动作按次序、合乎逻辑地、有机地结合起来成为一套完整的动作,使整个运动分裂和破坏,以致弄错动作的先后顺序,把应该最后做的动作首先执行,如不能自行完成先穿袜子再穿鞋的动作,但该类患者模仿动作一般无障碍。

5)其他认知障碍:包括视觉空间和定向障碍,表现为患者缺乏方向感,常在自己熟悉的环境中迷失方向,以致外出散步或上街时经常迷路而走失,在家里经常找不到厕所或自己的房间。时间定向差,不知道身处何年何月何日,分不清现在是上午还是下午、白天还是黑夜,以致有时半夜三更起床活动。此外,患者的判断、推理、抽象、概括、归纳、分析等思维能力的损害也属于认知障碍的范畴,但这些认知障碍,尤其在疾病初期,常常需要借助一定的神经心理测试才能被发现。

(2)人格改变:表现为患者逐渐丧失了作为社会人的属性,丧失了对人情世故的感知、理解以及正确的应对能力。在疾病初期,患者常表现为社会性情感的逐渐丧失,表现为莫名感到焦虑、恐惧,对亲人逐渐疏远、冷淡,变得自私,既不体谅别人,也不会感激别人,领悟不到他人的关爱。到了疾病晚期,往往只剩下最原始、最本能的情绪反应,情绪常常失控,出现暴怒、强制性哭笑等。与此同时,患者的社会性行为也逐渐丧失,行为变得越来越原始、幼稚,缺乏礼仪和教养,常因不能正确回答问题或者不能顺利完成任务而出现放声大哭或暴怒(称为"灾难反应",catastrophic reactions)。在疾病晚期,患者变得更加任性、固执、幼稚,不讲究卫生,随处大小便,不修边幅,衣冠不整,当众裸体,性行为脱抑制等。家属通常将此类患者称为"活着的亡亲",即患者作为一个生物人还存在,但那个曾经被人认识的"他(她)"已经"不在"了。人格改变并不见于所有的痴呆患者(尤其在疾病早期),但额、颞叶受累的患者人格改变不仅出现早,而且比较明显。

(3)社会功能改变:社会功能的改变是广泛而深刻的,包括人际交往、工作、家庭职能以及日常生活活动(activities of daily living,ADL)等多个方面。其中日常生活活动受损是诊断痴呆的阈值,即患者日常生活活动无受损,即使存在认知障碍,也达不到痴呆的诊断标准。日常生活活动分为与自我照料有关的活动和工具性活动两类,与自我照料有关的活动主要指穿衣以及个人卫生的料理;工具性活动通常与使用工具性物品如洗衣机、热水器等有关,往往最早受累,但因通常比较细微,故不易被人察觉。日常生活活动受损多从最细微的、最容易回避的功能开始,逐渐波及最基本的、最必需的社会功能。一般而言,社会功能的改变与认知障碍的发展同步,但两者之间在程度上并不完全相称,因社会功能的改变还受其他因素的影响。

根据大脑病变的主要部位,痴呆可分为皮质痴呆和皮质下痴呆。皮质痴呆,是指因为大脑皮质病变引起的痴呆。此类患者较早出现失语、记忆减退症状,视空间定向能力、计算能力也常常受累。额叶功能受损程度与其他功能的受损程度关联,情感障碍以欣快为主,认知速度自始至终保持正常,无构音困难、共济失调、运动障碍等锥体外系症状。而皮质下痴呆为大脑皮质下结构病变引起的痴呆,此类患者较少出现失语、失用、失认等皮层症状,计算能力始终保持,额叶功能的受损程度与其他功能的受损程度不成比例,情感障碍以抑郁多见,认知速度自发病就开始下降,多伴有构音不清、共济失调、肌张力增高、运动迟缓等锥体外系症状。

皮质痴呆可以进一步分为额叶痴呆、顶叶痴呆、枕叶痴呆等,其症状往往与病变部位原有的功能有关。

3. 诊断和鉴别诊断

(1)诊断:ICD-10有关痴呆的诊断标准:①脑部疾病所指的一种综合征,通常为慢性(病程至少6个月)或进行性记忆障碍,同时至少有下列一种或多种大脑皮质功能障碍:思维、定向、理解、计算、学习能力、语言、判断;②意识清楚;③认知功能通常伴有情绪控制、社会行为或动机退化,对个人生活能力有影响,其性质取决于患者所处的社会和文化环境。

(2)鉴别诊断:当患者出现典型的痴呆临床相时,诊断往往不难。但在疾病早期,许多症状往往不易识别而需借助神经心理学测验如简易智力状况检查(Mini Mental State Examination,MMSE)、长谷川痴呆量表(Hasegawa Dementia Scale,HDS)、日常生活能力量表(Activities of Daily Living Scale,ADLS)等进行甄别。与此同时,痴呆还要与其他因素如抑郁症等引起的认知障碍相鉴别。

1)年龄相关记忆障碍(age-associated memory impairment,AAMI):人的记忆随着年龄的增长而逐渐减退。这种与年龄相关的记忆障碍,是一种正常的或生理性的大脑衰退表现。与痴呆不同的是,AAMI的记忆减退主要表现为记忆提取困难,不能自如地从记忆库中提取出需要的信息,但可以通过线索提示、材料再认、编码控制等加以弥补,而不会出现虚构、错构等病理性记忆错误。痴呆患者在疾病早期就表现出学习新知识的能力下降,不能记录、保存记忆,情节记忆首先受损,而且这种损害无法通过线索提示、材料再认、编码控制等加以弥补。在疾病晚期,患者往往通过虚构、错构等方式来弥补自己的记忆缺陷。

2)抑郁性假性痴呆:痴呆患者在早期可以出现情绪低落;抑郁症患者也可以出现记性差、反应迟钝等认知障碍的主诉(抑郁性假性痴呆)。但抑郁性假性痴呆起病急,多有确切的起病日期,病情进展快,病程短,痴呆出现前已有情绪低落存在;对认知症状异常关注,不适主诉多,常夸大自己的认知缺陷,但对存在的认知缺陷却无补偿措施,对相同难度的认知作业,有的完成得好,有的完成得差,最终的检查结果往往与实际情况不相称,医务人员的鼓励能显著地提高患者的作业成绩;不存在失语、失用等皮质定位症状;抗抑郁药治疗效果显著。而痴呆起病隐匿,病情发展缓慢,病程长;患者对认知症状漠不关心,不适主诉少,但早期对认知缺陷有补偿措施,对相同难度的认知作业,完成情况基本一致,最终的检查结果与实际情况相符,医务人员的鼓励对患者的作业成绩无多大影响;有失语、失用等皮质定位症状;抗抑郁药对认知症状无改善作用。

3)癔症性假性痴呆:癔症性痴呆发病年龄轻,病前多有精神刺激作为诱因,有癔症性人格基础,发病突然,病情发展迅速,症状夸张、做作,富有表演色彩;暗示治疗有效。痴呆患者则不具备上述特点。

4. 治疗　首先应针对病因进行治疗,尽早治疗可治疗的病因。若有必要,在对患者的认知功能、社会功能、人格特征以及精神症状进行综合、全面的评估基础上再进行针对精神症状的对症治疗。

对大多痴呆患者而言,一旦出现痴呆,就意味着大脑已发生了不可逆的器质性改变。因此,治疗的关键在于早期发现与干预。治疗的目标在于延缓病情的发展,提高患者的生活质量,减轻社会和家庭的疾病负担。治疗包括非药物治疗和药物治疗。

(1)非药物治疗:提供安全、舒适的生活环境。清除生活环境中所有的危险物品,提供足够的照明,走道、厕所、浴室安装扶手,地板尽量用防滑材料。功能训练,以提高生活自理能力为目的,训练时要根据患者社会功能的缺损程度进行分级训练。行为重塑,以减少问题行为为目的。柔和的光线、轻松愉快的音乐以及散步等轻体力活动有助于舒缓患者的不良情绪,减少问题行为的发生。督促、训练患者定期如厕,有助于减少大小便失禁以及随处大小便的行为。为照料者开设健康教育和培训课程,提供系统、专业化的教育和培训,以提高其对疾病的认识和照料水平。

(2)药物治疗:主要针对患者的认知症状和精神症状进行。

1)改善认知症状的药物:目前主要有胆碱酯酶抑制剂如多奈哌齐(安理申)、加兰他敏、石杉碱甲(哈伯因)等,抗氧化剂以及其他改善脑代谢、促进脑循环的药物如吡拉西坦(脑复康)、阿米三嗪/萝巴新(都可喜,Duxil)等。

2)抗精神病药和抗抑郁药:抗精神病药有助于控制患者的激越、兴奋、冲动以及幻觉、妄想等症状,而抗抑郁药则有助于改善患者的抑郁、焦虑等不良情绪。无论使用抗精神病药还是抗抑郁药,尽量选择疗效肯定、镇静作用弱、锥体外系不良反应轻、内脏毒性小、抗胆碱能作用弱的药物,以减少药物对患者的不良影响。

(三) 遗忘综合征

遗忘综合征又称科萨科夫综合征(Korsakoff syndrome)、遗忘虚构综合征(amnesic-confabulatory syndrome),是一组主要因维生素 B_1 缺乏而引起的选择性认知障碍,以近事遗忘、时间定向障碍、虚构为主要临床特征,常常伴有思维贫乏、情感淡漠、自知力缺乏等症状。

科萨科夫综合征最早报道于慢性酒精中毒患者,这与慢性酒精中毒长期酗酒而导致维生素 B_1(烟酸)缺乏有关。维生素 B_1 缺乏可导致丘脑背侧核群以及近中线结构尤其是下丘脑乳头体神经元缺失,因此凡会导致机体维生素 B_1 缺乏的其他疾病如妊娠剧吐、严重营养不良、化学治疗、汞中毒等或者间脑局部病变如丘脑或下丘脑出血,均可导致科萨科夫综合征。

科萨科夫综合征的治疗主要针对病因进行,如疑为维生素 B_1 缺乏引起者,予静脉或肌内注射适

量维生素 B_1。多数患者经治疗后症状可完全或部分缓解。如疑为间脑局部病变引起者,则需根据病变性质作进一步处理。

第二节　脑器质性精神障碍

一、阿尔茨海默病

阿尔茨海默病(Alzheimer disease,AD)是一种慢性、进行性发展的脑变性疾病,以进行性的智能减退、人格改变以及社会功能下降为主要临床特征,大脑皮质内广泛淀粉样蛋白沉积(老年斑)、神经纤维缠结形成为其特征性病理改变,多发病于老年期,起病隐匿,进展缓慢,但往往不可逆转。

（一）流行病学资料

AD 的发病率因国家、种族、地区等不同而不同。全球 65 岁以上人口(含 65 岁)的平均患病率为3%~4%,发达国家的发病率要高于发展中国家。1994 年我国对北京、西安、上海、成都等地 34 807 名 55 岁或 55 岁以上的城乡居民进行调查,发现 65 岁或 65 岁以上人口的 AD(符合 DSM-Ⅳ 诊断标准)患病率为 3.5%,与西方发达国家的发病率接近。影响 AD 发病率的危险因素甚多,其中最主要的相关因素是年龄,年龄越大发病率越高。其他危险因素还包括女性、受教育程度低、失业、低社会阶层、不健康的生活方式(如体力活动少,高能量、高脂、低纤维饮食)、遗传家族史、患病(如高血压、糖尿病、肥胖、脑卒中)、影响早年大脑发育的因素(如早年的精神创伤、脑外伤等)、反映大脑认知储备的一些生理特征异常(如头围小、小腿短等)。

（二）病因与发病机制

AD 的确切病因迄今仍未明确。现有研究认为,AD 的发生、发展以大脑神经元的功能减退以及神经元的不断凋亡、缺失为病理基础。尸体解剖及大脑影像学的研究结果显示,AD 患者脑重量减轻,脑萎缩,脑沟回增宽,脑室扩大。大脑影像学的纵向研究发现,从疾病早期到疾病晚期,大脑灰质减少从颞中回、内嗅皮层逐渐向整个大脑皮质蔓延,减少的程度随着病情的发展而不断加深。功能影像学的研究则提示,相关脑功能区随着病情的发展经历了由代偿性增强到全面降低的激活模式转变过程。病理学研究发现,AD 患者大脑皮质广泛存在着大量的老年斑(senile plaques,SP)和神经纤维缠结(neurofibrillary tangles,NFT)。由于这两种异常物质的大量生成,导致了神经元功能下降并最终凋亡。这两种异常物质的存在对 AD 具有特异性,也是目前诊断 AD 的"金标准"。

分子生物学研究还进一步发现,β-淀粉样蛋白(β-amyloid protein,Aβ)和 tau 蛋白这两种生物标志物分别与 SP 和 NFT 的生成有关。Aβ 由 β-淀粉样蛋白前体(β-App)水解产生,β-App 是一种跨膜糖蛋白,在正常情况下被 α 分泌酶水解,生成可溶性分泌型 App(β-Apps)。正常情况下,β-Apps的降解与产生处于动态平衡。当 α 分泌酶活性降低或 *App* 基因(存在于 21 号染色体)过度表达而致β-App 的生成超过其正常途径的代谢能力时,一方面大量生成的沉积形成老年斑,引起神经元中毒、炎症反应、氧化损伤等一系列级联反应,最终导致神经元凋亡;另一方面,大量的 Aβ 形成可溶性的 Aβ寡聚体,后者通过引起 tau 蛋白异常磷酸化、细胞内钙超载、诱导一氧化氮(NO)的大量生成等途径导致神经细胞死亡。tau 蛋白是人脑中正常存在的磷蛋白,位于轴索和神经元胞体,具有稳定已组装的微管、在微管间形成横桥连接相同的微管并同其他细胞骨架系统一起保障细胞内物质运输的作用。在 AD 患者中,tau 蛋白异常磷酸化,导致其同微管的结合能力明显减弱,细胞骨架系统的稳态性因此遭到破坏,最终导致自身的聚集而形成双股螺旋纤维(PHF),后者是神经纤维缠结的主要结构,也是AD 患者神经元损伤的另一种表现形式。

促发神经元凋亡的其他因素也可能参与了 AD 的发病过程:①早老素Ⅰ(*ps1*)基因(存在于 14 号染色体)、早老素Ⅱ(*ps2*)基因(存在于 1 号染色体)的突变,引起染色体的错误分离和随后的异常,从而导致神经元不适当的凋亡。②氧化应激,被认为与 AD 的生成有关。体内自由基主要是活性氧自由基(reactive oxygen species,ROS)和活性氮自由基(reactive nitrogen species,RNS)的大量淤积,一方面可引起神经元内 Aβ 的沉积和 tau 蛋白的异常聚集;另一方面,Aβ 的大量沉积以及 tau 蛋白的异常聚集反过来触发氧化应激反应,导致体内的自由基进一步增多,形成恶性循环。③炎症反应,尤其是小胶质细胞介导的炎症反应是 AD 患者大脑显著的病理特征。此外,铝等微量元素中毒、钙平衡失调、雌激素急剧减少、胆碱能递质减少以及兴奋性氨基酸增多,均有可能诱发神经元凋亡而导致 AD 的产生。

（三）临床表现

AD 起病隐匿,从最初出现大脑损伤到出现典型的痴呆临床相,病程冗长。这个演变的过程分为临床前期(preclinical period)和前驱期(prodromal period)两个阶段。临床前期指从开始出现大脑损伤到开始出现症状这段时间。前驱期是指从开始出现症状到症状严重程度达到痴呆或阿尔茨海默病诊断标准所经历的时间。临床上,将存在主、客观记忆或认知缺陷,但日常生活活动不受累,症状尚未达到痴呆诊断标准的状态称为轻度认知障碍(mild cognition impairment,MCI)。识别 MCI 对早期识别 AD 和延缓 AD 发病具有重要意义。有研究显示,每年有 4.8% ~ 16% 的 MCI 患者发展为 AD,而使用非甾体类抗炎药和胆碱酯酶抑制剂能延缓 MCI 向 AD 转化。

充分发展的 AD 具有典型的皮质型痴呆综合征症状,临床表现主要分为两大类症状:认知症状(详见本章第一节)和非认知精神症状。后者又称痴呆的行为心理症状(behavioral and psychological symptoms of dementia,BPSD)。BPSD 在 AD 患者中极为常见,一项对 17 个发展中国家的 AD 流行病学调查结果显示,大约 70% 的患者可出现上述症状,其中以抑郁症状最为常见,之后依次为焦虑症状、精神分裂症样症状、偏执性精神病样症状。不同国家之间存在较大的差异。在巴西,80% 的 AD 患者至少有 1 种 BPSD,其中情感淡漠最常见(53%),之后依次为抑郁(38%)、睡眠改变(38%)、焦虑(25%)。在印度,AD 患者的 BPSD 更多地表现为妄想、幻觉、焦虑、恐惧等。据报道,我国 AD 患者在早期主要以 BPSD 症状为主,其中最常见的为躁狂症状,其后依次为幻觉妄想、抑郁、疑病、焦虑等症状。AD 患者存在的 BPSD 地域差异,可能与患者的表述方式、文化禁忌等因素有关。

（四）诊断

AD 患者出现典型的临床相时,根据患者的发病年龄、起病形式、临床症状以及实验室检查结果排除其他疾病引起的痴呆后,诊断并不困难。目前被广泛认可的 AD 诊断指南主要有:2010 年修订的国际工作组织(International Work Group,IWG)标准(又称 IWG-2 标准)、2011 年的美国国立老年化研究院-阿尔茨海默协会(National Institute on Aging and Alzheimer Association)标准(简称 NIA-AA 标准)以及 DSM-5 标准。这里着重介绍既适用于临床也可用于研究的 NIA-AA 标准。

NIA-AA 标准把 AD 痴呆分为以下三类:①很可能的 AD 痴呆(probable AD dementia);②可能的 AD 痴呆(possible AD dementia);③有 AD 病理生理证据的很可能或可能的 AD 痴呆。

1. 很可能 AD 痴呆的核心临床标准

（1）患者有以下情况时,即可诊断很可能的 AD 痴呆

1）符合上述痴呆标准。

2）起病隐袭,症状在数月至数年中逐渐出现,而不是数小时或数天突然发生。

3）通过报告或观察得到明确的认知损害的病史。

4）在病史和检查中,起始的和最突出的认知障碍在以下某一范畴中表现明显:①遗忘表现:主要体现为学习及回忆最近了解的信息受损。如前所述,至少还有 1 个其他认知领域中有认知功能障碍的证据。②非遗忘性表现:a. 言语障碍:最突出的表现为找词困难,但其他认知领域也应该存在障碍;b. 视空间功能障碍:最突出的表现为空间认知功能障碍,包括物体失认、面部识别受损、图像组合失认和失读;c. 执行功能障碍:最突出的是推理、判断和解决问题的能力受损。

（2）当有下列证据之一时不应该诊断很可能的 AD 痴呆

1）伴确凿的脑血管病:有与认知障碍起病或恶化暂时相关的卒中病史;存在多发或广泛脑梗死,或严重的脑白质高信号病灶。

2）有路易体痴呆的核心特征，与痴呆本身不同。

3）有行为变异性额颞叶痴呆的显著特征。

4）有语义变异性原发性进行性失语或非流利变异性原发性进行性失语的显著特征。

5）有同时发生的、活动期的神经系统疾病，或非神经系统的共病，或有对认知功能造成重大影响的药物应用的证据。

（3）确定性较高的很可能的 AD 痴呆

1）已确证认知功能下降的很可能的 AD 痴呆：在符合很可能的 AD 痴呆的核心临床标准的人群中，确凿的认知功能下降证据增加了活动性和进展性的病理学过程的确定性，但并不特别增加 AD 病理生理过程的确定性。已确证认知下降的很可能 AD 痴呆的定义为：在以知情人提供的信息和正式神经心理测验或标准化精神状态检查得到的信息为基础的评估中，发现了进行性认知功能下降的证据。

2）AD 致病基因突变携带者中的很可能的 AD 痴呆：在符合很可能的 AD 痴呆核心临床标准的人群中，找到致病的基因突变证据（*App*、*psl* 或 *ps2*），有助于进一步确定患者的临床表现源于 AD 病理改变。

2. 可能的 AD 痴呆的核心临床标准　有以下任一情况时，即可诊断可能的 AD 痴呆：

（1）非典型过程：非典型过程符合（上述）AD 痴呆核心临床标准的（1）和（3），但认知障碍可呈突然发作，或病史不够详细，或客观认知进行性下降的证据不足。

（2）病因混合的表现：满足 AD 痴呆的所有核心临床标准，但具有下列证据：

1）伴脑血管病：有与认知障碍起病或恶化短暂相关的卒中病史；存在多发或广泛脑梗死，或严重的白质高信号病灶。

2）有路易体痴呆特征，但与痴呆本身不同。

3）有其他神经系统疾病的证据，或非神经系统的共病，或有对认知造成重大影响的药物应用证据。

3. 有 AD 病理生理证据的很可能或可能的 AD 痴呆　有下列情况之一，将增加临床痴呆综合征的基础是 AD 病理生理过程的确定性：

（1）脑淀粉样蛋白（Aβ）沉积的生物标志物：脑脊液中 Aβ 水平降低和 PET 阳性显像的淀粉样蛋白。

（2）后继的神经元变性或损伤的生物标志物：脑脊液中 tau 蛋白升高，包括总 tau（t-tau）和磷酸化 tau（p-tau）；PET 显示颞顶叶皮质摄取氟化脱氧葡萄糖（FDG）下降；以及结构磁共振成像（sMRI）显示基底节、颞叶外侧面、顶叶中央皮质不成比例的萎缩。

NIA-AA 标准不提倡将 AD 生物标志物检测用于常规的诊断目的，其理由为：①在大多数患者中，核心临床标准已经提供了很好的诊断准确性和实用性；②确定生物标志物的合理应用标准尚需更多的研究；③领域中生物标志物标准化的局限性；④社区卫生服务中，生物标志物的应用受到不同程度的限制。

（五）鉴别诊断

1. 血管性痴呆（vascular dementia，VD）　血管性痴呆起病急，发病前多有高血压、短暂性脑缺血、脑卒中病史，病情波动大，呈进行性阶梯式进展，早期以神经衰弱综合征为主，典型的临床相为以记忆障碍为主的局限性痴呆，判断力、自知力较好，人格改变不明显，情绪障碍以情感脆弱多见，多有神经系统局灶症状和体征，头颅影像学检查可发现脑梗死灶。而 AD 则起病隐匿，病情呈进行性缓慢进展，早期以近记忆障碍为主要表现，典型的临床相为全面性痴呆，判断力、自知力丧失，人格改变明显，情绪障碍以情感淡漠或欣快多见，神经系统少有局灶性症状和体征，影像学检查提示弥漫性脑皮质萎缩。

2. 帕金森病（Parkinson disease，PD）　PD 作为一种常见于老年人的脑变性疾病，有 15%～20%的 PD 患者可出现痴呆。PD 患者早期即出现锥体外系症状或体征，认知障碍往往发生在锥体外系症状之后,认知减退缓慢,情绪障碍以情绪不稳为主,较少有失语、失认、失用等症状。

3. 麻痹性痴呆(general paresis)　神经梅毒晚期可出现痴呆的表现。两者的鉴别在于麻痹性痴呆病前有冶游史(但有时不易获得),潜伏期长(10～20年),起病急,病情进展快,未经治疗者从发作到死亡为数月至4～5年。体格检查可发现局灶性神经系统体征如阿罗瞳孔、偏瘫、手指震颤等,梅毒血清或脑脊液检查阳性。

4. 路易体痴呆(dementia with Lewy body,DLB)　路易体痴呆以进行性痴呆合并波动性认知障碍、反复发作的视幻觉和自发性锥体外系功能障碍三主征为临床表现,如患者在出现痴呆的同时,还存在下列症状:反复出现的跌倒发作、晕厥、短暂性意识丧失、对镇静药敏感性增加(其中锥体外系症状可因使用镇静药而加重)、系统化错觉、听或嗅幻觉、快速眼动期睡眠障碍,有助于与AD相鉴别。

（六）治疗

由于病因未明,故对AD的治疗只能是对症治疗。迄今为止,尚没有药物可以缓解或改善AD患者业已存在的认知障碍,更无法逆转病情发展。目前的药物治疗尽管只能起延缓病情发展的作用,但治疗越早,治疗的效果越明显。2010中国痴呆诊疗指南对AD的治疗原则为:①对明确诊断为轻-中度AD患者,可以选用胆碱酯酶抑制剂(多奈哌齐、卡巴拉汀、加兰他敏)。应用某一胆碱酯酶抑制剂治疗无效或因不良反应不能耐受时,可根据患者的病情以及严重程度,选择停药或换用其他胆碱酯酶抑制剂进行治疗,治疗期间严格观察患者可能出现的不良反应;②明确诊断为中-重度AD患者可以选用美金刚或美金刚与多奈哌齐、卡巴拉汀联合治疗。银杏叶制剂、鼠尾平提取物、尼麦角林、尼莫地平、奥拉西坦、吡拉西坦、维生素E等药物对AD的治疗价值尚待进一步验证。

（七）病程及预后

AD的病程为慢性进行性,总病程一般在2～12年之间,病情不可逆,总的预后不良。部分患者的病程进展较快。患者常因合并营养不良、肺部感染、压疮等并发症而衰竭死亡。

二、脑血管病所致精神障碍

脑血管病所致精神障碍是指由于脑血管病变(硬化、梗死、出血等)影响脑部血液的正常供应所引起的精神障碍,包括高血压伴发的精神障碍、脑动脉硬化伴发的精神障碍、卒中后精神障碍、血管性痴呆等。本节将重点介绍血管性痴呆。

血管性痴呆(vascular dementia,VD)是指由缺血性卒中、出血性卒中或缺血-缺氧性脑损伤引起的复合性疾病。VD是引起老年期痴呆的第二大病因,占痴呆综合征的8%～35%。多在50岁以后发病,男性多于女性。VD呈急性或亚急性起病,病情进行性加重,常因卒中发作而呈阶梯式恶化。发病后,患者存活6～8年,最终多死于急性心、脑血管病变或感染、压疮等并发症。

（一）临床表现

血管性痴呆的临床表现分为认知症状(即痴呆综合征)、非认知精神症状和神经系统躯体症状三大类症状。其中认知症状主要表现为皮制下局限性痴呆,尤其在疾病早期,患者的判断力、自知力良好,人格改变不明显。非认知精神症状可表现为思维迟缓、反应迟钝、错觉、感知觉综合障碍、幻觉、妄想、情感障碍和行为改变等。幻觉多为片段性、原始性的幻觉,妄想以关系妄想、被害妄想、被窃妄想、嫉妒妄想居多。情感障碍在疾病早期以抑郁、情感脆弱、焦虑、激越多见,晚期则以情感淡漠、欣快或强制性哭笑为主。神经系统症状主要为与病变部位相应的功能丧失,且多伴有锥体外系症状和体征,表现为肌强直、帕金森综合征、假性延髓性麻痹(假性球麻痹)等。

上述症状常因病变血管主要波及的部位(额叶、颞叶、枕叶、顶叶等)不同而不同。如病变影响额叶血供,疾病早期即出现重复言语或模仿言语、言语减少、情感淡漠或欣快、行为脱抑制、人格改变等症状。如病变影响顶叶血供,则可能较早出现括约肌症状(大小便失禁),且出现体觉丧失和失用症。如优势半球的顶叶受损,主要表现为手指失认、计算不能、书写不能、左右不分等。而非优势半球受损,则表现为视空间知觉障碍、穿衣失用症和地点定向障碍。若病变波及枕叶,则可能出现较多的幻视,且往往以原始性幻视为特征。若病变主要累及双侧颞叶,则出现视觉认识不能、不能识别亲人或镜中的自我、用口探索物体、强迫性咀嚼以及用手抚弄、触摸眼前物体和贪食等表现(被称为 Klüver-Bucy 综合征,KBS)。此外,颞叶受损还可引起人格改变以及各种形式的情感障碍如欣快、易激惹、淡漠、强制性哭笑等。

（二）诊断

VD 的诊断,主要根据以下几个方面进行:

1. 痴呆　即根据患者的临床表现以及神经心理测试的结果,证实患者确实存在痴呆。

2. 脑血管病　即神经系统检查发现有神经系统局灶性定位体征,脑部影像学检查(CT 或 MRI)有相关脑血管疾病的证据。

3. 以上两个疾病诊断具相关性,即至少要有下列 1 种或 1 种以上的表现:①痴呆发生在卒中后 3 个月;②有突发的认知功能恶化,或波动性、阶段性进展的认知功能缺损。

4. 排除其他原因引起的痴呆(包括 AD、PD、颅内感染等)。

（三）治疗

VD 的治疗原则为改善脑循环、预防脑梗死或脑出血、促进脑细胞代谢、保护大脑神经元和改善认知功能。其中改善认知的药物与 AD 类似。

三、脑外伤所致精神障碍

脑外伤是导致器质性精神障碍的因素之一,但并非所有的脑外伤患者均出现精神障碍,而且脑外伤后出现精神障碍的患者,也并非都存在用目前诊疗手段可发现的脑器质性病变。因此,有人认为,脑外伤后精神障碍的产生主要与两方面的因素有关:一为生物学因素,即外伤本身直接或间接地对大脑正常的组织结构、生理状态产生破坏作用;一为精神因素,即脑外伤所带来的诸多问题,譬如法律纠纷、伤残、失业、丧亲等对患者而言均是严重的精神刺激。

（一）病因及发病机制

脑外伤是否导致精神障碍与以下因素有关:

1. 伤前因素　包括病前人格特征、社会适应状况、遗传素质等。病前人格不健全、社会适应不良者,外伤后容易出现人格改变。病前有精神分裂症、情感障碍等精神障碍遗传家族史者,外伤后出现类似的精神障碍样表现的风险明显增高。既往有脑外伤史、年龄较大、*ApoEε4* 等位基因、酒依赖等都有可能成为脑外伤所致精神障碍的危险因素。

2. 外伤本身的因素　包括外伤的性质、部位、范围、严重程度、外伤后的间隔时间等。利器造成的贯通伤较少出现意识障碍,但容易导致外伤后癫痫;钝器造成的挫裂伤则多出现急性意识障碍以及记忆障碍。额叶受伤的患者多出现外伤后人格改变与行为障碍;颞叶外伤与外伤后的情感障碍、癫痫发作有关;额颞叶皮质的局部挫伤容易引起强迫症状,并出现罕见的强迫性迟缓和强迫性练习症状。轻度脑外伤所致精神障碍往往以神经症样症状多见;严重的脑外伤后多伴有人格改变和智能减退。伤后即刻和伤后 3~7 天是急性颅脑外伤发生精神障碍的高峰期。此后随着时间的推移,精神障碍的发生率逐渐降低,但也有脑外伤后几年甚至数十年才出现精神障碍者。

3. 外伤后的因素　包括患者对伤残的反应、伤残对患者家庭以及社会角色的影响、外伤后是否涉及赔偿以及其他法律纠纷、外伤后是否拥有健全的社会支持系统等。上述因素只是相对而言的,并无绝对的因果关系,即某一个因素必然导致某种结果。

（二）临床表现

根据出现精神障碍距离发生外伤的时间,脑外伤所致精神障碍可分为急性精神障碍和慢性精神障碍。

1. 脑外伤所致急性精神障碍

(1)意识障碍:意识障碍是脑外伤急性期最常见的临床表现,包括谵妄状态、昏睡、昏迷等。意识障碍的产生与脑外伤直接对与意识有关的大脑皮质、中脑和间脑上行网状激活系统的损伤以及继发的大范围脑血肿、脑水肿等因素有关。意识障碍的程度和持续时间均是反映脑外伤严重程度的有效指标。

（2）记忆障碍：包括顺行性遗忘（anterograde amnesia）、逆行性遗忘（retrograde amnesia）。

顺行性遗忘又称为外伤后遗忘（post-traumatic amnesia，PTA），为患者对脑外伤发生时以及其后一段时间的经历发生遗忘，遗忘的时间从脑外伤发生那一刻起到逐日记忆（day-to-day memory）恢复的那一刻止。PTA 是反映脑外伤程度的最有价值的指标。大部分 PTA 小于 1 周的患者，很少会遗留残疾，而 PTA 大于 1 个月的患者多数遗留永久性的、明显的残疾。

如果随着意识逐渐变清晰而记忆障碍尚未恢复，患者很可能因为外伤后遗忘而出现定向障碍，患者不知道自己身处何时、何地，不知道身边的人是谁，不知道之前究竟发生了什么事，并因此感到困惑、恐惧、抑郁，同时常伴有胡思乱想、自语和持续动作。部分患者可能以虚构来弥补其丧失的记忆，有的患者则试图以妄想的方式来解释其残存的记忆（称为妄想性记忆）。还有的患者表现为妄想性错认，错认的对象可以是人，也可以是物品或地点。患者错误地认为某个人、某一物品或某一地点并不是其本身，而是其复制品或替代品，并坚信不疑。妄想性错认多见于右侧颞叶损伤的患者。

2. 脑外伤所致慢性精神障碍

（1）脑震荡综合征：多发生在轻度颅脑损伤后，临床表现涉及躯体、认知、情感等几方面。

常见的躯体症状包括头痛、头晕、疲劳、耳鸣、对噪声和光线敏感等，但这些躯体症状多找不到相应的器质性病变的依据；认知症状包括记忆困难、注意力不能集中等；情感症状包括易激惹、抑郁、焦虑等。现一般认为，脑震荡后综合征在脑外伤后数月或 2 年内可以恢复。但如果患者病前有明显的神经症素质、病前社会适应不良、病后缺乏社会支持、涉及赔偿等法律纠纷，常可使病情迁延而呈慢性化。

（2）脑外伤后人格改变：可以分为两类，一类以"淡漠"为突出表现，患者变得冷淡，对周围的事物漠不关心，缺乏社会性情感和动机，被动、退缩，生活懒散；另一类则以"兴奋"为突出表现，患者兴奋、冲动、缺乏自制力，对挫折承受能力差，自我中心，要求得不到满足就暴怒，且常伴有攻击或反社会行为，此类行为往往带有愚蠢、幼稚的特点。此外，脑外伤有可能使得患者外伤前的病态人格更为明显。

（3）外伤性痴呆：多见于重度颅脑损伤后。其突出表现为智能减退和记忆力丧失，病情往往不可逆转。优势半球损伤后，智能的改变更为明显。

（4）外伤性癫痫：多与贯通性外伤、异物残留、瘢痕形成、局部感染、颞叶损害等因素有关。癫痫出现的时间从伤后数分钟到数十年不等。在外伤性癫痫患者中，大约 50% 在伤后 1 年内、80% 在 2 年内开始有癫痫发作，只有 7% 在外伤 10 年后才开始出现癫痫发作。

（5）外伤后精神病样表现：包括脑外伤后精神分裂症样表现、脑外伤后情感障碍样表现与外伤性偏执状态等。症状类型多与大脑损伤的部位有关，精神分裂症样表现、偏执状态多与额叶损伤有关，而情感障碍样表现则多与颞叶损伤有关。脑外伤后精神病样临床表现形式与相应的功能性精神障碍极为相似，鉴别诊断主要根据脑外伤史，精神症状常有愚蠢、幼稚的特点，存在智能减退、人格改变的证据等进行。

（三）诊断与治疗

脑外伤所致精神障碍的诊断，首先要明确患者有无颅脑外伤的病史，其次要判断颅脑外伤与精神症状之间是否存在因果关系。对颅脑外伤病史的询问，要重点了解受伤的时间（精神症状发生之前还是之后），受伤的部位，外伤的性质和程度，受伤后有无意识障碍，意识障碍的程度以及持续多久，有无顺行或逆行性遗忘，有无伴发恶心、呕吐、剧烈头痛、视物模糊等颅内高压症状，外伤后的治疗情况等。详细的体格检查、神经系统检查、精神检查以及颅脑 CT、MRI 和脑电图检查有助于进一步了解和验证颅脑外伤的事实。对于发生比较久远的颅脑外伤史，查阅外伤后的首次就诊记录有助于减少病史的回忆偏倚。对颅脑外伤与精神症状因果关系的判断，一方面要基于精神症状与颅脑外伤之间存在时间上的先后关系，另一方面基于对患者精神症状的病理学分析——病史以及精神检查中存在明确急、慢性脑综合征的依据，最后就是患者的精神症状能用患者大脑的病理、生理学改变解释。

脑外伤所致精神障碍的治疗，一方面是脑外伤本身的治疗；另一方面是精神症状的对症治疗。后者可根据患者精神症状群的类型、性质、程度而选用相应的抗精神病、抗抑郁或抗焦虑药等，但由于脑外伤所致精神障碍患者往往对精神药物比较敏感，故应从小剂量开始、缓慢滴定，并严密监测药物可能出现的不良反应。对于存在智能障碍者，可予以系统的智能康复训练。对存在人格改变者，可根据条件予以适当的行为治疗。

四、癫痫所致精神障碍

癫痫是一种具有产生多次癫痫发作的持久性倾向和具有神经生物、认知、心理及社会多种后果为特征的脑部疾病。癫痫不仅可以导致各种形式的躯体功能障碍，还可以引起各种以意识、感知觉、认知、情感、意志、行为等方面异常为特征的精神障碍。癫痫所致精神障碍(mental disorder due to epilepsy)是指以癫痫为直接病因而引起的精神障碍。

（一）临床表现

癫痫所致精神障碍根据精神障碍与癫痫发作在发生时间上的关系可分为以下四大类：

1. 发作前精神障碍　发作前精神障碍为癫痫发作的前驱症状(prodromata)，出现在癫痫发作前数小时或数天内，主要表现为紧张、焦虑、抑郁、易激惹、淡漠等情感症状以及食欲减退、面色苍白、潮红、心慌、胸闷、多汗等自主神经功能紊乱的症状。前驱症状须与癫痫先兆(aura)鉴别，先兆指出现在从癫痫发作开始到出现意识障碍之前这一段时间内的精神症状，严格而言它已是癫痫发作的开始。先兆持续的时间很短，通常只有数秒，很少超过1分钟。先兆因发作的部位不同而表现各异，因此对确定癫痫源的起始部位具有诊断价值。

2. 发作时精神障碍　根据发作时有无意识障碍可将发作时精神障碍分为精神性发作(psychic seizure)和精神运动性发作(pyschomotor seizure)。

（1）精神性发作：是一种简单部分性发作，它既可以以先兆的形式出现，也可以作为主要的临床症状而独立出现。精神性发作通常以某一单一的精神病理现象（感知觉障碍、感知综合障碍、思维障碍、记忆障碍、情感障碍等）发作性出现为临床表现，多不伴有动作、行为方面的异常。患者在发作时意识清晰，发作后对整个发作过程能回忆。感知觉障碍主要表现为各种形式（听觉、视觉等）的原始性幻觉。感知综合障碍以人格解体和非真实感最为常见，但视物变形症、视物显多症也可见到。思维障碍主要以各种类型的思维形式障碍为主，包括强制性思维、思维中断、思维奔逸、思维停滞等。记忆障碍表现为对记忆感觉的扭曲，包括似曾相识症和旧事如新症。似曾相识症是指患者对以前从未接触过的事物、环境感到很熟悉，似乎曾经接触过一样；而旧事如新症是指患者对原本熟悉的事物突然感到很陌生，好像从来没接触过一样。情感障碍表现为在无明显诱因的情况下患者突然出现原始性的情绪发作，如突然无故出现恐怖、悲伤、喜悦、愤怒等。

（2）精神运动性发作：曾称颞叶癫痫，但实际上两者并不能完全等同。有资料显示，有13.2%～20%的精神运动性发作患者的病灶并不在颞叶，而有13.1%～20%的颞叶癫痫患者却从未出现过精神运动性发作。精神运动性发作是一种复杂部分性发作，患者发作性出现各种复杂的精神病理性体验，发作期间可伴有意识障碍以及动作、行为的异常，发作后对整个发作过程完全或部分遗忘。根据发作时意识障碍的类型、程度、持续时间等不同可将精神运动性发作分为自动症、神游症、朦胧状态。

1）自动症(automatism)：是指患者在意识障碍的情况下，出现无意识的重复、刻板、无目的、无意义的动作和行为，发作时患者意识清晰度明显下降，意识范围狭窄，只能对很小范围内的事物感知并做出应答，但往往感觉迟钝、应答缓慢并常出错，对该范围以外的事情则浑然不觉。患者此时所表现出的动作、行为往往为一些原始、刻板的动作如咀嚼、噘嘴、吞咽、舔舌等，也可以表现出一些稍为复杂的行为如铺床、叠被、关灯、开门、穿鞋、脱衣等，但往往显得重复、刻板、漫无目的、缺乏效率，与周围环境互不协调。自动症一般持续 1~5 分钟,事后不能回忆。

2)神游症(fugue):比自动症相对少见,其表现与自动症有些类似。患者在发作时也可出现意识清晰度下降和意识范围狭窄,但与自动症比较,患者意识清晰度仅轻微下降,意识范围较大,对周围环境有一定的感知能力,且能根据外界刺激做出较为迅速、准确的反应。患者在发作时不但可从事比较复杂的活动如购物、乘车、做饭等,而且行为与周围环境相协调,因此从外表看不出其存在异常。神游症发作持续时间较长,可持续数小时到数日甚至数周。事后不能回忆或回忆困难。

3)朦胧状态(twilight state):指患者意识活动范围缩小,而意识水平仅轻度降低,患者对一定范围内的某些刺激尚能感知和认识,并做出相应的反应,但对此范围以外的其他事物则难以感知。与自动症、神游症比较,朦胧状态无论是意识范围、意识清晰度还是发作时行为的复杂程度、发作持续时间均介于两者之间,多数突然发作。发作期间,患者可伴有片段的幻觉、妄想,并有突然冲动、出走行为。除此之外,患者的行为与周围环境基本保持协调。发作持续数分钟到数天不等,常以突然清醒而终止,发作后对整个发作过程保留依稀梦样的回忆或完全遗忘。

3. 发作后精神障碍 癫痫发作尤其是全身强直-阵挛性发作后,患者可出现自动症、朦胧状态以及单纯短暂、片段的妄想、幻觉等精神症状,一般持续数分钟到数小时不等。

4. 发作间期精神障碍 癫痫发作间期精神障碍是指癫痫反复多次发作之后,在两次发作之间出现的一组无意识障碍,以精神分裂症样症状、情感障碍样症状、神经症样症状以及智能减退、人格改变等为主要临床表现的慢性精神病状态。其中以人格改变最为常见。病情往往具有迁延性,可持续数月至数十年之久。

(二)诊断和治疗

1. 诊断 癫痫所致精神障碍主要根据典型的癫痫发作病史、异常的脑电图结果来诊断,在此基础上进一步根据病史特点、详细的体格检查以及针对性的辅助检查如头颅影像学检查等区分原发性癫痫和继发性癫痫。

2. 治疗 癫痫所致精神障碍的治疗原则是:

(1)根据癫痫发作的类型选择合适的抗癫痫药,以控制和预防癫痫发作。

(2)根据患者精神症状的特点选择相应的精神药物。

(3)避免一切会降低癫痫阈值、与抗癫痫药相互作用大的药物。氯氮平、氯丙嗪、三环类抗抑郁药等抗胆碱能作用强、容易降低癫痫阈值而诱发癫痫发作,故要尽量避免使用。氯氮平和卡马西平合用会使各自的血液毒性产生叠加效应,故也要尽量避免两者搭配使用。

(4)精神药物的使用应从小剂量开始,目标剂量不宜过大,能控制症状、预防复发即可。

五、颅内感染所致精神障碍

颅内感染所致精神障碍是一组因各种病原体如病毒、细菌、结核分枝杆菌、梅毒螺旋体等侵犯大脑而引起的脑器质性精神障碍。颅内感染所致精神障碍不是一种单一的疾病,而是一组疾病的总称。这里仅介绍目前临床上最为常见的两类颅内感染所致精神障碍:病毒性脑炎所致精神障碍和神经梅毒。

病毒性脑炎所致精神障碍

病毒性脑炎所致精神障碍是一组因病毒直接侵入大脑,引起脑组织的炎性改变,以各类精神症状为主要表现的中枢神经系统感染性疾病。常见的感染病毒有两大类,即肠道病毒和疱疹病毒,后者又以单纯疱疹病毒(herpes simplex virus, HSV)最为常见。病毒性脑炎所致精神障碍可发生于任何年龄,但以青壮年为主,发病季节以冬季居多,秋季次之。本病常急性或亚急性起病,前驱期可有发热、头痛、鼻塞、流涕、乏力等上呼吸道感染症状以及轻度行为异常,症状持续一天到一周不等。之后逐渐出现神经精神症状,病情严重程度变异大,轻者仅表现为各类精神症状,包括轻微意识障碍、认知障碍、注意障碍、幻觉、妄想、精神运动性兴奋或抑制、表情欣快等。重者可出现剧烈头痛、恶心、呕吐、视物模糊等颅内高压症状以及抽搐、延髓麻痹、面瘫、共济失调、眼肌麻痹、眼球震颤等中枢神经系统弥漫性或局灶性受损的生理症状或体征。精神症状可作为首发症状而出现,也可作为主要的临床表现而独立存在。精神症状缺乏特异性,不同病原体引起的颅内感染可以引起相同的精神症状,而相同的精神症状可见于不同的病原体引起的颅内感染。精神症状可因病原体主要侵犯的大脑部位不同而有所不同,如肠道病毒往往局限于脑膜细胞,故头痛、恶心、呕吐、脑膜刺激征等颅内高压症状比较常见,而意识障碍却少见;HSV局限于颞叶中下部,故记忆障碍、幻听、妄想、精神运动性兴奋或抑制等精神症状不但出现早,而且内容比较丰富、程度也比较重。

病毒性脑炎所致精神障碍目前常用的辅助检查手段有:脑脊液检查、病毒特异性抗体检测、脑电图和头颅MR。病毒性脑炎典型的脑脊液改变为:压力升高、蛋白升高、白细胞计数增多。但脑脊液改变与病情轻重无关,约70%的病毒性脑炎患者脑脊液表现正常或轻度异常,即使是严重的感染患者,仍有3%~5%脑脊液完全正常。病毒性特异性抗体检测包括IgM和IgG抗体,其中IgM抗体属早期反应抗体,在机体接触病毒后3~5天即可产生,起病后1~5天即可用ELISA法检测出,为早期病毒学诊断的理想方法之一。IgG抗体于起病后2~4周才逐渐出现,故对早期诊断意义不大。根据现有的报道,病毒性脑炎血清和脑脊液病毒特异性抗体检测的阳性率为41.1%~60%。由于IgM难以透过血-脑屏障,故脑脊液中病毒特异性IgM的阳性率更低。因此,建议同时检测血清与脑脊液的病毒特异性抗体。病毒性脑炎的脑电图改变表现为局灶性或弥漫性的慢波增多,慢波可以为短程阵发性的,也可以表现为长程持续,部分患者可出现尖波、棘波。病毒性脑炎的脑电图改变虽无特异性,但敏感度高,有报道称中-重度异常脑电图的发生率可高达66%。部分患者在疾病早期即可出现局灶性或广泛性异常,在慢波基础上出现局灶性、周期性棘慢综合波时对诊断意义较大。脑电图的表现与病情严重程度和预后的关系:脑电频率越慢,并出现阵发性慢波或棘慢波,提示患者病情越重。脑电图的异常改变好转说明病情好转,慢波持续存在且波幅低下者,其预后大多不良。病毒性脑炎的影像学检查阳性率不高。在疾病的急性期,头颅MRI可表现为T1低信号、T2高信号,部分则显示脑水肿征象,但也可无阳性发现。在疾病的晚期,头颅影像学的变化主要为弥漫性的脑白质变性,功能影像学则显示大脑弥漫性或多灶性低灌注、低代谢。但也有部分患者自始至终都没有头颅影像学的异常。

病毒性脑炎所致精神障碍的诊断,主要依据:①存在明确的前驱期上呼吸道感染的证据;②病史以及精神检查显示有急性脑综合征的临床特点;③脑脊液检查示颅内压升高、蛋白升高、白细胞计数增多,且无其他病原学包括细菌、结核、梅毒螺旋体等感染的证据;④血清或脑脊液病毒特异性抗体IgM阳性;⑤脑电图显示慢波局灶性或弥漫性增多;⑥头颅MR示T1低信号、T2高信号,且排除颅内占位性病变。但值得注意的是,部分以精神症状为主要表现的病毒性脑炎患者,可始终无躯体症状与体征,血液、脑脊液、脑电图、头颅影像学的检查也无阳性发现。此时,诊断只能根据患者发病诱因(有前驱期感染)、起病形式(急性或亚急性起病)、症状特点(呈急性脑综合征的临床特点),并在排除其他疾病引起的精神障碍的基础之上推断性地做出。

病毒性脑炎所致精神障碍的治疗是在对原发病治疗的基础上,根据患者的症状特点选择合适的抗精神病药进行对症处理,其精神症状的治疗原则与对应的功能性精神障碍相似,但可能治疗所需的剂量更大、维持治疗的时间更长。在疾病的急性期,对有出血坏死性或脱髓鞘病变应及早使用激素以抑制炎症反应对脑细胞的损害,对有颅内高压症状者还需给予脱水、利尿等降颅内压治疗。对有高热者,需积极进行物理或化学降温。在疾病的晚期,可使用神经营养因子、益智药或高压氧等治疗,以促进神经元的修复,重建和改善大脑功能。

六、神经梅毒

神经梅毒是指苍白密螺旋体直接侵犯中枢神经系统而引起的慢性感染性疾病。近20多年来,随着性观念的改变等,梅毒在我国的患病率有逐年增高的趋势,2005年,我国梅毒的患病率已到达了5.7/10万人,神经梅毒的患者也不断增多,而且发病年龄也呈越来越年轻的趋势,多发病于中壮年。

根据病变部位以及病理改变不同,神经梅毒可分为无症状性梅毒、脑膜梅毒、脑血管梅毒、实质性神经梅毒(包括麻痹性痴呆、脊髓结核、视神经萎缩)、神经系统树胶肿等。

神经梅毒精神症状缺乏特异性,且复杂多变,其性质与病理改变有关,并各具特点:脑膜梅毒表现为急性脑膜炎的临床特点,其中早期梅毒性脑膜炎以颅底病变为主,故颅内高压症状明显,且常伴有第Ⅲ、Ⅵ、Ⅶ、Ⅷ对脑神经的损害;晚期梅毒性脑膜炎以脑凸面病变为主,故以脑实质局灶性受损的表现为突出症状。脑血管性梅毒以脑血管闭塞为病变基础,早期可表现为神经衰弱综合征,之后出现与梗死部位相对应的神经精神症状。麻痹性痴呆的病理改变特点为大脑弥漫性萎缩,临床表现为进行性的智能减退、性格改变,而且进展速度快,在此基础上,常出现内容荒谬离奇的夸大妄想。

神经梅毒的诊断主要依赖病史资料、体格检查以及梅毒血清学检查。如果患者具有以下临床特征,则需进一步询问治游史(有时不易获得),进行血和脑脊液快速血浆反应素试验(rapid plasma regain,RPR)和梅毒螺旋体明胶凝集试验(treponema pallidum- partial agglutination,TPPA)等检测,以进一步明确诊断:①年轻人出现突发性、可逆性神经性耳聋;②年轻人出现脑血管意外;③中年人出现原因不明的智能减退、人格改变,而且进展速度快;④在智能减退的基础上出现内容荒谬离奇的夸大妄想;⑤体检发现阿罗瞳孔;⑥中年人头颅影像学检查发现有与年龄不相称的大脑弥漫性萎缩。

神经梅毒的治疗主要是驱梅治疗,首选的治疗方案为水剂青霉素:1800万~2400万U/d 静脉滴注,分次给药,300万~400万U,每4小时1次,用药10~14天后,再用苄星青霉素240万U 肌内注射,1次/周,共3周。青霉素过敏者,可用多西环素、米诺环素、红霉素等代替。为了避免出现吉海反应,驱梅治疗前1天口服泼尼松10mg,2次/天,连续3天。精神症状的治疗原则同其他脑器质性精神障碍。

七、颅内肿瘤所致精神障碍

颅内肿瘤是神经外科常见的疾病。随着现代诊疗技术的发展,颅内肿瘤的诊疗目前往往更强调早期诊断、早期治疗。在疾病的早期,颅内肿瘤常常缺乏神经系统的定位体征而以精神症状为主要临床表现。因此,仔细、准确地识别这些精神症状,对早期诊断、早期治疗颅内肿瘤具有重要的临床意义。

(一)临床表现

与其他脑器质性精神障碍一样,颅内肿瘤引起的精神症状主要分为认知症状和非认知精神症状两类。

1. 认知症状 认知症状对鉴别功能性和器质性精神障碍具有临床意义。但与其他脑器质性精神障碍不同,颅内肿瘤引起的精神症状由于病变发展慢,病变范围相对比较局限(因局部病变影响脑脊液循环而引起脑积水、颅内高压者除外),患者的认知症状主要表现为局限性的认知功能缺损。在疾病早期,患者很少出现与颅内感染、脑外伤等脑器质性疾病类似的典型急性脑综合征和慢性脑综合征的表现。这种局限性的认知功能缺损往往与肿瘤的部位有关,但非绝对。注意力不集中、记忆减退、思维迟缓、计算力下降等往往最为常见,且最缺乏特异性和定位意义。但也有一些综合征对肿瘤的定位具有一定参考价值。

(1)额叶综合征:表现为言语刻板、重复言语、模仿言语、淡漠或欣快、行为脱抑制、仪式动作等。如患者早期即出现上述综合征,则常常提示额叶病变。

(2)Bianchi 综合征:表现为失语、失用、失读等症状,常提示左侧顶叶病变。

(3)Gerstmann 综合征:临床表现为手指认识不能、计算不能、书写不能、左右定向力障碍4个症状,常提示左侧角回病变。

(4)遗忘综合征:即由近事遗忘、定向障碍、虚构组成的综合征,常提示间脑病变。

2. 非认知精神症状 非认知精神症状可以以综合征的形式出现,如神经衰弱样综合征、精神分裂症样综合征、情感障碍样综合征、神经性厌食样综合征等。在这些综合征中,神经衰弱样综合征可最早出现,但又最缺乏特异性。精神分裂症样综合征常提示颞叶病变,情感障碍样综合征多与边缘系统受损有关,神经性厌食样综合征提示下丘脑病变。非认知精神症状也可以以单一症状的形式出现,其中以幻觉最常见。颅内肿瘤引起的幻觉以原始性幻觉居多,但也有比较复杂的幻觉,但幻觉的内容往往比较单调、片段而且持续时间短暂。不同形式的原始性幻觉提示不同部位的肿瘤,如原始性幻视提示枕叶肿瘤,原始性幻嗅、幻听、幻味提示颞叶肿瘤,幻触和运动性幻觉则提示顶叶肿瘤的可能。

值得注意的是,影响颅内肿瘤的临床症状的因素是多方面的,肿瘤的性质、部位、大小、生长速度以及患者的年龄等因素均可能影响颅内肿瘤的临床症状和表现,因此在分析每一个症状或综合征所代表的意义时要具体问题具体分析,切忌生搬硬套。

(二) 诊断和治疗

颅内肿瘤所致精神障碍的诊断,关键在于根据临床表现所提供的证据,尽早进行头颅影像学的检查。

颅内肿瘤所致精神障碍的治疗最主要是根据肿瘤的部位、性质、分期等选择合适的治疗方式如手术、放疗、化疗等。如果在上述治疗后精神症状依然存在或影响原发疾病的治疗,则应选择合适的精神药物进行对症处理。

第三节　躯体疾病所致精神障碍

一、概　　述

躯体疾病所致精神障碍(mental disorder due to physical disease)是由于除脑以外的躯体疾病直接导致脑功能紊乱而产生的一类精神障碍。躯体疾病所致精神障碍的患者,脑部没有器质性病变,但由于躯体疾病导致机体内环境的破坏(表现为内分泌紊乱、水电解质紊乱、缺氧、能量不足、毒性代谢产物堆积、病原体毒素作用等),直接影响到大脑功能,继而引起一系列精神症状。

躯体疾病继发性引起脑部器质性病变而导致的精神障碍(如肝癌晚期脑转移引起的精神障碍)与躯体疾病主要通过社会心理机制而引起的精神障碍(如艾滋病患者在疾病早期的抑郁反应)均不属于躯体疾病所致精神障碍的范畴,因为它们不是通过内环境作为中介对大脑功能产生影响的。

(一) 与脑器质性精神障碍区别

躯体疾病所致精神障碍与脑器质性精神障碍均属于器质性精神障碍,但两者在精神症状的表现形式上并无特异性,即不同的躯体或脑部疾病可出现相同的精神症状,而相同的精神症状可见于不同的躯体或脑部疾病。两者的精神症状都表现为以认知或意识障碍为主的综合征和与功能性精神障碍相类似的综合征,但两者也有差异。区别在于:

1. 躯体疾病所致精神障碍的精神症状多在躯体疾病的高峰期出现,随着躯体疾病的好转而好转,除非合并脑器质性病变,很少出现慢性脑综合征的表现。而脑器质性精神障碍的精神症状可出现在脑部原发疾病的任何阶段,原发脑部疾病控制后仍可能遗留有精神症状或精神症状反复发作。

2. 躯体疾病所致精神障碍的精神症状不像有些脑器质性精神障碍的精神症状那样,具有一定的定位诊断价值。

3. 部分脑器质性精神障碍的精神症状与功能性精神障碍的精神症状在精神病理学上几乎没有任何差别,而躯体疾病所致精神障碍的精神症状往往不典型,达不到功能性精神障碍的诊断标准。

(二) 主要诊断依据

1. 有躯体疾病的依据,即病史、体格检查以及实验室检查发现存在躯体疾病的证据。

2. 已有文献报道该躯体疾病可引起精神障碍。

3. 有证据表明躯体疾病与精神障碍之间存在因果关系:①精神障碍发生在躯体疾病之后;②精神障碍随躯体疾病的病情变化而变化,即躯体疾病病情加重,精神障碍随之恶化,躯体疾病好转,精神障碍也随之好转;③精神障碍与躯体疾病之间存在某种病理生理学上的联系。

4. 精神症状不典型,不足以诊断为功能性精神障碍。

（三）治疗原则

1. 积极治疗原发躯体疾病。

2. 精神症状的对症处理　躯体疾病所致精神障碍的治疗重点在于对原发躯体疾病的治疗。对精神症状严重者可短期、适当、适量地给予抗精神病药对症处理。如果精神症状程度比较轻,一般尽量不要使用抗精神病药,以免影响病情观察以及增加药物不良反应的风险。只有当精神症状比较严重以致影响到躯体疾病的治疗或精神症状会给患者自身以及周围的人带来危险时,才可在密切观察下小心使用抗精神病药。

精神药物使用时,须从小剂量开始,而且在选药、用药过程中须考虑年龄、躯体状况、药物间的相互作用等因素的影响。用药过程中要随时根据患者的病情变化及时调整药物剂量,当躯体疾病好转、精神症状控制后,抗精神病药要逐渐减量直至停用。

二、躯体感染所致精神障碍

躯体感染所致精神障碍是指细菌、病毒、衣原体、立克次体、螺旋体以及其他微生物入侵人体导致全身性感染,继而引起的精神障碍。躯体感染所致精神障碍的病理生理机制尚未十分明确,可能与病原体的毒素作用、高热、水电解质紊乱、酸碱不平衡、能量消耗过度以及因毒素作用或炎症反应致脑血管壁通透性增加而引起脑组织暂时水肿、出血或缺血有关。

躯体感染所致精神障碍起病往往比较急,急性期的精神症状以意识障碍、幻觉最为常见,末期或恢复期则以神经衰弱综合征、记忆力减退多见,智能减退和人格改变则少见。意识障碍的程度多与躯体感染的严重程度一致,多在疾病的高峰期出现,起伏变化明显,且常具有昼轻夜重的变化节律。

（一）流行性感冒所致精神障碍

流行性感冒是流感病毒引起的全身性感染。精神症状在疾病初期主要表现为白天嗜睡、夜间失眠、感知觉障碍或感知综合障碍、惊恐样发作、抑郁体验。在疾病的高峰期,尤其在高热期,可出现程度较轻的意识障碍,如嗜睡状态和意识模糊。部分患者在意识模糊的同时,可伴随出现一种特殊形式的幻觉——潮湿性幻觉,表现为患者感到仿佛有水或其他液体灌入身体,或感到似有空针往体内注水以致感到身体在肿胀等,因此感到焦虑、恐惧。这种幻觉多持续时间不长,从数小时到数日不等。在疾病的末期或恢复期,精神症状主要以衰弱状态或抑郁状态最为常见。

（二）肺炎所致精神障碍

最常见的精神症状为意识障碍,尤以谵妄最为常见。多在高热、缺氧状况明显的情况下出现,年老或年幼、体质虚弱等为精神症状的诱发或加重因素。但如果患者在疾病早期就接受了抗生素治疗,则意识障碍可相对较轻,以意识模糊多见。

（三）HIV 感染伴发精神障碍

HIV 感染患者精神障碍的出现与多种因素有关,而且在疾病的不同时期有不同的临床表现。在初步确诊 HIV 感染后,患者可表现为急性应激反应的一系列症状,包括睡眠障碍以及抑郁、焦虑、恐惧等情绪反应。此时社会心理因素对精神症状的发生具有至关重要的作用。艾滋病期,由于继发感染、肿瘤等因素,患者的精神症状主要表现为各种不同程度的意识障碍,少数患者可出现 HIV 感染相关的偏执状态。在终末期,HIV 直接侵犯中枢神经系统,导致 HIV 脑病,出现 HIV 伴随的痴呆（HIV associated dementia,HAD）。HAD 早期表现为皮质下局限性痴呆,晚期则发展为全面性痴呆。实际上,HIV 感染的早期和终末期出现的精神症状,并不属于躯体疾病所致精神障碍的范畴。但为了谨慎起见,统称为 HIV 感染伴发精神障碍。

三、内分泌疾病所致精神障碍

内分泌疾病所致精神障碍是指由内分泌腺体功能亢进或减退而引起的精神障碍。内分泌疾病所致精神障碍的病理生理机制包括:①内分泌障碍时,增多或减少的激素直接作用于大脑而影响到大脑功能,继而出现各种精神症状,如库欣综合征时,增多的皮质醇可直接作用于大脑相应的皮质醇受体,引起大脑功能的相应改变,继而出现抑郁、易激惹、焦虑等精神症状;②内分泌障碍继发性引起机体水、电解质以及能量的代谢障碍,可直接影响到大脑细胞的正常功能,从而导致精神症状的出现;③长期的内分泌障碍,可影响到大脑的正常发育或给大脑带来弥漫性的器质性损害,从而导致精神症状的产生,如发生于童年期的甲状腺以及甲状旁腺功能减退,均可对大脑的正常发育产生明显的不良影响。

（一）甲状腺功能异常所致精神障碍

1. 甲状腺功能亢进（甲亢）所致精神障碍 甲亢是指各种原因导致血液循环内甲状腺激素水平增高的一组内分泌疾病,女性多见,20~40岁为好发年龄,起病缓慢。在疾病早期,患者常出现神经衰弱综合征的症状,表现为失眠、烦躁、易激动、注意力不集中、虚弱感、工作效率下降等。在整个病程中,则往往以情绪障碍最为突出,主要表现为紧张、敏感和情绪不稳(称为甲亢所致精神障碍的三主征)。少数老年患者,以表情淡漠、迟钝、嗜睡、乏力、厌食等为主要表现(称为"淡漠型甲亢")。临床上,幻觉、妄想等精神病性症状只偶可见到。病情危重者在出现"甲状腺危象"时,可出现意识障碍,以谵妄或错乱状态多见。病情严重且病程长的甲亢患者,可出现记忆减退和智能障碍等。

甲亢所致精神障碍的治疗,首先必须通过药物、手术等方式使血液循环内的甲状腺激素水平恢复正常,同时避免诱发意识障碍的各种因素如受寒、感染、精神刺激等。在有效处理原发病的基础上,再针对精神症状进行对症处理。根据患者的躯体状态和精神症状的特点、类型分别给予适量的抗抑郁、抗焦虑以及抗精神病药治疗。对甲亢危象的患者,视病情酌情给予哌替啶、氯丙嗪和异丙嗪等药物治疗。

2. 甲状腺功能减退（甲减）所致精神障碍 甲减按起病年龄可分为起病于胎儿期或新生儿期的呆小病、起病于性发育前儿童的幼年型甲减和起病于成年期的成年型甲减。甲减所致精神障碍以精神活动的反应性、兴奋性和警觉性降低为特征。不同类型的甲减,精神症状可略有不同。呆小病和幼年型甲减的精神症状,以智力发育迟滞为特征,常伴有意志减退、情感迟钝或淡漠等。成年型甲减也可出现认知障碍,表现为领悟能力下降、注意力不集中、记忆减退、反应迟缓等,但程度较轻。老年患者,因认知障碍相对较为严重,容易被误诊为老年痴呆、老年抑郁症。急性起病、病情严重者,可出现幻觉、妄想等精神病性症状。幻觉以幻视多见,妄想多继发于幻觉,以被害妄想多见。冬季发病者,可出现意识障碍,轻者表现为嗜睡,重者可出现昏迷。昏迷一旦出现,死亡率可高达50%。

甲减所致精神障碍的治疗,以甲状腺素的替代治疗为基础。抗精神病药、麻醉药、镇静催眠药的使用必须谨慎,因此类药物易诱发昏迷。因此,对精神症状不严重者,一般不宜使用此类药物。如精神症状比较严重而必须用药者,可根据精神症状的特点,短程、低剂量地使用副作用比较少、安全系数高的抗精神病或抗抑郁、抗焦虑药。氯丙嗪可导致低体温性昏迷,应禁用。

（二）甲状旁腺功能异常所致精神障碍

1. 甲状旁腺功能亢进所致精神障碍 甲状旁腺功能亢进是指原发或继发性的原因导致甲状旁腺分泌过多的甲状旁腺素,继而影响机体的钙盐代谢,使血钙水平明显升高。患者的精神症状与血钙水平有关,血钙浓度越高,精神症状越严重。精神症状以神经衰弱综合征、情绪障碍多见。急性发病者,在甲状旁腺危象时可出现谵妄、昏迷等意识障碍。儿童期发病者,可出现谵妄-健忘综合征。甲状旁腺功能亢进所致精神障碍的治疗以手术治疗为主,必要时可配合透析等手段尽快将血钙降至正常水平,精神症状一般在血钙降低后迅速改善而不需特殊处理。

2. 甲状旁腺功能减退所致精神障碍 甲状旁腺功能减退多因甲状腺手术时将甲状旁腺误切而引起,极少数原因不明。精神症状比较常见,与低血钙有关,常表现为情绪不稳、多变、易激惹、易怒、抑郁、焦虑、轻躁狂等情绪障碍,部分患者可出现幻觉、妄想等精神病性症状。血钙水平很低且持续时间长者,可出现意识障碍。儿童期患病且治疗不及时者,可导致精神发育迟滞。由于目前尚未有甲状旁腺激素的替代治疗,故甲状旁腺功能减退的治疗主要以补钙治疗为主,使血钙维持在正常水平。在口服补钙过程中,要注意同时补充维生素 D,以促进钙的吸收。通过异体甲状旁腺移植术,可达到根治目的。

（三）肾上腺功能异常所致精神障碍

1. 皮质醇增多症所致精神障碍　皮质醇增多症又名库欣综合征(Cushing syndrome),是指各种原因导致体内糖皮质激素分泌过多而引起的一组内分泌疾病。库欣综合征伴发精神障碍的概率可高达60% ~80%,其中以情绪抑郁最为常见,其次为精神分裂症样症状,少数患者可出现嗜睡,慢性患者可出现人格改变、智力减退。皮质醇增多症所致精神障碍的治疗主要根据病因选择放疗、手术或化疗,摧毁或切除功能亢进的腺体。精神症状一般可随着原发病的好转而好转,但对症状比较严重者,可酌情使用抗抑郁、抗精神病药对症处理。

2. 肾上腺皮质功能减退所致精神障碍　肾上腺皮质功能减退又名艾迪生病(Addison disease),是指各种原因引起肾上腺皮质激素分泌不足而导致的一组内分泌疾病。有过半的患者出现各种形式的精神障碍,可表现为意欲减退、情绪不稳、激越、烦躁、抑郁、伤感、哭泣、睡眠障碍等。部分患者周期性出现幻觉、妄想等精神病性症状,称为艾迪生精神病。肾上腺危象时,可出现谵妄、昏迷等意识障碍。肾上腺皮质功能减退所致精神障碍的治疗主要是使用肾上腺皮质激素替代治疗,对严重抑郁、焦虑者,可酌情使用抗抑郁、抗焦虑药对症处理。抗精神病药慎用,因其容易诱发低血压性休克。

四、结缔组织疾病伴发的精神障碍

结缔组织疾病,又称风湿性疾病,是指一组无论任何病因引起,凡影响到骨、关节及其周围结缔组织的所有疾病的总称。其中常易伴发神经精神障碍的有系统性红斑狼疮、多发性肌炎、系统性硬化病等。

（一）系统性红斑狼疮伴发的精神障碍

系统性红斑狼疮(systemic lupus erythematosus,SLE)是一种累及全身多系统、多器官的自身免疫病,以血清出现多种自身抗体、伴有明显的免疫紊乱为病理生理特征。SLE 好发于育龄女性,临床表现无固定模式,17% ~50%的患者可出现神经精神症状。精神症状的出现可能与免疫复合物直接沉积于脑组织而诱发自身免疫性损害、激素使用以及多系统、多器官功能衰竭导致内环境紊乱等因素有关。临床表现以急性脑综合征或慢性脑综合征、情感障碍和行为障碍为主,可见于疾病各期,但以活动期多见,也有以精神症状为首发表现者。在疾病早期或恢复期,精神障碍通常表现为神经衰弱样症状。起病急、病情重的病例,疾病早期即可出现意识障碍;疾病后期,则表现为慢性脑综合征症状;病情慢性迁延者,可见类精神分裂症、类情感障碍症状。

SLE 伴发精神障碍的治疗最主要的是系统、规范、全程的激素治疗。在此基础上,对精神症状比较明显、突出的病例,可适当选用一些安全系数高的抗精神病药、抗焦虑或抗抑郁药等对症处理。在选药时,酚噻嗪类药物、三环类抗抑郁药等因可以降低痉挛阈值,诱发癫痫发作而应尽量避免使用。在条件允许的情况下,可选用小剂量的非典型抗精神病药或 SSRI 类抗抑郁药。

（二）系统性硬化病伴发的精神障碍

系统性硬化病(systemic sclerosis,SS)又称硬皮病,是一种以小动脉或微血管及广泛结缔组织硬化为特点的自身免疫性疾病,在我国的发病率在结缔组织疾病中仅次于 SLE、类风湿性关节炎。临床上按病变累及的范围分为肢端型和弥漫型,前者局限于皮肤损害,后者病变累及肺、心、肾等多系统、多器官,常以雷诺现象、关节疼痛、不规则发热、食欲减退消瘦等为首发症状。精神障碍相对少见,且以女性患者居多。精神症状以抑郁状态最常见,其次为幻觉妄想状态,妄想内容以被害、关系妄想多见。严重病例在急性期可出现谵妄等意识障碍,后期则表现为痴呆状态。治疗以激素或其他免疫抑制剂治疗为主,对精神症状严重者,可酌情使用少量抗精神病药或抗抑郁药以作对症处理。

(三) 白塞病(眼-口腔-生殖器三联征)**伴发的精神障碍**

白塞病(Behcet disease)是一种原因不明的结缔组织疾病,以多发性眼病、复发性口腔与生殖器溃疡为主要临床特征。好发于青壮年,男性多见,大多缓慢起病,病情慢性迁延。20% ~30% 的患者可出现精神症状,精神症状出现的时间为起病后 0 ~26 年不等。常见的精神症状包括情感症状、精神分裂症样症状、痴呆状态、嗜睡等。部分患者可在躯体症状出现前有躯体异常感觉,如感到"有一条线从生殖器经眼再走到脑"的体验。情感症状以强迫哭笑为特征,抑郁焦虑状态也较多见。痴呆状态常表现为皮质下痴呆。治疗与硬皮病相同。

第四节 内脏器官疾病所致精神障碍

内脏器官疾病所致精神障碍是指各种原因引起内脏器官功能衰竭,导致毒性代谢产物体内堆积或者大脑供血、供氧不足等,继而直接影响大脑功能而引起的一系列精神障碍。

一、肺性脑病

肺性脑病又称肺脑综合征,是指各种原因导致肺功能衰竭,继而引起脑组织损害及脑循环障碍。其发病机制可能与肺功能不足致二氧化碳潴留及缺氧,引起高碳酸血症及低氧血症,继而引起脑组织损害有关。精神症状的表现与原发肺部疾病的轻重、缓急有关。病情轻、发展慢者,如慢性肺气肿,主要表现为头痛、头昏、乏力、疲倦、注意力不集中、健忘、失眠等神经衰弱样症状,此类症状一般持续时间比较长,不一定与躯体疾病并行。起病急、发展快、病情重者,精神症状主要表现为不同程度的意识障碍,尤以谵妄最为常见。病程长、病情慢性迁延的患者,可出现猜忌、多疑、情绪不稳、易激惹、冲动等症状。治疗以针对原发疾病的治疗为主,尽快纠正缺氧、二氧化碳潴留。抗精神病药以及镇静催眠药因容易引起呼吸抑制,故应慎用。

二、心脑综合征

多种心脏器质性疾病因为心排血量下降、血压下降、心脏栓子脱落等,可继发性引起脑缺血、缺氧或栓塞,从而出现脑功能障碍,临床上称之为心脑综合征。心脑综合征可表现为癫痫、偏瘫、晕厥、头痛、呕吐等神经症状,也可表现为各种精神症状,其中最为常见的精神症状为神经衰弱样症状,患者还可出现多汗、震颤、恶心等自主神经功能紊乱的症状。病情严重者,可出现木僵、幻觉、妄想等精神病性症状以及嗜睡、谵妄、昏迷等意识障碍的表现。部分先天性心脏病患者由于大脑长期供血、供氧不足,可出现精神发育迟滞的表现。治疗以改善心、脑血液循环,保证大脑供血、供氧为主。抗精神病药慎用,尤其是氯丙嗪、喹硫平、齐拉西酮等对 α 肾上腺素受体阻断作用强、对心脏传导阻滞作用明显的抗精神病药,要尽量避免使用,因这些药物使用后会进一步降低血压、减少心排血量,从而进一步加重脑供血不足。

三、肝 性 脑 病

严重肝功能不全导致肝脏的合成、解毒等功能下降或者门体旁路生成,体内各种代谢产物直接从门体旁路经过而不经肝脏的代谢、解毒,毒性代谢产物在体内堆积,而糖原、支链氨基酸等营养物质合成减少,从而影响到大脑功能而出现一系列神经精神症状。临床上,称之为肝性脑病。肝性脑病的临床表现包括神经、精神两大类症状。精神症状往往先于神经症状出现,常表现为不同程度的意识障碍。在疾病早期,意识障碍程度较轻,常表现为失眠、睡眠倒错、嗜睡,同时伴有轻度性格改变和行为失常,如淡漠少语、欣快激动、不讲卫生等;也可伴有认知方面的改变,如计算力轻度下降、注意力不集中,但由于程度轻微常不易被觉察。随病情发展,可移行出现谵妄、昏睡和昏迷的表现。神经症状主要表现为震颤、共济失调、言语不清、反射亢进或减弱等。肝性脑病的治疗以治疗原发病为主,精神症状通常随着原发病的好转而缓解,故一般不须特殊处理。

四、尿毒症性脑病

肾衰竭尿毒症期,体内毒性代谢产物堆积、电解质紊乱等内环境紊乱,引起一系列非特异性的神经精神症状,称之为尿毒症性脑病。所有尿毒症性脑病患者均存在不同程度的意识障碍,其中以嗜睡最常见,多数患者最终进入昏迷,个别患者可突然昏迷起病。其他精神症状按发生率的高低依次有抑郁、欣快、肢感异常等。神经症状有扑翼样震颤、抽搐、偏瘫等。尿毒症性脑病的治疗以治疗原发病为基础,精神症状一般随着原发病的好转而改善,故一般不需特殊处理。

因慢性肾功能不全而长期透析的患者,由于铝中毒等原因,可引起大脑器质性改变,临床表现为进行性的言语、智力和精神障碍以及震颤、痉挛、抽搐、步态不稳等神经系统症状,称为透析性脑病。言语障碍是本病的典型特征,并通常作为首发症状出现,表现为结巴、口吃、言语不流畅、构音不清、少语,但理解力保持完好或仅轻微受损,也有表现为命名性失语、语法缺失、失读、失写等。言语障碍常常具有波动性,甚至在疾病晚期还能偶尔见到言语波动性好转。随着病情发展,患者逐渐出现进行性的记忆减退、定向障碍、智能下降,部分患者可伴有幻觉、妄想等精神病性症状,也有患者出现人格改变。透析性脑病目前尚无特殊的治疗方法,有报道静脉给予地西泮能暂时改善言语和运动障碍。本病的长期预后不佳,多因脓毒血症、肺部感染、呼吸衰竭、自杀等并发症而死亡。

第五节　中毒所致精神障碍

一、概　　述

中毒所致精神障碍是指有害物质进入人体,通过直接或间接的途径影响大脑功能而引起的一系列精神障碍。各种工业用品、农药、精神活性物质、医药用品、被污染或含有毒性物质的食物等如不正当使用或误服而进入人体超过一定的量,均可引起中毒。

中毒所致精神障碍的机制常因中毒物品的不同而不同,但所表现出的精神症状往往具有以下一些共同的特征:①急性中毒时,轻者主要表现为神经衰弱综合征,重者主要表现为不同程度的意识障碍包括嗜睡、谵妄、昏睡、昏迷等。②慢性中毒的早期,往往以神经衰弱综合征为主。中期,可出现感知觉、思维、情感、行为等多方面的障碍。晚期,往往有慢性脑综合征的表现如智能减退、人格改变等。③精神症状的严重程度、持续时间与中毒物质的毒理、毒性、剂量、在体内停留的时间等因素有关。中毒物质的毒性越强、剂量越大、在体内停留的时间越长,精神症状越严重、持续时间越长,预后也越差。

二、一氧化碳中毒所致精神障碍

一氧化碳是含碳物质不完全燃烧时所产生的有毒气体。日常生活中所使用的煤气、汽油在燃烧时均会产生大量的一氧化碳,其中煤气中毒是造成一氧化碳中毒的最常见原因。一氧化碳中毒已经成为我国发病和死亡人数最多的急性职业中毒。

一氧化碳主要通过呼吸道进入人体,由于它与血红蛋白的亲和力较氧与血红蛋白的亲和力大数百倍,而其与血红蛋白的解离速度为氧与血红蛋白的数千分之一,因此它一旦进入人体,不仅迅速与血液中的游离血红蛋白结合而且还竞争性地与血中的氧合血红蛋白结合成不能携带氧的一氧化碳血红蛋白,导致血中的氧合血红蛋白迅速下降,造成低氧血症。因此,一氧化碳中毒所致精神障碍主要表现为脑缺氧症状。病情的严重程度与吸入空气中的一氧化碳浓度、接触时间等因素有关,通常以血中一氧化碳血红蛋白的浓度直接作为病情严重程度的客观评价指标。

急性中毒的最初阶段,患者感到头昏、头晕、乏力、心悸、胸闷、恶心等。与此同时,由于血液中一氧化碳血红蛋白升高,患者出现比较具有特征性的"樱桃样面容",若在此时迅速撤离现场、呼吸新鲜空气,上述症状很快消失,且不遗留任何后遗症。但如果仍留在中毒环境中,则出现不同程度的意识障碍,滞留时间越长,意识障碍越重,严重者可陷入昏迷甚至死亡。昏迷的患者如果及时抢救,有的可恢复正常,有的在昏迷苏醒后迅速出现神经精神症状,有的在经历一段时间的"清醒期"(又称"假愈期")后才出现神经精神症状(称为一氧化碳后遗症或一氧化碳中毒迟发性脑病)。"假愈期"一般持续2~3周,个别可长达2个月。"假愈期"后,患者的病情常在无任何先兆或前驱症状的情况下突然急剧加重,出现痴呆、人格改变、震颤、强直等神经精神症状。精神症状以痴呆、人格改变为主。精神病性症状也较常见,表现为幻觉、妄想以及怪诞、荒谬的行为。神经症状以锥体外系症状常见,包括帕金森病、强直、面具脸、慌张步态等,此外也可表现为局灶性神经功能受损的症状如偏瘫、失语、视野缺损等,严重者可呈去皮质状态。一氧化碳后遗症的病理基础为大脑白质广泛性脱髓鞘改变的大脑弥漫性损害。年龄大于40岁、中毒深、病情重、昏迷时间长(超过4小时)、脑力劳动者、既往有高血压病史、急性中毒时有并发症、"假愈期"内曾受到精神刺激或过劳、合并其他躯体疾病、"假愈期"内脑电图持续异常等均是发生一氧化碳后遗症的危险因素。

急性一氧化碳中毒的治疗原则在于尽快纠正低氧血症、保护脑细胞、积极预防和处理各种并发症以及促进脑功能康复。一旦发现中毒患者,应立即将其搬离中毒环境,现场开展抢救工作,包括保持呼吸道通畅、持续加压给氧(条件允许者予高压氧治疗)、输血,脱水、利尿以减轻脑水肿,给予细胞色素C、ATP、辅酶A、大剂量维生素等改善脑细胞代谢,给予脑血管扩张剂改善脑循环,给予激素抑制炎症反应。心跳呼吸暂停者,立即心肺复苏。昏迷不醒者,予以醒脑静等苏醒剂。兴奋躁动者,可予以镇静甚至低温冬眠疗法,尤其是高热惊厥的患者。当患者神志清晰后,在继续高压氧以及神经营养治疗的基础上,要积极消除各种可能引起大脑损害的危险因素,以避免一氧化碳中毒后遗症的出现。一氧化碳中毒后遗症一旦发生,多半预后不良,此时除了可继续高压氧治疗外,最主要的治疗措施为支持治疗和功能康复训练,支持治疗包括营养支持和心理支持,功能康复训练包括肢体功能康复训练和认知康复训练等。

三、有机磷中毒所致精神障碍

有机磷复合物是农药生产中最常用的杀虫剂,可通过皮肤、呼吸道以及消化道等途径进入人体,之后与胆碱酯酶迅速结合,形成没有活性的磷酰化胆碱酯酶。后者由于缺乏分解乙酰胆碱的作用,从而造成乙酰胆碱在人体内大量蓄积,引起一系列胆碱能过度兴奋的神经精神症状。

有机磷中毒引起的精神症状与中毒物质的毒性、中毒剂量以及接触时间等因素有关,多发生在中毒后数日至数十天内,如大剂量误服,精神症状也可在中毒后立即发生。精神症状复杂多变,轻度或慢性中毒者,主要表现为头痛、头昏、健忘、失眠、烦躁、注意力不集中等神经衰弱样症状。重度或急性中毒者,可表现为分离(转换)障碍样发作、谵妄、幻觉妄想状态、抑郁状态、疑病状态等精神症状。神经系统症状分为毒蕈碱样症状和烟碱样症状。毒蕈碱样症状即体内多种腺体分泌增加和平滑肌收缩所表现出的症状,如多汗、流涎、流泪、流涕、心慌心悸、呼吸困难、腹痛腹泻、尿频尿急、大小便失禁、瞳孔缩小、视物模糊等;烟碱样症状,即全身骨骼肌收缩以及皮肤浅感觉减退或丧失所表现出的症状,表现为瞳孔缩小、肌肉跳动、肌肉挛缩、抽搐、癫痫样发作、肢端麻木等。其中瞳孔缩小、腺体分泌增加、肌肉纤维挛缩对早期鉴别诊断具有临床意义。

有机磷中毒的治疗措施包括驱毒、解毒和对症治疗。所谓驱毒,就是通过洗胃、输液、利尿等方式尽快将体内残留的毒物排出体外。解毒是利用胆碱酯酶复活剂如解磷定等恢复胆碱酯酶活性和利用阿托品对抗乙酰胆碱的作用,解除烟碱样症状和消除或减轻毒蕈碱样症状以及中枢神经系统症状。对症治疗包括抗癫痫、抗精神病以及抗脱水治疗。当患者出现癫痫样发作、精神病性症状以及脱水征时,可分别给予适量地西泮或抗精神病药以及补液治疗。液体的补充不能等到机体出现脱水征时才进行,而应该从抢救一开始就进行。

(张晋碚 甘照宇)

思考题

1. 什么是谵妄？谵妄具有哪些临床特点？
2. 什么是痴呆？痴呆的临床表现有哪些？
3. 脑外伤所致精神障碍与哪些因素有关？
4. 何谓精神运动性发作？其类型有哪些？
5. 躯体疾病所致精神障碍的诊断依据有哪些？

第六章

使用精神活性物质所致精神和行为障碍

【本章重点】

1. **掌握** 精神活性物质的概念、分类,精神活性物质所致精神和行为障碍、临床检查、诊断与治疗原则。掌握使用酒精、阿片类物质、苯丙胺类物质所致精神和行为障碍的临床表现、诊断与治疗。

2. **熟悉** 精神活性物质依赖的成因,熟悉使用烟草、镇静催眠药、氯胺酮所致精神和行为障碍的临床表现、诊断与治疗。

3. **了解** 使用大麻所致精神和行为障碍的临床表现、诊断与治疗。

第一节 概 述

精神活性物质包括各种非法的(如阿片类、苯丙胺类、大麻类等毒品)和合法的化学物质(如酒精、烟草、镇静催眠药等)。精神活性物质在使用过程中可出现多种多样的精神和行为障碍。精神活性物质使用行为若得不到有效识别并早期干预,将严重影响个体心身健康、家庭幸福及社会安定。本节主要介绍精神活性物质的概念与药理特性分类,精神活性物质使用过程中出现的精神和行为障碍,临床检查、诊断原则、治疗原则以及精神活性物质依赖的成因等。

一、精神活性物质及其药理特性分类

精神活性物质(psychoactive substances)指来源于体外、能够影响人类精神活动(如思维、情绪、行为或意识状态),并能导致使用者产生依赖的所有化学物质,又可简称为成瘾物质(addictive substances)、物质(substances)或药物(drug)。使用者使用这些物质的目的在于获得或保持物质带来的某些特殊的心理和生理状态。

根据精神活性物质的药理特性可分为以下种类:①中枢神经系统抑制剂(depressants):能抑制中枢神经系统,如酒精、苯二氮䓬类药物、巴比妥类药物等;②中枢神经系统兴奋剂(stimulants):能兴奋中枢神经系统,如苯丙胺类物质、可卡因、咖啡因等;③阿片类物质(opioids):包括天然、人工半合成或全合成的阿片类物质,如阿片、吗啡、海洛因、美沙酮、二氢埃托啡、哌替啶、丁丙诺啡等;④大麻(cannabis,marijuana):主要成分为 Δ9- 四氢大麻酚,吸入或食用可使人欣快,增加剂量可使人进入梦幻,陷入深沉而爽快的睡眠之中;⑤致幻剂(hallucinogen):能改变意识状态或感知觉,如麦角酸二乙酰胺(LSD)、仙人掌毒素(mescaline)、苯环已哌啶(PCP)、氯胺酮(ketamine)等;⑥挥发性溶剂(solvents):如丙酮、汽油、稀料、甲苯、嗅胶等;⑦烟草(tobacco):致依赖活性成分为尼古丁(烟碱)。

毒品是社会学概念,指具有很强成瘾性并在社会上禁止使用的化学物质。在我国主要指阿片类、

可卡因、大麻、兴奋剂等物质,意指非法的精神活性物质。

二、相关精神和行为障碍

上述精神活性物质物质在使用过程中可出现以下精神和行为障碍:一次过量急性使用可导致急性中毒;反复慢性使用可导致耐受性增加、有害使用、依赖综合征、戒断综合征、精神病性障碍、遗忘综合征、智能损害(痴呆)等。精神活性物质使用过程中并非出现上述全部精神和行为障碍;同样,上述精神和行为障碍并非适用于所有的精神活性物质。上述精神障碍严重程度不同,从无并发症的中毒、有害使用、依赖综合征直至明显的精神病性障碍或痴呆,但均可归因于一种或多种精神活性物质的使用。

(一) 急性中毒

急性中毒(acute intoxication)指使用精神活性物质后引起的短暂意识障碍或认知、情感、行为或其他心理生理功能的障碍。急性中毒往往与剂量密切相关,具有量效反应曲线。当伴有某种潜在器质性状况(例如肾或肝功能不全)时,少量精神活性物质使用即可产生与剂量不相称的严重中毒反应。急性中毒为一种短暂精神障碍,中毒程度随时间推移而减轻,如果不继续使用精神活性物质,中毒效应将最终消失。只要不出现组织损害或另一种并发症,急性中毒可完全缓解。

急性中毒的表现一般是该精神活性物质原有药理效应的延续,如中枢神经系统抑制剂中毒后常表现为不同程度的意识障碍,中枢神经系统兴奋剂中毒后常表现为不同程度的精神运动性兴奋。但急性中毒表现并不一定总是反映出该物质的原有药理效应,可存在个体差异,如中枢神经系统抑制剂可导致激越或活动过多,中枢神经系统兴奋剂可导致社会性退缩和内向化行为。

只有在不存在持续更久的精神活性物质使用相关精神和行为障碍而仅出现急性中毒时才以急性中毒为主要诊断。若存在持续更久的精神活性物质使用相关精神和行为障碍,如有害使用、依赖综合征或精神病性障碍时,则应优先诊断有害使用、依赖综合征或精神病性障碍等。

(二) 耐受性增加

耐受性(tolerance)是指使用者反复使用精神活性物质后,必须增加剂量方能获得既往效果,或使用原来剂量达不到既往效果。烟越抽越多、酒量越喝越大就是耐受性增加的表现。使用途径改变也是耐受性增加的表现,如海洛因由香烟夹吸改为肌内注射并再改为静脉注射。所使用物质含量或浓度的增加也是耐受性增加的表现,如从饮低酒精含量的啤酒、红酒到高酒精含量的烈性酒等。

机体不但对不同精神活性物质的耐受程度不同,而且对同一精神活性物质不同药理效应的耐受程度也不同,如机体对阿片类物质镇痛作用的耐受性产生较慢,但对其致欣快作用的耐受性则产生较快。

耐受性将随着精神活性物质使用的停止而逐渐消失,机体对精神活性物质又恢复到原来的敏感程度,此时若使用原来的剂量,就可造成严重中毒。

耐受性产生的机制,其一可能是精神活性物质长期反复使用后机体中枢神经系统受体数量和敏感性的适应性变化,其二可能是机体对精神活性物质代谢方面的适应性变化。

交叉耐受性(cross tolerance)是指机体对某种精神活性物质产生了耐受性,往往也对同类药理效应的其他物质敏感性降低,如阿片类物质之间、巴比妥类药物之间、苯二氮䓬类药物之间,以及苯二氮䓬类药物与酒精之间均存在交叉耐受现象。

(三) 有害使用

有害使用(harmful use)是一种对健康引起损害的精神活性物质使用类型,损害可能是生理性的(如自我注射药物所致的肝炎)或心理性的(如继发于大量饮酒的抑郁发作)。反复使用精神活性物质导致了明显的不良后果,如不能完成重要的工作、学业,损害了生理、心理健康,以及导致婚姻、法律上的问题等。

有害使用与滥用(abuse)的概念类似。国际疾病分类第 10 版(简称 ICD-10)和《美国精神疾病诊断和统计手册》(第4版)(简称DSM-Ⅳ)的分类系统中对不属于物质依赖的使用障碍做了界定,在ICD-10中称为有害使用,而在DSM-Ⅳ中称为滥用。其中ICD-10所指的有害使用主要关注生理与心理伤害,而DSM-Ⅳ所指的滥用同时关注对社会、法律和职业方面的影响。

有害使用的诊断要求急性损害已经影响到使用者的心理或生理健康。如果存在依赖综合征、某种精神病性障碍或另一种特定的与精神活性物质相关的障碍,则不应诊断为有害使用,而优先诊断依赖综合征、精神病性障碍等。

临床上应注意使用者既可以单独使用某一种物质,也可以使用两种以上的物质,称之为多药滥用(multiple drug abuse,polydrug abuse)。阿片类物质常与酒精、镇静催眠药和新型毒品等合并滥用。多药滥用对滥用者危害更大,也给治疗带来许多困难。

（四）依赖综合征

依赖综合征(dependent syndrome)又称成瘾综合征(addictive syndrome),是一组认知、行为和生理症状群,个体尽管明白使用精神活性物质会带来明显问题,但仍在继续使用,自我用药的结果导致耐受性增加、戒断综合征和强制性觅药行为(compulsive drug seeking behavior)。

成瘾(addiction)是一个在日常生活中被广泛使用的术语,与依赖(dependence)的概念基本类似,在精神科领域两者可以交换使用。但有人认为成瘾更偏向心理渴求、行为失控,依赖更偏向于躯体依赖方面的问题。

依赖可分为精神依赖(心理依赖,psychological dependence)和躯体依赖(生理依赖,physical dependence)。精神依赖指对药物的强烈渴求(craving),以期获得用药后的特殊快感,呈现强制性觅药行为;强制性觅药行为是自我失控的表现,指使用者不顾一切后果而冲动性使用药物,并非人们常常理解的意志薄弱和道德败坏问题。躯体依赖指反复用药所导致的一种适应状态,以致需要药物持续存在于体内才能维持其正常功能,若中断就会产生戒断综合征,躯体依赖常随耐受性的形成而产生。精神依赖是依赖综合征的根本特征,诊断依赖综合征必须存在精神依赖,而躯体依赖可以不明显。

依赖可针对一种特定物质(如烟草或地西泮)、一类物质(如阿片类)或范围较广的不同物质(某些人会规律性地出现服用可以得到的任何药物的冲动感,并在禁用时表现出不适、激越和(或)戒断躯体体征)。形成依赖之后,个体必定将物质使用排在日常生活安排中的第一位,重于工作、学习,重于进食、睡眠,丧失自尊自爱,丧失家庭和社会责任感,不顾前途和健康等,甚至不惜违法犯罪。

精神活性物质种类不同,其精神依赖性、躯体依赖性和耐受性也有所不同。如阿片类物质的精神依赖性、躯体依赖性和耐受性均强,酒、巴比妥和苯二氮䓬类药物的躯体依赖性强,精神依赖性和耐受性次之;苯丙胺类物质的精神依赖性强,躯体依赖性和耐受性较弱;而致幻剂可能仅仅有精神依赖。

（五）戒断综合征

戒断综合征(withdrawal syndrome)指停止使用精神活性物质或减少使用剂量或使用拮抗剂占据受体后所出现的特殊的、令人痛苦的心理和生理症状群。发病机制是长期使用精神活性物质后突然停止使用所引起的适应性反跳(rebound)。

不同物质的戒断综合征表现不同,一般表现为与所使用物质药理效应相反的症状和体征。如中枢神经系统抑制剂酒精戒断后出现的是兴奋、不眠,甚至癫痫样发作等症状。戒断综合征严重程度与所用物质品种、剂量、使用时间、使用途径以及停用速度等有关。再次使用原精神活性物质或同类物质可迅速缓解戒断综合征。

尽管戒断综合征是依赖综合征的指征之一,但如果这些戒断症状或体征是就诊的原因或严重到需要紧急医疗处置的程度,则戒断综合征作为目前的主要诊断。戒断综合征可伴有抽搐或谵妄,并严重威胁生命安全。

许多物质依赖者在急性戒断综合征消退后仍存在各种各样不适主诉,包括睡眠障碍(入眠困难、多梦易醒等)、疼痛(头痛、腹痛、腰痛、四肢肌肉骨节疼痛等)、情绪障碍(情绪恶劣、焦虑、抑郁、烦躁、易激惹、挫折感等)、消化道症状(胃部不适、厌食、腹泻、便秘等)、渴求毒品(心瘾)、全身乏力等,可持续数月甚至数年之久,称为稽延性戒断综合征(protracted withdrawal syndrome)。稽延性戒断综合征是急性戒断综合征消退后药物治疗和心理社会康复的重要内容,处理不当常导致复发。

（六）精神病性障碍

在精神活性物质使用期间或之后立即(往往在 48 小时内)出现的精神病理现象。若在精神活性物质使用 2 周以后出现精神病性障碍应归于迟发性精神病性障碍。该精神病理现象的特点为生动的幻觉(典型者为听幻觉)、人物定向障碍、妄想和(或)援引观念(常有偏执或被害色彩)、精神运动性兴奋或抑制、异常情感体验(可从极度恐惧到销魂状态)。感觉往往清晰,可有某种程度的意识混浊,但不存在严重的意识障碍。

精神活性物质所致精神病性障碍可呈现不同形式的症状,症状变异受精神活性物质种类及使用者人格的影响。可卡因、安非他明类等兴奋剂所致精神病性障碍通常与高剂量和(或)长时间使用密切相关。只要停止使用该精神活性物质,精神病性障碍多数持续较短(如安非他明和可卡因性精神病)。典型病例 1 个月内至少部分缓解,6 个月内痊愈。

（七）遗忘综合征

在精神活性物质使用期间或之后出现的以慢性近记忆损害为主的综合征,远记忆也可受累,但即刻回忆保留。往往有明显的时间界定障碍、事件发生时序障碍以及新知识学习困难。其他认知功能常常保持相对完好,遗忘程度与其他认知功能障碍不成比例。虚构既可十分明显也可缺如,人格改变亦可存在,但均不作为诊断的必需条件。

（八）智能损害

在精神活性物质使用期间或之后出现的以慢性智能损害(痴呆)为主的综合征,常表现为慢性进行性的多种高级皮质功能紊乱,包括记忆、思维、定向、理解、计算、学习能力、语言和判断功能等。明显的智能减退足以妨碍个人日常生活,并至少持续存在 6 个月,方可确定痴呆的临床诊断。

三、临 床 检 查

（一）病史询问

主要询问以下内容:①精神活性物质使用史:所使用精神活性物质种类、剂量,特别是入院前 5 天的使用情况,每日花费、使用途径(口服、静脉、吸入)、开始使用年龄、使用时间等。②治疗史:包括既往治疗环境(自愿或强制)、具体方法、治疗时间、合作程度、治疗态度等。③与物质滥用有关的内科问题:肝炎史、艾滋病史、性病史、结核史、肺部感染史、躯体损伤史、亚急性心内膜炎史、溃疡脓肿史等。④其他情况:包括家族史、精神病史、生活环境、经济问题、教育程度、工作史、性生活史、嗜好等。

（二）体格检查

许多物质依赖者常有躯体问题,体检时应关注:①一般情况:营养状况、体重、脱水征、有无中毒或戒断体征等。②生命体征。③皮肤:有无注射痕迹、瘢痕、皮肤感染、立毛肌竖起等。④眼睛:瞳孔大小、有无流泪等。⑤鼻子:有无流鼻涕、鼻腔溃疡、脓鼻涕,严重的鼻腔感染提示鼻内用药。⑥口及咽喉:有无反复的口腔感染、溃疡,特别注意有无艾滋病的可能。⑦肺部:有无结核以及其他慢性感染等。⑧心脏:有心脏杂音特别要注意有无亚急性细菌性心内膜炎。⑨腹部:特别注意肝脏情况。⑩神经系统:注意腱反射、周围神经损伤、麻木等。

（三）精神检查

应了解物质依赖者目前的精神状态,有无意识障碍、精神病性障碍、情感障碍、智能障碍、记忆障碍与共病。也应特别关注物质依赖前后心理或人格方面的改变,如吸毒前的不良心理状况和人格常是导致吸毒的原因,吸毒后由吸毒所导致的问题又进一步加重了吸毒者的心理和人格问题。

（四）辅助检查

主要包括血、尿、大便常规,HIV 试验、乙肝全套、肝功能检查、心电图检查、肺部 X 线检查等。当物质依赖者否认时可做血、尿、呼吸气体中相关精神活性物质浓度的定性或定量测定。

四、诊 断 原 则

根据病史、体格检查、精神检查、辅助检查,参照 ICD-10 中描述的各临床状态的诊断要点,使用精神活性物质所致精神和行为障碍的诊断并不困难。

首先,确认有某种精神活性物质进入体内的证据,以此确定诊断类别,如使用酒精所致精神和行为障碍、使用阿片类物质所致精神和行为障碍、使用苯丙胺类兴奋剂所致精神和行为障碍等。其次,确定目前精神和行为障碍的主要临床相,如急性中毒、有害使用、依赖综合征、戒断综合征、精神病性障碍、遗忘综合征、智能障碍(痴呆)等。再次,确定精神活性物质使用与精神和行为障碍之间的因果关系,即目前的精神和行为障碍是由于精神活性物质使用引起的。另外,尚需考虑社会功能是否受损,精神障碍是否发生在精神活性物质直接效应所能达到的合理期限之内,能否排除精神活性物质诱发的其他精神障碍。

诊断时应参照 ICD-10 中描述的各临床状态的诊断要点。ICD-10 中将依赖综合征诊断要点描述如下:通常需要在过去一年的某些时间内体验过或表现出下列至少 3 条:①对使用该物质的强烈渴望或冲动感;②对精神活性物质使用行为的开始、结束及剂量难以控制;③当精神活性物质的使用被终止或减少时出现生理戒断状态,其依据为该物质的特征性戒断综合征,或为了减轻或避免戒断状态而使用同一种(或某种有密切关系的)物质的意向;④耐受的依据,例如必须使用较高剂量的精神活性物质才能获得过去较低剂量的效应(典型的例子可见于酒和阿片依赖者,其日使用量足以导致非耐受者功能丧失或死亡);⑤因使用精神活性物质而逐渐忽视其他的快乐或兴趣,在获取、使用该物质或从其作用中恢复过来所花费的时间逐渐增加;⑥固执地使用精神活性物质而不顾其明显的危害性后果,如过度饮酒对肝的损害、周期性大量服药导致的抑郁心境或与药物有关的认知功能损害;应着重调查使用者是否实际上已经了解或估计使用者已经了解损害的性质和严重程度。诊断需排除为了缓解疼痛而应用阿片类药物的外科病人,当不给药物时患者会表现出阿片戒断体征,但患者无继续服药的渴望。

许多精神活性物质使用者常服用一种以上的精神活性物质,但只要可能就应根据所使用最重要的一种(或一类)精神活性物质进行精神障碍诊断归类,往往根据某种或某类引起当前精神障碍的特定药物做出判断。如有疑问则可根据患者最常滥用的精神活性物质(尤其是连续使用或每日使用的)进行精神障碍诊断归类。只有当精神活性物质的使用方式十分混乱或多种精神活性物质的作用混合在一起无法区分时,方可采用多种精神活性物质使用所致精神和行为障碍的诊断。

五、治疗及疗效评价原则

物质依赖是一种慢性复发性脑病,其治疗应遵循综合治疗原则(强调生物、心理和社会学相结合)及个体化治疗原则,还应尽可能提高治疗的可获得性、保证治疗的系统性以及治疗形式的多样性。治疗需要医护人员、家庭成员、社会团体等多方共同不懈的努力。

治疗目标是:戒断或减少精神活性物质的使用,减少复发的频度及降低严重性,促进心理和社会功能,回归社会。

物质依赖治疗一般包括急性期的脱瘾治疗、脱瘾后的各种康复治疗以及回归社会等。急性期的脱瘾治疗是指中止精神活性物质的使用并治疗戒断综合征,采用替代或非替代药物疗法尽可能减轻患者痛苦,以期初步摆脱对精神活性物质的依赖。急性脱瘾治疗后成瘾者仍存在各种各样的问题,如躯体问题(慢性稽延性戒断症状、躯体其他疾病)、行为问题(各种不良的生活、社会交往习惯)、心理问题(以复吸为应付应激的方法)、家庭问题、职业问题和社会问题(远离毒友)等,如不有效处理,就会很快重新使用精神活性物质。脱瘾后的各种康复治疗,包括药物康复治疗、心理康复治疗、社会康复治疗等,能有效处理上述问题,尽可能减小复吸可能,有利于成瘾者回归社会,做一个对社会有用的人。

物质依赖治疗过程中必会有多次的反复。疗效评价不应该是单维度的(只关注戒断),而应该从以下多个维度评价治疗效果:①精神活性物质使用:减少使用量、减少过量次数、合法药物替代非法药物;②医疗与躯体健康:改善总体健康水平、减少医疗问题、减少看病次数、减少高危性行为;③心理社会功能:改善人际关系、改善家庭关系、促进心理功能、治疗情绪问题、改善照顾子女能力;④工作:增加获得新工作的可能性、增加工作时间、改善作业能力、减少意外事故;⑤犯罪活动:减少违法犯罪行为、减少暴力行为;⑥预防复发:减少再次使用精神活性物质、延缓复发时间、减少复发所引起的各种问题等。

六、精神活性物质依赖的成因

精神活性物质依赖的成因与社会、心理、生物学因素皆有密切关系。精神活性物质的药理特性和存在是其依赖的必要条件,但是否依赖,还与个体人格特征、生物易感性有关,而社会文化因素起到了诱因作用。

(一)精神活性物质本身的药理特性

每种精神活性物质都有其独特的药理作用,包括致欣快和依赖作用。物质依赖性强弱是物质依赖的重要决定因素之一。精神活性物质具有明显的强化作用,包括正性强化和负性强化作用。前者表现为增加正性情绪的作用,如"饭后一支烟,赛过活神仙""酒逢知己千杯少",吸毒后的快感以及社会性强化作用等,都对物质使用起到了增强作用。后者表现为对抗负性情绪的作用,如"一醉解千愁""何以解忧,唯有杜康"等。重要的是,依赖后由于戒断综合征的出现,依赖者不能自拔,必须反复使用精神活性物质才能解除戒断症状及体征,这是最为强烈的负性强化。以吸毒为例,此时出现两个恶性负性强化循环:"吸毒→社会家庭问题→负性情绪→吸毒"和"吸毒→依赖→戒断反应→吸毒"。

(二)社会因素

包括:①精神活性物质的可获得性:不管精神活性物质的依赖性多强,如果难以获得则滥用并依赖的机会就少。②家庭因素:良好的家庭环境可以防止个体产生物质依赖;而不良的家庭环境,如家庭矛盾、家庭成员间交流差、家庭成员犯罪或吸毒等,能增加个体滥用物质的可能性。③同伴影响与压力:如我国某些地区的劝酒或让烟习惯,青少年为被群体接纳而使用精神活性物质等。④社会文化背景:信奉伊斯兰教的民族对饮酒持厌恶态度,那些国家的饮酒问题就不会严重;中国人吸烟问题严重与我们把吸烟作为社交手段之一有关。

(三)心理因素

即使精神活性物质能随意获取,也只有一部分人滥用并依赖。有研究显示,下列心理因素对物质滥用及依赖有明显影响。

1. 个性因素 物质依赖者具有明显的反社会性、情绪调节能力差、易冲动、缺乏有效应对机制、不能延迟愿望满足等个性特征。但尚无前瞻性研究论证两者的因果关系。

2. 精神病理因素 很多精神活性物质使用者有明显的焦虑、抑郁以及反社会人格障碍,并往往与物质使用互为因果,促进物质依赖迅速发展。此外,精神病理因素常影响物质依赖的病程、治疗反应、临床表现及预后。如物质依赖者有明显负性情绪、人际关系不良、冲动控制不良等,则物质依赖进程迅速,治疗依从性差,复发也快。

3. 常见心理始动原因 物质依赖者常出于下列心理活动开始滥用精神活性物质:好奇心理;侥幸心理;逆反心理;追求刺激心理;享乐、解脱心理等。

(四)生物因素

研究发现,人类、动物物质依赖后,中枢神经系统存在着一系列神经递质、受体、第二信号转导系统、基因转录或蛋白合成甚至神经元结构等方面的改变。从这个角度看,物质依赖与其他躯体疾病并无本质上的区别,故有学者将物质依赖定义为慢性复发性脑部疾病。

1. 物质依赖相关神经解剖基础 中脑腹侧被盖区向伏隔核、前额叶皮质和纹状体的多巴胺能神经投射,以及从前额叶皮质、杏仁核和海马向伏隔核的谷氨酸能神经投射,共同构成伏隔核相关神经通路。该通路不仅是物种个体、种族保存相关行为如饮食、性等的神经解剖基础,而且也是介导与精神活性物质使用相关的犒赏、动机和学习等的重要神经通路。

2. 物质依赖相关神经生化基础 尽管不同的精神活性物质有不同的药理作用,但最后的共同通路是作用于中脑边缘多巴胺系统,增加中脑腹侧被盖区多巴胺神经元冲动,使伏隔核及前额叶皮质中多巴胺的释放增加。可卡因、苯丙胺类物质是通过抑制突触间隙多巴胺重吸收而增加多巴胺释放;阿片类物质是通过激动 μ、δ 受体及解除 GABA 神经元对多巴胺的抑制作用,间接促进多巴胺释放。过多的多巴胺连续刺激下一个神经元受体,便产生了一连串强烈而短暂的刺激"高峰",于是大脑犒赏中枢发出娱悦的信号,使物质滥用者主观上产生某种陶醉感和欣快感。

3. 物质依赖相关神经适应性改变 长期反复使用精神活性物质,中枢神经系统特别是中脑边缘多巴胺系统可发生细胞及分子水平上适应性改变。涉及多巴胺能、5-羟色胺能、γ-氨基丁酸能、谷氨酸能、去甲肾上腺素能、内源性阿片肽系统等。正是上述适应性改变,改变了强化机制和动机状态,出现了耐受性、戒断反应、渴求等病理生理改变。

4. 代谢速度 代谢速度不同,对精神活性物质的耐受性就不同,物质依赖易感性也不同。如先天缺乏乙醛脱氢酶的个体,饮酒后乙醇代谢成乙醛,但乙醛不能继续转化为乙酸,乙醛堆积,导致出现严重不良反应,从而阻止个体继续饮酒,也就不太可能成为酒依赖者。

5. 遗传学因素 研究显示,动物对某些物质依赖的形成具有显著的遗传性。如不同品系的小鼠对吗啡依赖的形成具有显著差异。家系、双生子及寄养子研究均发现药物滥用易感性由基因决定。易感性从上一代传至下一代有两个途径,一是直接遗传的酒精/药物依赖易感性,另一个是间接方式,将反社会人格传给下一代。

第二节 使用酒精所致精神和行为障碍

酒是世界上使用最为广泛的精神活性物质,在日常生活、社会经济、文化活动中起重要作用。一次大量饮酒可造成急性酒中毒,长期大量饮酒可造成精神损害、躯体损害(酒精性肝硬化)、社会损害(交通肇事、违法犯罪),给个体、家庭和社会带来严重不良影响。酒精相关问题是当今世界严重的社会问题和医学问题。

一般来说,经济发展程度越高、居民收入越高、地域气候偏温寒、酒文化越深厚的国家,人均酒精消费量也越高,并在达到某个水平后逐步趋于稳定。据统计,全球有饮酒者 20 亿人,年饮酒率为43.5%(男性为 55.5%,女性为 32.0%),人均年消费纯酒精量 6.5L。酒依赖的发生率依社会文化背景不同而异,全球约 1.4 亿人属于酒精依赖者,酒精所致精神障碍患病率为 4.9%。饮酒方式与酒精相关问题的发生密切相关。当前,全球酒精消费呈现的发展趋势是大多数西方发达国家的酒精消费量下降,发展中国家的酒精消费量增加。在全球疾病负担中,约4%的疾病负担由饮酒导致,酒精相关问题处于精神神经疾患的第二位,超过烟草和非法精神活性物质,与传染性疾病相当。

在我国,随着经济的发展,酒生产量及人均年饮酒量均有明显增加,饮酒相关危害、酒依赖住院率也随之增加,应引起充分重视。由中南大学精神卫生研究所牵头,国内五家单位对国内五城市饮酒的流行病学调查结果(2001 年)显示:普通人群(15 岁及以上)的男女及总饮酒率分别为 74.93%、38.8% 和 59.0%;年饮酒量为 4.47L 纯酒精,男性饮酒量为女性的 13.4 倍;男性、女性和总的酒依赖时点患病率分别为 6.6%、0.2% 和 3.8%。

一、酒精及其药理作用

酒精的化学名称为乙醇,为无色透明液体,有特殊气味,易挥发,易溶于水,可与水以任意比例混溶成不同酒精度的饮用酒。饮酒后酒精与人体相互作用,人体对酒精进行一系列的代谢过程,酒精也对人体产生广泛的生理效应。

（一）酒精的代谢

饮酒后乙醇10% ~20% 经胃吸收，80% ~90% 经小肠吸收，经血液循环进入全身脏器，并易通过血脑屏障达到大脑。饮酒2~5分钟后乙醇开始进入血液，30~90分钟达到高峰。2% ~10% 的乙醇经呼吸道、尿液和汗液以原型排泄，亦可转入唾液或乳汁中。

95% 的乙醇通过肝脏代谢。在肝脏内主要通过乙醇脱氢酶系统代谢。乙醇由乙醇脱氢酶（ADH）代谢为乙醛，乙醛再由乙醛脱氢酶（ALDH）代谢为乙酸，最后代谢成水和二氧化碳，并提供能量。其中乙醛脱氢酶是限速酶。而酶活性可因地区、民族、个体差异而有所不同，因而不同个体对乙醇的代谢能力亦不同，体现为不同个体饮酒量的差异。在酒精体内代谢过程中，ADH 活性增强可加快乙醇转化为乙醛的速度，ALDH 活性降低可减慢乙醛转化为乙酸的速度，两者均可导致体内乙醛蓄积，而加重对肝或其他器官的损害。

（二）酒精的药理效应

酒精是脂溶性物质，易于通过血脑屏障，对脑组织有较强亲和力。酒精与中枢神经系统相互作用，可以产生下述药理作用。饮酒后随着酒精血液浓度的增加，不同个体出现不同反应，个体差异较大。一般来说，个体的情绪反应和行为表现与血液酒精浓度直接有关，呈现一定的量效关系。

1. 中枢抑制作用 乙醇属于亲神经性物质，是中枢神经系统抑制剂，对中枢神经系统具有抑制作用。人对酒精的反应个体差异很大，敏感性不一样。一般来说，饮酒量或血液内酒精浓度不同，其抑制程度及范围也不同，表现出不同的行为和情绪反应。饮酒后大脑皮质首先受到抑制，皮质下神经核团去抑制，而表现出精神运动性兴奋症状；随着饮酒量增多和时间推移，抑制可由皮质扩展至皮质下神经核团，皮质下神经核团功能受到不同程度的抑制，表现出相应的精神运动性障碍；饮酒量过大时，抑制作用可累及延髓，造成延髓呼吸中枢和心血管中枢损害，引起昏迷、呼吸衰竭甚至死亡。大多数人饮酒后的表现遵循上述规律，先兴奋继而抑制，但也有少数人饮酒后即表现为抑制状态。

2. 抗焦虑、致欣快和致依赖效应 酒的抗焦虑作用主要与 $GABA_A$ 型受体的增强有关；致欣快效应与中脑边缘系统"犒赏中枢"多巴胺（DA）释放量的增加有关。酒依赖形成是一种神经适应性改变的结果。反复饮酒后个体对酒产生了适应，机体在酒存在于体内的情况下形成内稳态。当中断饮酒和减少饮酒量时，该内稳态被打破，如交感神经活性增强、肾上腺皮质激素及去甲肾上腺素生成增多等，机体各系统重新调整建立新的内稳态，该过程会产生各种各样不舒服的症状和体征，即戒断综合征。

3. 神经毒性作用 酒精对大脑具有神经毒性作用，长期饮酒可引起大脑结构和功能改变，甚至导致神经退行性疾病。体内过量的酒精不能及时、完全代谢消除时，易产生自由基，与不饱和脂质反应，导致生物膜结构破坏，引起膜结构功能障碍。而脑组织含有丰富的不饱和脂肪酸，耗氧量最高，故最易受到损伤。酒精代谢产物能与脑组织中的卵磷脂结合，沉积于脑组织，造成神经细胞的直接损害。近期研究表明酒精神经毒性作用尚有其他机制参与。

除上述中枢作用外，长期大量饮酒还可产生下列病理作用：①导致不同程度的营养不良，主要是维生素（硫胺、叶酸、烟酸和维生素 B_{12}）、蛋白质（血清白蛋白）、微量元素和矿物质的缺乏；②体内脂肪氧化受阻，大量脂肪酸以及中性脂肪积蓄、堆积在肝脏内，形成脂肪肝、高血脂症、动脉硬化等；③大量酒精能损害肝细胞，导致酒精性肝炎、肝硬化等。

二、临床表现

一次大量饮酒可造成急性酒中毒（acute alcohol intoxication）。长期大量饮酒可造成酒依赖综合征、酒戒断综合征、酒精性幻觉症、酒精性妄想症、韦尼克脑病、柯萨可夫综合征、酒精性痴呆、人格改变等。

（一）急性酒中毒

1. 普通性醉酒（drunkenness）　又称单纯醉酒或生理性醉酒，一次大量饮酒引起的急性中毒，是个体对酒的正常生理反应。临床症状的严重程度与血液酒精含量及酒精代谢速度有关，遵循量效反应曲线。经数小时或睡眠后恢复正常。

2. 病理性醉酒（pathological drunkenness）　属于异常醉酒，是个体特异性体质对酒精的过敏反应，发生率极低。没有量效反应曲线。一次少量饮酒就出现较深的意识障碍、片段的幻觉和被害妄想、明显的焦虑紧张及无明显目的的攻击、伤人行为等。发生突然，持续数十分钟至数小时，多以深睡结束，醒后对发作过程不能回忆或仅有片段回忆。

3. 复杂性醉酒（complex drunkenness）　介于普通性醉酒和病理性醉酒之间。发生在有脑器质性疾病或肝脏疾病的个体，个体对酒耐受力下降，少量饮酒即出现类似于病理性醉酒的表现。持续数小时，醒后对发作过程有片段回忆。

（二）酒依赖综合征

酒依赖综合征（alcohol dependence syndrome）为长期反复饮酒导致的特殊生理和心理状态。酒依赖一般多在5～10年内形成，女性进展过程快于男性。

酒依赖具有以下特征：①对酒的强烈渴求、强迫饮酒、无法控制。②固定的饮酒模式，必须定时饮酒，以解除或避免戒断症状。③饮酒成为一切活动的中心，不顾事业、家庭、社交活动等。④耐受性逐渐增加，饮酒量增多，但酒依赖后期耐受性会下降，每次饮酒量减少，饮酒频数增多。⑤反复出现戒断症状，当减少饮酒量或延长饮酒间隔，血浆中酒精浓度明显下降时，就出现戒断症状。⑥以饮酒解除戒断症状：继续饮酒可迅速解除戒断症状；很多酒依赖患者经过一夜的睡眠代谢而血中酒精浓度下降，故一早醒来即饮酒，即"晨饮"现象，对诊断酒依赖有重要意义；白天为了解除随时产生的戒断症状，患者常携带酒瓶随时饮酒。⑦戒断后重饮：尽管清楚饮酒带来的不良后果，但是很难保持长期戒酒或曾多次试图戒酒而失败；如戒断后重新饮酒，就会在较短的时间内再现原来的依赖状态。

（三）酒戒断综合征

酒戒断综合征（alcohol withdrawal syndrome）可表现为单纯性戒断反应、酒戒断性震颤谵妄及酒戒断性癫痫样发作。

1. 单纯性戒断反应（uncomplicated alcohol withdrawal）　停止饮酒或减少饮酒量数小时后出现手抖、出汗、恶心，继之出现焦虑不安、无力等，伴有强烈饮酒欲望。断酒后24～36小时可见发热、心悸、唾液分泌增加、恶心呕吐等，可有眼球震颤、瞳孔散大、血压升高等体征。戒断反应在48～72小时达到高峰，而后逐渐减轻，2周后基本消失。少数患者在戒断过程中可有短暂性的幻觉和错觉。

2. 酒戒断性震颤谵妄（alcohol withdrawal delirium）　长期大量饮酒者如果突然断酒，大约在48小时后出现震颤谵妄。谵妄表现为意识模糊，时间、地点和人物定向障碍，伴大量知觉异常，如恐怖性幻视，患者极不安宁、激越、大喊大叫。震颤表现为全身肌肉的粗大震颤。尚有发热、大汗淋漓、心跳加快，部分患者可因高热、衰竭、感染、外伤而死亡。震颤谵妄持续时间不等，一般3～5天，常经睡眠而缓解，对病中经过大部分遗忘。

3. 酒戒断性癫痫样发作（alcohol withdrawal epileptic attack）　戒酒期间出现全身强直-痉挛发作，一般5～15分钟意识恢复。

（四）酒精性幻觉症

酒精性幻觉症（alcohol hallucinosis）主要表现为在意识清晰状态出现生动、持续性的视听幻觉。可能发生在慢性酒依赖患者的饮酒过程中，也可发生在酒依赖者突然停饮后，但无明显的自主神经系统功能亢进表现。幻觉状态持续时间不定，可持续数日、数周、数月后消失，最长一般不超过6个月。

（五）酒精性妄想症

酒精性妄想症（alcohol delusional disorder）是酒精所致精神障碍的常见临床类型。酒依赖患者在意识清晰状态下出现嫉妒妄想与被害妄想。临床上以嫉妒妄想多见,称为酒精所致嫉妒妄想症(alcoholic delusion of jealousy)。

（六）韦尼克脑病

韦尼克脑病(Wernicke encephalopathy)是最严重的酒精所致精神障碍。一般是在酒依赖基础上,连续几天大量饮酒,又不进食,引起维生素 B$_1$ 缺乏所致。临床上以突然发作的神经系统功能障碍为主要临床表现,典型者可出现三组特征性症状:眼肌麻痹、意识障碍和共济失调。眼肌麻痹最常见的是双侧展神经麻痹和复视;意识障碍常表现为意识模糊、嗜睡或昏迷;共济失调以躯干与四肢为主,患者站立、行走困难。病死率为 10% ~ 20%,如能及时治疗可完全恢复,有的则发展成 Korsakoff 综合征。

（七）科萨科夫综合征

科萨科夫综合征(Korsakoff syndrome)多在酒依赖有营养缺乏的基础上缓慢起病,也可在震颤谵妄后发生。主要表现为记忆障碍、虚构、定向障碍三大特征,可伴有幻觉、夜间谵妄等。

（八）酒精性痴呆

酒精性痴呆(alcohol dementia)为长期大量饮酒后出现的持续性智力减退,表现为短时、长时记忆障碍,抽象思维及理解判断障碍,人格改变,皮质功能受损如失语、失认、失用等。一般不可逆。

三、诊　　断

使用酒精所致精神和行为障碍的主要诊断依据:①具有确定的饮酒史;②具有上述某种类型的精神和行为障碍;③有充分理由推断患者上述精神和行为障碍是直接由饮酒或戒断引起的。

急性酒中毒与饮酒量密切相关,常在一次大量饮酒后急剧发生,具有相应的临床特征。酒依赖及其他相关精神和行为障碍常发生于长期饮酒过程中,具有典型的酒依赖及其他临床特征,并导致了明显不良后果和家庭社会功能受损等,参照相应的诊断要点或标准即可诊断。

酒精戒断综合征的诊断标准要求:

A. 长期大量饮酒后停止或减少饮酒。

B. 停止或减少饮酒后的数小时或数天内出现下列 2 项(或更多)体征或症状:①自主神经活动亢进(出汗或脉搏快);②手部震颤加重;③失眠;④恶心或呕吐;⑤短暂幻觉或错觉;⑥精神运动性激越;⑦焦虑;⑧癫痫大发作。

C. 上述体征或症状引起显著临床意义的痛苦,或导致社交、职业或其他重要功能的损害。

D. 上述体征或症状不能归因于其他躯体疾病、精神障碍或其他物质中毒或戒断。

在酒精滥用/酒精依赖/酒精戒断的诊断中,可参考相关量表,包括酒精使用障碍筛查量表(Alcohol Use Disorders Identification Test, AUDIT)、密歇根酒精依赖筛查量表(Michigan Alcohol Screening Test, MAST)、酒精依赖量表(Alcohol Dependence Scale, ADS)、临床机构酒精依赖戒断评估表(CIWA-Ar)等。也可参考有关酒精滥用的生物学标志物的检测结果,包括 γ-谷氨酰转肽酶(GGT)、丙氨酸氨基转移酶(ALT)、天门冬氨酸氨基转移酶(AST)、平均血细胞比容(MCV)、糖缺乏性转铁蛋白(CDT)等。

四、治　　疗

急性酒中毒的治疗除催吐、洗胃、维持生命体征、促进代谢等一般性措施外,可用阿片受体拮抗剂纳洛酮救治。一般用法为 0.4 ~ 0.8mg/次肌内注射,或加 5% 葡萄糖溶液中静脉滴注,可重复使用,直至患者清醒为止。酒精所致幻觉症、妄想症、记忆障碍或智能障碍的治疗,可在戒酒的前提下对症性地使用抗精神病药物或益智药物。本处主要讲述酒精依赖及戒断综合征的治疗。

（一）戒酒治疗

戒酒治疗是针对酒精戒断综合征的治疗,通过躯体治疗减轻戒断综合征,预防由突然停饮引起的躯体健康问题。戒酒应考虑酒依赖严重程度,轻者可一次性戒断,重者可用递减法逐渐戒酒,也可一次性戒断,但应充分治疗戒断综合征,并且要求住院,以免发生意外。根据交叉耐受的原理,可使用苯二氮䓬类药物如地西泮、氯硝西泮、劳拉西泮等来缓解戒断综合征。急性戒酒期消除戒断综合征后,应进行药物、心理社会康复治疗,预防复饮,回归社会。

1. 单纯性戒断反应的治疗 主要选用与乙醇有类似药理作用的苯二氮䓬类药物来缓解戒断反应。首次要足量,不仅可以抑制戒断症状,并且还可预防震颤谵妄、戒断性癫痫的发生。通常地西泮 10~20mg 静脉注射,或 10mg/次,3 次/天,口服,2~3 天后逐渐减量,不必加用抗精神病药物。用药时间不宜太长,以免发生对该类药物的依赖。如戒断后期有焦虑抑郁和睡眠障碍,可试用抗抑郁药物。

2. 震颤谵妄的治疗 首选苯二氮䓬类药物。地西泮 10mg/次,2~3 次/天。如口服困难则选择注射途径,地西泮 30~40mg 加入补液中静脉滴注,可根据严重程度调整剂量,最大剂量一般不超过 120mg/d,一般持续 1 周,直到谵妄消失为止。控制精神症状可选用氟哌啶醇肌内注射,5mg/次,1~3 次/天,剂量可根据反应增减;也可选用非典型抗精神病药物。恰当的护理、水电解质和酸碱平衡紊乱的纠正、维生素的补充、感染的预防等也十分重要。

3. 戒断性癫痫的治疗 可选用丙戊酸盐或苯巴比妥类药物治疗。原有癫痫病史的患者,在戒断初期就应使用大剂量的苯二氮䓬类药物或预防性使用抗癫痫药物。

(二)药物康复治疗

1. 戒酒硫(tetraethylthiuram disulfide,TETD) 戒酒硫能抑制乙醛脱氢酶,使酒代谢停留在乙醛阶段,属于酒增敏剂。服用戒酒硫期间,一旦饮酒,5~10 分钟后即出现面部发热、潮红、血管扩张、搏动性头痛、呼吸困难、恶心呕吐、出汗、口渴、低血压、直立性晕厥、极度不适、软弱无力等,严重者出现精神错乱和休克,甚至死亡,该现象称为乙醇-戒酒硫反应。应在医疗监护下并停酒 24 小时后使用。每次口服 0.25~0.5g,1 次/天,可持续 1 个月至数月。应特别警告患者服药期间不要饮酒,否则会发生危险。患有心血管疾病和年老体弱者应禁用或慎用。呋喃唑酮也有类似作用,可供临床选用。

2. 纳曲酮(naltrexone) 研究发现阿片受体阻滞剂纳曲酮能减少实验动物饮酒量,也能减少酒依赖患者饮酒量,减轻渴求和降低复饮率,特别是与心理治疗联合使用时。剂量为 25~50mg/d。

3. 乙酰高牛磺酸钙(阿坎酸钙,acamprosate) GABA 受体激动剂,有一定的抗渴求作用,能减少戒酒后复发。口服 666mg/次,3 次/天。

4. 抗抑郁药 不仅可治疗酒依赖伴发的抑郁及焦虑障碍,也可降低对酒的渴求和饮酒量,如选择性 5-羟色胺再摄取抑制剂。

(三)心理社会康复治疗

心理社会康复治疗的目标:激发戒酒动机,提高治疗依从性;矫正心理行为问题,提高应对应激的技能;复饮预防;改善家庭关系;建立社会支持系统;重建健康生活方式与矫正不良人格等。

1. 动机强化治疗 遵循表达通情、发现差距、避免争论、化解阻力、支持自信等原则,采用"一对一"的咨询访谈法,通过给予合理建议、消除求助障碍、自由提供选择、减少危险因素、及时给予反馈等方法,激发内在戒酒动机,促进行为改变。

2. 认知行为治疗 改变导致酒精滥用者适应不良行为的认知过程;对导致酒精使用的一系列事件进行干预;帮助患者有效应对酒精的心理渴求;促进发展不滥用酒精的行为和社会技能。目标是提高自我控制与社会技能来降低饮酒程度。

3. 预防复发治疗 明确促发心理渴求的高危情境;学习应付高危情境的技能;学习放松和应激处理技能;思考酒依赖短期和长期后果;检验目前生活方式,发展替代性行为。线索暴露治疗可作为复饮预防训练的一个内容。将戒酒者暴露于促发心理渴求的环境中,结合放松技术、拒绝训练而又真正防止饮酒,这样反复训练就可逐渐消除心理渴求。

4. 其他 参加匿名戒酒会;通过正性强化与负性强化机制以及惩罚等措施来改变患者的行为;帮助家庭成员认识和解决家庭问题,促进相互理解与相互帮助等。

【病例】

吕某,男,28岁,干部,未婚,"反复饮酒10余年,加重3年"。

患者10余年前开始饮酒,初为朋友聚会饮酒,量少,平叫不饮酒。而后饮酒次数渐多,酒量渐大,喜欢饮酒,并有自饮现象。近3年形成固定饮酒模式,每日必饮白酒1斤,多自饮、不配菜、大口喝,每日饮酒2~3次或不分次数,并有晨饮现象,醉酒后常发脾气。若到饮酒时间未饮就会出现烦躁、心慌、手抖、出虚汗和强烈的饮酒欲望,难以克制。停饮后曾出现过意识不清,不识家人,分不清时间和地点,凭空看到神鬼或小动物,喊叫,行为乱。曾两次意识丧失,摔倒在地,全身抽搐,口吐白沫,数分钟后缓解。曾酒后呕血,但仍不能停止饮酒。1年前出现双手及下肢麻木,走路好像踩在棉花上。并渐出现凭空闻人语,自觉家人有害己之心,妻子与别的男子有染,反复询问妻子,查看妻子的物品等。期间也曾数次自行戒酒,均未成功。今日饮白酒近2斤,行为冲动,有明显伤人毁物的风险,家人管理困难,遂送入医院。病情加重以来,交际、工作、家务等能力明显受损,患者只对饮酒感兴趣,为饮酒而谎话连篇,自我中心,不关心他人,责任心下降;饮食差,夜眠差,体重尚未见明显减轻,大小便正常,否认消极言行,时有冲动行为。

既往史、个人史、婚育史、家族史无特殊。

体格检查:神志清,心肺腹未见明显异常,双手有明显震颤,余神经系统检查未见明显异常。

精神检查:意识清,定向可,接触交谈合作。承认饮酒史,对饮酒的失控及其危害无正确认识。承认病程中存在抽搐、呕血、肢体麻木等现象。目前仍存在幻视、幻听、被害妄想、嫉妒妄想。思维联想显散漫,说话东拉西扯。情感反应欠协调,面部表情不自然。注意力、记忆力减退,回忆往事有困难,经常遗失物品。意志活动减退,整日只想与酒有关的事。

诊断及诊断要点:依据10余年饮酒史,近3年加重,存在对饮酒的强烈渴望、饮酒的失控、固定的饮酒模式、晨饮、停酒后的戒断反应、数次自行戒酒的失败、对社会功能的损害等,可明确诊断为酒依赖综合征。因目前存在酒精性妄想症和幻觉症,病程中存在戒断性震颤谵妄及癫痫样发作,故综合考虑按ICD-10归类于"使用酒精所致的精神和行为障碍"。入院后予以奥沙西泮替代治疗,丙戊酸镁稳定情绪,奥氮平抗精神病治疗,补充维生素、补液等对症支持治疗以及心理治疗,显效较好。

第三节　使用阿片类物质所致精神和行为障碍

阿片类物质滥用和依赖是世界范围内的公共卫生和社会问题。当前国际毒品问题正处于加速扩散期,毒品制造、贩卖、滥用日趋严重。世界有170多个国家和地区存在毒品消费问题,吸毒人数已超过2亿。最新资料显示,15~64岁世界人口中有2.43亿在上一年度至少使用过一次非法毒品,主要为大麻、苯丙胺类兴奋剂、可卡因和阿片类物质等。其中,大麻使用率高居第一位(3.5%),其后依次是苯丙胺类兴奋剂(0.8%)、可卡因(0.5%)和阿片类物质(0.2%)。全球阿片类药物滥用者共1500万~2100万,其中半数以上在亚洲。

我国饱受阿片之苦长达一个多世纪。1949年我国吸食阿片及海洛因人数约2000万人。20世纪50年代,通过坚决有效的措施,短短3年时间内就荡涤了旧中国的阿片毒害。进入20世纪70年代以来,毒品活动相继在西方国家、进而在全世界开始蔓延。毗邻我国西南边界的"金三角"地区逐渐成为世界上重要的毒源,国门打开、过境贩毒等因素使我国的吸毒问题死灰复燃。《2015中国禁毒报告》显示,在全国累计登记的295.5万名吸毒人员中,滥用阿片类毒品人员145.8万(49.3%),滥用合成毒品人员145.9万名(49.4%);全年共查处吸毒人员88.7万余人次,新发现登记吸毒人员46.3万余名。若将尚未被发现的"隐性"吸毒人员估计在内,实际滥用和成瘾人群规模超过1400万。

吸毒不但严重损害个体身心健康、家庭幸福及社会稳定,还可导致艾滋病、肝炎等流行病蔓延等公共卫生问题,产生沉重的疾病负担。

一、阿片类物质及其药理作用

阿片类物质(opioids)是指任何天然的或合成的、对机体产生类似吗啡效应的一类物质。阿片是从罂粟果中提取的粗制脂状渗出物,含有吗啡和可待因等天然成分,吗啡是其中的主要镇痛成分,大约占粗制品的10%。阿片类物质可分为三类:①天然的阿片生物碱:如吗啡、可待因;②半合成的衍生物:如海洛因(乙酰吗啡);③合成的阿片类镇痛药:如哌替啶、二氢埃托啡、美沙酮等。

阿片类物质可有口服、注射或吸入等给药途径。口服给药吸收不完全,血药浓度一般只有同等剂量注射给药的一半或更少。阿片类物质以非脂溶性形式存在于血液中,难以透过血脑屏障。但当吗啡被乙酰化成为海洛因后,则较易透过血脑屏障,这可解释为什么静脉注射海洛因所体验到的瞬间快感比注射吗啡更为强烈。阿片类物质可分布到机体包括胎儿在内的所有组织,故阿片成瘾的母亲所生婴儿一出生就可以出现戒断反应。阿片类物质在由肾脏排泄前大部分由肝脏代谢。多数阿片类物质的代谢较为迅速,平均4~5小时,故成瘾者必须定期给药,否则会出现戒断反应。

阿片类物质通过阿片受体产生以下药理作用:①镇痛、镇静;②抑制呼吸中枢;③抑制咳嗽中枢;④兴奋呕吐中枢:吸毒初期常有呕吐现象,随吸毒次数增多出现适应而呕吐明显减轻;⑤缩瞳:作用于第Ⅲ对脑神经产生缩瞳效应,机体对此不易产生耐受,瞳孔较小或针尖样瞳孔是吸毒及吸毒过量的重要体征之一;⑥抑制胃肠蠕动:机体对此不易产生耐受,临床上常见吸毒者便秘、食欲下降等;⑦致欣快作用:阿片类物质能作用于中脑边缘系统,使多巴胺水平升高,产生强烈快感,此与精神依赖的产生关系密切。临床上主要用于镇痛、镇静、镇咳、止泻及心源性哮喘的治疗。

二、临 床 表 现

阿片类物质一次过量急性使用可导致阿片急性中毒(opioids acute intoxication);反复慢性使用可导致阿片依赖综合征(opioids dependence syndrome)、阿片戒断综合征(opioids withdrawal syndrome)以及其他可能的精神和行为障碍(如人格改变、抑郁障碍、焦虑障碍、睡眠障碍、性功能障碍等)。此外,还可表现出各种各样的躯体损害和不同程度的社会功能损害。

(一)阿片类物质中毒

阿片类物质急性中毒常发生于短时间内吸食(或注射)超过常用量的阿片类物质,也可发生于戒断后耐受现象消失之后再次吸食常用量之时。阿片类物质中毒的表现是其药理作用的延续,可以顺推而出。典型的中毒三联征是昏迷、呼吸抑制、针尖样瞳孔。中毒剂量个体差异很大。

(二)阿片依赖综合征

阿片类物质使用方式有吸烟式、烫吸(追龙)和注射等,最初多为口鼻吸入,故习惯统称为"吸毒"。吸毒方式多种多样。初用者并无快感,恶心、呕吐为常见反应。首次获得快感而使用的次数因人而异。以静脉注射海洛因为例,屡用者的快感体验可分为三个时期:①强烈快感期:约持续1分钟后进入似睡非睡的松弛状态;②松弛状态期:所谓的"麻醉高潮",可延续0.5~2小时;③精神振作期:可延续2~4小时。

长期反复使用阿片类物质可导致依赖综合征,具有下列精神和行为改变:①固定的阿片类物质使用模式;②阿片类物质使用后的强烈快感体验;③对阿片类物质使用的强烈心理渴求;④对阿片类物质的强制性觅药行为;⑤阿片类物质戒断综合征;⑥以阿片类物质使用消除戒断综合征;⑦对阿片类物质的耐受性增加;⑧戒断后复吸等。

(三)阿片戒断综合征

阿片类物质依赖者停止使用药物或减少使用量或使用阿片受体拮抗剂后可出现戒断综合征。典型阿片戒断综合征包括主观症状和客观体征两大类,可从阿片类物质的药理作用反推而出。主观症状可表现为恶心、肌肉疼痛、骨痛、腹痛、不安、食欲差、疲乏、喷嚏、发冷、发热、渴求药物等。客观体征可见血压升高、脉搏和呼吸加快、体温升高、多汗、鸡皮疙瘩、瞳孔扩大、流涕、淌泪、震颤、呕吐、腹泻、失眠、男性自发泄精、女性出现性兴奋等。

阿片类物质依赖者突然中断或减少使用量后自然出现戒断综合征的过程,称为自然戒断(spontaneous withdrawal)。自然戒断综合征的出现及持续时间与药物半衰期有关,短效药物,如吗啡、海洛因一般在停药后8~12小时出现,极期在48~72小时,持续7~10天。长效药物,如美沙酮戒断症状出现在1~3天,性质与短效药物相似,极期在3~8天,症状持续数周。戒断综合征强度与所使用阿片类物质种类(海洛因最重)、剂量(与剂量呈正相关)、使用时间长短(与时间呈正相关)、使用途径(以静脉注射最重)、停药速度(以突然完全中断使用最重)、躯体健康状况和人格特征等有关。自然戒断是一个自限性过程,可在一定时间内完全消失,通常在没有严重躯体并发症情况下并不会危及生命。

三、诊 断

使用阿片类物质所致精神和行为障碍的诊断,应根据阿片类物质滥用史,结合阿片依赖综合征和阿片戒断综合征的临床特征,并参照依赖和戒断综合征的诊断要点或标准。

阿片依赖综合征诊断要点:①有使用阿片类物质的强烈欲望;②对使用开始、结束或剂量的自控能力下降;③使用时体验到快感,减少或停止使用出现戒断症状;④再次使用能消除戒断症状;⑤耐受性升高;⑥明知有害但仍使用,主观上希望减少使用但总失败;⑦使用该物质导致其他重要活动放弃。

阿片戒断综合征的诊断标准要求:

A. 存在下列两者之一:①长期大量使用阿片类物质(数周或更长时间)后停止或减少使用;②在使用阿片类物质一段时间后使用阿片拮抗剂。

B. 诊断标准A之后数分钟或数天内出现下列体征或症状中的3项(或更多):①烦躁不安;②恶心或呕吐;③肌肉疼痛;④流泪流涕;⑤瞳孔扩大、竖毛或出汗;⑥腹泻;⑦打哈欠;⑧发热;⑨失眠。

C. 上述体征或症状引起显著临床意义的痛苦,或导致社交、职业或其他重要功能的损害。

D. 上述体征或症状不能归因于其他躯体疾病,也不能用其他精神障碍或物质中毒或戒断来更好解释。

四、治 疗

阿片类物质中毒急救时应尽早、足量地使用阿片受体拮抗剂(纳洛酮)。本处讲述阿片依赖综合征的治疗。一般分两步走,即急性期的脱毒治疗和脱毒后复吸预防治疗(包括药物维持治疗和心理社会康复治疗)。

（一）脱毒治疗

脱毒(detoxification)是指通过躯体治疗减轻戒断症状或体征,预防由突然停药可能引起的躯体健康问题。阿片类物质脱毒治疗一般在封闭的环境中进行。

1. 替代治疗 采用与毒品有相似药理作用的药物来替代毒品,以减轻戒断反应,而后在一定时间内(14~21天)逐渐减少替代药物,直至停用。目前常用美沙酮(methadone)和丁丙诺啡(buprenorphine)来替代,使用剂量视患者情况而定。美沙酮首日剂量为30~60mg,丁丙诺啡为0.9~2.1mg,然后根据躯体反应逐渐减量,原则是只减不加、先快后慢、限时减完。

2. 非替代治疗 ①可乐定、洛非西定:为 α_2 受体激动剂,能抑制阿片戒断症状,但对渴求、肌肉疼痛效果较差。开始剂量为0.1~0.3mg,3次/天,住院可用到1.5~2.5mg/d。副作用为低血压、口干和思睡,剂量必须个体化。②中药:能有效促进机体康复、促进食欲,不存在撤药困难问题。③其他:针灸、镇静催眠药、莨菪碱类。

（二）药物维持治疗

单纯进行脱毒治疗的复吸率高达90%以上。故脱毒只是治疗的第一步,为降低复吸率,应尽可能让依赖者接受纳曲酮防复吸治疗及美沙酮维持治疗。

1. 纳曲酮复吸预防治疗(naltrexone relapse-prevention treatment) 纳曲酮是一种口服的阿片受体

拮抗剂,能阻断阿片类物质的致欣快效应,消除正性强化作用,可逐渐淡化、减轻乃至消除心理渴求,预防复吸。使用前需确定患者已经完全躯体脱毒,否则会激发戒断症状。该药口服吸收良好,长期使用无蓄积作用。开始剂量25mg,观察1小时无戒断症状,再追加25mg,即给足首日治疗量。维持剂量一般为50mg/d。维持期推荐6个月以上。目前仅有30%的戒毒者能坚持使用,如何提高依从性是关键。

2. 美沙酮维持治疗(methadone maintenance treatment,MMT) 指无限期地使用充分剂量的口服长效阿片受体激动剂美沙酮来替代海洛因的治疗方法。与纳屈酮维持治疗理论取向截然相反。美沙酮维持治疗能有效地减少毒品相关犯罪,防止艾滋病等传染病的传播,提高就业和升学率等,在实际应用中不断得以推广。这是阿片成瘾防治策略中减少危害策略的直接体现。治疗方法和给药剂量因人而异,原则上是在不出现不良反应的前提下,使用足够剂量来保证24小时内不出现戒断症状和心理渴求,起到防止再度滥用街头毒品的效果。维持剂量一般在60~120mg/d。

(三) 心理社会康复治疗

脱毒治疗成功后处于康复过程中的阿片类物质依赖者仍存在各种各样的问题,如躯体问题、行为问题、心理问题、家庭问题、职业问题、社会问题和法律问题等,如不能有效处理就会导致复吸风险。多数研究表明尽管心理社会干预显效较慢,但是能有效解决上述问题而降低复吸风险。

心理干预根据不同的理论基础可分为动机强化治疗、认知行为治疗、行为强化治疗、正念预防复吸治疗等;根据干预形式可分为个体治疗、集体治疗、家庭治疗等。上述干预方法可单独或联合应用于不同的治疗形式与治疗场所。

社会干预主要针对家庭、社区或文化等方面的问题,动员各种资源来影响与患者成瘾相关的认知、行为及社会环境,帮助患者保持长期戒断,建立健康的家庭社会生活方式。

【病例】

唐某,男,36岁,已婚,高中文化,个体户。因"吸食海洛因5年余"被强制戒毒。

患者5年前因胃痛难忍而多处寻求治疗。偶听朋友劝说以"追龙"方式吸入海洛因0.1g,当时感头晕、恶心、呕吐,但疼痛得以缓解,并带着"飘飘然"的感觉睡去。吸食7~8次体验到了快感,自诉有一种无法言表的舒适感,闭上眼睛想要什么就有什么,持续3~4小时消退。为追求这种感觉,患者由胃痛时才吸食到每天吸食3~5次,每次0.1~0.2g。曾因暂时缺货而停吸,患者感到浑身难受,酸痛难忍,似有小虫子在皮下、骨头里咬一样,烦躁,坐立不安,打哈欠,流泪流涕,出汗,怕冷,寒战,呼吸不畅,躯体扭曲,设法吸食后上述表现立即消失。1年后患者改烫吸为静脉注射,对妻儿关心不如以前,性生活减少,但仍可经营公司。后在家人劝说下运用可乐定戒毒治疗,15天后自觉毒瘾已除而要求出院。但2个月后经毒友的引诱又复吸,剂量越来越大,每天高至2g,分4~6次注射。其父万般无奈,告知派出所,被送往某公安局强制戒毒所。末次用毒在入所前约10小时,静脉注射约0.3g。

既往有慢性胃痛史。个人史、婚育史、家族史无特殊。

体格检查:慢性病容,体质消瘦,心肺腹未见异常,四肢静脉血管因静脉注射海洛因而致静脉炎,串珠状隆起,神经系统检查无异常。

精神检查:意识清,接触交谈合作,问话对答切题。定向准确,否认幻觉、妄想等精神病性症状。情绪尚稳定。自诉吸毒史、吸毒体验以及停吸后的痛苦,能认识到吸毒对自身及家人的危害,表示有诚心戒毒。

辅助检查:尿吗啡检测(+),心电图及三大常规、生化检测均正常。

诊断及诊断要点:依据海洛因吸食史、耐受性的增加、吸食后的快感体验、停止吸食后的戒断综合征、曾经戒毒的失败等可明确诊断为海洛因依赖,按ICD-10归类于"使用阿片类物质所致的精神和行为障碍"。给予美沙酮替代治疗并逐渐减量,氯硝西泮改善睡眠及其他对症支持治疗。

第四节　使用苯丙胺类兴奋剂所致精神和行为障碍

苯丙胺类兴奋剂(amphetamine- type stimulants，ATS)是中枢神经系统兴奋剂中最重要的一类。我国苯丙胺类兴奋剂滥用有明显增加趋势。《2015 中国禁毒报告》显示，在全国累计登记的 295.5 万名吸毒人员中，滥用合成毒品人员 145.9 万(占 49.4%)，其中主要为苯丙胺类兴奋剂滥用者。

一、苯丙胺类兴奋剂及其药理作用

苯丙胺类兴奋剂是苯丙胺及其衍生物的统称，包括苯丙胺(安非他明，amphetamine)、甲基苯丙胺(冰毒，methamphetamine)、3,4- 亚甲二氧基甲基安非他明(MDMA，ecstasy，摇头丸)、麻黄碱(ephedrine)、芬氟拉明(fenfluramine)、哌甲酯(利他林，methylphenidate)、匹莫林(pemoline)、伪麻黄碱(pseudoephedrine)等。临床医疗上主要用于减肥(芬氟拉明、西布曲明)、儿童多动症(如哌甲酯、匹莫林、苯丙胺等)和发作性睡病(如苯丙胺)。冰毒、摇头丸等则被非法滥用，导致成瘾及一系列不良健康和社会后果。

苯丙胺类兴奋剂的药理作用包括：①中枢神经兴奋作用，使觉醒度增加、活动增加，疲劳感消失，睡眠减少；②作用于中脑边缘犒赏系统产生欣快作用，该效应易产生耐受；③刺激延髓呼吸中枢，呼吸频率加快，呼吸深度加深；④作用于心血管系统，使心率加快、心排血量增加、血压增高、脉压增大等；⑤抑制摄食中枢，降低食欲；⑥作用于瞳孔括约肌使瞳孔扩大；⑦其他作用：支气管扩张、胃肠蠕动降低、口干、产生幻觉、体温升高等。长期大剂量使用 ATS 有明显神经毒性作用，可损害 5- 羟色胺能和多巴胺能神经元。

ATS 主要作用于儿茶酚胺神经元的突触前膜，通过促进突触前膜内单胺类递质(如去甲肾上腺素、多巴胺和 5- 羟色胺等)的释放、阻止递质再摄取、抑制单胺氧化酶的活性而发挥药理作用。毒性作用在很大程度上可认为是药理学作用的加剧。致欣快作用主要与影响多巴胺释放、阻止重吸收有关。

二、临床表现

1. 滥用　常用的滥用方式为口服、鼻吸、注射或加入饮料饮用。冰毒还可以熏燃后以烟雾的形式抽吸。许多人是从偶尔滥用过渡到规律性滥用再到成瘾，所经历时间长短不一，有的只需数天或数周。为追求用药后的欣快体验，用药间隔时间越来越短，使用剂量越来越大。该滥用周期通常会因药物用尽或出现恐惧等不良体验而停止。停药后进入 12～18 小时的深睡状态，醒后有明显的饥饿、困倦和抑郁情绪，伴强烈的继续用药渴求。滥用过程中常见多药滥用现象，合并滥用酒精、海洛因或镇静剂。

2. 依赖综合征　ATS 较难产生躯体依赖而更容易产生精神依赖。中等剂量 ATS 使用后(特别是静脉使用)，使用者很快出现舒适感、思维活跃、话多、注意集中、能力感增强、警觉性增高、精力充沛、运动能力增加等。也可体验到难以言表的快感，即所谓腾云驾雾感或全身电流传导般的快感。数小时后，使用者出现全身乏力、压抑、倦怠、沮丧，即所谓的苯丙胺沮丧期。正是上述的正性和负性体验使使用者陷入反复滥用的恶性循环中，不能自拔，最终形成依赖综合征。

3. 戒断综合征　ATS 的躯体依赖性较弱，戒断反应较轻。轻者可表现为情绪低落、无活力等；重者可表现为伴有焦虑的严重抑郁、疲乏无力、噩梦、强烈的心理渴求、明显的自杀观念、震颤等。

4. 精神病性障碍　长期使用 ATS 可出现刻板行为或类偏执型精神分裂症表现，如被害妄想、视或听幻觉、敌对和冲动攻击行为、焦虑状态、躁狂- 抑郁状态、人格和现实解体症状、认知功能损害等。

5. 急性中毒　大剂量使用 ATS 可导致急性中毒，出现程度不同的中枢神经系统和交感神经系统过度兴奋的表现。轻度中毒表现为瞳孔扩大、血压升高、脉搏加快、出汗、口渴、呼吸困难、头痛、兴奋躁动、震颤、反射亢进等；中度中毒出现精神错乱、谵妄、幻听、幻视、被害妄想等；重度中毒时出现心律失常、循环衰竭、高热、胸痛、出血或凝血、痉挛、昏迷甚至死亡。

三、诊　　断

使用苯丙胺类兴奋剂所致精神和行为障碍的诊断,主要依靠详细的滥用史、临床表现及实验室检查,并参照相应的诊断要点或诊断标准。其中,活动过度、精神亢奋、无活力和抑郁交替出现是 ATS 依赖的典型表现。如高度怀疑 ATS 滥用,应尽快分析滥用者的尿标本。

四、治　　疗

1. 依赖和戒断综合征的治疗　ATS 精神依赖性较强,躯体依赖性较弱,突然停吸后不会像阿片类和酒类那样出现严重的躯体戒断反应。对于 ATS 依赖的治疗,需要良好的心理和社会干预,如认知行为治疗、小组治疗和家庭治疗等。对于 ATS 戒断的治疗,目前尚没有可以推荐的替代药物,只需对症处理。一般来讲,戒断反应数日后即可自行消除。

2. 精神症状的治疗　ATS 滥用者出现的急性精神病性障碍,多数在停止吸食后的 2 ~ 3 天内即可消失,严重者可选用 D_2 受体阻断剂氟哌啶醇等抗精神病药物。如戒断后抑郁障碍较重或持续时间较长,可用抗抑郁药物治疗,并防自杀。如出现焦虑状态可短期使用苯二氮䓬类药物。

3. 急性中毒的治疗　急性中毒患者常出现高热、肌痉挛或惊厥、高血压、代谢性酸中毒等症状。除一般性支持治疗外,尚需进行特殊对症治疗。物理降温(如冰敷、醇浴)和药物肌肉松弛(如静脉缓注硫喷妥钠或使用肌肉松弛剂琥珀酰胆碱)控制恶性高热,苯二氮䓬类药物止痉抗惊厥,抗高血压药物(如 β 受体阻滞剂、酚妥拉明)降低血压,钙通道阻滞剂(如硝苯地平)缓解冠状动脉痉挛,抗精神病药物控制兴奋激越和行为紊乱,酸化尿液以促进 ATS 排泄(存在代谢性酸中毒时则不宜)等。有条件者可进行透析治疗。

【病例】

李某,男性,37 岁,已婚,商人。"反复吸食冰毒 5 年,加重 2 年"。

5 年前出于好奇开始吸食冰毒,初始偶尔吸食,吸食量不定,吸食后精神亢奋,整晚不眠,玩游戏。停吸后心里空虚,无精打采、流涕、打哈欠、烦躁,坐立不安,强烈心理渴求,复吸后缓解。时有发呆,自语,自笑,问而不答。近 2 年,吸食情况加重,每日吸食 5g 左右,吸食后兴奋,钻牛角尖,与人争论,连续数天不眠。对家人冷淡,与妻子 1 年多不说话。1 周前吸食冰毒后胳膊酸,疼痛难受,自觉有虫子爬,持续约 6 小时,当时在医院门诊予以"奥氮平 10mg/d"治疗,睡眠好转,但仍有强烈心理渴求,自愿住院戒毒。

精神检查:意识清,定向准,接触交谈合作。否认幻觉、妄想等精神病性症状。情绪不稳,烦躁不安。承认吸毒,自述吸食及停吸体验,对冰毒危害及自身吸毒问题有肤浅认识。注意力、记忆力减退,回忆往事困难。意志减退,整日所想仅为吸毒之事。

诊断及诊断要点:依靠冰毒滥用史、心理渴求、吸食后及停吸后的临床表现、片段的精神病性症状等,诊断为苯丙胺类兴奋剂依赖,按 ICD-10 归类于"使用苯丙胺类兴奋剂所致精神和行为障碍"。

第五节　使用烟草所致精神和行为障碍

我国是世界上最大的烟草生产国和消费国,又是《烟草控制框架公约》的缔约国之一,控烟履约工作备受社会各界和国际社会关注。《中国烟草控制规划(2012—2015 年)》显示,我国成年吸烟人数超过 3.0 亿,男性吸烟率达 52.9%,居世界前列。13 ~ 18 岁青少年吸烟者约 1500 万,吸烟率达 11.5%。公共场所、工作场所吸烟现象严重,有 7.4 亿非吸烟者遭受二手烟暴露,暴露率达 72.4%。吸烟和二手烟暴露导致癌症、心血管病和呼吸系统疾病等大量发生,每年死于吸烟相关疾病的人数超过 100 万。

一、烟草与尼古丁的药理效应

烟草燃烟中所含化学物质多达 4000 种。气相中有近 20 种有害物质,如致癌物质亚硝胺类、联氨、乙烯氯化物等,以及一氧化氮、一氧化碳和吡啶等。粒相中有 30 余种有害物质,如促癌物质苯并芘、1-甲基吲哚类、9-甲基咔唑类等。这些有害物质与吸烟相关躯体损害相关。如致癌物质与癌症发病率升高相关,一氧化碳(CO)则与缺血性心脏病等发病率升高有关。

烟草中的致依赖性成分为尼古丁(烟碱,nicotine),通过结合脑和自主神经节的烟碱型乙酰胆碱受体而产生药理作用。尼古丁作用于中脑边缘系统产生强化效应而与精神依赖的产生密切相关。小剂量尼古丁能兴奋肾上腺髓质,肾上腺素释放增多,并通过兴奋颈动脉体及主动脉化学感受器,反射性引起呼吸兴奋、血压升高,增加心血管负担;大剂量表现为自主神经节细胞先兴奋后抑制。对中枢神经系统的作用也同样是先兴奋后抑制。尼古丁还具有降低食欲、减轻焦虑、松弛骨骼肌等作用。

二、临　床　表　现

1. 烟草依赖综合征　吸烟后可产生令人愉悦的尼古丁"快感":放松、缓解焦虑、警觉性增加、注意力集中等,这常常成为初次体验的引诱点和持续吸烟的借口。长期吸烟可导致烟草依赖。多数烟草依赖者是吸食卷烟,吸烟量和频度等因人而异。烟草依赖综合征表现为:对吸烟的渴求并难以控制,早起后或入睡前吸烟的习惯,停止吸烟后出现戒断症状,再次吸烟戒断症状即刻消失。

2. 烟草戒断综合征　烟草依赖形成后,突然停止或减少吸烟会出现戒断综合征。通常在 24 小时内出现心理渴求,焦虑抑郁,坐立不安,失眠,激惹,沮丧或发怒,注意难以集中,心率减慢,食欲增加或体重增加。戒断症状在前 14 天较为明显,约 1 个月后逐渐减轻。吸烟者可通过控制吸烟量、频度和吸进呼吸道的深度等来维持体内尼古丁的水平。

3. 烟草相关躯体疾病　吸烟是许多疾病的患病危险因素。吸烟量越大、烟龄越长和开始吸烟的年龄越早,吸烟相关疾病和死亡的风险越大。吸烟相关疾病主要涉及呼吸道、消化道、心血管疾病及各种癌症等。

三、诊　　　断

根据自我报告的吸烟史、临床表现、吸烟者呼出气 CO 测定、尼古丁依赖评定量表来进行诊断。诊断时应参照依赖综合征的诊断标准。

四、治　　　疗

(一) 药物治疗

1. 尼古丁替代治疗　尼古丁替代制剂包括缓效经皮尼古丁贴剂,快速作用剂型如尼古丁口香糖、尼古丁喷鼻剂、尼古丁吸入剂等。替代治疗分两阶段进行:第一阶段使用尼古丁替代药物治疗,持续 2 周~1 个月,初始日剂量应低于戒烟者原通过吸烟吸入的尼古丁日剂量。第二阶段逐渐减少替代药物的使用次数、剂量,最终停止使用。贴剂和口香糖的疗程一般为 2~3 个月,吸入剂和鼻喷剂为 2~6 个月。

2. 缓释安非他酮　理想治疗剂量是 300mg/d。建议戒烟前 7 天开始用药,初始剂量为 150mg/d,每早使用,连续 3 天或 6 天;增至 300mg/d,2 次/天,连续使用 7~12 周。维持治疗 150mg/d,疗程 6 个月。

3. 可乐定　可乐定是一种有效的戒烟药物,可有效对抗去甲肾上腺素兴奋作用,从而抑制或缓解戒断症状。初始剂量为 0.1mg,口服,2 次/天,或 0.1mg/d,透皮粘贴;随后根据需要增加剂量,疗程为 3~10 周。停药应逐渐减量。

4. 伐尼克兰(varenicline)　是一种新型非尼古丁戒烟药物,为 $\alpha_4\beta_2$ 尼古丁乙酰胆碱受体部分激动剂,既能减轻烟瘾和戒断症状,又能减少吸烟时的满足感而减少复吸。美国 FDA 2006 年批准上市用于烟草依赖的治疗。推荐剂量为 2mg/d。在戒烟日之前 1~2 周开始治疗,疗程 12 周。不推荐与尼古丁替代制剂联合使用。

（二）心理治疗

1. 行为治疗　常用方法包括厌恶疗法、松弛训练和刺激控制等。厌恶疗法具体有三种:电击刺激厌恶疗法、快速吸烟厌恶疗法和内部厌恶疗法。电击刺激厌恶疗法是当出现吸烟欲望后立即给予电刺激,反复数次后就产生了对吸烟的厌恶性条件反射,从而减少吸烟行为。快速吸烟厌恶疗法实质上是一种暴露冲击疗法,让戒烟者快速、深度吸烟,连续数支,以致头晕、恶心、呕吐,从而对吸烟形成厌恶。内部厌恶疗法是通过想象吸烟所带来的坏处,建立内部的厌恶条件反射,给自己找出一个与吸烟相对抗的意念。松弛训练方法有渐进松弛、紧张调整法和肌电生物反馈法三种。刺激控制理论认为吸烟行为常发生于进食后、紧张、思考和讨论问题等条件刺激下,治疗就是要打破吸烟环境刺激与吸烟行为的联系。

2. 认知治疗　改变认知方式,提高戒烟动机,是维持长期戒烟的基本方法。改变认知方式的方法包括:直接与吸烟者讨论吸烟的害处,戒烟的好处,或通过宣传图片、录像和幻灯等形式达到此目的。

第六节　使用其他精神活性物质所致精神和行为障碍

一、使用镇静催眠药所致精神和行为障碍

镇静催眠药包括范围较广,化学结构差异较大,均能抑制中枢神经系统,属于中枢神经抑制剂。主要包括巴比妥类(barbiturates)和苯二氮䓬类(benzodiazepines)。巴比妥类药物可启动 GABA 所介导的抑制过程,产生镇静、睡眠诱导(缩短快动眼睡眠,梦境减少)、麻醉以及抗惊厥作用;依据半衰期可分为超短效、短效、中效及长效药物,其中短效及中效者滥用可能性大,如司可巴比妥(secobarbital)和戊巴比妥(pentobarbital)。苯二氮䓬类药物通过作用于苯二氮䓬受体(为 $GABA_A$ 受体的一部分)而发挥作用,可产生抗焦虑、催眠、肌肉松弛、抗癫痫作用等;依据半衰期可分为短效、中效及长效药物,其中短效者较易产生依赖;该类药物安全性好,即使过量也不致有生命危险,应用范围已远远超过巴比妥类药物。

一次大剂量使用该类物质可造成急性中毒,与醉酒状态类似,表现为情绪不稳、冲动或攻击行为、判断失误、口齿不清、共济失调、眼球震颤、记忆受损,甚至昏迷,严重程度取决于滥用剂量和滥用时间的长短。

反复使用可产生耐受性,巴比妥类药物耐受性产生较快,可能与其能增加微粒体酶活性而使药物代谢速度加快相关。但应注意巴比妥类药物尽管耐受产生较快,但其致死量并没有改变,因此在逐渐增加剂量过程中会增加过量致死的风险。长期使用可产生精神依赖性和躯体依赖性,前者表现为不同程度的心理渴求和强制性药物使用,后者表现为不同程度的戒断反应。

巴比妥类药物的戒断反应较严重,程度取决于滥用剂量和时间长短。突然停药 12~24 小时内陆续出现厌食、虚弱无力、焦虑不安、头痛、失眠,肢体粗大震颤;停药 2~3 天戒断症状达高峰,出现呕吐、体重锐减、心动过速、血压下降、震颤加重、肌肉抽搐或癫痫发作,甚至高热谵妄,一般 2~3 周恢复。苯二氮䓬类药物戒断反应不如巴比妥类那样严重,但易感素质者(如既往依赖者或有家族史者)在服用治疗剂量的药物 3 个月以后,如突然停药,可能出现严重的戒断反应,甚至抽搐。

镇静催眠药依赖的治疗可采取逐渐减少剂量,或用长效制剂替代(用苯巴比妥替代戊巴比妥,用地西泮替代其他苯二氮䓬类药物),然后再逐渐减少长效制剂剂量。药物递减要缓慢,以戊巴比妥为例,每日减量不超过 0.1g,递减时间一般需要 2~4 周,甚至更长。长作用时间的苯二氮䓬类药物依赖

可使用苯巴比妥替代递减治疗。脱瘾之后应及时针对原发的精神障碍、心理问题、家庭和社会相关问题进行康复治疗。

【病例】

李某,女,57岁,丧偶,职员。服安眠药20余年,烦躁不安、生活难于自理、消瘦1月余。

20年前因单位失窃而被错认为作案者被开除公职,觉满怀冤屈而多处上访无果,开始自服安眠药。以后用量渐大,每日必用。少服或不服均感不适。为得到安眠药有时1天数次到医院、药店配药。起初瞒着家属,被发现后公然要求家属为其代购,对劝其戒除者大发雷霆,甚至打骂。入院1个月前,因遭到女婿当面辱骂,独自伤心落泪,烦躁不安,不思饮食,感叹老无所依。希望用安眠药解除内心痛苦,服药无度,有时1天服甲喹酮40余粒或地西泮几十片。服药后口齿不清,神志模糊,经过一段时间尚未完全清醒便又服药。目前生活难以自理,日渐消瘦,甚至在家人监督下也不能停服安眠药,家人强行将其送诊医院。

体检发现营养不良,极度消瘦。脑电图检查基本波型为9~11周/秒的低至中幅α活动,调节欠佳,波形欠规则。

精神检查:由家属陪伴跟跄步入病房,意识时而清醒,时而模糊,不能进行有效交流,被动服从管理及治疗。清醒时能自述病史,称服甲喹酮、水合氯醛几十年了,不吃药就浑身难受。入院后给予地西泮片替代口服并逐渐减少剂量,卡马西平抗惊厥,帕罗西汀片抗抑郁,心理支持等治疗。

诊断及诊断要点:依据安眠药滥用史、耐受性增加、难以自控的觅药行为、服药及停药后的临床表现、不同程度的中毒表现等,按ICD-10诊断归类于"使用镇静催眠剂所致精神和行为障碍"。

二、使用大麻所致精神和行为障碍

大麻属一年生草本植物,含400种以上化合物,其中致依赖性活性成分主要为Δ^9四氢大麻酚(Δ^9THC)。不同大麻制品及其生药Δ^9THC含量与作用强度各异,滥用途径也各异。大麻滥用者常将大麻制品或大麻提取物以吸烟方式使用。在国外大麻滥用最为严重,我国主要在新疆地区。

与其他精神活性物质一样,THC能激活大脑犒赏系统,刺激中脑边缘系统多巴胺能神经元释放多巴胺而产生愉悦感。大麻精神效应依据吸食剂量、吸食时间、应用途径、心理状态、应用环境、个体期待等不同而不同。吸食后当即产生效应,10~30分钟达到高峰,可持续2~3小时。一般开始会产生兴奋、愉快、陶醉感,人格解体,视听感官敏锐,随后出现松弛,时间与空间知觉的歪曲等。同时出现眼结膜充血、眼压降低、支气管扩张、心动过速、口干舌燥、食欲旺盛等不良反应,严重者可出现恶心、呕吐、腹泻、咳嗽、头痛、直立性低血压、呼吸抑制、眼球震颤、共济失调、注意力难于集中、反应能力下降等症状或体征。

大麻吸食常为群体吸食,多间断进行。耐受性较轻,依赖性也不严重,突然停止吸食仅有轻度戒断反应,如失眠、激动不安、食欲不振、体温降低等,4~5天后均可逐渐消失。小量吸食或间歇吸食者甚至不产生戒断反应。吸食量过大时会引起急性中毒,表现为中毒性谵妄或中毒性精神病,同时伴有大麻中毒的两个生理特征——脉搏加快和结膜变红。

目前对大麻依赖尚无特殊药物治疗,主要以心理社会干预为主,关键在于耐心解释,规劝其戒除吸食习惯。大麻躯体依赖性轻,无须脱毒治疗。戒断综合征不重,无须特殊处理。焦虑激越者可给予口服或静脉注射苯二氮䓬类药物。

【病例】

张某,男性,34岁,小学文化。"吸食大麻16年,加重10天"。

自18岁起开始吸食大麻,每天平均吸食10g左右,连续吸食16年余,难以停止吸食。10天前吸食大麻后不识亲人,乱喊乱叫,说家里到处是老鼠,用斧子到处乱砍,问话不答,不能有效交流,情感茫然迟钝,管理困难,被家人强行送入医院治疗。

体格检查:心率 130 次/分,结膜充血。

精神检查:意识清,接触交谈不合作,思维内容不暴露,存在幻觉,抵触情绪明显,注意力不集中,对吸食大麻危害无认识。给予氟哌啶醇 2~4mg 每日 2 次口服,2 周后精神症状逐渐消失。

诊断及诊断依据:依据大麻滥用史、持续的吸食行为、吸食后中毒表现、短暂的精神病性障碍及体检发现等,按 ICD-10 诊断归类于"使用大麻类物质所致精神和行为障碍"。

三、使用氯胺酮所致精神和行为障碍

氯胺酮(ketamine)在临床上作为分离性麻醉药可用于手术麻醉剂或麻醉诱导剂。近年来在一些娱乐场所滥用氯胺酮并致成瘾的问题日益严重。氯胺酮急性超量使用可致急性中毒,长期慢性使用可致中枢神经、泌尿、呼吸、循环以及消化系统等损害,尤其是中枢神经和泌尿系统的损害明显。

氯胺酮通过抑制丘脑-新皮质系统而选择性阻断痛觉,特点为痛觉消失,但意识不丧失,呈现一种意识与感觉的分离状态,称为"分离性麻醉",该麻醉作用在静脉注射后约 30 秒(肌内注射后 3~4 分钟)即可产生。氯胺酮作用于边缘系统而产生欣快效应,类似于可卡因、大麻和酒精。

氯胺酮滥用者常采取气雾吸入法、口服(可随意加入饮料及酒类饮品中)、静脉注射、肌内注射、鼻吸等多种方式滥用氯胺酮粉末(称为 K 粉)。滥用者也常将氯胺酮与其他精神活性物质(如兴奋剂)合并使用。滥用多集中在周末,有时连续数天使用。

氯胺酮使用后心理效应可呈现为分离状态,可为兴奋、话多、自我评价过高、狂喜等愉悦性体验,也可为焦虑、紧张不安、惊恐、烦躁、濒死感等痛苦性体验。可伴有"去人格化"、"去真实感"、体象障碍、幻觉、偏执状态、冲动攻击行为、理解判断力障碍、愉悦或痛苦梦境等。

氯胺酮急性中毒后可很快出现精神与躯体症状。精神方面可出现意识清晰度降低、定向障碍、行为紊乱、错觉、幻觉、妄想等谵妄状态,甚至昏迷。躯体方面可出现心悸、气急、大汗、血压升高、眼球震颤、肌肉僵硬强直、构音困难、共济运动失调、疼痛刺激反应降低等,重者可出现高热、抽搐、颅内出血、呼吸循环抑制,甚至死亡。

氯胺酮所致精神病性障碍临床表现非常类似于精神分裂症。常有生动、鲜明的视、听幻觉,关系、被害、夸大等妄想,冲动、攻击、自伤行为,易激惹,感知综合障碍等。少数滥用者可出现淡漠、退缩和意志减退等表现。上述幻觉妄想状态一般持续时间较短,多在 24 小时内消失,少数可持续 1~2 周,一般应在 4~6 周内消失。若反复使用可导致精神病性障碍的复发与迁延。

氯胺酮所致认知功能损害表现为学习能力下降、执行任务困难、注意力不集中、记忆力下降等,持续时间可长达数周、数月,甚至更长,较难逆转。

氯胺酮所致泌尿系统损害较为常见,原因不明,呈现为全尿路炎性损害,表现为尿频、尿急、尿痛、血尿、夜尿增多、急迫性尿失禁、排尿困难以及憋尿时耻骨上膀胱区疼痛感等。若首诊医生忽略了氯胺酮滥用史的询问或者滥用者刻意隐瞒,就容易误诊为慢性前列腺炎或慢性膀胱炎。

氯胺酮所致精神障碍的治疗往往是对症处理。氯胺酮停用后出现的失眠、焦虑等反应,可短期使用中小剂量的抗焦虑药,如苯二氮䓬类药物。急性中毒出现谵妄状态时,可实施必要的保护性约束以保证安全,并采用静脉滴注或肌内注射镇静催眠药物(如氯硝西泮)等方式使患者快速镇静下来。出现精神病性障碍(如急性幻觉妄想)时可短期使用抗精神病药物,症状消失后就可减量至停药。泌尿系统损害目前仍无确切有效的治疗方法,适当选择使用抗生素、肾上腺素能受体阻滞剂、胆碱能受体阻滞剂等对缓解症状有一定效果。

【病例】

王某,男性,34 岁,已婚,小学文化,私营企业主。"吸食氯胺酮(K 粉)2 年余"。

2 年前受朋友引诱开始使用氯胺酮,初始 1~2g/d,分 3~4 次鼻吸,间断性使用。后渐加量至 7~

8g/d,每日鼻吸20次之多。自诉鼻吸后3～15分钟出现兴奋、愉悦、头胀、幻视,停药48～72小时出现渴求、皮肤蚁走感、刀疤处发痒、焦虑、失眠、心悸等。每日吸食花费在1000元左右。以K粉的获取为重,明知有害还继续吸食,不想做事,只喜欢与吸食者在一起,自感体力和记忆力明显下降。吸食过程中曾多次过量中毒,表现为嗜睡、心悸、运动失调、浑身有劲、欣快感、自我评价高、烦躁不安及濒死感等,未经特殊处理1～2小时后自行好转。目前连续吸食2个月而住院戒毒。

精神检查:意识清晰,定向完整,年貌相称,衣着适时,接触欠合作,交谈比较困难,多问少答,未发现幻听、妄想,易激惹,活动减少,姿势少变,注意力不集中,对周围一切无兴趣。

尿检:K粉(＋)。

诊断及诊断依据:依据氯胺酮滥用史、耐受性增加、难以自控的觅药行为、吸食后体验、停吸后戒断反应、多次的过量中毒、尿检等,诊断为氯胺酮依赖,按ICD-10归类于"使用其他精神活性物质所致的精神和行为障碍"。

(张瑞岭)

 思考题

1. 简述精神活性物质的概念和种类。
2. 简述依赖综合征的概念和诊断要点。
3. 精神活性物质依赖的检查包含哪些内容?
4. 试述酒精所致精神障碍的临床表现及其治疗。
5. 简述阿片类物质依赖治疗的步骤。
6. 如何处理ATS急性中毒?
7. 简述烟草依赖的药物治疗。
8. 试述如何进行精神活性物质依赖的心理社会康复。
9. 试述如何评价精神活性物质依赖治疗的疗效。

第七章

精神分裂症及其他精神病性障碍

【本章重点】

1. 掌握 精神分裂症的主要临床表现、诊断、治疗目标、治疗原则。
2. 熟悉 精神分裂症的主要病因学假说；精神分裂症和持久妄想性障碍的鉴别。
3. 了解 急性而短暂性精神病性障碍、分裂情感性障碍的主要临床特点。

第一节 精神分裂症

一、概 述

精神分裂症（schizophrenia）是一种常见的、病因未明的严重精神疾病。多起病于青壮年,有知觉、思维、情感和行为等方面的障碍。一般无意识及智能障碍。病程多迁延。占精神科住院患者的一半以上,约一半的患者最终结局为精神残疾,给社会以及患者和家属带来严重的负担。最新研究认为,精神分裂症是一种脑功能失调性神经发育性障碍,复杂的遗传因素、生物及环境因素的相互作用导致该病的发生。

德国精神科医生 Kraepelin 在 19 世纪末描述了一组临床症状:青春期发病,思维和行为紊乱,病情恶化,病程迁延,社会功能受损,预后结局差等,于 1896 年命名为"早发性痴呆"(dementia praecox),首次把"早发性痴呆"作为独立的疾病单元进行描述。瑞士精神科医生 Bleuler 在"早发性痴呆"的基础上于 1911 年最早提出了"精神分裂症"(schizophrenia)的概念,并把"联想障碍(association disturbance)、情感淡漠(apathy)、意志缺乏(abulia)和内向性(autism)"作为精神分裂症的核心症状,即"4A"症状,而把幻觉和妄想等作为附加症状。精神分裂症的概念提出后,迅速被大家所接受,却出现了诊断扩大化的倾向。1959 年,Schneider 列举了一系列症状,作为诊断精神分裂症的"一级症状"(first rank symptoms)(表 7-1)。DSM-5 和 ICD-10 中精神分裂症的诊断标准中也包括了其中的一些症状。

表 7-1 Schneider 提出的一级症状

思维化声(audible thoughts)

争论性幻听(voices heard arguing)

评论性幻听(voices heard commenting on one's actions)

物理影响妄想(the experience of influences playing on the body)

续表

思维被夺(thought withdrawal)
思维扩散(diffusion of thought)
妄想知觉(delusional perception)
被强加的感觉、冲动和行为(feelings,impulses and volitional acts experienced as the work or influence of others)

精神分裂症一直是精神医学工作者研究的重点。数十年来,特别是近10年,取得了一些新进展,获得了一些鼓舞人心的新发现,如在遗传学、脑影像学、神经生化、药物治疗等方面,但仍缺乏特异性和可重复性。关于精神分裂症的疾病本质,长期以来仍然是一个有争议的问题,有待进一步研究阐明。

精神分裂症是一种慢性精神疾病,具有高复发率、高住院率、高致残率、高自杀率、低就诊率、低治愈率等特点,症状严重而且特殊,治疗较为困难,影响到患者、照料者、整个家庭和社会,造成严重的疾病负担。尽管只有1.0%左右的人口患病,但它所造成的疾病负担却是广泛的和多层次的。

二、流行病学

精神分裂症可见于世界各个不同国家和地区、不同阶层、不同人群、不同社会文化、不同年龄阶段等。不同国家和地区之间流行病学数据受各种因素的影响,差别较大。据世界卫生组织估计,全球精神分裂症的终生患病率为3.8‰~8.4‰。全球精神分裂症大致终生患病率广泛引用的数据为1.0%,而Saha对46个流行病学研究结果进行系统综述,发现精神分裂症的终生患病风险为0.7%,中位终生患病率为0.5%。McGrath对32个国家的100项流行病学研究进行综述,发现精神分裂症的中位年发病率为0.152‰。美国报道的终生患病率为13‰,年发病率为0.22‰。英国2001年的多中心调查显示精神分裂症发病率为0.13‰。我国1982年开展了12个地区精神疾病流行病学调查,精神分裂症的终生患病率为5.69‰,1994年进行随访时上升为6.55‰。

国外精神分裂症男性多于女性,法国2011年一项研究显示男性与女性精神病患病率比例为1.38:1,英国2001年的多中心调查显示,男女性精神分裂症发病率比例为2.3:1,但我国的大部分研究结果显示,女性患病率高于男性。精神分裂症的发病年龄高峰集中在成年早期,男性早于女性。男性发病年龄高峰集中在15~25岁,女性稍晚。精神分裂症的患病率还存在城乡差别,城市患病率高于农村。同时还发现,无论城乡,精神分裂症的患病率均与家庭经济水平呈负相关。

1994年3月至1996年4月,在四川新津县农村进行了精神分裂症流行病学调查。查出的510例精神分裂症患者中,有156例(男性81例,女性75例)自发病至调查时从未接受过任何治疗,占30.6%;354例接受过治疗,占69.4%。从未接受治疗者和接受治疗者的临床痊愈率分别为9.6%和31.1%。结果显示农村社区中精神分裂症自然预后较差。大约2/3的精神分裂症患者存在明显的精神病性症状,社会功能损害明显,残疾率高。该研究经过14年的随访,发现中国农村男性精神分裂症患者的长期转归较女性患者更差,因各种原因而死亡、自杀、无家可归及缺乏社会支持的比例更高。到2008年仅有58.5%的男性受试者仍存活,而女性受试者74.3%存活。男性患者处于离异状态、独居、家庭经济地位低的比例更高。

自杀与精神分裂症密切相关。有1/3以上的患者曾经试图自杀,1/10的患者最终自杀死亡。预测精神分裂症自杀的高危因素有:曾经有自杀史、男性、小于30岁、无业、慢性病程、曾有抑郁史、新近出院等。精神分裂症的暴力行为和犯罪行为发生率较高,伴酒依赖的精神分裂症出现犯罪行为的发生率更高。据估计,我国目前有近800万人罹患精神分裂症,所造成的直接经济花费、间接经济花费、患者及家属的劳动生产力损失都是十分惊人的,需高度关注。

三、病因与发病机制

精神分裂症的确切病因至今尚未阐明。尽管各国学者在不断努力,从生物学、心理学、社会学等不同的角度开展研究,试图找到精神分裂症的病因,但至今还没有突破性进展。精神分裂症的发病与很多因素有关。

(一)神经发育障碍

目前认为精神分裂症是神经发育障碍的大脑疾病。该假说是由 Weinberger 和 Murray 提出的,精神分裂症的神经发育假说认为,由于遗传的因素和母孕期损伤,在胚胎期的大脑发育过程中就出现了某种神经病理改变,主要是新皮质形成期神经元从大脑深部向皮质迁移过程中出现了紊乱,导致心理整合功能异常。其即刻效应并不显著,但进入青春期或成年早期后,在外界不良环境因素的激发下,出现精神分裂症的症状。神经发育障碍观点认为,在脑内神经元及神经通路发育和成熟过程中出现的紊乱导致发病,有可能存在大脑神经环路的病理改变。有证据支持精神分裂症的神经发育障碍病因学观点,神经病理学证据有:①患者存在脑室扩大和皮质体积减小等;②存在神经细胞构筑异常和其他神经变性特征;③缺乏神经胶质细胞增生;④异常透明隔的发生率增加等。其他证据有:①产科并发症是常见的环境危险因素;②在儿童期存在神经运动、行为和智力损害等;③患者异常皮纹和躯体微小异常发生率增加;④实验性神经损伤可以对相对行为和神经生化指标产生延迟效应等。

(二)遗传因素

研究证明遗传学因素是精神分裂症发病的危险因素。目前认为该病是一种复杂的多基因遗传疾病,可能由多个微效或中效基因共同作用,其遗传度为 70% ~ 85%。全基因组遗传连锁分析研究表明,在人类基因组中有 100 多个遗传区域与精神分裂症有关,并在很大程度上受环境因素的影响。

精神分裂症的发病存在显著的家族聚集性(familial aggregation)。血缘关系越近,患病的风险越高。Gottesman 总结了 40 项家系研究,结果表明精神分裂症一级亲属的终生患病率为 10%,为一般人群的 10 倍。双生子研究发现,单卵双生子的同病率是二卵双生子的 4 ~ 6 倍。还有研究表明,精神分裂症症状愈典型且严重者,双生子之间的同病率愈高。寄养子研究也发现,遗传因素在精神分裂症的发病中起主要作用。

已经报道与精神分裂症连锁的区域主要包括:6p24- p22、6q13- q26、10p15- p11、13q32、22q12- q13、1q32- q41、5q31、6q25.2、8p21、8p23.3、10q22 和 10q25.3-26.3 等,其中 6 号染色体与精神分裂症关系密切,尤其在前 5 个区域得到了不同样本的重复验证。在多项大样本分析中被初步证实与精神分裂症可能相关而备受关注的易感基因主要有多巴胺受体基因 *DRD2*、*NRG1*、*DISC1*、*DTNPB1* 和锌指蛋白 804(*ZNF804*)等。Owen 复习文献后认为 *PPP3CC*、*TRAR4* 和 *CAPON* 基因也很有可能与精神分裂症相关。

精神分裂症的表观遗传学研究也显示,DNA 甲基化和去甲基化、组蛋白修饰和 MicroRNA 等的异常均可能与精神分裂症的发病有关。

(三)环境因素

从胎儿期到成年早期的一系列环境因素可能是精神分裂症发病的重要因素,既有生物学因素,也有社会心理因素,均可能对精神分裂症的神经发育障碍产生不同程度的影响。生物学因素包括母孕期感染,尤其在妊娠早期和中期(流感病毒、弓形虫、单纯疱疹病毒、麻疹病毒、风疹病毒等)的感染,一直被认为可能是引起后代成年后发生精神分裂症的重要危险因素。学者认为,不同的病原体感染可能通过类似的免疫反应机制引发精神分裂症,如感染导致母体内细胞因子浓度增加,细胞因子又通过胎盘进入胎儿体内,通过血脑屏障进入胎儿大脑,刺激小胶质细胞和星形胶质细胞产生大量细胞因子、氧自由基和兴奋性氨基酸,构成神经细胞毒性损伤,通过影响神经发育或变性损伤,从而引起精神分裂症有关神经通路发育障碍等。早期严重营养不良,微量营养素的缺乏(维生素 D 缺乏、叶酸或同型半胱氨酸缺乏、铁元素缺乏等),重金属中毒(铅中毒等),胎儿缺氧等;围生期产科并发症(产伤、缺氧、先兆子痫等）；青少年期和成年早期大麻等精神活性物质的使用，儿童期颅脑创伤、感染等；受孕时父亲年龄过大（>45 岁），出生季节在冬末春初等。

（四）神经影像学及神经病理学相关异常发现

大量研究证实，与正常人群大脑相比，精神分裂症患者的大脑结构性影像学和功能影像学都显示存在很多神经缺陷。神经影像学研究技术方法学繁多，其中结构性影像学研究结果可重复性更高。基于体素的形态学测量（voxel-based morphometry，VBM）分析技术可以定量测定灰质和白质的体积和密度，最大限度避免了人为因素的影响，结果更加客观。目前为止的 MRI-NBM 研究结果总结分析显示，慢性精神分裂症的最主要表现为颞上回灰质减少（约占研究的 81%），其次为额下回、额叶内侧、颞叶内侧及岛叶的灰质减少（占研究的 50% ~70%）。某些脑区，如基底节灰质密度增加（约占研究的 31%）。首发精神分裂症的 MRI-NBM 研究中较为一致地发现了扣带回前部和右顶叶的灰质减少（占 15% ~25%），其次为额下回和额叶内侧的灰质减少；而首发患者 2~3 年随访研究提示，额叶-颞叶的灰质呈进行性减少，逐渐与慢性精神分裂症患者的研究结果趋于一致。无论首发还是慢性患者，额叶和颞叶的白质减少均较为明显。已有对影像学研究结果进行的 meta 分析发现，精神分裂症患者存在侧脑室和第三脑室的增大以及皮质体积缩小。也有强的证据表明，精神分裂症患者存在不成比例的颞叶体积缺失（包括海马）、与抗精神病药物相关的基底节神经节增大、丘脑体积缩小等，组织学发现精神分裂症患者以神经胶质增生缺失为本质特征以及较小的皮质和海马神经元和较少的丘脑基部神经元。

神经影像学和神经病理学研究结果支持精神分裂是神经发育障碍性脑疾病的观点，也佐证了精神分裂症患者随着病程迁延出现不可逆的脑损伤导致不同程度精神衰退的病理过程。

（五）神经生化因素

神经递质在调节和保持正常精神活动方面起着重要作用，而许多抗精神病药物的治疗作用也与某些中枢神经递质浓度或受体功能密切相关，因此提出了精神分裂症的多种神经递质假说。其中影响最大的是多巴胺（dopamine，DA）假说，近年来谷氨酸假说、γ-氨基丁酸（gamma aminobutyric acid，GABA）假说和 5-羟色胺（5-hydroxytryptamine，5-HT）假说也受到广泛的关注和重视。

1. 多巴胺假说 20 世纪 60 年代有人提出了精神分裂症中枢神经系统多巴胺（DA）功能亢进假说。支持 DA 功能亢进假说的证据主要有：①提高中枢突触间隙 DA 水平的拟多巴胺药，如苯丙胺（amfetamine）等可使人产生幻觉和妄想等精神病性症状；②DA 激动剂，如左旋多巴（levodopa）、溴隐亭（bromocriptine）等常可导致类似精神分裂症的症状；③具有多巴胺 D_2 受体阻断作用的药物（如抗精神病药物氯丙嗪、奋乃静等），可以治疗幻觉、妄想等阳性症状，并且药物的效价或治疗剂量与其对 D_2 受体的亲和力有关；④精神分裂症治疗前血浆中 DA 代谢产物高香草酸（homovanillic acid，HVA）水平升高，并与症状严重程度相关，经药物治疗症状缓解后，HVA 水平会下降；⑤PET 研究发现，未经抗精神病药物治疗的患者纹状体 D_2 受体数量增加。综合上述发现，推测 DA 功能亢进与精神分裂症的发病有关。

修正的 DA 假说认为：在精神分裂症患者的不同脑区，可能同时存在 DA 功能亢进或 DA 功能低下。中脑-边缘系统的 DA 功能亢进与精神分裂症的阳性症状有关；中脑-皮质系统，特别是前额叶皮质的 DA 功能低下与精神分裂症的阴性症状及认知缺陷症状有关。

"多巴胺神经发育缺陷假说"认为，在儿童期为多巴胺神经突触发育不全（某些多巴胺神经通路发育障碍或前额皮质 D_1 受体原发性低下），到了青春期后多巴胺神经尤其是中脑皮质通路的负荷加大，才逐渐表现出该通路的多巴胺功能不足，通过启动反馈机制，中脑多巴胺神经元代偿性释放增加导致中脑边缘通路过度激活，出现幻觉、妄想等阳性症状。而中脑皮质通路仍然功能不足则表现为认知缺陷、阴性症状和情感症状。

2. 5-羟色胺（5-HT）假说 1954 年 Wolley 提出精神分裂症的发生可能与 5-HT 代谢障碍有关，随后国内外学者进行大量研究，但结果不一。

5-羟色胺假说认为,前额叶皮质5-羟色胺功能不足,提示大脑皮质无法对皮质下进行适度抑制,从而出现皮质下多巴胺能神经元活动的亢进;阴性症状是由于边缘系统多巴胺能神经元的激发点火受到抑制。支持5-羟色胺假说的证据有:①5-HT激动剂麦角酸二乙基酰胺(lysergic acid diethylamide,LSD)对正常人具有强烈的导致幻觉和妄想的作用;②某些二代抗精神病药物能够阻断5-HT_{2A}受体间接使多巴胺释放增加改善了阴性症状。5-HT_{2A}受体在中枢神经系统广泛分布,特别是与精神分裂症病因学强烈相关的额叶皮质。5-HT_{2A}受体可能与情感、行为控制及调节DA释放有关。另有研究发现,精神分裂症患者脑额叶皮质5-HT_{2A}受体密度下降。这些发现均提示5-HT_{2A}受体与精神分裂症密切相关。对精神分裂症患者尸体解剖,发现其大脑前额叶和额叶皮质的5-HT_{1A}受体密度增加,提示5-HT_{1A}受体可能参与了皮质DA释放的调节并与精神分裂症的发病有关。5-HT_{1A}受体还可能是抗精神病药物作用的一个位点。分布于中缝背核、海马和皮质的5-HT_{1F}受体也可能参与精神分裂症的发病。研究显示,5-HT_{5A}受体可能与精神分裂症的易感性有关。5-HT_6受体基因可能在精神分裂症发病中起作用。但也有证据不支持5-羟色胺假说,如单纯拮抗或激活5-羟色胺受体并不能治疗患者的幻觉、妄想等阳性症状。

3. 谷氨酸假说　谷氨酸(aminoglutaminic acid)在脑内的分布非常广泛,研究发现精神分裂症存在谷氨酸系统功能异常,谷氨酸假说认为,精神分裂症中枢神经系统谷氨酸功能不足,尤其是NMDA受体功能不足。认为:①由于大脑谷氨酸NMDA受体的功能障碍而导致的大脑整体功能紊乱;②当前额叶皮质NMDA受体功能低下时,皮质-边缘通路的皮质γ-氨基丁酸(GABA)能神经对边缘系统抑制功能不足,导致边缘系统多巴胺(主要为D_2受体)脱抑制性兴奋,引起阳性症状。支持的证据有:①谷氨酸NMDA受体拮抗剂苯环已哌啶(PCP)等可使正常人出现一系列类似精神分裂症的阳性症状和阴性症状,也可使精神分裂患者症状加重;②患者脑脊液内谷氨酸浓度低下,前额叶、海马、边缘系统及纹状体等部位谷氨酸传递过程异常;③研究显示患者脑内兴奋性谷氨酸功能紊乱,大脑新皮质的NMDA受体数量及谷氨酸结合力降低。

"谷氨酸系统功能异常增强假说"认为:①脑内NMDA受体功能原发性低下(或者应用NMDA受体拮抗剂时能够作用于GABA神经上的NMDA受体)抑制了GABA神经的活性;②GABA释放减少导致GABA能神经元对谷氨酸神经抑制减弱;③由于GABA系统抑制减弱导致谷氨酸能神经系统脱抑制性大量释放,最终导致精神症状的发生。

Carlsson(1990)提出,精神分裂症是由于皮质下DA系统和谷氨酸系统的不平衡所致。动物模型及精神药理学研究显示,精神分裂症的发生与发展过程中存在脑内谷氨酸、γ-氨基丁酸等氨基酸的功能紊乱。

4. GABA假说　该假说认为,由于脑发育障碍,GABA中间神经元受损,但青春期以前这种缺损还可以通过上一级的谷氨酸能神经纤维数量和功效增加所代偿。随着神经系统发育成熟,该机制不足以代偿时就表现为对皮质的兴奋性神经元和边缘系统抑制的降低,导致脱抑制性兴奋引发精神症状。支持该假说的证据有:①研究发现患者背外侧前额叶中GABA受体$α_2$代偿性异常增高,而GABA能神经元数量减少;②患者额叶/前额叶的部分GABA能神经元的谷氨酸脱羧酶(GAD)活性降低、GABA的摄取和释放减少、$GABA_A$受体结合力增高、海马和扣带回前部的GABA能神经元及突触后膜的GABA受体数量减少。但是拟GABA能药物并不能改善精神分裂症的阳性或阴性症状,并不支持上述假说。

5. 其他神经递质假说　乙酰胆碱(acetylcholine,ACh)在几个脑区内都有抗多巴胺能效应,因此也有人提出了精神分裂症的乙酰胆碱假说,但还有待进一步研究。多项研究发现精神分裂症患者血小板单胺氧化酶(monoamine oxidase,MAO)活性较健康人低。神经肽(neuropeptide)也与精神分裂症的病理生理机制及一些药物的治疗机制相关。主要涉及内啡肽(endorphin)、促甲状腺激素释放激素(thyroid-stimulating hormone-releasing hormone,TSH-RH)、促肾上腺皮质激素(corticoadrenal-stimulating hormone)、促肾上腺激素释放激素(adrenalotropic hormone-releasing hormone)、胆囊收缩素(chole-

cystokinin,CCK）以及神经肽 Y（neuropeptide Y）等。目前神经肽在精神分裂症发病中的作用尚不清楚。

（六）免疫、内分泌因素

神经免疫方面的研究发现，有相当一部分精神分裂症患者有免疫功能的异常，包括细胞免疫和体液免疫两方面，涉及的成分有 NK 细胞、淋巴细胞亚群、淋巴细胞转换功能、淋巴因子、人类白细胞抗原、自身抗体、免疫球蛋白以及补体等。这些异常与其他某些因素，如阳性家族史、内稳态紊乱、神经内分泌变化以及神经递质的变化等均有联系。精神分裂症大多在青春期前后性成熟期发病，部分患者在分娩后急剧起病，精神分裂症的复发率在围绝经期也较高，这些临床事实说明，内分泌在发病中具有一定作用。甲状腺、性腺、肾上腺皮质和垂体功能障碍也可能是本病的病因之一。有关这些方面的研究尚无一致的肯定结论。

（七）神经电生理学改变

精神分裂症患者存在注意、认知和信息处理等方面的功能障碍，感觉门控（sensory gating,SG）缺损是导致该功能异常的重要机制之一。P50 被认为反映早期刺激门控过程，主要产生于初级听觉皮质。许多研究报道，精神分裂症患者存在 P50 抑制缺陷。P50 抑制率可能是精神分裂症患者一个稳定的基因素质生物标记。P300 波幅下降是精神分裂症强有力的生物学发现。P300 波幅降低与精神分裂症胼胝体的联系特别引起人们关注。

（八）心理社会因素

与精神分裂症发病有关的心理社会因素主要包括病前个性特点、环境因素、社会文化因素、心理应激等。有相当一部分精神分裂症患者在病前就存在特殊的个性特征，如性格孤僻、内倾、不善言谈交际、怕羞、敏感、思想缺乏逻辑性、好幻想等。很多患者病前 6 个月可追溯到相应的生活事件。精神因素对精神分裂症的发生可能起诱发作用。家庭因素是一个重要因素，如家庭成员关系、父母文化程度、教养方式、情感表达、家庭经济状况等。流行病学调查结果显示，经济状况差、文化程度低的人群精神分裂症的发病率和患病率较高。

四、临床表现

精神分裂症患者初次发病大多在青春期至 30 岁之间。多隐袭起病，急性起病者较少。精神分裂症的临床表现较为复杂，除了意识障碍和智能障碍不常见外，精神活动的其他各个侧面都有可能受到影响，可出现各种精神症状，表现为感知觉障碍、思维障碍、情感障碍、注意障碍、意志与行为障碍、自知力障碍等症状，症状学中描述的精神症状基本均可见于精神分裂症。在出现典型的精神分裂症症状之前，患者还可能出现一些前驱期症状。

（一）前驱期症状

在出现典型的精神分裂症症状前，患者常常出现不寻常的行为方式和态度。由于这种变化较缓慢，可能持续数周、数月甚至数年，由于这些变化不明显，缺乏特异性，未给予特别的关注和干预，往往不被视为病态，多在回溯病史时才能发现。有人认为这是从异常行为症状向精神病性症状的过渡时期，称为"前驱期"（prodromal stage）。处于前驱期的个体将来患精神分裂症的可能性比一般人群更大，称之为"超高危人群"（ultra high risk,UHR）。"超高危人群"是否发展成精神分裂症常常受多种因素的影响，如生活事件、家庭紧张、个体素质、家庭社会支持等。了解前驱期症状，有利于早期识别和早期干预，对于改善预后非常重要。精神分裂症最常见的前驱期症状表现为以下几个方面：①情绪改变：焦虑、抑郁、情绪不稳定、易激惹等。②认知功能改变：古怪或异常的观念，生活、学习、工作能力下降等。③感知改变：对自我和外界的感知改变。④行为改变：社会活动退缩、兴趣下降或丧失、敏感多疑、功能水平下降等。⑤躯体症状：多种躯体不适感，如头痛、睡眠和食欲改变、乏力等。

（二）感知觉障碍

1. 幻觉和错觉　幻觉是精神分裂症最常见的症状之一，以幻听最常见，特别是言语性幻听。精神分裂症的幻听内容可能是争论性幻听,如两个或几个声音在争论,争论的内容往往与患者有关;也可能是评论性幻听,声音对患者评头论足,如一位退伍老军人,听到有个声音说"您是祖国的功臣,政府会给您增加工资的",患者听后面带笑容,沾沾自喜,如果声音说"你是个老朽,没什么用处了",患者听后大发雷霆;也可能是命令性幻听,声音命令患者把衣服脱掉,尽管是寒冷的冬季,患者也把衣服脱掉;声音说"去死吧,去死吧",患者可能去自杀。受幻听的影响,患者可能出现思维、情绪和行为的变化,出现愤怒、高兴、恐惧,或喃喃自语,或侧耳倾听,或沉湎于幻听中自语自笑,有的可能出现严重的冲动伤人、毁物、自伤、自杀行为等。

精神分裂症患者也可出现幻视及其他类型的幻觉。如一位精神分裂症患者在院子里不停地跑,医生问他为什么跑,他说:"有一只大红公鸡,我在抓公鸡(幻视)。"幻触较少见,患者感到自己身体上有刀割、电流烧灼、针刺、触摸或被强奸的感觉,或感到皮肤下面有虫爬感。幻触的内容常常是不愉快的。嗅幻觉和味幻觉常常同时存在,患者闻到毒气或尝到毒物的味道。幻嗅、幻味常与被害妄想交织在一起。

精神分裂症的幻觉体验可以是真性幻觉,幻觉形象非常具体、生动、鲜明,来自客观空间,通过感官感知;也可以是假性幻觉,幻觉形象模糊,不鲜明,不生动,来自主观空间,往往不通过感官感知,如声音不是用耳朵听到的,而是"感到"体内某个部位有声音。视幻觉或简单或复杂,可看见光、人、动物或物体。在儿童精神分裂症中较多见,所见的形象多不完整,如看到"墙上有无数只眼睛在不停地眨"。

错觉在精神分裂症患者并不多见,偶可出现听错觉、视错觉等。

2. 感知综合障碍　多种感知综合障碍可见于精神分裂症患者。现实解体(非真实感)较常见。有现实解体的患者对周围环境失去真实感,感到周围的一切变得陌生,不真实,失去生气,如隔一层帷幔,毫无生气和活力,好像在梦境中一样;与周围的人也缺乏情感上的联系,周围的人像木偶。视物变形症、时间感知综合障碍和空间知觉障碍也可出现。

(三) 思维障碍

精神分裂症的诸多症状中,思维障碍是最主要、最本质的核心症状,思维障碍可导致患者的认知、情感、意志和行为等精神活动本身及与周围环境的不协调,脱离现实,即所谓"精神分裂"。思维障碍大体分为思维形式障碍和思维内容障碍。

1. 思维形式障碍　精神分裂症患者的思维形式障碍主要表现为思维联想过程缺乏连贯性和逻辑性,这是精神分裂症最具有特征性的症状之一。患者在意识清晰的情况下出现联想散漫,思维联想缺乏目的性、连贯性和逻辑性,交谈时经常脱离主题,回答问题缺乏中心、抓不住要点,使人感到交流困难,书写的文字材料常不知所云。病情严重可出现思维破裂,言语支离破碎,句子之间缺乏内在联系,不能表达完整的意思,只是词汇或语句的堆积,或词语杂拌,根本无法进行有效交谈。有的患者表现为逻辑倒错性思维,推理过程十分荒谬离奇,既无前提,又缺乏逻辑依据,有的甚至因果倒置,不可理解。有病理性象征性思维的患者常以一些很普通的具体的概念、词句或动作来表示某些特殊的,只有患者本人才能理解的意义。有病理性赘述的患者对事物做一些不必要的、过度具体化的描述。有时患者创造新词或符号,赋予特殊的意义,不加解释别人无法理解(词语新作)。有的患者终日沉湎于毫无现实意义的幻想、宏伟计划或理论探讨中,不与外界接触,沉浸在自我的世界中(内向性思维)。有时患者脑中出现两种相反的、矛盾对立的观念,无法判断对错,难以取舍,影响患者行为(矛盾思维)。有的患者在既无意识障碍,又无外界干扰的情况下思维突然出现停顿、语言中断(思维中断),或同时感到自己的思维被外力抽走(思维被夺)。有的患者感到自己脑内涌现出大量思维,并伴有明显的不自主感和强制感(思维云集或强制性思维),有时患者会感到外界某种不属于自己的思潮强行塞入自己的思想(思维插入)。有的慢性患者概念和词汇贫乏,自觉脑子里空空的,没什么可想的,也没什么可说的,主动言语少,或虽然语量不少,但内容空洞,对问话没有流利、明确的回答,或以"不知道""没什么"等简单的词语回答,对事物只能从表面上理解,缺乏进一步的联想(思维贫乏)。

2. 思维内容障碍

（1）精神分裂症妄想的特点：①内容离奇、逻辑荒谬、发生突然；②患者对妄想的内容常不愿意主动暴露，并往往企图掩饰它；③妄想所涉及的内容和范围常有不断扩大和泛化的趋势或具有特殊意义。

精神分裂症的妄想往往荒谬离奇、易于泛化。在疾病的初期，患者还可能对自己的某些明显不合常理的想法持将信将疑的态度，但随着疾病的进展，患者逐渐与病态的信念融为一体。妄想的产生有的是逐渐形成的，有的继发于其他精神症状，如幻觉、内感性不适、被动体验等。有的妄想的产生是突然出现的，与患者的既往经历、现实处境以及当时的心理活动无关（原发性妄想）。原发性妄想是精神分裂症的特征性症状，对诊断精神分裂症具有重要价值。

（2）被害妄想与关系妄想：精神分裂症最多见的妄想是被害妄想与关系妄想。有被害妄想的患者坚信自己被迫害、被诽谤、被诬陷等。例如某精神分裂症患者认为他吃的饭菜中被仇人放了毒，饮用的水中也有毒，不敢吃别人做的饭，不敢喝别人给的水。有关系妄想的患者认为环境中与自己无关的事物都与自己有关，如认为周围人的谈话是在议论自己，别人吐痰是在蔑视自己，别人的一举一动都与他有一定关系。

（3）其他妄想：精神分裂症常见的妄想还有嫉妒妄想、钟情妄想、非血统妄想、释义妄想等。夸大妄想、疑病妄想、超价观念等也可见于精神分裂症。精神分裂症患者的夸大妄想与躁狂症患者比较，夸大的内容往往更加荒谬离奇，更加脱离现实。有疑病妄想的患者毫无根据地坚信自己患了某种严重躯体疾病或不治之症，如癌症、艾滋病等，到处求医，反复做医学检查，多次医学验证都不能纠正其病态思维。严重时患者认为"自己内脏腐烂了""脑子变空了""血液不流动了"（虚无妄想）。

妄想有时表现为被动体验，这往往是精神分裂症的典型症状。患者丧失了自我支配感，感到自己的躯体运动、思维活动、情感活动、冲动等都是受别人或受外界力量的控制（被控制感或物理影响妄想）。如受到电脑、无线电波、超声波、激光或特殊的先进仪器的控制而不能自主，自己几乎成了傀儡或机器人。有的患者感到自己刚一想什么事就会被别人知道，至于别人是通过什么方式知道的，患者不一定说得清楚（被洞悉感）。被动体验常常会与被害妄想联系起来。

（四）情感障碍

情感障碍在精神分裂症中的发生率极高，主要表现为情感淡漠及不协调。抑郁、焦虑、恐惧等负性情感在精神分裂症患者中也不少见，有时因这些症状导致诊断困难。

情感淡漠的早期表现是情感迟钝及平淡，受损的是细腻情感及高级情感，如亲情及友谊，对亲人及朋友感情冷淡，亲人的伤痛难以引起患者的情感变化。随后对生活要求减退，兴趣减少，最终患者的情感体验日益贫乏，面部缺乏表情，对一切显得无动于衷，丧失了与周围环境的情感联系，愉快感缺失。情感平淡并不仅仅表现为表情呆板、缺乏变化，同时还有自发动作减少、缺乏体态语言，在谈话中很少或几乎根本不使用任何辅助表达思想的手势和肢体姿势，语调单调、缺乏抑扬顿挫，交谈时很少与对方有目光交流，多茫然凝视前方或低头看地；患者完全丧失了幽默感及对幽默的应有反应，开玩笑很难引起患者会心的微笑。情感不协调是精神分裂症情感障碍的主要特点之一，指情感反应与其思维内容、其他精神活动或周围环境的不协调。如某住院患者得知父亲去世后，不但没有痛苦的表现，反而面带笑容、轻松自如地告诉病友。另一位患者，当70岁老母徒步来看望自己时摔了一跤，患者接过母亲买来的烧鸡蹲在墙角大吃起来，对母亲身上的伤痕毫不过问。

有的患者对同一件事情同时产生两种相反的、互相矛盾的情感体验，患者对此既不能自我觉察，又不能加以分析和判断，泰然自若地接受两种情感（矛盾情感）。有部分患者表现为易激惹，即使轻微的刺激或不愉快也可能引起患者剧烈而短暂的情感反应，患者对自身情绪的控制能力下降，有时不明原因地大发脾气。不少患者不明原因地发笑，青春型精神分裂症患者常可出现不明原因的时哭时笑，情绪极不稳定，不协调。

（五）意志与行为障碍

精神分裂症患者常见意志减退和缺乏。患者的活动减少，缺乏主动性，行为变得孤僻、懒散、被动、退缩，患者可以连续几小时不语不动。有的患者表现为完全沉湎于自己的内心世界中，沉浸于自己的意欲、妄想及幻觉中，而对周围现实置之不理，行为孤僻离群（内向性）。意志缺乏常伴有情感淡漠和思维贫乏，多见于精神分裂症晚期精神衰退时。患者很难坚持正常的工作、劳动、完成学业、料理家务、社会交往等，对自己的前途毫不关心，没有任何计划和打算，或者虽有计划，却从不付诸行动。患者不知料理个人卫生，不注意个人仪表，衣衫褴褛，蓬头垢面。有的患者吃一些不能吃的东西（意向倒错），如喝尿，吃粪便、昆虫、草木、泥土等。有时患者可出现愚蠢、幼稚的作态行为，或突然的、无目的性的冲动、伤人、毁物行为。

精神分裂症患者是自杀的高危人群。10%～15%的精神分裂症患者死于自杀，近一半的精神分裂症患者在其整个病程中的某个阶段曾有过自杀行为，要特别注意患者可能存在的自杀观念和自杀行为。有些患者在妄想或幻觉影响下，出现病理性意志增强，如自认为受到迫害的精神分裂症患者反复上访及上告。有的患者对同一事物可同时产生对立的相互矛盾的意志活动，患者对此毫无自觉，也不能意识到它们之间的矛盾性（矛盾意向）。

有的患者表现为紧张综合征，因患者全身肌张力增高而得名，包括紧张性木僵和紧张性兴奋两种状态，两者可交替出现，是紧张型精神分裂症的典型表现。紧张性木僵时以缄默不语、随意运动减少或缺失以及精神运动无反应为特征。严重病例长时间保持一个固定姿势，不语、不动、不食、不主动排便，对任何刺激均无反应。有的木僵患者，可出现蜡样屈曲，就像蜡人一样，肢体可任人摆布，即使被摆成极不舒服的姿势，也较长时间似蜡像一样维持不变。如将患者的头部抬高，好像枕着枕头，患者也能保持这样的姿势一段时间，称之为"空气枕头"。木僵患者有时可以突然出现冲动行为，即紧张性兴奋。这种兴奋往往是不协调性兴奋，患者的言语动作增多，与思维及情感不相协调，动作单调杂乱，缺乏动机和目的，使人难以理解。有时患者对外界的要求不但不执行，反而表现抗拒或相反的行为（违拗症），有患者像机器人一样机械地执行外界的指令（被动服从）；有时患者机械刻板地无目的重复单调的动作或言语（刻板动作或刻板言语），或机械地模仿周围人的言语或行为（模仿言语或模仿动作）。

（六）认知功能障碍

认知功能障碍的提出相对阳性症状、阴性症状晚，但涉及的范围较广。认知功能障碍是精神分裂症的独立的核心症状和持久症状。独立于阳性症状及阴性症状，同时又存在较密切的关系。有研究认为，精神分裂症患者的认知功能损害是原发症状，而不是疾病的后果之一，认知损害过程是相对静止的，而不是渐进性的，且贯穿疾病的始终，并持续影响患者的社交和职业能力及预后，预后的好坏在于认知受损的程度，而非精神病性症状的严重程度。认知缺陷涉及多个认知领域，主要包括注意障碍、记忆障碍特别是工作记忆障碍、抽象思维障碍特别是执行功能障碍三方面：①注意障碍，如听觉注意及视觉注意障碍、注意分散、注意专注与转移障碍、选择性注意障碍及觉醒度降低等；②记忆障碍，包括即时记忆、短时记忆及长时记忆损害；工作记忆损害，如言语性工作记忆及视空间工作记忆损害；③抽象思维障碍，如概念分类和概括障碍、联想（判断、推理）障碍、解决问题的决策能力障碍，特别是执行功能障碍。其他方面如信息整合功能障碍，不能充分利用已有的知识缩短信息加工过程，如视觉-听觉综合障碍、视觉-运动觉综合障碍等。

（七）其他症状

1. 自知力障碍　精神分裂症患者往往自知力不完整或缺失。他们不认为自己有精神病，对精神症状坚信不疑，认为幻觉妄想等都是真实的，因而拒绝治疗。自知力缺乏是精神分裂症及其他精神病特有的表现。

2. 人格缺陷　约1/4患者在发病前就具有一种特殊的人格基础，称为"分裂样人格"，表现为孤僻、懒散、不善与人交往、好幻想、喜钻牛角尖等。病前适应不良与发病早、阴性症状、认知缺陷、社会功能不良、预后差等有关。但很多患者的病前性格与一般人并无明显差别,而在发病后出现人格改变。

3. 强迫症状 有相当一部分精神分裂症患者有强迫症状,或在治疗过程中出现强迫症状,有些与氯氮平等抗精神病药物有关。伴有强迫症状的精神分裂症患者往往预后较差。精神分裂症患者不像强迫症患者那样对强迫症状有良好的自知力、有较强的反强迫意识和较强的治疗要求。

4. 生物学症状 部分精神分裂症患者可出现睡眠障碍、性功能障碍或其他躯体功能障碍。睡眠障碍较常见,表现多种多样。

（八）临床分型

1. 传统分型 根据临床现象学,DSM-Ⅳ和ICD-10将精神分裂症分为以下几个常见类型。

（1）偏执型（paranoid type）:是精神分裂症最常见的一个类型。其临床表现以相对稳定系统的妄想为主,如被害妄想、关系妄想、嫉妒妄想、物理影响妄想等,往往伴有幻觉,特别是幻听。情感、意志、言语、行为障碍虽常见但不构成主要临床相。起病多在30岁以后,一般晚于青春型和紧张型。此类型的患者较少出现显著的人格改变和衰退,但幻觉妄想症状可长期保留。病程可为发作性,伴部分或完全性缓解,或为慢性。预后多较好,但有些慢性病例鲜明的症状可持续多年,很难将每次发作相互区分开来。

（2）紧张型（catatonic type）:常急性起病,以明显的精神运动紊乱为主要临床表现。可交替出现紧张性木僵与紧张性兴奋,或自动性顺从与违拗交替出现。兴奋时可表现为刻板动作、刻板言语、重复动作、重复言语或短暂的冲动行为;抑制时患者可表现为紧张综合征,呈木僵或亚木僵及蜡样屈曲状态。木僵或亚木僵状态可维持较长时间,剧烈的兴奋发作也可为本型的显著特征。紧张型目前在临床上有减少趋势。经及时治疗,近期疗效良好。紧张综合征并非精神分裂症的特征性症状,对于无法交谈的有紧张综合征表现的患者,在取得其他症状的合适证据之前,精神分裂症只能是暂时性的诊断,把握这一点也至关重要。

（3）青春型（hebephrenic type）:多于青春期发病,多起病较急,病情进展较快,多在短期内达到高峰。以情感障碍和联想障碍为主要表现,情感障碍表现为情感肤浅、不协调,有时面带微笑,却给人傻气的感觉;有时又态度高傲,显得不可一世;或喜怒无常、扮鬼脸、恶作剧,不分场合与对象,开一些幼稚的玩笑。联想障碍表现为思维破裂,言语内容松散、不连贯,令人费解,有时会伴有片段的幻觉、妄想,但不突出。动作行为怪异、不可预测,缺乏目的。病情进展迅速,预后较差。

（4）单纯型（simple type）:起病缓慢,持续发展。退缩、懒散是其突出表现。早期多表现类似"神经衰弱"的症状,如主观的疲劳感、失眠、工作效率下降等,逐渐出现日益加重的孤僻退缩、情感淡漠、思维贫乏、懒散、丧失兴趣、流浪、自我专注、懒惰、生活毫无目的。往往患病多年后才就诊。治疗困难,预后较差。

（5）未分化型:有相当数量的患者符合精神分裂症的一般性特征,满足精神分裂症的一般性诊断标准,但不符合上述任何一种亚型的标准,或表现出一种以上亚型的特点,但没有一组明显占优势的诊断特征,无法归入典型亚型中的任一类别,临床上常将其放到"未分化型"（undifferentiated type）（也称未定型或混合型）中。

（6）其他:部分患者症状部分控制或病情基本稳定后,出现抑郁状态,称为精神分裂症后抑郁（post-schizophrenia depression）。可能仍存在某些精神分裂症的症状,但它们已不构成主要的临床相。抑郁症状既可以是疾病本身的组成部分,也可以是患者在症状控制后出现的心理反应,也可能是由抗精神病药物治疗所引起。抑郁症状极少达到满足重度抑郁发作的严重程度。因存在自杀的危险性,应予以重视。残留型（residual type）为精神分裂症的慢性期,既往至少有一次明确符合精神分裂症诊断标准的精神病性发作;疾病明显地从早期进入晚期,以长期的但并非不可逆转的阴性症状为特征。突出的阴性症状主要表现为精神运动迟滞、活动过少、情感迟钝、被动及缺乏始动性、言语的量和内容贫乏;面部表情、目光接触、声音的顿挫以及姿势等非言语性交流贫乏;人格改变;生活自理差、社会表现不佳。至少已有一年前述鲜明症状的严重程度和出现频率减少至最低或明显减少。缺乏足以解释阴性症状的其他原因。诊断标准参见 ICD-10。

2. Crow 的分型　20 世纪 80 年代初,英国著名精神病学家 Crow 根据前人与自己的研究,提出精神分裂症生物异质性观点,将精神分裂症按阳性、阴性症状群分为Ⅰ型和Ⅱ型精神分裂症。以阳性症状为主的精神分裂症为Ⅰ型,以阴性症状为主的精神分裂症为Ⅱ型。混合型精神分裂症包括不符合Ⅰ型和Ⅱ型的标准或同时符合二者的患者。Crow 认为急性期是以幻觉、妄想和联想障碍等阳性症状为主;慢性期是以思维贫乏、情感淡漠、意志缺乏等阴性症状为主。当然,急性者也可具有阴性症状,慢性者也可呈现阳性症状。阴、阳性症状分型的优点在于将生物学、现象学结合在一起,且对临床治疗药物的选择有一定的指导意义。

3. DSM-5 的分期　2013 年 5 月正式公布的 DSM-5 根据精神分裂症临床症状的演变,将临床分型取消,取而代之的是发作的不同时期,分为:初次发作,目前在急性发作期;初次发作,目前为部分缓解;初次发作,目前为完全缓解;多次发作,目前在急性发作期;多次发作,目前为部分缓解;多次发作,目前为完全缓解。DSM-5 取消了精神分裂症的诊断分型,主要原因是过去的分型在临床实践中执行较差,诊断分型的稳定性不足、信度低和效度差,并且这些亚型在长期治疗中未能表现出有助于区分患者治疗反应差别的作用。

4. 临床症状群描述　近年来,有些学者根据症状的聚类分析结果,将精神分裂症患者的临床表现分为以下 5 个症状群(五维症状):阳性症状、阴性症状、认知症状、攻击敌意和焦虑抑郁。该描述对加深认识精神分裂症以及探讨药物治疗的靶症状有一定的指导意义。

五、诊断与鉴别诊断

(一) 诊断

1. 诊断思路　与大部分精神障碍一样,目前对精神分裂症的诊断缺乏客观的诊断方法。病因不明,只能做出症状诊断而不是病因诊断,精神分裂症又不像一些躯体疾病具有明确的辅助检查指标,加上临床表现的复杂和多变,病程的跌宕起伏,混杂其中的社会、心理因素,精神分裂症患者及其家属无法提供详细可靠的病史,对精神分裂症做出精准诊断并非易事。

一般主要根据病史、临床精神症状,结合必要的辅助检查综合评定做出诊断。详细的病史不但可以了解患者的一些表现,对精神检查起指导作用,同时可以明确起病时间、发病形式及病程演变过程,这些对于诊断往往非常重要。精神症状的获得主要靠全面细致的临床观察和反复多次的精神检查。一些标准化的诊断工具,如复合国际诊断会谈、DSM-Ⅳ定式临床会谈(structured clinical interview for DSM-Ⅳ,SCID)等,必要的体格检查和实验室检查,可用于辅助诊断精神分裂症,但标准化的诊断工具往往耗时较长。在以上几个方面获得的第一手资料的基础上,加上严谨的临床诊断思维,构成精神分裂症临床诊断的基础。精神分裂症目前还没有肯定的实验室诊断方法。

2. ICD-10 精神分裂症的诊断标准

(1)症状标准:虽然无法分辨出严格的标示病理性质的症状,但出于实践目的,在众多精神症状中选出一些对诊断有特殊意义的并常常同时出现的症状群。具备下述①～④中至少一个(如不甚明确常需两个或多个症状)或⑤～⑨中至少两组症状群的十分明确的症状。①思维鸣响、思维插入或思维被撤走以及思维广播;②明确涉及躯体或四肢运动,或特殊思维、行动或感觉的被影响、被控制或被动妄想;妄想性知觉;③对病人的行为进行跟踪性评论,或彼此对病人加以讨论的幻听,或来源于身体某部分的其他类型的幻听;④与文化不相称且根本不可能的其他类型的持续性妄想,如具有某种宗教或政治身份,或超人的力量和能力(例如能控制天气,或与另一世界的外来者进行交流);⑤伴有转瞬即逝的或未充分形成的无明显情感内容的妄想,或伴有持久的超价观念,或连续数周或数月每日均出现的任何感官的幻觉;⑥思潮断裂或无关的插入语,导致言语不连贯,或不中肯或语词新作;⑦紧张性行为,如兴奋、摆姿势,或蜡样屈曲、违拗、缄默及木僵;⑧"阴性"症状,如显著的情感淡漠、言语贫乏、情感反应迟钝或不协调,常导致社会退缩及社会功能的下降,但必须澄清这些症状并非由抑郁症或神经阻滞剂治疗所致;⑨个人行为的某些方面发生显著而持久的总体性质的改变,表现为丧失兴趣、缺乏目的、懒散、自我专注及社会退缩。

(2)病程标准:达到症状学标准至少1个月或以上。符合此症状要求但病程不足1个月的状况(无论是否经过治疗)应首先诊断为急性精神分裂症样精神病性障碍,如症状持续更长时间满足了1个月的标准,再诊断为精神分裂症。

回顾疾病过程可发现在精神病性症状出现之前数周或数月,有一明显的前驱期,表现为对工作、社会活动、个人仪容及卫生失去兴趣,并伴广泛的焦虑及轻度抑郁或先占观念。由于难以计算起病时间,1个月的病程标准仅适用于上述①～⑨的特征性症状,而不适用于任何前驱期的非精神病期。

(3)排除标准:需排除心境障碍、分裂情感性障碍、器质性精神障碍、使用精神活性物质所致精神障碍等。

3. 精神分裂症诊断中需要考虑的几个重要因素

(1)起病年龄和起病形式:大多数精神分裂症患者初次发病的年龄在青春期至30岁之间。起病多较隐袭,急性起病者较少。

(2)病程演变过程:大多数精神分裂症为持续性病程,只是症状时轻时重,有的患者尽管有"缓解期",但缓解并不像心境障碍那样彻底,"缓解期"症状并未完全消失,社会功能恢复并不完全。有一小部分患者为间歇性病程,缓解期明显。

(3)前驱期症状:在出现典型的精神分裂症症状之前,不少患者首先出现性格方面的变化,表现为不寻常的态度和行为方式。这种变化出现较缓慢,不太引人注目,非精神科专业人员很难做出判断,即便是专业人员在疾病的早期也只能根据当时的表现进行诊断,而不能对将来做出预测,有的患者该状态可能持续数月甚至数年。因此要进行动态观察,定期随访,使诊断趋于准确。

(4)精神症状及症状群:人的精神活动是一个十分复杂、相互联系又相互制约的过程。精神分裂症至今病因未明,缺乏有效的诊断性生物学指标。临床诊断主要是通过病史和精神检查,充分发现精神症状,结合其他资料进行综合分析和判断而得出。精神症状是精神分裂症诊断的最基本条件,多数诊断系统以精神分裂症的症状学标准作为基本框架。要获得准确、可靠、丰富的精神症状,要反复观察患者,进行多次精神检查,一次接触就发现患者所有的精神症状是不现实的,不能仅根据短暂的、片面的检查就下结论。精神分裂症的诊断还必须尽可能抓住能够确定的、对诊断较有意义的症状或症状组合,不能单靠排除法下诊断。单个的症状有时在诊断中具有重要意义,如Schneider的"一级症状",但并不是所有精神分裂症患者都有"一级症状",反过来,"一级症状"也并非单一出现于精神分裂症,在其他精神疾病也可能出现。综合征比单一的症状更具有诊断价值。

(5)精神症状与心理文化背景:必须把精神症状与发生这种症状时患者的心理文化背景和当时的处境联系起来进行分析。有的症状在某一心理文化背景下似乎"荒诞离奇",但在另一心理文化背景下或特定的处境中可能是可以理解的。

(6)正确估计精神因素的作用:多数精神分裂症患者在病史中可能存在一些精神因素,有些因素可能比较强烈,有些可能微不足道,有些因素则可能是发病后与环境发生冲突的后果。因此要进行准确评价,以免误诊为其他疾病。

(7)精神病性症状与躯体疾病:某些躯体疾病的过程中出现精神分裂症的精神病性症状,则应考虑以下几种可能:①精神病性症状由躯体疾病引起:这时精神症状的发生在发生时间及轻重变化方面往往与原发疾病关系密切;②精神病性症状由躯体疾病诱发:此时精神病性症状出现后按自己的规律演变,与躯体疾病的病情变化关系不大;③精神分裂症与躯体疾病同时存在,两者之间纯属巧合关系。

(二)鉴别诊断

1. 心境障碍 典型的心境障碍与精神分裂症较易区分,然而在临床工作中却经常出现心境障碍与精神分裂症难以鉴别的情况。无论是在躁狂状态还是在抑郁状态,都可能伴有精神病性症状。心境障碍伴有的精神病性症状一般是在情感高涨或低落的背景下产生的,与患者的心境相协调一致,但有时也会出现一些与当时心境不协调的精神病性症状。心境障碍伴有的精神病性症状一般持续较短暂,随心境的好转而消失。诊断时需要结合既往病史、病程特点、症状特点及持续时间、疾病转归等因素做出判断。

2. 持久妄想性障碍(偏执性精神障碍) 以系统妄想为主要症状,内容较固定,并有一定的现实性,有时不经了解,难辨真伪,在不涉及妄想的情况下,无明显的其他心理方面异常。情感和人格一般保持完好,行为态度和言语均正常,较少出现幻觉,也很少出现衰退。

3. 脑器质性(包括症状性)精神障碍 不少脑器质性病变如癫痫、颅内感染、脑肿瘤和某些躯体疾病如系统性红斑狼疮以及药物中毒,均可引起精神病性症状,有时与精神分裂症的表现类似,如生动鲜明的幻觉和妄想。这类患者往往同时伴有意识障碍,症状波动性较大,有昼轻夜重的变化规律,幻觉多为恐怖性幻视。原发疾病往往有确切的临床及实验室证据,精神症状与原发疾病有密切联系,随着躯体疾病的恶化而加重,随着躯体疾病的改善而好转。

4. 神经症性障碍 一些精神分裂症患者早期常表现为神经症样症状,如头痛、失眠、学习工作效率下降、情绪出现一些变化,或出现一些强迫症状。精神分裂症患者对待自己的种种不适缺乏自知力和痛苦感,也缺乏求治的强烈愿望。有些精神分裂患者的强迫症状内容荒谬离奇,且“反强迫”意愿不强烈。有些貌似“神经衰弱”的精神分裂症患者存在显著的动机不足、意志减退。这些都有助于区分这两类精神障碍。

六、病程与预后

精神分裂症的病期长短不一,有的为持续性病程,有的为间歇发作性病程。总的来说,多数患者为慢性持续性病程,病程较长,部分患者反复发作或不断恶化,可出现人格改变、社会功能下降,临床上呈现为不同程度的残疾状态,病情的不断加重和反复发作最终可导致患者丧失社会功能,需要长期住院或反复入院治疗。慢性病程可以导致患者逐步脱离正常生活的轨道,个人生活陷入痛苦和混乱。部分患者为间歇发作性病程,这类患者精神症状急剧发作一段时间后,间隔以缓解期,缓解期长短不一,大约有1/5的患者一次发作后终生缓解。精神分裂症患者自杀率较高,据统计,有近50%的精神分裂症患者曾试图自杀,至少10%的患者最终死于自杀。遭受意外伤害的概率也高于常人,平均寿命较正常人缩短。

首次发作的精神分裂症患者中,75%可以达到临床治愈,但反复发作或不断恶化的比率较高,是否进行系统抗精神病药治疗是关键因素之一。近年关于复发和服药依从性的研究发现,精神分裂症出院1年内的复发比例高达33.5%,1年内的再住院率为18.9%,其中最主要的复发原因是中断治疗或自行减药。研究表明,首次发作的精神分裂症患者,5年内的复发率超过80%,中断药物治疗者的复发风险是持续药物治疗者的5倍,所以坚持服药是维持病情稳定的主要措施。总体来讲,由于现代治疗学的不断进步,特别是抗精神病药物的快速发展以及社会环境的改善,改变了精神分裂症的自然病程,大约60%的患者可以达到社会性缓解,或仅残留个别轻微症状,具备一定的社会功能。

影响预后的因素:

1. 发病年龄 发病较早者预后比发病较晚者差。

2. 发病形式 缓慢发病者预后比急性发病者差。

3. 发病诱因 病情发作与心因关系密切者预后较好,没有任何原因和诱因发病者预后较差。

4. 临床特点 以阳性症状为主要表现的患者预后较好,以阴性症状或认知缺陷症状为主要表现的患者较差;有明显情感症状者预后比没有者预后好,有强迫症状和攻击行为者的预后比没有者差。

5. 精神病既往史和家族史 既往有精神病史者预后比没有精神病史者差;精神病家族史阳性者预后比精神病家族史阴性者差。

6. 病前社会功能和人格特点 病前社会功能较好,适应能力较强,人格较健全者预后较好,反之则预后较差。

7. 社会支持系统　能得到家庭、单位等社会网络有效支持的患者预后较好;社会支持系统的作用发挥差的患者预后较差。

8. 治疗情况　得到及时、科学、合理治疗的患者预后好;反之较差。

9. 神经系统软体征和脑结构异常　有神经系统软体征或脑结构异常者一般预后较差。

10. 其他因素　跨文化研究发现,发展中国家的患者预后比发达国家的好,原因尚不清楚。女性预后一般好于男性。伴有物质滥用通常提示预后较差,可导致患者不遵医嘱用药、反复发作、频繁入院、丧失社会支持,直至无家可归,功能全面衰退。

七、治疗与康复

精神分裂症的治疗手段大致包括抗精神病药物治疗、电休克治疗、心理治疗与社会康复及其他物理治疗,其中抗精神病药物治疗为主要的治疗手段,心理治疗与社会康复越来越受到重视。精神分裂症的治疗大致分为三个阶段:急性期(acute phase)治疗、巩固期(continue phase)治疗和维持期(maintain phase)治疗。每个治疗阶段的治疗目标和治疗策略有所不同。

（一）急性期治疗

1. 急性期治疗的目标

(1)预防伤害,控制异常行为,降低精神病性症状和相关症状的严重性(如激越、攻击、阳性与阴性症状和情感症状等)。

(2)了解可能导致急性发作发生的因素。

(3)尽快将功能恢复到最佳水平。

(4)建立患者和家庭的联盟。

(5)制订短期和长期(预防复发)治疗计划。

(6)防止严重药物不良反应的发生,如恶性综合征、抗胆碱能意识障碍等。

2. 急性期治疗的具体措施和策略

(1)首发患者的治疗:对首发患者的治疗非常重要,直接关系到患者的预后和康复,应做到以下几点。

1)早发现、早确诊、早治疗。一旦确诊为精神分裂症,应尽早开始抗精神病药治疗。

2)根据病情、家庭照料情况和医疗条件选择合适的治疗场所,具有明显的危害社会安全、严重自杀、自伤行为时,依法紧急收住院积极治疗。

3)积极进行全病程治疗:急性期治疗后,随后进行巩固期和维持期治疗。定期评定疗效和不良反应,指导治疗方案。

4)根据患者的症状特点及家庭经济状况,尽可能选用疗效确切、症状作用谱广泛、不良反应少、便于长期治疗、经济上能够负担的抗精神病药物。

5)积极进行家庭健康教育和宣传,争取家庭成员的重视与配合,建立良好的医患联盟,便于对患者的长期全病程治疗。

6)药物治疗的同时,定期对患者进行心理治疗、康复和职业训练。

(2)复发患者的治疗:在开始治疗前仔细了解过去的用药史,参考患者既往疗效最好的药物和有效剂量,在此基础上可适当提高药物的剂量和适当延长疗程,如果有效则继续治疗;如果治疗无效,应考虑换药或合并用药。疗效不佳者可考虑使用氯氮平。但应严格定期检查血液白细胞和中性粒细胞数量。复发患者的维持治疗应尽可能延长。同时进行家庭教育,宣传长期治疗的意义,以取得患者和家属的积极配合,提高服药依从性,有效预防复发。

3. 急性期治疗药物的选择

(1)根据临床症状特点选择药物,这是药物选择的基础。

1）以幻觉、妄想等阳性症状为主：应选择对阳性症状效果好的抗精神病药，如非典型抗精神病药利培酮（risperidone）、氨磺必利（amisulpride）、帕利哌酮（paliperidone）、奥氮平（olanzapine）、阿立哌唑（aripiprazole）、喹硫平（quetiapine）等，传统抗精神病药氟哌啶醇（haloperidol）、氯丙嗪（chlorpromazine）、奋乃静（perphenazine）等也可选择。选择药物时还应考虑急性期治疗后适合巩固和维持治疗的药物。

2）以阴性症状为主：以非典型抗精神病药为主，大量临床研究证实，非典型抗精神病药对阴性症状的疗效优于传统抗精神病药。传统抗精神病药中的舒必利（sulpiride）也有改善阴性症状的作用。

3）伴有情感症状：研究表明，非典型抗精神病药能改善精神分裂症患者伴发的抑郁症状，并且能减轻由于锥体外系症状所引起的药源性抑郁，疗效优于传统抗精神病药。若单用抗精神病药物不能完全改善抑郁症状，可合并使用一定剂量的抗抑郁药物。对伴有躁狂症状的患者可首选非典型抗精神病药，如氨磺必利、奥氮平、奎硫平、利培酮、阿立哌唑等。

4）以精神运动性兴奋为主：首选镇静作用较强的抗精神病药，如奥氮平、氯氮平、奎硫平等，或合并使用苯二氮䓬类（benzodiazepines）药物。

5）以紧张症状群为主：处于木僵或亚木僵状态的患者，首选静脉滴注舒必利或肌内注射舒必利，疗效迅速。如果无禁忌证，MECT疗效快而显著。

（2）根据药物的作用特点选择药物：抗精神病药物主要包括传统抗精神病药（traditional antipsychotics），典型抗精神病药（typical antipsychotics），第一代抗精神病药（first generation antipsychotics）和非典型抗精神病药（atypical antipsychotics），第二代抗精神病药物（second generation antipsychotics）。常用抗精神病药物见表7-2。

表7-2　常用抗精神病药长期治疗推荐的（口服）给药剂量

抗精神病药	起始剂量 （mg/d）	服药次数[1]	首发患者 给药剂量（mg/d）	反复发作患者 给药剂量（mg/d）	最大剂量 （mg/d）[2]
第二代抗精神病药					
氨磺必利（amisulpride）	100～200	1～2	100～300	400～800	1200
阿立哌唑（aripiprazole）	5～10	1	15～（30）	15～30	30
阿塞那平（asenapine）[3]	5	1	5～10	5～20	20
氯氮平（clozapine）	25	2～4	100～250	300～800	900
伊潘立酮（iloperidone）[3]	1～2	2	4～16	4～24	32
鲁拉西酮（lurasidone）[3]	20～40	1	40～80	40～120	120
奥氮平（olanzapine）	5～10	1	5～20	5～20	30
帕利哌酮（paliperidone）[3]	3～6	1	3～9	3～12	12
奎硫平（quetiapine IR/XR）	50～100	2/1	300～600	400～750	750
舍吲哚（sertindole）	4	1	12～20	12～24	24
利培酮（risperidone）	1～2	1～2	1～4	3～10	16
齐拉西酮（ziprasidone）	40～80	2	40～120	80～160	160
佐替平（zotepine）	25～50	2～4	50～150	100～250	450
第一代抗精神病药					
氯丙嗪（chlorpromazine）	50～150	2～4	300～500	300～1000	1000
氟奋乃静（fluphenazine）	4～10	2～3	2.4～10	10～20	20～（40）

续表

抗精神病药	起始剂量 （mg/d）	服药次数[1]	首发患者 给药剂量（mg/d）	反复发作患者 给药剂量（mg/d）	最大剂量 （mg/d）[2]
三氟噻吨（flupenthixol）	2~10	1~3	2~10	10~20	60
氟哌啶醇（haloperidol）	2~8	1~2	1~4	3~15	100
奋乃静（perphenazine）	4~12	1~3	6~36	12~42	56
哌咪清（pimozide）	1~4	2	1~4	2~12	16
氟哌噻吨（zuclopenthixol）	2~50	1~3	2~10	25~50	75

[1] 推荐的每日服药次数，每日1次＝1，每日2次＝2等

[2] 许多国家批准的最大剂量在不同国家有所不同。在临床实践中，一些第一代和第二代抗精神病药在没有充分循证依据下甚至超剂量使用。在长期治疗中更是如此。增加剂量可能导致更多的副作用，继而可能会降低患者的依从性

[3] 这些抗精神病药物尚未在首发精神分裂症患者中开展研究

1）传统抗精神病药：主要作用于中枢 D_2 受体，对阳性症状有效，但对阴性症状、情感症状和认知缺陷症状疗效欠佳，锥体外系反应及泌乳素升高相关不良反应较多见，患者用药的依从性较差。这类药物主要包括氯丙嗪（chlorpromazine）、氟哌啶醇（haloperidol）、舒必利（sulpiride）、奋乃静（perphenazine）、硫利达嗪（thioridazine）、三氟拉嗪（trifluoperazine）等。传统抗精神病药主要对阳性症状效果较好。这类药物因不良反应相对较多，已较少用。

2）非典型抗精神病药：不但能够阻断 D_2 受体，同时对 5-HT 受体有较强的阻断作用，对中脑边缘系统的作用比对纹状体系统作用更具有选择性，不但对阳性症状有效，而且对阴性症状、情感症状和认知缺陷症状均有较好疗效，作用谱较广，锥体外系不良反应、迟发性运动障碍及催乳素升高不良反应发生率较低，患者用药的依从性较好。更适用于首发患者、阴性症状突出的伴有明显情感症状的患者，药物耐受性差的老年、儿童及青少年患者，躯体情况差或伴发躯体疾病的患者。这类药物主要包括氯氮平（clozapine）、氨磺必利（amisulpride）、利培酮、帕利哌酮、奥氮平、喹硫平、齐拉西酮、阿立哌唑、哌罗匹隆（perospirone）等。还有一些新的非典型抗精神病药在不久的将来即将上市，如鲁拉西酮（lurasidone）、伊潘立酮（iloperidone）、阿塞那平（asenapine）、布南色林（blonanserin）和联苯芦诺（bifeprunox）等。

（3）根据药物的不良反应选择药物：首发患者对药物的不良反应较敏感，药物不良反应的大小直接影响患者对治疗的合作程度，以及维持治疗的依从性，因此对首发患者应尽量选择不良反应小的药物，如非典型抗精神病药，或不良反应相对小的传统抗精神病药。

（4）根据患者的躯体状况和年龄选择药物：老年人或未成年人，或伴有躯体疾病的患者，宜选用疗效肯定、不良反应小、与躯体疾病治疗药物之间药物相互作用小的非典型抗精神病药。

（5）复发患者的药物选择：首先应参考以往药物治疗的经验，选择过去治疗有效的药物。如果过去用药疗效不好，要详细了解用药的剂量及使用时间，不应单凭使用过某种药物就说明该药无效。

（6）根据患者的经济状况选择药物：医生在选择药物时必须考虑患者的经济承受能力，以使患者能够接受长期治疗。

（7）妊娠患者的药物选择：从安全的角度考虑，妊娠期间最好不使用药物，但在病情需要，不得不使用时，尽量选用相对安全的药物，剂量越小越好。

目前根据国外包括美国、欧洲、世界精神卫生协会（WPA）治疗规则系统的建议，一般推荐第二代（非典型）抗精神病药物作为一线药物选用，资料显示，第二代抗精神病药物的急性期大体药效相近，但具体患者的疗效有个体差异。第一代抗精神病药及第二代抗精神病药中的氯氮平作为二线药物使用。根据我国目前实际用药情况调查，第一代抗精神病药氯丙嗪、奋乃静、氟哌啶醇和舒必利在部分地区仍为治疗精神分裂症的首选药物。氯氮平在国内应用比较广泛，医生有一定的临床用药经验，但

考虑氯氮平诱发不良反应（锥体外系不良反应除外）较其他抗精神病药物多见，特别是粒细胞缺乏症及致惊厥发作，建议谨慎作为首选使用。

4. 急性期治疗的剂量和疗程　目前推荐足量、足疗程的原则。剂量应充分，采用积极的强化性药物治疗，争取最大限度地缓解精神症状，防止病情波动。根据各种药物的特点和常规推荐剂量，以获得最大的疗效和最小的不良反应为最佳剂量，但是不能因为药物的不良反应而减小剂量或缩短疗程，延误病情。急性期的治疗一般为 6~8 周，部分病例需要延长。

5. 给药方式的选择　主要根据患者的合作程度和疾病的严重程度选择不同的给药方式。在急性期患者的精神症状通常非常严重，且缺乏自知力，不愿接受治疗。所以在急性期应首先保证药物能进入体内。一般情况下，配合治疗的患者选择口服给药。病情严重、敌对不合作、拒绝接受治疗的患者首选肌内注射或静脉给药。选择静脉给药须慎重，若必须使用，应严格限定剂量和疗程，一旦症状改善即可改为口服给药。

6. 急性期治疗的注意事项

（1）治疗开始前应详细询问病史，进行全面的躯体、神经系统和精神检查及必要的实验室检查。

（2）从小剂量开始，逐渐加量，进行"滴定"（titration）给药，避免发生严重不良反应而影响治疗。

（3）单一药物治疗，当两种不同作用机制的药物单一治疗无效时可合并用药，但应注意药物之间的相互作用。

（4）避免频繁换药。一般不应在 4 周内更换药物，除非出现严重的、无法耐受的严重不良反应。

（5）根据疾病的严重程度、家庭照料情况和医疗条件选择治疗场所，当患者具有明显的危害社会安全和严重自杀、自伤行为时，经监护人同意应紧急收住院治疗。

（6）药物治疗的同时进行积极的家庭健康教育和对患者进行心理治疗。

（二）巩固期治疗

在急性期精神症状得到有效控制之后，患者进入一个相对的稳定期，称为巩固期治疗。此期如果过早停药或遭遇应激，将面临症状复燃或波动的危险，因此，此期治疗对预后非常重要。特别强调此期药物治疗的剂量应与急性治疗期的剂量相同。

1. 巩固期治疗的目标　①维持巩固急性期所用的有效药物治疗至少 6 个月，防止已缓解的症状复发，并使阴性症状获得进一步改善；②对患者减少应激，提供支持，降低复发的可能性；③增加患者适应日常生活的能力；④进一步缓解症状和巩固临床痊愈，促进恢复；⑤监测药物不良反应（如迟发性运动障碍、闭经、溢乳、体重增加、糖脂代谢异常、心肝肾功能损害等），根据疗效与最少不良反应调整药物剂量，提高治疗依从性。

2. 巩固期治疗的药物剂量和疗程　巩固期仍以药物治疗为主，原则上以原有效药物、原有效剂量坚持继续巩固治疗，促进阴性症状进一步改善，疗程至少 6 个月。除非患者因药物不良反应直接影响服药的依从性和医患关系，或出现较为明显的、无法耐受的不良反应时，可以在不影响疗效的基础上适当调整剂量和疗程。

3. 巩固期治疗的场所　急性期治疗大多在医院中进行，在精神症状得到有效控制之后，患者不宜继续留在医院，因为长期住院会加重患者的退缩和功能减退，不利于社会功能的康复，所以建议此期以社区和门诊治疗为主，有条件的地区可以开展日间康复治疗。门诊治疗的患者应保证每月复查一次，在医生的指导下及时解决康复过程中遇到的困难和问题，及时发现和处理药物的不良反应。同时配合家庭教育和对患者的心理治疗。

（三）维持期（康复期）治疗

在疾病相对缓解后进入维持期。维持期治疗能有效地降低复发率。症状复发会直接影响患者的工作和学习功能，降低复发率有利于患者社会功能的恢复和维持。

1. 维持期治疗的目标　①维持症状持续缓解，预防复发；②促进患者的功能水平和生活质量持续改善；③监测与处理药物持续治疗中的不良反应；④确立院外患者病情和诱发因素的监护人；⑤提供心理干预,提高药物治疗效果与依从性,改善预后。

2. 维持期治疗的剂量和疗程　根据个体及所用药物情况,确定是否减少剂量,把握预防复发所需剂量。疗效稳定,无特殊不良反应,尽可能不换用药物。维持期在疗效稳定的基础上可以适当减小药物剂量。适当缓慢减量可以增强患者的信心,改善医患关系,增加服药的依从性,减轻不良反应和患者的经济负担,有利于长期维持治疗。维持期(康复期)治疗的疗程视患者个体情况而定,5 年内有 2 次以上(包括 2 次)发作者应长期维持治疗。对有严重自杀企图、暴力行为和攻击行为病史的患者,维持期的治疗应适当延长。加强对患者及家属的心理治疗。治疗场所主要在门诊随访和社区随访。如果患者在维持期服药的依从性差,监护困难,不能口服药物或口服用药肠道吸收差时,建议使用长效制剂。

3. 家庭健康教育　无论急性期、巩固期还是维持期,家庭健康教育都非常重要。向家属(或患者)介绍精神分裂症的疾病性质、症状表现及其危害性、药物治疗的重要性、影响复发的因素及复发的早期症状、疗程、药物治疗过程中可能出现的不良反应、如何减少不良反应的发生、如何治疗不良反应等,与家属协商治疗方案,得到家属(或患者)的知情同意。同时减少对患者的不良刺激,为保证患者及照料者的安全提出建议。争取家属和患者的配合,提高治疗依从性。在恢复社会功能、回归社会的过程中,帮助患者积极应对社会应激性事件;督促患者积极参加体育锻炼、增强体质,预防躯体疾病的发生及所带来的应激反应。

(四) 慢性精神分裂症患者的治疗

慢性精神分裂症是指精神症状持续存在达 2 年以上的患者。病程多迁延、症状未能完全控制,以残留阳性症状、情感症状包括抑郁及自杀,或阴性症状和认知功能缺陷症状为主要临床表现。

1. 治疗目标　进一步控制症状,提高疗效,恢复社会功能。

2. 治疗策略

(1)可采用换药、加量、合并治疗、增加辅助治疗等方法。

(2)加强随访,以便随时掌握病情变化,调整治疗方案。

(3)治疗场所可以在门诊、社区或医院的康复病房,或精神康复基地。

(4)加强家庭健康教育,争取家属的最大配合。向家属(或患者)介绍疾病的性质及可能的预后,坚持药物治疗的重要性,药物治疗可能出现的不良反应及如何减少不良反应等。强化患者家属对治疗的信心,提高治疗依从性。鼓励患者积极参加活动,促进患者回归社会,在社会生活中有望进一步改善症状,提高疗效。

(五) 难治性精神分裂症的治疗

1. 难治性精神分裂症的定义　近年来的研究结果显示,精神分裂症的发病具有神经发育异常的基础,10% ~ 15% 的患者在起病初期即为难治性精神分裂症(treatment resistant schizophrenia,TRS),最终 30% ~60% 的患者会发展为 TRS。TRS 的定义有几种,Kane 等在比较氯氮平和氯丙嗪治疗 TRS 的研究中所用的定义被多数人认可。Kane 等定义难治性精神分裂症是指过去 5 年对 3 种足量[相当于1000mg/d 的氯丙嗪(CPZ)等效剂量]和足疗程(至少 6 周)抗精神病药物(至少 2 种不同化学结构)治疗,未获得改善的患者(BPRS 总分≥45 分,CGI-S≥4 分,或者 4 项阳性症状中,至少 2 项≥4 分)。Conley 和 Kelly 将这个定义修改为过去 5 年经过至少 2 种抗精神病药足量(400 ~600mg/d CPZ 等效剂量)治疗 4 ~6 周后,未获临床改善(BPRS 总分≥45 分,CGI-S≥4 分,或者 4 项阳性症状中,至少 2 项≥4 分)的患者。这样修改后,这个定义更加符合临床实践。形成 TRS 通常起因有 4 个方面:患者因素,疾病本身的因素(如合并躯体情况、共患其他疾病、拒医拒药),社会环境因素和医生因素(如过快过频换药、不合理多种药物合用等),对这群患者的治疗一直是临床中的巨大挑战。

2. 如何减少难治性精神分裂症

(1)改善依从性:治疗依从性差是导致难治的重要因素之一,改善患者的治疗依从性可有效减少难治性病例。估计有 40% ~65% 的难治性病例依从性不好,尤其是门诊患者种种原因导致的过早停药。有效提高依从性的措施是适宜的药物种类和剂量;使用疗效好、不良反应小、安全性高的非典型抗精神病药物;使用长效制剂;必要时短暂使用抗胆碱能等拮抗不良反应的药物;提高对长期用药的认识。

(2)调整剂量和延长疗程:研究表明增加剂量不一定能提高疗效;不少患者减少剂量后会明显改善患者的症状,减轻锥体外系症状等不良反应,所以建议使用最低的有效剂量。适当延长疗程有助于改善疗效。个别患者使用超大剂量一定要慎重,必须经过患者或家属的知情同意,并在严密的监测下进行。

(3)减少合并用药:合并用药会使患者病情和治疗情况变得非常复杂,不建议合并用药,除非有证据表明合用药物对患者是有益的。

3. 治疗策略

(1)重新审定诊断:进一步了解病史,进行深入的精神检查,审定是否存在诊断问题。

(2)重新制订治疗方案:更换合适的药物,足量足疗程治疗。进一步了解患者既往用药史,着重考虑用药个体化,必要时监测药物血浆浓度。

4. 难治性精神分裂症的治疗方法

(1)换为氯氮平治疗:一系列的研究一致证明了氯氮平治疗 TRS 患者的显著疗效,而且氯氮平还可有效改善患者的自杀风险和攻击性行为。需要密切监测氯氮平的不良反应。

(2)氯氮平联合其他药物治疗策略:尽管氯氮平治疗 TRS 有效,但是仍然有30%~50%的 TRS 患者对氯氮平治疗无反应或不能耐受氯氮平的不良反应,在氯氮平治疗基础上联合其他治疗的增效策略,是临床上常见的治疗选择,包括联合其他抗精神病药、心境稳定剂、抗抑郁药和促认知药物等。但是支持氯氮平联合增效策略对 TRS 的疗效证据非常弱,最好的疗效仅获得中等效应值。联合用药时应当保证氯氮平的足量(300~800mg/d)和足疗程(至少8周)。

(3)换为其他第二代抗精神病药治疗:其他第二代抗精神病药单药治疗 TRS 的研究证据相对较少。涉及的药物包括利培酮、奥氮平、奎硫平、齐拉西酮和阿立哌唑,其中利培酮的研究较多。

(4)换为电休克治疗:一些高质量的研究结果显示电休克短期治疗伴或不伴抗精神病药治疗的 TRS 患者,获得总体显著改善。电休克对心血管系统(如心律不齐、心搏骤停)和认知功能的不良反应较常见。

(5)其他治疗策略:如重复经颅磁刺激(rTMS)等,目前证据不多,来自于个案报告,显示可能短期治疗有效。

(六)治疗中的换药问题

1. 换药指征　①现用药物在剂量充分且疗程充足的前提下疗效不满意;②出现严重的、无法耐受的药物不良反应;③服药依从性好且无明显的应激因素的情况下,症状依然复发者;④患者不接受目前的给药途径和方式;⑤其他原因:如药源性疾病,没有经济承受能力等。

2. 换药原则　①换用与原药作用机制或化学结构不同的药物;②换用与原药主要不良反应不同的药物,尤其是因为严重不良反应而换药的时候;③换用给药途径不同的药物或长效制剂,适用于依从性差的患者。

3. 换药应注意的问题

(1)疗效不满意:当药物剂量和疗程都合理而疗效不佳时,首先应注意患者是否按时按量服药。不少患者对疾病缺乏自知力,对服药不合作,不配合治疗,使医生合理的治疗方案没有充分贯彻。确认患者按时按量服药,应监测血药浓度,发现超快速代谢者,及时调整药物剂量。其次,药物治疗的剂量和疗程是否充分;确需换药者宜采取合适时机,可缓减原药,缓加新药,两药重叠时间在1~2周为宜。

(2)严重不良反应或不能耐受:出现严重不良反应时应立即停药,对症处理,待不良反应缓解后再开始新的药物治疗。对剂量依赖性不良反应,可先减少剂量,对症处理后仍无法缓解者再考虑换药。

(3)重视换药过程中出现的问题:①可能出现焦虑、症状波动及撤药反应;②用药不当,药量不足或过大;③药物疗效空档,即新药尚未起效,原药药效已消失;④新药疗效不如原药;⑤新药引发新的不良反应。

4. 换药方法　①缓减原药、缓加新药:可有效减小撤药反应及症状波动或恶化,有效缩短或减小疗效空档,但可能增加两药合用引发的不良反应。此方法临床较常用。②骤停原药、缓加新药。此种换药仅适用于出现严重不良反应时。建议住院换药。氯氮平不宜骤停,可能出现疗效空档致复发或撤药综合征。③维持原药、缓加新药:维持原药剂量的同时逐渐增加新药的剂量,待新药的剂量达到治疗量后再开始减原药剂量。好处是可以有效地减小疗效空档。应注意两药合用引发的不良反应。④骤停原药、骤加新药:不推荐普遍采用此法,个别耐受性很好的新药,可以在突然停用原药后加用新药,但要慎重。特殊人群如老年、青少年、伴有躯体疾病的患者不宜使用此法。

（七）药物联合治疗与药物相互作用

在单一用药不能取得满意疗效时可以考虑合并药物治疗或合并辅助治疗。

1. 联合用药的原则　临床应坚持单一用药的原则,但在单一用药不能取得满意疗效时可选择联合用药。联合用药最好选择两种不同作用机制的药物;或药物不良反应有区别的药物;或选择口服短效药物联合长效注射制剂。目的是协同药物的疗效,降低药物的不良反应。联合用药时应特别注意药物之间的相互作用,适当调整联合用药的剂量。

2. 联合用药的选择　联合用药的方式较多,要根据情况选择:传统抗精神病药与非典型抗精神病药联合;传统抗精神病药联合增效剂(抗抑郁药、心境稳定剂等);非典型抗精神病药联合增效剂;氯氮平与其他非典型抗精神病药联合;氯氮平与传统抗精神病药联合;非典型抗精神病药之间的联合;与长效制剂联合等。

3. 联合用药的注意事项　联合用药应特别注意药物之间的相互作用。两种或多种药物合用时,可产生药物之间的相互作用,使药效加强或减弱、不良反应加重或减轻。

（八）精神分裂症的心理治疗

1. 急性期患者　精神症状丰富,受精神症状的影响,部分患者会有恐惧、紧张、焦虑及不安全感。对住院环境有陌生感与不适应现象,可采用支持性心理治疗。可采用陪伴、倾听、解释、疏泄、鼓励、宽慰、同情、保证等技巧进行治疗。

2. 巩固期和维持期　这时患者精神症状逐渐消失,自知力逐步恢复,接触改善,能够进行有效的交流和学习,这时患者自身的心理需要和接受心理治疗的需要增加。患者需要对自己的疾病进行全面的了解,对疾病的病因或诱因进行探讨或分析,需要提高对精神症状的识别能力和抵制能力,需要掌握一些精神分裂症的治疗和预防知识,提高依从性,不断巩固疗效。在回归社会的过程中,需要指导、训练和鼓励,以便提高生活质量,学会应对社会应激的知识和技巧,确保心理平衡。同时也需要培养乐观、自信和自强的精神,改善不良的人际关系,对病前不健康的心理状态进行重塑,如性格缺陷、不良认知等。患者对待恋爱、婚育问题也需要得到指导。对于伴发的情绪和行为障碍,以及神经症症状同时需要治疗。

3. 常用心理治疗方法　针对上述患者种种需要,可以采用支持性心理治疗(supportive psychotherapy)、个别心理治疗(individual psychotherapy)、集体心理治疗(group psychotherapy)、家庭治疗(family therapy)、认知疗法(cognitive therapy)和行为治疗(behavior therapy)等。

（九）精神分裂症的其他治疗方法

1. 电休克治疗(electric shock therapy,EST)　又称电抽搐治疗(electroconvulsive therapy,ECT),是精神科临床广泛使用的快速、安全、有效的治疗方法。主要用以控制急性兴奋躁动、严重抑郁、自伤自杀和紧张木僵、违拗拒食状态,对部分难治性精神分裂症也有效,起效较快,急性症状控制后仍需用药物治疗。电休克治疗目前仍在精神科临床被广泛应用。不良反应和并发症主要为可恢复的短期记忆受损、骨折或脱臼、窦性心动过速、罕见呼吸窘迫、窒息等,其致死率极低,为 0.3～3/万人。近年来推广了改良电抽搐治疗(modified electroconvulsive therapy,MECT)技术,MECT 在通电前给予麻醉剂和肌肉松弛剂,使得通电后不发生全身肌肉抽搐,避免了骨折、关节脱位等并发症,适应证更广,安全性更高,更容易被患者和家属接受,但治疗前进行全身麻醉,增加了麻醉意外的风险。

2. 精神外科治疗　有报道精神外科进行脑额叶白质切断术,可治疗其他方法无效而又难于管理的患者。我国对开展此类手术有严格的限制。

3. 重复经颅磁刺激(repetitive transcranial magnetic stimulate,rTMS)　是 Barker 等人创立的通过头皮刺激大脑皮质运动区、脊髓神经根或周围神经,并在相应的肌肉上记录复合肌肉动作电位的一种皮质刺激法。该技术因具有无痛、无创、操作简便和安全可靠等优点和功能独特,很快应用于临床。在临床上,rTMS 能影响认知功能、言语功能和情绪等,也被用于精神分裂症的治疗。

4. 中医治疗　我国 20 世纪 60 年代和 70 年代曾广泛试用中药针灸治疗精神病,但迄今为止未筛选出疗效可靠的方剂及针灸穴位,中医治疗精神分裂症等精神疾病的疗效不尽如人意,有待进一步研究和实践。

（十）精神分裂症的康复

精神分裂症治疗与康复应当一体化,应该是一个无缝隙的过程,包括药物治疗、社会技能训练、家庭心理教育、主动式社区治疗、支持性就业以及对共病的整合治疗等。有证据表明,在精神分裂症不同阶段采用最佳的药物治疗和心理社会治疗有效的结合,可使精神分裂症患者的康复结局和社会功能得到有效改善。美国精神康复协会(OUPRA)(2007 年)将精神康复定义为:精神康复是促进被确诊患有严重影响功能的任何精神健康状况的个体复原、融入社会和提高生活质量。精神康复的目标包括:①复原;②社区融合;③生活质量。在建立治疗联盟的基础上,开展相应的精神康复。精神康复的主要措施与方法如下:

1. 心理教育(psychoeducation)　由精神卫生工作者向精神分裂症患者和家属传授有关疾病的系统化和结构化的信息,以协助其更有效地应对疾病,其内容不仅包括疾病的病因、诊断、症状、治疗和预后等,还涉及家庭支持、危机干预等方面的知识。心理教育的核心是通过教育增加患者和家属有关精神分裂症的知识,帮助其正确认识疾病,维护和增强患者及家属的心理健康。

2. 家庭干预(family intervention)　主要包括:提高家庭对疾病的认识;支持、关心家庭中的照顾者;促进家庭中其他成员的成长;教会家庭一些具体的应对措施;促进家庭内部的交流;提高服药的依从性;减少指责和过度保护;建立对未来的自信心;鼓励家庭建立家庭以外的支持网;帮助家庭减低对疾病完全恢复的期望值等。

3. 独立生活和社交技能训练(independent living and social skill training)　精神分裂症的患者常常表现出多种技能缺陷,如:生活技能、社交技能和工作技能等。技能训练涉及的内容较广,包括生活技能训练、社交技能训练、学习技能训练、职业技能训练等。

4. 认知行为治疗(cognitive-behavioral therapy,CBT)　CBT 是一组通过改变思维或信念和行为的方法来改变不良认知,达到消除不良情绪和行为的结构性短程的心理治疗方法。具体步骤包括:建立治疗关系、认识改造、情绪转变、行为训练等。

5. 认知矫正(cognitive remediation)　包括认知增强治疗、神经心理教育式矫正治疗、整合心理治疗、社会认知训练、计算机辅助认知功能康复等方法。

6. 艺术治疗(art therapy)　包括美术治疗、音乐治疗、舞动治疗、陶艺治疗、心理剧治疗等治疗形式。

7. 职业康复(vocational rehabilitation)　包括日间治疗、庇护性就业、职业俱乐部、过渡性就业、支持性就业等形式。

8. 支持性教育(support education)　Unger 在 1990 年提出 3 个支持性教育模式,分别是:①独立的教室:集中一批精神病患者一起学习统一的课程;②在校支持模式:帮助在校患有精神病的学生使用教学资源;③流动支持模式:由流动支持工作者提供个人化教育支持。

【病例】

孙某,男,30 岁,已婚,汉族,工人,高中文化。因孤僻懒散、自言自语、敏感多疑 1 年余入院。

最近1年同事发现孙某说话明显比从前减少,不与别人交往,独来独往,不参加社交活动。近半年经常独自发笑,喃喃自语,并变得特别敏感多疑,同事吃完饭把菜汤倒掉,认为是给自己脸色看,因此把同事打伤。别人交谈时则认为是在议论自己,并靠近偷听。有阳光从对面楼房的玻璃上反射到自己房间里,则认为自己的房间不安全,怀疑被人安装了无线电、窃听器、摄像头,认为自己的一举一动都被别人监视,因此白天不敢出门,不去上班。近3个月开始怀疑妻子与自己不一心,被别人利用,与自己为敌,晚上不睡觉监视妻子的行动,并说听到楼下有人喊妻子的名字,声音还说"动手吧,干掉他"。生活基本能自理,饮食尚正常,睡眠差。不做任何家务,对家人冷漠,不承认有病。

家族史阴性;既往健康;自幼性格较孤僻,少语,不善交往,任性,无特殊嗜好。

入院体格检查未发现阳性体征,脑CT、脑电图、心电图、血常规、肝功能、血糖等辅助检查未见异常。

诊断:偏执型精神分裂症。

诊断要点:言语性幻听、关系妄想、被害妄想、嫉妒妄想、被监视感、行为紊乱、抑制活动减退,孤僻懒散、情感平淡、自言自语、自笑。持续性病程,病期1年余。

第二节　急性短暂性精神病性障碍

急性短暂性精神病性障碍(acute and transient psychotic disorders)是一组较常见的精神障碍,主要特征是症状的急性发作,病情发展迅速,通常在2周或更短的时期内从缺乏精神病特征的状态转变为明显异常的精神病性状态,症状鲜明、丰富、多变,缓解迅速。其临床表现与急性发作的精神分裂症相似,幻觉、妄想和其他精神分裂症的阳性症状通常非常突出,也可以是片段的妄想或多种妄想、片段的幻觉或多种幻觉,伴言语紊乱、精神运动性兴奋或紧张综合征;可有情绪不稳定。患者的日常生活、社会功能受到严重损害。虽然急性应激并不是诊断的基本条件,但发作前往往存在生活事件引起的急性应激。总病程一般不超过3个月。主要包括急性精神分裂症样精神病性障碍、急性多形性精神病性障碍和其他以妄想为主的急性精神病性障碍等。急性短暂性精神病性障碍的病因不明确。病前具有人格障碍(如偏执性、戏剧性、自恋性、分裂型、边缘性人格障碍)的患者易患本病。严重应激事件,如生命威胁,可诱发本病。也可能存在类似精神分裂症的神经生化、神经病理等方面的改变。

一、临床表现

(一) 急性起病

从没有精神病性特征到明显异常的精神病性症状的时间在2周或更短时间以内。如果48小时以内,称为爆发性起病。表现为焦虑、抑郁、社会退缩或轻度行为异常的前驱期不应计入起病时间。

(二) 存在典型综合征

包括多形综合征(polymorphic syndrome)和典型的精神分裂症综合征。这是急性而短暂性的精神病性障碍亚型分类基础。

1. 急性精神分裂症样精神病性障碍(acute schizophrenia-like psychotic disorder)　是一种急性精神病性障碍,精神病性症状的起病必须为急性,在2周或更短的时间内从非精神病状态变成明显的精神病性状态;其精神病性症状相对稳定,在明显的精神病临床相出现后的大部分时间里符合精神分裂症的症状学标准,但持续时间尚不足1个月。也可存在某种程度的情绪变化或情绪不稳定,但未达到急性多形性精神病性障碍的程度。如果症状持续1个月以上,诊断应更改为精神分裂症。

2. 急性多形性精神病性障碍(acute polymorphic psychotic disorder)　是一种急性精神病性状态,

在2周或更短的时间内从非精神病状态转变成明显的精神病状态,其幻觉、妄想和知觉紊乱明显、多样,但变化显著,每天甚至每时均处于变化之中,伴短暂而强烈的幸福感和销魂状态,焦虑及易激惹的情绪混乱也很常见。情绪状态也有类似的变化。这种多形性、不稳定性、变化性的临床表现十分典型。尽管患者可时常出现情感性或精神病性症状,但不符合躁狂发作、抑郁发作或精神分裂症的症状学标准。本症特别倾向于暴发性起病(通常48小时内),且症状迅速变形,大部分病例没有促发性应激因素。如果症状持续3个月以上,应更改诊断为持续性妄想性障碍或其他精神病性障碍。如果为急性起病,在2周或更短的时间内从非精神病状态转变成明显的精神病状态,具备多种类型的幻觉或妄想,其类型和程度每天或在同一天内不断变化,情绪状态也应有类似的变化,在明显精神病临床相出现后的大部分时间里存在符合精神分裂症诊断标准的症状,且持续1个月以上,应更改诊断为精神分裂症。

3. 其他以妄想为主的急性精神病性障碍(other acute psychotic disorder with notable delusion) 是一种以相对稳定的妄想或幻觉为主要临床特征,但不符合精神分裂症诊断标准的急性精神病性障碍。常见被害或关系妄想,幻觉通常为听幻觉。精神病性症状的起病必须为急性,在2周或更短的时间内从非精神病状态变成明显的精神病状态;在明显精神病状态出现后的大部分时间里必须存在妄想或幻觉;不符合精神分裂症和急性多形性精神病性障碍的症状标准。如果妄想持续3个月以上,诊断应更改为持久的妄想性障碍;如果仅幻觉持续3个月以上,则诊断应更改为其他非器质性精神病性障碍。

（三）存在相应的急性应激

急性而短暂的精神病性障碍常因相应的急性应激而起,但这个临床特征要弱于上述两个。有相当一部分患者缺乏相应的应激,尤其是大部分急性多形性精神病性障碍患者没有促发性急性应激。这里的急性应激指的是在类似环境下对该文化环境下的大多数人构成应激。典型的应激事件可以为亲人亡故;非预期性地失去伴侣、工作或婚姻;或战争、恐怖主义和严刑所致的心理创伤。应激发生2周以内即出现第一个精神病性症状。

二、诊断与鉴别诊断

本精神障碍的诊断主要依靠完整的病史采集、深入细致的精神检查及严谨的临床诊断思维。典型的临床症状是诊断本精神障碍的最基本条件,但是鉴别诊断也是准确诊断的前提。需要与以下几种疾病相鉴别:

1. 精神分裂症 具有精神分裂症性的精神症状,如突出的幻觉、妄想和紊乱症状,是精神分裂症的主要症状学标准,也是急性而短暂的精神病性障碍的主要症状学标准,在急性期很难区别开来。但急性而短暂的精神病性障碍是急性起病,2周内发展为明显的精神病性状态,精神分裂症可以急性起病,也可慢性隐匿起病。如果精神分裂症的特征性症状持续时间超过1个月,急性而短暂的精神病性障碍修改诊断为精神分裂症。

2. 心境障碍 急性而短暂的精神病性障碍也可以出现抑郁或躁狂的症状,但达不到抑郁发作或躁狂发作的标准。而且,此组疾病的突出表现为多形性和精神分裂症的典型症状,而心境障碍不具备这些特征。

3. 器质性精神障碍和精神活性物质所致精神障碍 急性而短暂的精神病性障碍常出现困惑、先占观念以及不注意当前的谈话,如果这些症状十分明显或持久,应推迟诊断直到经过调查和观察而澄清这一问题,排除器质性原因或精神活性物质所致。后者往往可以通过以下特征以助于鉴别:①躯体或脑部病史、精神活性物质服用史;②常伴有意识障碍或智能障碍;③体格检查会发现躯体疾病或脑部疾病相应的体征;④实验室检查会发现躯体疾病或脑部疾病的证据,尿检有助于精神活性物质所致精神障碍的诊断。

三、治疗与预后

尽管急性而短暂的精神病性障碍有着良好的预后,但在发病期症状显著,对患者生活和工作,甚至自我生命安全、社会安全有明显影响。此外,此病的诊断可能是暂时的,实际上可能是其他持续病程或反复发作的精神病性障碍或心境障碍。所以此病仍需积极干预治疗。治疗手段主要包括药物治疗和心理治疗。

(一)药物治疗

与精神分裂症一样,以抗精神病药物为主要治疗手段,但在药物种类和剂量的选择、疗程方面与精神分裂症存在差别。尽量选择不良反应小的药物,以第二代抗精神病药物为主。药物剂量不一定达到精神分裂症的推荐剂量,能控制精神病性症状即可。以非典型抗精神病药为主,剂量不宜过大,以能控制症状为目标。如果患者出现睡眠障碍可以选择奥氮平等镇静作用强的药物,或合并使用苯二氮䓬类药物;如果患者伴有情绪低落或焦虑,可以合并使用抗抑郁药和抗焦虑药物。药物治疗的疗程不宜过长,一旦精神症状得到有效控制就可逐渐减量直至停药。预后一般良好。

(二)心理治疗

部分急性短暂性精神病性障碍在一定的心理应激因素作用下起病,因此应该加强心理治疗,帮助患者学会如何更好地处理应激,提高应对技巧。即便没有心理应激因素,支持性心理治疗也有利于稳定患者情绪,便于药物治疗。合并心理治疗可以提高效果,对预防复发亦有好处。心理治疗的目标有二:一方面要帮助患者处理当前的应激因素,稳定患者当前的情绪症状;另一方面要提高患者管理应激的能力,预防复发。

支持性心理治疗在疾病的急性期有助于缓解患者的情绪,也有助于缓解期对应激的管理。帮助患者改善对应激的认识、采取积极的应对方式、合理利用社会支持的心理治疗,认知心理治疗都有助于预防疾病的复发。

【病例】

刘某,男,37岁,高中文化,因多疑、凭空闻声伴消极行为半个月入院。

患者于半个月前家中被盗诱发急性起病,主要表现为敏感多疑,家周围有生人停留则认为是坏人,欲行不轨,因此感到紧张害怕。看到妻子与邻居打招呼,怀疑妻子与邻居关系暧昧,并向妻子说风凉话"是不是女人都喜欢小白脸"。经常听到有个声音说"你不是男子汉,小心眼,你去死吧",患者向父母、儿子交代存款及密码,要父母照顾好儿子,自己要死了,妻子靠不住。入院前一天晚上突然用头撞墙,无法管理急送入院。

家族史阴性;既往史无特殊。病前性格内向,做事刻板,缺乏灵活性,生性多疑。

入院体格检查及辅助检查无异常。

诊断:急性精神分裂症样精神病性障碍。

诊断要点:①急性起病,病期半个月;②主要精神症状:言语性幻听、被害妄想、嫉妒妄想、情绪紧张、恐惧,有自杀观念和行为。

第三节　持久妄想性障碍

持久妄想性障碍(persistent delusional disorder),又称偏执性精神障碍(paranoid disorder),是一组以持续的系统妄想为主要临床症状的精神障碍。病因不明,多在30岁以后起病,女性多见。缓慢起病,病程多迁延,但较少引起精神衰退,人格保持完整。在不涉及妄想内容的情况下,患者精神活动的其他方面相对正常。其发病通常是在性格缺陷的基础上,遭遇应激性生活事件后发展而来。持久的妄想性障碍属于ICD-10的诊断名词,国内多称为偏执性精神障碍。

一、病　　因

持久妄想性障碍病因不明,一般认为,遗传因素、人格特征及生活环境在发病中起一定的作用。患者在性格缺陷的基础上,遭遇应激性生活事件后经历一定的阶段逐渐发展而来。患病前患者往往存在特定的性格缺陷,如主观、自负、固执、情绪化、敏感、多疑等,在遭遇应激性事件或内在冲突时将事实曲解,将别人的言行、态度与自己的主观想象相结合而进行歪曲推理,可能逐渐发展至偏执信念,以致发病。该病的发病原因可能是个人素质因素和某些诱发因素相互影响、共同作用的结果。

二、临床表现

持久妄想性障碍的特点是出现一种或一整套相互关联的妄想,妄想往往持久,有的持续终生。妄想的内容变异很大,有一定的现实基础,常为被害妄想、疑病妄想、嫉妒妄想或夸大妄想等,有的与诉讼有关;有的坚信其身体畸形,或确信他人认为自己有异味或是同性恋者等。典型病例缺乏其他精神病理改变,但可间断地出现抑郁症状,某些患者可出现短暂、片段的幻觉,如幻听、幻嗅、幻味等。通常中年起病,但有时可在成年早期发病(尤其是确信身体畸形的病例)。妄想的内容及出现时间常与患者的生活处境有关。除了与妄想或妄想系统直接相关的行为和态度外,情感、言语和行为均正常。

有的患者在强硬、自负、固执己见,同时又很敏感、脆弱的人格缺陷基础上,逐渐形成被害妄想,坚持认为自己受到不公待遇、人身迫害、名誉受损、权利被侵犯等,而采用上访、信访、诉讼等手段,曾经被称为诉讼狂(litigation mania),也是持久妄想性障碍中较为多见的表现形式。如果追溯妄想的形成,发现患者往往有委屈、失意、受到不公正待遇等生活经历。妄想一旦形成,患者不再怀疑自己行为、态度的正确性和合法性。患者的陈述有逻辑性,层次分明,内容详尽,即使内容被查明不属实、诉状被驳回,依然不肯罢休,坚持真理在自己手中,听不进他人的劝告,极不理智,不断扩大敌对面,从最初的所谓"对手"扩大至其他人、主管部门,甚至整个国家和社会,给相关人员和部门带来极大的麻烦。

有的患者自命不凡,坚信自己才华出众,智慧超群,能力巨大,或声称有重大发明,或者自感精力充沛,思维敏捷,有敏锐的洞察力,能预见未来等,到处炫耀自己的才华。

有的患者表现为嫉妒狂(jealousy mania),患者坚信配偶或性伴侣对自己不忠,有外遇,常常千方百计地寻找配偶或性伴侣对自己不忠的证据,并由牵强附会、不可靠的证据得出不正确的结论,引证自己的结论。妄想常伴随强烈的情感反应和相应的行为。常常对配偶或性伴侣进行质问,甚至拷打,得不到满意的答复时,往往采取跟踪监视,偷偷检查配偶或性伴侣的提包、抽屉、信件或手机,或偷偷打印对方的通话记录,试图找到可靠的证据,甚至在日常活动中限制其自由。严重者可发生暴力行为。此类患者具有潜在攻击伤害的风险。男性多于女性。

三、诊断与鉴别诊断

(一)诊断

该组精神障碍的诊断主要依靠完整的病史采集、可靠细致的临床评估,诊断时需排除伴有妄想的其他精神障碍,并对患者的危险度进行评定。

典型的临床症状是诊断本组精神障碍的最基本条件。一种或一整套相互关联的持久性妄想是最突出的或唯一的临床特征,妄想必须存在至少3个月,必须明确地为患者的个人观念,而非亚文化观念。可间断性地出现抑郁症状甚至完全的抑郁发作,但没有心境障碍时妄想仍持续存在。

(二)鉴别诊断

1. **精神分裂症**　持久妄想性障碍没有精神分裂症的特征性症状,如被控制妄想、思维被广播、明显的情感迟钝、清晰和持久的听幻觉等。持久妄想性障碍比精神分裂症少见,发病也晚。心理社会功能损害情况较轻,损害常直接源于妄想信念。妄想可以是不荒诞的,在现实中可能发生的事情。患者行为、情感反应与妄想观念是一致的。病程虽长但智能良好。

2. 器质性精神障碍 持久妄想性障碍没有确凿的脑部疾病的证据。在部分器质性精神病也常可见到偏执症状,但往往有器质性证据,患者对自己周围发生的事情不能清楚地掌握了解,以至产生误解甚至猜疑,如有妄想也比较短暂和片段。

3. 心境障碍 严重的抑郁症常会出现偏执症状,往往有情感低落、自罪与迟缓的表现以及一系列生物学症状。如果情绪症状出现较早,且比偏执症状更重,那么抑郁是原发性的可能较大。躁狂症也可出现偏执症状,其妄想往往是夸大而不是被害。心境障碍多为发作性病程,社会功能虽明显受损,但治疗效果良好。

四、治疗与预后

持久妄想性障碍的治疗是非常困难的。首先,其妄想有一定的现实基础,不易为别人察觉;其次,患者缺乏自知力,不承认自己有精神障碍,拒绝接受治疗。即便接受治疗,疗效也很有限。一般情况下可以不治疗。但当患者在妄想的支配下出现激越行为、暴力行为或社会功能受到严重损害时必须采取积极的治疗,尽可能住院治疗。

治疗时要建立良好的医患关系:因为患者不承认有病,所以与患者建立起良好的医患关系,取得患者的信任和合作是治疗成功的基础。治疗开始时可以先从非主要症状入手,如睡眠问题、情绪问题等,患者易于接受和配合,逐步过渡到核心症状的治疗。

(一) 药物治疗

持久妄想性障碍目前尚无特异性有效药物,但药物治疗有利于稳定情绪、控制行为。当出现兴奋、激越或影响社会治安行为时,可采用低剂量抗精神病药物治疗。药物种类的选择没有特殊原则,应考虑药物的安全性,选用不良反应小的药物,易于被患者接受,也可提高治疗依从性,更适合持久的妄想性障碍的患者。可选用非典型抗精神病药(氯氮平除外)。如果患者拒绝口服药物,可以肌内注射短效或长效抗精神病药物;使用长效制剂时一定要注意从小剂量开始,在证实不良反应可以耐受时再开始常规剂量治疗。

(二) 心理治疗

心理治疗的前提是建立良好的医患关系。因患者缺乏自知力,往往不愿接受治疗,所以能让患者配合治疗是此病心理治疗的关键。治疗首先从非主要的症状入手,如睡眠、情绪问题,患者易于接受和配合,逐步过渡到核心症状的治疗。

心理治疗针对的不是妄想性体验,而是这种妄想体验的根源。如能早期治疗,可使一部分患者的妄想动摇,但多数情况下症状并不能缓解。尽管如此,心理治疗对患者是有益的,至少可帮助患者达到某种妥协,使患者的痛苦减轻,有些患者可变得对妄想能够容忍,减少其激越、暴力行为。心理治疗取得良好效果者少见。

持久妄想性障碍的病程为缓慢进行性的,患者的社会功能保持相对较好,在一定范围内,只要不涉及妄想内容,患者通常具有完好的社会功能,人格保持完好,无明显的精神衰退表现。

【病例】

肖某,男,58岁,已婚,退休工人,小学文化。因"敏感多疑、反复上访5年"由公安机关委托进行精神病学司法鉴定。

肖某病前性格敏感多疑、以自我为中心、不相信他人、固执任性。2003年,其居住小区因城市建设统一规划拆迁。肖某对拆迁赔偿漫天要价,达不到目的则拒不拆迁,被依法强制拆除,肖某对此极为不满,到处告状,反复到公检法部门要求立案,并坚持高额赔偿要求,要求惩治有关人员,一直未予立案,肖某便认为居委会与公检法部门串通好了共同对付自己,便向上级党委、政府、纪委、公检法等部门上访,仍然坚持自己的要求,后来多次到市、省、北京上访,多次调解无果,仍反复上告、上访,认为政府都是串通好的,打击报复自己。在不涉及拆迁赔偿问题时一切正常。

家族史:其父亲性格内向,以自我为中心、固执任性、大量酗酒。既往健康。个性特点:敏感多疑、不相信他人、以自我为中心、固执任性。体格检查和实验室检查未见异常。

诊断:持久妄想性障碍(偏执性精神障碍)。

诊断要点:①被鉴定人以系统、牢固的被害妄想为主要临床表现,因此持续上访,表现出极大的顽固性;②在不涉及妄想的情况下,未表现出明显的精神异常。

第四节　分裂情感性障碍

分裂情感性障碍(schizoaffective disorder)是一组既具有精神分裂症的临床表现,又具有心境障碍临床表现的发作性精神障碍,特征为显著的精神分裂症症状和情感性症状(抑郁或躁狂)同时出现或至多相差几天出现,且常反复发作。多数患者能完全缓解,仅少数人发展成精神衰退。

一、病　因

分裂情感性障碍的病因不明确,如同精神分裂症和情感障碍的病因不明确一样。精神分裂症和心境障碍的多维病因假说,也同样适合于分裂情感性障碍,但分裂情感性障碍与典型的精神分裂症及心境障碍的关系尚未确定,在遗传学上介于精神分裂症和双相障碍之间,而与重症抑郁则无明显的遗传关系。在分裂情感性精神病一级亲属中,精神病患病率可达25%。部分分裂情感性障碍患者亲属中既可有精神分裂症患者,又可有心境障碍患者,家族史如同疾病状态一样,可有不同的表现形式。分裂情感性障碍发病前也常常有应激性生活事件,有的可能是巨大的。神经生化和内分泌研究发现,分裂情感性障碍患者脑脊液中去甲肾上腺素浓度升高,血小板中5-HT含量增加,前列腺素E激活腺苷酸环化酶的活性降低。

二、临床表现

(一) 症状特点

多起病较急,发病可存在应激因素,病前个性一般无明显缺陷,能较好地适应社会。发病年龄以青壮年多见,女性多于男性。

临床特点表现为典型的抑郁或躁狂发作,同时具有精神分裂症症状,尤其是紧张性、偏执性及幻觉症状,但也可以有思维破裂和精神分裂症的其他基本症状。这两种症状同时存在或至多相差几天出现。症状的变异性较大,常反复发作。同样的患者在不同的发作期表现并不一致。多数患者能完全缓解,仅少数人发展成精神衰退。

(二) 临床分型

1. 分裂情感性障碍,躁狂型(schizoaffective disorder,manic type)　常急性起病。症状鲜明,在疾病的同一发作中分裂性症状和躁狂症状均突出。情感症状的形式通常为情感高涨,伴自我评价增高和夸大观念,但有时兴奋或易激惹更明显,且伴有攻击性行为和被害妄想。上述两种情况均存在精力旺盛、活动过多、集中注意力受损,正常的社会约束力丧失。可存在关系、夸大或被害妄想,一定存在更典型的精神分裂症性症状,如思维被广播、被控制或影响体验、辩论性幻听、古怪妄想性观念等。虽然有广泛的行为紊乱,但一般在数周内即可完全缓解。

2. 分裂情感性障碍,抑郁型(schizoaffective disorder,depressive type)　同一次发作中精神分裂性症状和抑郁性症状都很突出。抑郁心境通常伴有若干特征性抑郁症状或行为异常,如迟钝、失眠、无精力、食欲和体重下降、正常兴趣减少、集中注意力受损、内疚、无望感及自杀观念。同时或在同一次发作中,存在更典型的精神分裂症症状,如本节"躁狂型"部分所述。抑郁型分裂情感性障碍的发作表现往往不如躁狂型鲜明和令人吃惊,但一般持续时间长,而且预后较差。虽然部分患者完全缓解,但是个别患者逐渐演变成精神分裂症性缺陷。

3. 分裂情感性障碍,混合型(schizoaffective disorder,mixed type)　同一次发作中精神分裂症性症状和混合型双相情感障碍的症状同样突出,基本同时存在。

三、诊断与鉴别诊断

(一) 诊断

本精神障碍的诊断主要依靠完整的病史采集、深入细致的精神检查及严谨的临床诊断思维。典型的临床症状是诊断本精神障碍的最基本条件。

ICD-10 的主要诊断要点:

1. 在疾病的同一次发作中,明显而确实的精神分裂性症状和情感性症状同时出现,因而该发作既不符合精神分裂症也不符合抑郁发作或躁狂发作的标准。

2. 精神分裂症性症状和情感症状均较突出,几乎同时出现和存在,最多相差几天。如果在疾病的不同发作中分别表现出精神分裂症性症状和情感性症状,则分别根据当时症状进行诊断,不诊断为分裂情感性障碍。

3. 有些患者出现反复发作的分裂情感性发作,可为躁狂型或抑郁型,也可为两型之混合,即混合型,此时应一直诊断为分裂情感性障碍。

4. 有些患者可在典型的躁狂发作或抑郁发作之间插入一到两次分裂情感发作,这种偶然出现的分裂情感性发作并不能推翻双相情感障碍或反复发作性抑郁障碍的诊断。

5. 不同亚型分裂情感性障碍诊断要点

(1)分裂情感性障碍,躁狂型:分裂性症状和躁狂症状同样突出,心境通常为异常高涨,伴自我评价增高和夸大观念,但有时兴奋或易激惹更明显,且伴攻击行为和被害观念。并存在精力旺盛、活动过多、集中注意力受损,以及正常的社会约束力丧失。通常急性起病,症状鲜明,一般在数周内完全缓解。

(2)分裂情感性障碍,抑郁型:分裂性症状和抑郁性症状都很突出,抑郁症状表现为情感低落、迟滞、失眠、无精力、食欲或体重下降、兴趣减少、集中注意力受损、内疚、无望感及自杀观念等。抑郁型分裂情感性发作表现往往不如躁狂型鲜明,但持续时间较长,预后较差。大部分患者完全缓解,个别患者残留部分症状。

(3)分裂情感性障碍,混合型:诊断要点:精神分裂症症状与混合型双相情感性精神障碍同时存在。

(二) 鉴别诊断

分裂情感性障碍与精神分裂症和心境障碍的鉴别,须对症状和疾病发展作纵向评估。分裂情感性障碍在疾病的同一次发作中,明显而确实的分裂性症状和情感性症状同时出现或只差几天。本病的预后略好于精神分裂症,但不如心境障碍。如果在不同发作中分别以精神分裂症和心境障碍为主要临床相,仍按每次发作的主要临床相分别诊断。

四、治疗与预后

分裂情感性障碍需要综合治疗,包括药物、电休克治疗、心理治疗和心理社会综合康复治疗。药物治疗需根据临床特点实施。因同时具有两组症状群,联合用药的疗效往往优于单一用药。分裂症状群以抗精神病药物治疗为主,建议首选非典型抗精神病药。有大量研究证实,非典型抗精神病药除对精神病性症状有效外,对情感症状也有非常显著的疗效,因此非典型抗精神病药更适合分裂情感性障碍。躁狂症状群以抗精神病药或心境稳定剂如锂盐、丙戊酸盐治疗为主,心境稳定剂适用于当前有躁狂症状或有躁狂病史的患者。抑郁症状群以抗抑郁药治疗为主,但剂量宜小,时间不宜过长,避免因使用抗抑郁药而加重精神病性症状或诱发躁狂。在发作期如果症状发生了改变,治疗方向也应及时变化。电休克治疗对分裂情感性障碍效果较好,对于伴有严重自杀行为、极度兴奋冲动的患者可以首选电休克治疗。心理治疗有利于增强患者战胜疾病的信心,提高解决问题的能力,心理社会综合康复有利于恢复患者的社交能力和职业能力。

（一）分裂情感性障碍-躁狂型的治疗

首选单一使用非典型抗精神病药治疗,剂量充分,疗程足够。若疗效欠佳,可合并心境稳定剂。也可选择传统抗精神病药物合并心境稳定剂。但需特别注意药物之间的相互作用,如氟哌啶醇与碳酸锂合用时,会增加血锂浓度,导致明显的神经系统中毒症状;而与卡马西平合用时,氟哌啶醇因卡马西平的肝酶诱导作用影响,使血浆氟哌啶醇浓度降低,导致症状控制不满意。也可在上述治疗的基础上,合并苯二氮䓬类药物。如果患者兴奋难以控制可首选电休克治疗。以非典型抗精神病药物和心境稳定剂为主。具体疗程根据患者的症状特点、发作次数等综合因素判断确定。

（二）分裂情感性障碍-抑郁型的治疗

一般认为可以抗精神病药物和抗抑郁药物联合使用,但要考虑抗抑郁药物有可能会加重精神症状。非典型抗精神病药对情感症状有治疗作用,建议单一使用,在精神病性症状得到有效控制之后,若抑郁症状仍较突出,且排除了抑郁情绪是抗精神病药物所致,可采用抗抑郁药物治疗。联合 SSRIs 类抗抑郁药物时应注意该类药物的肝酶抑制作用,适当降低抗精神病药物的剂量,以避免出现由于药物浓度过高产生的不良反应。若出现严重的自杀行为和木僵,可首选电休克治疗。

总的来说,本病的预后一般好于精神分裂症,但一般较心境障碍差。

【病例】

周某,男,41 岁,已婚,大学文化。因敏感多疑、情绪低落、活动减少 5 年余入院。

5 年前无明显原因缓慢起病,主要表现为心烦,情绪低落,唉声叹气,变得寡言少语,活动减少,少与别人交往,对事物的兴趣下降,不再参加喜欢的篮球、排球等体育运动,工作效率和质量均下降,常被领导批评。有时向家人说"没什么意思,太累了",曾经出现割腕自伤行为。患病后除了情绪低落,变得敏感多疑,别人讨论问题则认为在议论自己,说自己的坏话,常常在同事面前摔摔打打,并说"不要做小人,有话说在明处,别在暗地搞阴谋诡计"。在自己办公桌的玻璃板下写了一张纸条"防人之心不可无,害人之心不可有",喝水特别注意,每天下班前把自己的水杯锁起来,不喝别人打来的开水,买水壶自己烧水喝。经常爬到自家的房顶上去,说上面有可能被放置窃听器、监视器等,去检查、寻找。夜间常常不眠,在房内踱来踱去。上述症状一直持续存在,未进行系统治疗。生活基本能自理,饮食尚可,不在外面吃饭和饮水,睡眠差。

家族史阴性;既往健康;病前性格内向,无特殊嗜好。入院体格检查未发现阳性体征,辅助检查未见异常。

诊断:分裂情感性障碍,抑郁型。

诊断要点:有突出的分裂症状,如关系妄想、被害妄想、物理影响妄想,伴有相应的行为异常;同时存在突出的抑郁症状,如情绪低落、话少、兴趣下降、悲观、自杀观念和自杀行为、意志活动减退等。

（翟金国　赵靖平）

 思考题

1. 精神分裂症是一种什么样的精神疾病?
2. 试述精神分裂症可能的病因学假说。

3. 精神分裂症的主要临床表现有哪些?

4. 精神分裂症的治疗大体分哪几个阶段? 每个阶段治疗目标有哪些?

5. 急性而短暂性精神病性障碍的临床特点是什么?

6. 如何区分持久妄想性障碍和精神分裂症?

7. 试述分裂情感性障碍的症状特点和临床分型。

第八章

抑 郁 障 碍

 【本章重点】

1. 掌握　抑郁障碍的临床表现、诊断要点、治疗原则与预后。
2. 熟悉　抑郁障碍的病因和发病机制。
3. 了解　常见抗抑郁药物的种类和机制。

第一节　概　　述

抑郁障碍(depressive disorders)是以情绪或心境低落为主要表现的一组疾病的总称,可由各种原因引起,心境低落与其处境不相称,从闷闷不乐到悲痛欲绝,甚至出现木僵状态;部分病例有明显的焦虑和运动性激越;严重者可出现幻觉、妄想等精神病性症状,部分患者可出现自伤、自杀行为。多数病例有反复发作的倾向,每次发作大多数可以缓解,部分可有残留症状或转为慢性,可造成明显的日常生活和社会功能损害。

根据 ICD-10,抑郁障碍包括抑郁发作、复发性抑郁障碍和持续性心境障碍等几个类型,持续性心境障碍包括环性心境和恶劣心境。

一、流 行 病 学

抑郁障碍的流行病学研究已有大量报道,因疾病概念、诊断标准、流行病学调查方法和调查工具的不同,报道的患病率相差很大。

据世界卫生组织(2012 年)统计,全球约 3.5 亿抑郁障碍患者,在 17 个国家进行的精神卫生健康调查发现平均每 20 个人中就有 1 个曾患或者现患抑郁障碍。抑郁障碍的年患病率为 1.5%,终身患病率 3.1%。发病率依国家和地区不同而不同。根据国际精神疾病流行病学调查(ICPS,2003)资料,在全球 10 个国家(包括美洲、欧洲和亚洲)37 000 成人样本中,抑郁障碍的终身患病率为 3.0% ~ 16.9%,大多数国家为 8% ~ 12%,亚太地区为 1.1% ~ 19.9%。

国内马辛(2003 年)等采用国际疾病分类第 10 版精神与行为障碍分类中抑郁障碍的诊断标准为依据,对北京市 15 岁以上的人群进行抑郁障碍的流行病学研究,结果显示抑郁障碍的终生患病率 6.87%,其中男性终生患病率为 5.01%,女性终生患病率为 8.46%;抑郁障碍的时点患病率为 3.31%(年患病率为 4.12%),其中男性时点患病率为 2.45%,女性时点患病率为 4.04%。费立鹏等(依据 DSM-Ⅳ诊断标准)对 4 省市的流行病学调查(2009 年)结果显示,心境障碍的月患病率为 6.1%,其中抑郁症为 2.06%,恶劣心境为 2.03%。

到医疗机构就诊的患者的抑郁障碍患病率高于普通社区人群。国内研究显示,在神经内科、妇产科、消化内科和心内科就诊患者中抑郁障碍的患病率在 20%~25% 之间;北京的综合医院抑郁障碍(依据 DSM-Ⅳ诊断标准)的现患率为 5.2%、年患病率为 5.7%、终生患病率为 8.2%,其中抑郁症分别为 2.9%、3.5% 和 5.3%,住院患者的抑郁症患病率明显高于门诊患者。伴发抑郁障碍给躯体疾病患者带来更多的功能损害、更差的预后及更高的医疗费用。

抑郁患者发生自杀企图和自杀的风险显著高于普通人群,对自杀的评估应该贯穿于整个治疗过程中。一项大于 10 年的前瞻随访研究证实,抑郁障碍患者的自杀率为 4.0%~10.6%。meta 分析资料也显示,抑郁障碍患者的终生自杀风险为 6%。

二、抑郁障碍患者的求医方式

据中国 4 省的调查资料显示(2009 年),抑郁障碍虽然患病率高,但治疗率不到 10%,大部分轻到中度的患者从未寻求医疗机构的帮助。在求助的患者中,相当数量的患者选择到基层卫生服务机构和综合医院内科就诊。但是非精神科医生对抑郁障碍的识别率低,国内部分地区的调查研究显示综合医院门诊焦虑抑郁障碍的识别率为 16.5%~34.9%,能给予恰当治疗的比例更低,从而错失早期诊断、早期治疗的机会。

三、抑郁障碍的疾病负担

根据世界卫生组织(World Health Organization,WHO)全球疾病负担的研究,抑郁障碍占非感染性疾病所致失能(disability)的比重为 10%,预计到 2020 年将成为仅次于心血管疾病的第二大疾病负担源。2010 年全球疾病负担的研究报告显示,1990—2010 年 25 种常见疾病导致的全球伤残调整年(years lived with disability,YLDs)排名,抑郁症一直名列第二位。

第二节　病因与发病机制

抑郁障碍的病因及发病机制尚不清楚。大量研究资料提示抑郁障碍的发病涉及生物、心理和社会因素,可能是多方面的因素共同作用的结果。对不同患者来说可能各方面的因素所起的作用不尽相同,具有很大异质性。

一、生物学因素

(一)遗传学因素

家系、双生子和寄养子研究提示抑郁障碍的发生与遗传因素相关。抑郁障碍患者一级亲属罹患抑郁障碍的风险是一般人群的 2~4 倍;初次发病小于 30 岁和反复发作的抑郁障碍患者有明显的家族聚集性;双生子研究发现抑郁障碍患者同胞的患病率为 40%~50%;分子遗传学研究显示很多遗传易感位点与抑郁障碍存在关联,认为抑郁障碍的发生发展可能是多个基因连锁和环境交互作用的结果。目前对易感基因的筛选以及基因的表观遗传学调控研究成为热点,但如何解释抑郁的发生发展仍需进一步的深入研究。

(二)神经生化及内分泌因素

中枢神经递质及相关受体功能以及神经内分泌功能的改变可能与抑郁障碍发生相关。5-羟色胺(5-HT)、去甲肾上腺素(NE)、多巴胺(DA)等功能活性降低是抑郁障碍发病机制的经典假设,许多抗抑郁药物也是通过提高神经突触间的神经递质浓度来实现治疗抑郁的作用。目前的许多研究也显示γ-氨基丁酸(GABA)、谷氨酸、神经肽等可能与抑郁障碍有关,抑郁障碍患者脑脊液中的 GABA 浓度降低,眶额叶皮质内 GABA 能神经元数量减少。神经内分泌的研究包括对下丘脑-垂体-肾上腺皮质(HPA)轴、下丘脑-垂体-甲状腺(HPT)轴、下丘脑-垂体-生长素(HPGH)轴、下丘脑-垂体-性腺

（HPG）轴的探索。一些神经营养因子及神经内分泌系统的功能改变仍是目前研究的热点领域之一。除此之外，黑色素聚集激素、褪黑素、皮质激素、甲状腺激素、雌激素、炎性标志物、胆固醇等与抑郁障碍的相关研究也很多，但目前尚缺乏一致的结论。

（三）神经影像学研究

结构性脑影像（头颅 CT 或 MRI）研究集中于调节情绪的神经环路相关结构异常，主要是额叶-丘脑-边缘系统环路。有报道称重症抑郁症障碍患者海马体积显著缩小，并与疾病慢性化程度和患者脱离治疗时间呈负相关。功能性影像（包括 PET、SPECT、MRS 和 fMRI）研究提示最显著的脑区变化涉及内侧前额叶皮质、扣带回前部、杏仁核、海马、丘脑与下丘脑等脑区，提示抑郁障碍的发生可能与多个脑区的相互作用有关，而不仅仅是单个脑区的功能异常。前额叶皮质及边缘系统各区域的连接以及这些连接的功能异常正在成为新的研究热点。

（四）神经电生理研究

神经电生理研究途径包括脑电图（electroencephalogram，EEG）、睡眠脑电图、脑诱发电位（brain evoked potential，BEP）等。EEG 研究显示，30% 左右的抑郁障碍患者存在 EEG 异常，多倾向于低 α 频率；左、右脑半球平均整合振幅与抑郁严重程度呈负相关，且 EEG 异常有"侧化现象"（70% 在右侧）。睡眠脑电图研究显示，抑郁症总睡眠时间减少，觉醒次数增多；快速眼动（rapid eye movement，REM）睡眠潜伏期缩短，抑郁程度越重，REM 潜伏期越短，且可预测治疗反应。BEP 研究显示，抑郁障碍发作时 BEP 波幅较小，并与抑郁的严重程度相关；视觉诱发电位（visual evoked potential，VEP）潜伏期较短；药物治疗前，右侧 VEP 大于左侧；体感诱发电位（somatosensory evoked potential，SEP）波幅恢复较慢，潜伏期恢复较快；伴随负变化（contingent negative variation，CNV）波幅较低，负性电位延长。

二、心理社会因素

应激性生活事件是抑郁障碍的危险因素。负性生活事件，如丧偶、离婚、婚姻冲突、家庭成员患重病或突然病故、失业、严重躯体疾病均可导致抑郁障碍的发生，其中丧偶或重要亲人死亡与抑郁障碍的发生关系最密切。应激生活事件的数量可以形成叠加作用，与抑郁障碍的发生显著相关。经济状况差，社会阶层低下，长期的不良处境，如家庭关系破裂、失业、贫困、慢性躯体疾病持续时间 2 年以上，移民和迁居也与抑郁障碍发生有关。但应激性生活事件与抑郁障碍的中介机制仍不清楚，有待进一步深入研究。

第三节　临床表现

抑郁障碍的核心症状包括心境低落、兴趣缺乏和精力减退或活动减少。在心境低落的基础上还常常伴有认知症状、躯体症状和行为症状，部分可存在精神病性症状。

一、抑郁障碍的典型症状

（一）心境低落

主要表现为显著而持久的心境低落，包括自我内心体验和他人可观察到的外在表现。表现为每天大部分时间高兴不起来，无法体会到幸福感，甚至是莫名的悲伤。可表现出愁眉苦脸，长吁短叹，经常哭泣，自怨自艾。轻者闷闷不乐，苦恼忧伤，感到"心中压抑""高兴不起来"；重者痛不欲生、度日如年，感到"活着没意思""生不如死"。部分患者可伴有焦虑、激越症状，在更年期和老年抑郁障碍中表现更明显；在儿童和青少年身上则可能表现为行为问题，厌学、哭闹，发脾气，性格改变等。低落的心境几乎每天都存在，一般不随环境的变化而好转。有些患者的心境低落可出现晨重暮轻的特征性节律变化，即情感的低落在早晨较为严重，到了傍晚时有所减轻，这对抑郁症而言具有一定的特征性。

（二）兴趣减退和愉快感缺乏

患者对各种以前喜爱的活动的兴趣下降，或完全丧失兴趣，或体会不到愉悦感。例如，患者以前很爱踢足球，现在对踢足球一点兴趣也没有，或是以前踢足球时很快乐，现在感受不到任何快乐了，快感丧失。临床常表现为生活被动，不想做事，常闭门独居，疏离亲友、回避社交，不愿见人，行为单一。

（三）精力减退和活动减少

患者表现为精力不足、疲乏无力。时常感到持续的疲劳和活力减退，"做事没有力气""像散了架子一样"。患者自觉即使完成很小的任务，也需要付出巨大的努力，完成的效率也明显降低。做事往往需别人督促，活动明显减少或者根本就不想动；即使挣扎着去做，也要花费数倍的时间方能勉强完成，甚至根本坚持不下去。有时与精神运动性迟滞相伴随。

二、躯体症状

在抑郁障碍中很常见，主要有睡眠障碍、食欲减退、体重下降、便秘、躯体疼痛不适、性欲减退、自主神经功能失调等。睡眠障碍主要表现为早醒，一般比平时早醒 2～3 小时，醒后不能再入睡；有的表现为入睡困难，睡眠不深；少数患者表现为睡眠过多。体重减轻与食欲减退不一定成比例。少数患者可表现为食欲增强、体重增加。

慢性疼痛常常是抑郁障碍患者的主诉或就诊理由。患者的疼痛没有可解释的器质性原因，慢性疼痛包括头痛、腰痛、背痛、胸口痛、腹痛等等。还有一类患者以各种躯体不适为主诉，例如，恶心、呕吐、心慌、胸闷、出汗等。抑郁障碍患者的抑郁症状为各种各样的慢性疼痛、躯体不适症状所掩盖，称为"隐匿性抑郁"，成为临床各科诊断、鉴别诊断的难点和误诊的重要原因。不过对这类病人抗抑郁药治疗有效。

三、认知症状

主要表现为一定程度的认知功能减退或损害。许多患者存在注意力不集中、分心、信息加工能力减退；严重的抑郁状态时可存在思维迟缓，言语减少，思考问题困难，反应迟钝。部分患者类似痴呆表现，称为抑郁性假性痴呆。

在心境低落的影响下，患者常出现无用感、无助感、无望感。患者自我评价降低，认为自己生活毫无价值，充满失败，一无是处；感到孤立无援，谁也帮助不了自己；未来看不到希望，感到前途渺茫，悲观绝望，严重时常伴有自杀观念或行为；患者认为自己活着是累赘，认为自己连累了家庭和社会，将所有的过错归咎于自己，自责自罪。抑郁症患者的自杀观念常常比较顽固，反复出现。在自杀观念驱使下，容易出现自杀行为，乃至自杀死亡。自杀是抑郁障碍最严重的后果，应及时治疗。

四、抑郁障碍的其他症状

抑郁障碍患者可出现精神运动性改变，包括焦虑和激越症状或运动性迟滞。焦虑与抑郁常常伴发，而且是抑郁症的主要症状之一。可表现为紧张、担心、甚至恐惧等症状。躯体焦虑包括胸闷、心慌、尿频、出汗等。激越时，患者常常出现运动性不安，表现为小动作增多、坐卧不宁、来回走动，并常伴有烦躁、易怒等。与焦虑和激越症状相反，运动性迟滞严重时可出现不语、不动、不食，处于木僵状态，称为"抑郁性木僵"。

抑郁障碍有时会伴有幻觉或妄想等精神病性症状，称为"伴有精神病性症状的抑郁症"，精神病性症状可以与抑郁心境协调或不协调。与抑郁心境协调的精神病性症状多带有患病、死亡、丧失、自责自罪等负性色彩，例如虚无妄想、罪恶妄想、灾难妄想、讥讽或谴责性的幻听等；与抑郁心境不协调的精神病性症状有被害妄想、没有情感色彩的幻听等。

第四节 诊断与鉴别诊断

一、诊断原则

抑郁障碍是具有发作性特点的精神障碍,既要评估当前发作的特点,还要评估既往发作的情况。临床诊断要依据以下步骤与原则:第一,确定当前或最近一次发作类型是否为抑郁发作;第二,确定既往发作类型和发作次数;第三,根据当前发作类型和既往发作类型确定诊断。如果目前和既往发作类型均只有抑郁发作,则依据抑郁障碍标准进行相应诊断。如果既往有过躁狂发作、轻躁狂发作,则诊断为双相障碍。

二、诊断要点

抑郁障碍的诊断要点主要根据病史、临床症状、病程、体格检查和实验室检查的信息,密切临床观察,把握横断面的主要症状及纵向病程的特点,进行综合分析。

(一)临床特征

1. 抑郁障碍以显著而持久的心境低落为主要表现。抑郁发作时,在情感低落的背景上,伴有思维迟缓和意志活动减少。大多数患者的思维和行为异常与低落的心境相协调。

2. 可伴有躯体不适症状。抑郁发作时,躯体症状多见,若出现早醒、食欲减退、体重下降、性欲减退及抑郁心境表现为晨重暮轻的节律改变,有助于诊断。

3. 大多具有发作性病程,而在发作间歇期精神状态可恢复病前水平。既往有类似的发作,对诊断有帮助。

4. 家族中特别是一级亲属有较高的同类疾病的阳性家族史,躯体和神经系统检查以及实验室检查一般无阳性发现。

(二)躯体、神经系统检查和实验室检查

对于疑似抑郁障碍的患者要进行全面的躯体检查和神经系统检查,同时还要注意辅助检查和实验室检查以排除继发性的抑郁发作。

主要的辅助检查和实验室检查项目包括:血常规、尿常规、粪常规、肝功能、肾功能、血糖、血脂、电解质、心电图作为常规检查;内分泌检查如甲状腺功能、性激素检查以排除由相关的内分泌系统疾病所致的抑郁;感染性疾病筛查(乙型病毒性肝炎、丙型病毒性肝炎、梅毒、获得性免疫缺陷综合征等)以排除由相应的感染性疾病所致精神障碍;脑电图检查用以排除癫痫、脑炎等躯体疾病;颅脑 CT、MRI 检查,排除脑结构病变;胸部 X 线片、超声心动图、心肌酶学、腹部 B 超、相关免疫学检查等则根据临床需要进行。除此之外,还应该根据患者伴有的其他相关疾病进行相应的实验室检查。目前尚无针对抑郁障碍的特异性检查项目。

三、根据相关诊断标准做出诊断

目前国际上通用的诊断标准有 ICD-10 与 DSM-5。以 ICD-10 为例介绍抑郁障碍的诊断。

(一)诊断依据

1. 典型症状 ①心境低落;②兴趣和愉快感丧失;③精力减退。

2. 其他症状 ①集中注意和注意的能力降低;②自我评价低;③自罪观念和无价值感(即使在轻度发作中也有);④认为前途暗淡悲观;⑤自伤或自杀的观念或行为;⑥睡眠障碍;⑦食欲下降。

3. 病程要求 至少持续 2 周。

4. 排除要求 做出诊断前,应明确排除脑器质性疾病、躯体疾病、某些药物或精神活性物质所致的继发性抑郁障碍。

（二）抑郁障碍的分类诊断

根据抑郁发作的严重程度,将其分为轻度、中度和重度三个类型。轻度、中度、重度之间的区别要点在于症状的数量、类型及严重度。

1. 轻度抑郁 是指具有至少 2 条典型症状,再加上至少 2 条其他症状,且患者的日常工作和社交活动有一定困难,患者的社会功能受影响。

2. 中度抑郁 是指具有至少 2 条典型症状,再加上至少 3 条(最好 4 条)其他症状,且患者工作、社会或家务活动有相当困难。

3. 重度抑郁 是指 3 条典型症状都存在,并加上至少 4 条其他症状,其中某些症状应达到严重的程度;症状极为严重或起病非常急骤时,病程标准可以适当缩短。除了在极有限的范围内,几乎不可能继续进行社交、工作或家务活动。

（三）其他类型抑郁障碍的诊断

1. 重度抑郁发作,伴精神病性症状 符合重性抑郁发作的标准,并且存在幻觉、妄想或抑郁性木僵。

2. 复发性抑郁发作 反复出现抑郁发作,包括轻度、中度或重度抑郁障碍发作史,不存在躁狂发作史。

3. 持续性心境障碍 表现为常有起伏的持续性的心境障碍,每次发作均未能达到诊断轻躁狂或轻度抑郁的标准。一次发作常持续数年,造成主观痛苦和功能损害。包括环性心境和恶劣心境。

（1）环性心境:心境持续的不稳定,反复出现轻度的心境高涨或低落,但都达不到轻躁狂或轻度抑郁发作的症状标准。心境不稳定开始于成年早期,可伴有或不伴有心境正常间歇期,社会功能受损较轻。由于心境波动的幅度相对较小,做出正确的诊断需要对患者经过长时间的观察及了解。

（2）恶劣心境:长时间持续存在的低落心境,无论从严重程度还是持续时间,目前均达不到轻度抑郁障碍的标准,通常始于成年早期,持续数年,有时终身。通常社会功能受损较轻。

四、抑郁症状的严重程度评估

评估抑郁障碍严重程度的临床评定量表较多,可分为他评量表与自评量表两类。其中常用的他评量表有汉密尔顿抑郁量表(Hamilton Depression Scale, HAMD)和蒙哥马利抑郁量表(Montgomery-Asberg Depression Rating Scale, MADRS);自评量表主要有 9 条目简易患者健康问卷(Patient Health Questionnaire, PHQ-9),Zung 抑郁问卷(Self-rating Depression Scale, SDS)。

1. 汉密尔顿抑郁量表(HAMD) HAMD 是目前使用最为广泛的抑郁量表。HAMD 属于他评量表。目前有 17 项、21 项及 24 项 3 种版本。HAMD 的大部分项目采用 5 级评分(从 0 到 4),少数项目采用 0、1、2 分的 3 级评分法。HAMD 具有很好的信度和效度,它能较敏感地反映抑郁症状的变化,并被认为是治疗学研究的最佳评定工具之一,其总分能较好反映抑郁症的严重程度,病情越轻,总分越低。使用不同项目量表的严重程度标准不同。如针对 17 项 HAMD 而言,其严重程度的划界是:24 分以上为严重抑郁,17 分为中度抑郁,7 分以下为无抑郁症状。HAMD 量表可用于抑郁障碍、恶劣心境等疾病的抑郁症状测量。与自评量表相比,HAMD 这样的他评量表的优势对患者的受教育程度无要求,能够评定迟滞类症状和症状严重的患者。

2. 蒙哥马利抑郁量表(MADRS) 此量表为 Montgomery 和 Asberg(1979)发展而成,共 10 个项目,取 0~6 的 7 级记分法。主要用于评定抗抑郁治疗的疗效,精神药理学研究常采用这一量表。除第一项为观察项外,其余均为自我报告评定。

3. 抑郁自评量表(SDS) 由 Zung(1968)编制,是使用最广泛的抑郁症测量工具之一,使用和计分简便易行。20条题目都按症状本身出现的程度分为4级。患者可根据自己的感觉,分别做出没有、很少时间有、大部分时间有或全部时间都有的反映。量表题目平衡,一半题目表现消极症状,另一半题目反映积极症状,也可以作为临床检查目录使用。SDS 使用简便,在住院患者中测量的效度高,但尚缺乏 SDS 对少数有严重抑郁背景患者的测量效度,要慎重用于非住院患者或非精神科领域,量表的计分标准不能代替精神科诊断。

4. Beck 抑郁量表(BDI) Beck 抑郁问卷(Beck 等,1961)是最早被广泛使用的评定抑郁的量表,共有21项条目,其中6项不是精神症状。采用每项0~3分的4级评分。评定方法是向被试者读出条目,然后让被试者自己选择一个备选答案。该量表最初是由检查者评定的他评量表,但后来被改编为自我报告形式的自评量表。

量表评定是评估抑郁症状及严重程度非常有用的工具,使用各种量表时要注意掌握各种量表的优缺点。注意使用量表同时要与病史、精神检查相配合,才能发挥应有的效用。

五、鉴 别 诊 断

(一)继发性抑郁障碍

脑器质性疾病、躯体疾病、某些药物和精神活性物质等均可引起继发性抑郁,例如:老年期痴呆的早期可有抑郁的表现,甲状腺功能减退常常表现为抑郁症状,需要认真全面了解病史、详细进行躯体及神经系统检查,结合辅助检查结果综合分析鉴别。

继发性与原发性抑郁障碍的鉴别要点包括:继发性抑郁障碍有相应的器质性疾病、服用某种药物或精神活性物质史,体格检查、实验室及其他辅助检查有相应的体征或指标的改变;继发性抑郁障碍可出现意识障碍、遗忘综合征及智能障碍,原发性抑郁障碍一般无意识障碍、记忆障碍及智能障碍;继发性的抑郁症状随原发疾病好转,或在有关药物停用后,情感症状随之好转或缓解;继发性抑郁障碍既往一般无心境障碍的发作史,而原发性抑郁障碍往往有类似的发作史。

(二)精神分裂症

伴有精神病性症状的抑郁发作或抑郁性木僵需与精神分裂症或精神分裂症紧张型鉴别,鉴别要点如下:抑郁障碍以心境低落为原发症状,精神病性症状是继发的。而精神分裂症通常以精神病性症状,如思维障碍、幻觉等为原发症状,而抑郁症状是继发的;抑郁障碍患者的思维、情感和意志行为等精神活动之间是协调的,精神分裂症患者的精神活动之间缺乏这种协调性;抑郁障碍多为发作性病程,发作间期基本正常,而精神分裂症的病程多数为持续进展,缓解期常有残留精神症状或人格缺损。

(三)双相抑郁障碍

双相抑郁障碍其临床表现不仅有抑郁发作,还出现过一次以上的躁狂/轻躁狂发作史,或存在多个躁狂/轻躁狂发作症状。抑郁障碍的疾病特征是个体的情感、认知、意志行为的全面"抑制",而双相抑郁障碍的疾病特征是情感的"不稳定性"。

识别轻躁狂对于双相抑郁障碍和抑郁症的鉴别诊断较为重要,尤其在双相Ⅱ型障碍患者中,76%的患者有轻躁狂表现,多数患者认为它是一种正常情绪而拒绝寻求医学帮助。

(四)创伤后应激障碍

创伤后应激障碍与抑郁症的鉴别要点在于:创伤后应激障碍有危及生命或自身完整性的异乎寻常的创伤性事件,如强奸、地震、被虐待后起病,表现为焦虑、痛苦、易激惹为主,情绪波动性大,无晨重暮轻的节律改变;抑郁障碍也可由应激事件引发,但应激事件往往并不严重,对生命并无威胁性;创伤后应激障碍精神运动性迟滞不明显,抑郁障碍可有明显的精神运动性迟滞;创伤后应激障碍的睡眠障碍多为入睡困难,与创伤有关的噩梦、梦魇;抑郁障碍的睡眠障碍多为早醒;创伤后应激障碍患者常重新体验到创伤事件,有反复出现的闪回、易惊跳等。

<h1 style="text-align:center">第五节 治疗与预后</h1>

一、抑郁障碍的治疗目标

抑郁障碍的治疗要达到的目标:早期诊断,规范治疗,提高治愈率;最大限度减少病残率和自杀率;提高生存质量,恢复社会功能;预防复发。

建立良好的医患治疗联盟是治疗的前提。建立治疗联盟包括对患者及家属进行疾病相关知识教育,告知患者治疗目标,治疗方法,争取患者及家属主动配合,提高治疗依从性。抑郁障碍的治疗包括药物治疗、心理治疗和物理治疗等。

二、全病程治疗策略

抑郁障碍为高复发性疾病,复发率高达50%~85%。全病程治疗策略能改善预后,预防复发。抑郁症障碍的全病程治疗分为:急性期治疗、巩固期治疗和维持期治疗。

1. 急性期治疗(8~12周) 控制症状,尽量达到临床治愈,促进功能恢复到病前水平,提高患者生活质量。急性期的疗效决定了患者疾病的结局和预后,需要合理治疗以更好地改善长期预后和促进社会功能康复。

2. 巩固期治疗(4~9个月) 在此期间患者病情不稳定,复燃风险较大,原则上应继续使用急性期治疗有效的药物,并保持治疗方案、药物剂量、使用方法不变。

3. 维持期治疗 有关维持治疗时间的意见不一,一般倾向于至少2~3年,多次复发(3次或以上)以及有明显残留症状者需长期维持治疗。持续、规范的维持治疗可以有效地降低抑郁障碍的复燃/复发风险。维持治疗结束后,病情稳定,可缓慢减药直至终止治疗,一旦发现有复发的早期征象,应迅速恢复原治疗。

值得注意的是,部分抑郁障碍患者在使用抗抑郁药治疗过程中可能出现躁狂或轻躁狂发作。一旦出现则首先要重新评估和修正之前的抑郁障碍诊断,治疗上应按照双相情感障碍治疗原则进行,而抗抑郁药与躁狂发作两者之间的关系尚存争议。

三、治 疗 方 法

(一)药物治疗

抗抑郁药是当前治疗各种抑郁障碍的主要药物,能有效缓解抑郁心境及伴随的焦虑、紧张和躯体症状。

1. 抗抑郁药物的治疗原则

(1)充分评估与监测:对诊断、症状及其特点、治疗以及影响药物治疗的躯体状况、患者的主观感受、社会功能、生活质量以及药物经济负担等进行充分的评估;定期应用精神科量表及实验室检查进行疗效及耐受性、安全性方面的量化监测。

(2)确定药物治疗时机:对于本人不愿接受药物治疗或专业医务工作者认为不需要治疗干预也可以康复的轻度抑郁障碍患者,通常应该在2周内进一步评估以决定是否用药。中重度抑郁障碍患者应尽早开始药物治疗。

(3)个体化合理用药:个体化合理用药要全面考虑患者症状特点、年龄、躯体状况、药物的耐受性、有无合并疾病、既往用药情况等。选择抗抑郁药要考虑药物的安全性、有效性、经济性和适当性。

(4)抗抑郁药物单一使用:抗抑郁药尽可能单一使用,对难治性病例可以联合用药;伴有精神病性症状的抑郁障碍患者,应该采用抗抑郁药联合抗精神病药物的治疗方案。

(5)确定起始剂量及剂量调整原则:结合耐受性评估,选择适宜的起始剂量,根据药动学特点确定适宜的药物剂量。通常在1~2周内达到有效剂量。如果在服药2周后没有明显改善(抑郁症状评定量表减分率<20%),且药物剂量还有上调空间,可以结合患者耐受性增加药物剂量;对有一定疗效的患者(抑郁症状评定量表减分率≥20%),可以考虑维持相同剂量治疗至4周,再调整药物剂量。

(6)换药原则:抗抑郁药以个体最大耐受剂量治疗4周仍无明显疗效,可考虑换药,换用同类其他药物或作用机制不同的另一类药物。但如果已经使用两种同类抗抑郁药无效,建议换用不同种类的药物治疗。应注意氟西汀需停药5周才能换用单胺氧化酶抑制剂(MAOIs),其他选择性5-羟色胺再摄取抑制剂(SSRIs)需2周。MAOIs停用2周后才能换用SSRIs。

(7)联合治疗原则:当换药治疗无效时,可考虑2种作用机制不同的抗抑郁药联合使用。一般不主张联用两种以上抗抑郁药,也可联合增效剂,如锂盐。

(8)停药原则:对再次发作风险很低的患者,维持期结束后可缓慢停药,如果存在残留症状,最好不停药,在停止治疗2个月内复发风险最高,经加强随访,仔细观察,一旦出现复发苗头,可迅速回到原有药物的有效治疗剂量。

(9)加强宣教原则:治疗前向患者及家人阐明药物性质、作用和可能发生的不良反应及对策,争取他们的主动配合,能遵嘱按时按量服。

2. 抗抑郁药的选择　常用的抗抑郁药物见表8-1,几种主要抗抑郁药疗效大体相当,药物的选择主要取决于患者的症状特点、抗抑郁药的药理学特点及不良反应、患者的躯体状况和耐受性等因素。

表8-1　常用的抗抑郁药物

	剂量范围(mg/d)	主要不良反应	禁忌证
选择性5-HT摄取抑制剂(SSRIs)			
氟西汀(fluoxetine)	20~60,早餐后顿服,剂量大,可分为2次服	胃肠道反应,头痛,失眠焦虑、性功能障碍	禁与MAOIs、氯米帕明、色氨酸等联用
帕罗西汀(paroxetine)	20~50,早餐后顿服,剂量大,可分为2次服	胃肠道反应,头痛,失眠焦虑、性功能障碍,抗胆碱能反应、镇静作用明显	禁与MAOIs、氯米帕明、色氨酸等联用
舍曲林(sertraline)	50~200,早餐后顿服,剂量大,可分为2次服	胃肠道反应,头痛,失眠焦虑、性功能障碍	禁与MAOIs、氯米帕明、色氨酸等联用
氟伏沙明(fluvoxamine)	50~300,晚顿服或午、晚分次服	胃肠道反应,头痛,失眠焦虑、性功能障碍,镇静作用较强	禁与MAOIs、氯米帕明、色氨酸等联用
西酞普兰(citalopram)	20~60,早餐后顿服剂量大,分2次服	胃肠道反应,头痛,失眠焦虑、性功能障碍	禁与MAOIs、氯米帕明、色氨酸等联用
艾司西酞普兰(escitalopram)	10~20,早餐后顿服	胃肠道反应,头痛,失眠焦虑、性功能障碍	禁与MAOIs、氯米帕明、色氨酸等联用

续表

	剂量范围(mg/d)	主要不良反应	禁忌证
选择性5-HT/NE再摄取抑制剂(SNRI)			
文拉法辛(venlafaxine)	75~225,速释剂分2次服,缓释剂早餐后顿服(每周增加75mg)	胃肠道反应,血压轻度升高,性功能障碍、体重增加少	禁与MAOIs联用
度洛西汀(duloxetine)	40~60	胃肠道反应,血压轻度升高	禁与MAOIs联用
NE/特异性5-HT受体拮抗剂(NaSSAs)			
米氮平(mirtazapine)	15~45,晚顿服	镇静、口干、头晕、疲乏、体重增加、胆固醇升高、粒细胞减少(罕见),性功能障碍少	禁与MAOIs联用,出现感染症状应查血象
5-HT拮抗/摄取抑制剂(SMA)			
曲唑酮(trazodone)	50~300,分次服	口干、镇静、头晕、倦睡、阴茎异常勃起	低血压,室性心律失常
NE和DA再摄取抑制剂(NDRI)			
安非他酮(bupropion)	150~450,分次服	失眠、头痛、坐立不安恶心和出汗,可能出现幻觉、妄想。少见抽搐	禁与氟西汀或三环类抗抑郁药合用。慎与卡马西平合用
褪黑素受体激动剂			
阿戈美拉汀(agomelatine)	25~50,睡前顿服	头痛、恶心和乏力	乙肝病毒携带者/患者、丙肝病毒携带者/患者、肝功能损害患者
三环类抗抑郁药(TCA)			
阿米替林(amitriptyline)	50~250,分次服	过度镇静,直立性低血压,抗胆碱能不良反应	严重心、肝、肾疾病
丙米嗪(imipramine)	50~250,分次服	过度镇静,直立性低血压,抗胆碱能不良反应	严重心、肝、肾疾病
多塞平(doxepine)	50~250,分次服	过度镇静,直立性低血压,抗胆碱能不良反应	严重心、肝、肾疾病
氯米帕明(clomipramine)	50~250,分次服	过度镇静,直立性低血压,抗胆碱能不良反应,抽搐	癫痫
四环类抗抑郁药			
马普替林(maprotiline)	50~225,分次服	过度镇静,直立性低血压,抗胆碱能不良反应,抽搐	癫痫
米安色林(mianserin)	30~90,晚顿服	头晕、镇静,罕见粒细胞减少	低血压者慎用

对不同临床特点抑郁障碍的药物选择:①伴有明显激越的抑郁发作:在治疗中可考虑选用有镇静作用的抗抑郁药,NaSSA 中的米氮平,SSRI 中的帕罗西汀、氟伏沙明,SMA 中的曲唑酮,SNRI 中的文拉法辛,TCA 中的阿米替林、氯米帕明;②伴有强迫症状的抑郁发作:较大剂量的 SSRI 或 TCA 中的氯米帕明;③伴有精神病性症状的抑郁发作:可用阿莫沙平、氟伏沙明等抗抑郁药(不宜使用安非他酮),或合并使用第二代抗精神病药;④伴有躯体疾病的抑郁发作:可选用不良反应和相互作用较少的 SSRI 或 SNRI、米氮平或安非他酮。与抑郁相互影响的常见疾病有冠心病、脑卒中、糖尿病、高血压、肾病综合征等,所选择的抗抑郁药物不应影响原有疾病,与原来使用的治疗躯体疾病的药物应没有或较少相互作用。肝肾功能障碍者,抗抑郁药的剂量不宜过大。若是躯体疾病伴发抑郁发作,经治疗抑郁症状缓解,可考虑逐渐停用抗抑郁药。若是躯体疾病诱发的抑郁发作,抑郁症状缓解后仍需继续治疗。

除此之外,抗抑郁药的选用还要综合考虑:①患者的既往用药史,既往有效,除非有禁忌证,本次应尽量选用原药;②药物遗传学,近亲中使用某种抗抑郁药有效,该患者也可能有效;③药物之间的相互作用,有无药效学或药动学配伍禁忌;④药物的可获得性和药物的价格问题。

(二)心理治疗

抑郁障碍患者在药物治疗的同时常合并进行心理治疗。轻至中度抑郁障碍和特殊患者(如孕产妇、药物不耐受者等)患者可单独采用心理治疗,但要定期监测和评估患者症状反应,如单用心理治疗无效或缓解不完全则应联合药物治疗。对重度抑郁障碍,应首先考虑药物治疗,不主张单一心理治疗。

有关抑郁障碍的心理治疗种类较多,常用的心理治疗方法包括支持性心理治疗、动力学心理治疗、认知行为疗法、人际心理治疗、婚姻和家庭治疗、团体心理治疗等。随着互联网的普及,基于网络的心理治疗逐渐兴起,这些心理治疗可以帮助改善患者心理社会应激引发相关抑郁症状;改善患者对药物治疗的依从性;帮助患者识别和改变认知和纠正患者适应不良性行为;改善人际关系;促进患者心理社会功能和职业功能康复;预防抑郁障碍复发等。

(三)物理治疗

抑郁障碍的治疗主要依赖于药物治疗和心理治疗,但仍有部分患者疗效不佳。物理治疗因其自身的特点,成为抑郁障碍综合治疗的手段之一。主要包括改良电抽搐治疗(MECT)、经颅磁刺激、迷走神经刺激、深部脑刺激等。

1. 改良电抽搐疗法 电休克治疗(electric shock therapy,EST)又称电抽搐治疗(electric convulsive therapy,ECT),可以快速缓解症状,尤其适用于有拒食、自杀等紧急情况。随着技术的改进,又发展出了改良电抽搐治疗(modified electric convulsive therapy,MECT),结合应用肌肉松弛剂,使治疗中患者不出现抽搐同样能发挥治疗作用,目前已广泛应用于临床。ECT 需由有经验的专科医师实施,MECT 需在麻醉师参与下施行,6~12 次为一疗程。

有严重自杀企图的患者、抑郁性木僵患者和使用抗抑郁药无效的患者可考虑应用 MECT 治疗。MECT 治疗后仍需用药物维持治疗。

2. 重复经颅磁刺激治疗 经颅磁刺激治疗(transcranial magnetic stimulation,TMS)在某一特定皮质部位给予重复刺激,通过改变刺激频率而分别达到兴奋或抑制局部大脑皮质功能的目的;与脑内单胺类递质等水平改变有密切关系,从而缓解部分抑郁症状。

3. 深部脑刺激 深部脑刺激(deep brain stimulation,DBS)是指将脉冲发生器植入脑内,通过释放弱电脉冲,刺激脑内相关核团,改善抑郁症状。目前 DBS 抗抑郁的确切机制尚不清楚,可能是通过调节皮质—纹状体—丘脑—皮质环路的神经递质传递实现的,也可能通过改变 5-HT 神经元的可塑性来改善抑郁症状。DBS 通常用于治疗难治性抑郁症,有效率为 40%~70%。不过 DBS 涉及侵入性的脑外科手术,可能存在副作用和并发症的问题。

四、抑郁障碍规范化治疗流程

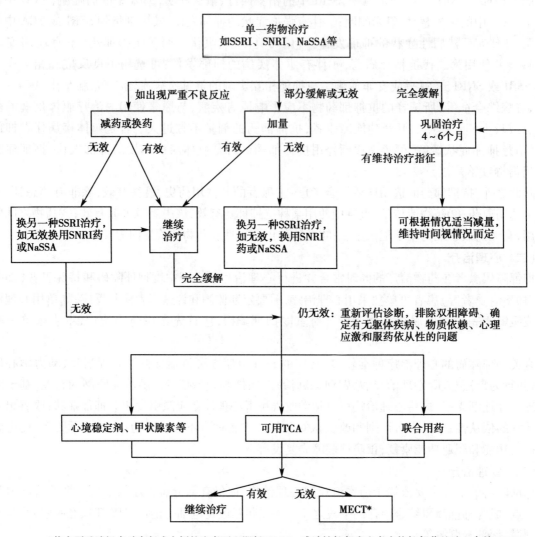

*伴有严重消极自杀言行或木僵的患者可立即行MECT；难治性抑郁症患者在抗抑郁药基础上合并MECT

五、病程与预后

大多数抑郁症为急性或亚急性起病,抑郁症发病年龄较双相抑郁障碍晚。发病持续时间短者仅有几天,但长者可超过10年,平均病程为6~8个月。病程的长短与年龄、病情严重程度以及发病次数有关。一般认为,发作次数越多,病情越严重。伴有精神病性症状,年龄越大,病程持续时间就越长,缓解期也相应缩短。

有研究发现,大多数经治疗复原的抑郁症患者,仍有30%在一年内复发。有过1次抑郁发作的患者,其中50%的患者会再发。有过2次抑郁发作的患者,今后再次发作的可能性为70%。有3次抑郁发作患者,几乎100%会复发。影响复发的因素包括:维持治疗的抗抑郁药剂量及时间不足,或由于没有接受适当的维持治疗;生活事件和应激事件的增加,特别是人际关系的紧张和丧失;社会适应不良;慢性躯体疾病;缺乏社会和家庭的支持;有阳性心境障碍家族史;遗有残留症状者,经治疗未获痊愈的抑郁症常遗有残留症状,残留症状的存在常易导致复发。残留症状主要表现为睡眠障碍、焦虑乏力及性功能障碍。

抑郁症的预后一般较好,但反复发作、慢性、老年、有心境障碍家族史、病前为适应不良人格、有慢性躯体疾病、缺乏社会支持系统、未经治疗和治疗不充分者,预后往往较差。

【病例】

项某,女性,43岁,汉族,已婚,中学文化。因"心情差、乏力、活动减少、睡眠差4个月,加重3周"收住入院。

患者3个月前因琐事与丈夫争吵后渐出现心情差,做事容易心烦,感觉生活中没什么可以开心的事情,原来自己喜欢玩的麻将也感觉没意思。自觉精力不足,全身乏力,懒动,勉强能做家务,活动明显减少。夜间入睡困难,睡眠浅,醒后赖床数小时不想起床。有时感觉头晕不适、胸闷、腹胀不适,食欲不佳,到多家医院综合科、中医科检查头颅CT、心电图、实验室检查等未见明显异常,诊断为"慢性胃炎""胃肠功能紊乱""神经衰弱"等,曾服用丹参滴丸、奥美拉唑、莫沙比利、中药等药物治疗,躯体不适无明显好转。近3周来,患者感觉心情更差,整日闷闷不乐,经常发呆,注意力难以集中,感觉自己很没用,什么事情都做不了,对生活悲观,觉得活着也没有什么意思,偶有想死的念头,但放心不下孩子,还没想过自杀。睡眠差,凌晨4点多即醒来难以再入睡,白天头晕、疲乏无力,经常感觉胸闷、腹胀、吃饭索然无味、勉强进食,大便秘结,家人为求进一步诊治送入我科。

患者发病以来未出现情绪高涨、话多、活动增多等现象,个人生活能自理,无发热、昏迷、抽搐、呕吐、大小便失禁等情况。

既往史:10余年前有过人工流产史。否认高血压、糖尿病、高血脂、甲状腺功能异常等重大躯体病史,否认肝炎等传染病史,否认药物、食物过敏史,否认外伤史。否认既往有情绪高涨、话多、活动增多等发作史。

个人史:家中排行第3,母孕期间体健,足月顺产,有两个哥哥。初中文化,上学期间成绩一般。23岁结婚,婚后与丈夫一起经营印刷店,收入稳定。病前性格内向,平时爱好和娱乐是与朋友打麻将。偶有饮酒,无嗜好。

家族史:否认两系三代有精神异常史。

体格检查:P 72次/分,R 20次/分,BP 129/85mmHg,T 36.6℃,神经系统检查、躯体体检无明显异常。

实验室检查:脑电图、血尿常规、肝肾功能、甲状腺功能等检查未见异常。

诊断和诊断要点:抑郁症。患者具有典型的抑郁发作(情绪低落、兴趣下降、疲乏、活动减少)的临床表现。

(叶敏捷)

 思考题

1. 简述抑郁障碍的典型临床表现。
2. 抑郁障碍与双相抑郁障碍的鉴别要点是什么?
3. 简述抑郁障碍的病因和发病机制。
4. 简述抑郁障碍的药物治疗原则。
5. 如何降低抑郁障碍的复发风险?
6. 影响抑郁障碍预后的因素有哪些?

第九章

双 相 障 碍

【本章重点】

1. 掌握 双相障碍的临床表现及治疗原则。
2. 熟悉 双相障碍的诊断要点、病程及预后。
3. 了解 双相障碍的病因、发病机制。

第一节 概 述

双相障碍(bipolar disorder,BD)也称双相情感障碍,通常是指临床上既有躁狂或轻躁狂发作,又有抑郁发作的一类心境障碍,包括至少一次轻躁狂、躁狂或混合发作。

双相障碍一般呈发作性病程,躁狂和抑郁反复循环、交替往复或不规则等多样形式出现,但也可以混合方式存在。躁狂发作持续1周以上,抑郁发作持续2周以上。病程多形演变,发作性、循环往复性、混合迁延性、潮起潮落式的病程不一而足,并对患者的日常生活及社会功能等产生不良影响。大多数患者有反复发作倾向,部分可有残留症状或转为慢性。

一、流行病学

双相障碍的流行病学研究已有大量报道,因疾病概念、诊断标准、流行病学调查方法和调查工具的不同,报道的患病率相差很大。

欧美20世纪70—80年代的流行病学调查显示,双相障碍终生患病率为3.0%～3.4%,90年代则上升到5.5%～7.8%,年患病率并不比终身患病率低很多,这提示该障碍的慢性特点;男性和女性的患病率接近;平均起病年龄为21岁;双相障碍与其他精神障碍也有很高的共病率,特别是与焦虑障碍和物质滥用共病。从目前资料看来,我国不同地区双相障碍流行病学调查得到的患病率相差悬殊。中国内地12地区(1982)协作调查发现,双相障碍患病率仅为0.042%(包括仅有躁狂发作者),1993年对上述的部分地区(全国7地区)进行了复查,发现心境障碍的患病率为0.083%。

二、疾病负担

目前,国际上推行以伤残调整生命年(disability adjusted life years,DALYs)的减少作为疾病负担的指标。2010年,精神与物质使用障碍的疾病负担约1.84亿DALYs,占全球疾病总负担7.4%,较1990年增加37.6%;其中,双相障碍位居第六(占7.0%)。据估计,1991年美国双相障碍的直接和间接经济损失为450亿美元,2008年上升至710亿美元。据世界卫生组织报道,预计到2020年我国精神疾病占疾病总负担的比例将升至 15.5%,其中双相障碍将由 1990 年第 13 位上升至第 11 位。

三、防治现状

欧美国家的统计资料显示,1/3 双相障碍患者在首次出现肯定的双相障碍临床症状后 1 年内寻求专业帮助,但遗憾的是患者要经过平均 8 年或更长的时间才能得到确诊,1/3 以上患者甚至需要 10 年以上;69% 的双相障碍患者被误诊为抑郁障碍(最常见)、焦虑障碍、精神分裂症、人格障碍或精神活性物质滥用等疾病,被误诊患者在经历平均 4 个医师后才被正确诊断;尽管误诊原因可能是患者未报告躁狂症状,但医师忽略双相障碍诊断与对双相障碍认识不足也是误诊原因之一。双相障碍患者接受治疗的情况更加不能令人满意。美国的调查显示,双相障碍患者发病后要经过平均 10 年才能得到首次治疗,50% 以上的现症患者长达 5 年以上未接受过治疗,其中 36% 甚至超过 10 年尚未接受治疗。总体来说,目前各国都存在对双相障碍的诊疗认识不足。

第二节 病因及发病机制

双相障碍确切的病因迄今未明,目前公认的观点是多种致病因素(生物-心理-社会)所导致的多维度、多系统水平上的一种精神障碍。生物学因素主要涉及遗传、神经生化改变、神经内分泌功能异常等方面;与双相障碍关系密切的心理学易患素质是环性气质;社会心理因素主要包括应激性生活事件。然而,以上这些因素并不是单独起作用的,强调遗传与环境或应激因素之间的交互作用,以及这种交互作用的出现时点在双相障碍发生过程中具有重要的影响。

一、遗传因素

1. 家系研究 家系研究发现双相 I 型障碍(指有躁狂或混合发作及重性抑郁发作的双相障碍)先证者的一级亲属患双相 I 型障碍者,较对照人群高 8~18 倍。约半数双相 I 型障碍患者,其双亲中至少有一方患心境障碍,且常常是重性抑郁障碍。父母中一方患有双相 I 型障碍,其子女患心境障碍的概率约为 25%;若父母双方均患有双相 I 型障碍,其子女患心境障碍的概率达 50%~75%。

2. 双生子研究与寄养子研究 国外研究发现单卵双生子的同病率为 56.7%,而二卵双生子为 12.9%,由此可说明遗传因素占有重要地位。双生子研究发现,单卵双生子双相 I 型障碍的同病率较二卵双生子高,提示遗传因素起着重要作用。有研究发现,患有心境障碍的寄养子,其亲生父母患病率为 31%,而其养父母中只有 12%。此结果进一步提示心境障碍发病中遗传因素的影响远甚于环境因素。

3. 分子遗传学研究 遗传方式未明,有的认为本病是单基因常染色体显性遗传,有的认为是性连锁显性遗传,也有的认为是多基因遗传。但这些假说均尚未获得证实。

双相情感障碍的高风险基因研究发现,除 14 号、15 号和 Y 染色体以外,其余的染色体上都可能含有双相情感障碍易感基因。但获得较好重复性的染色体区域仅有几个,包括 4 号染色体、12q、13q、21q、22q 等区域。

双相情感障碍的候选基因研究主要集中在与单胺能神经通路有关的基因、多巴胺(DA)能相关基因和单胺氧化酶 A(MAO-A)基因。

二、神经生化改变

1. 5-羟色胺和去甲肾上腺素假说 5-羟色胺(5-hydroxytryptamine,5-HT)和去甲肾上腺素(norepinephrine,NE)是与双相障碍关系最为密切的神经递质。研究表明,两者功能活动的高低在抑郁和躁狂时出现明显的不同。5-HT 功能活动降低与患者的抑郁心境、食欲减退、失眠、昼夜节律紊乱、内分泌功能紊乱、性功能障碍、焦虑不安、不能应对应激、活动减少等密切相关。临床研究发现双相抑郁患者尿中 NE 代谢产物 3-甲氧基-4-羟基-苯乙二醇(MHPG)较对照组明显降低,转为躁狂症时 MHPG 含量升高。由此推测,这两种神经递质的功能异常可能是双相障碍的神经生化基础。

2. 多巴胺(dopamine,DA)假说 双相障碍的发病可能与 DA 功能紊乱有关。神经化学和药理学研究发现抑郁症脑内 DA 功能降低,躁狂症 DA 功能增高。其主要依据是:多巴胺前体左旋多巴可以改善部分单相抑郁症患者的症状,使双相抑郁转为躁狂。

3. γ-氨基丁酸(gamma aminobutyric acid,GABA)假说 GABA 是中枢神经系统主要的抑制性神经递质,临床研究发现多种抗癫痫药如卡马西平、丙戊酸钠具有抗躁狂和抗抑郁作用,它们的药理作用与脑内 GABA 含量的调控有关。有研究发现双相障碍患者血浆和脑脊液中 GABA 水平下降。

三、神经内分泌功能异常

许多研究发现,心境障碍患者有下丘脑-垂体-肾上腺轴(HPA)、下丘脑-垂体-甲状腺(HPT)轴、下丘脑-垂体-生长素(HPGH)轴的功能异常,但具体机制尚不清楚,可能是多因素相互作用的结果。

1. HPA 轴 有研究发现重症抑郁症患者脑脊液中促皮质激素释放激素(CRH)含量增加,认为 HPA 轴异常的基础是 CRH 分泌过多。地塞米松抑制的发现不仅限于心境障碍,也见于躁狂、慢性精神分裂症和痴呆。地塞米松脱抑制现象预示着患者在药物试验中对安慰剂治疗的反应差,且复发的风险也高。国内研究表明,单相与双相抑郁障碍患者的血浆皮质醇水平均较高,与抑郁严重程度呈正相关。

2. HPGH 轴 研究发现抑郁症患者生长素(GH)系统对可乐定刺激反应存在异常,明显低于健康对照组。有人还发现抑郁症者 GH 对米帕明的反应降低,部分抑郁症患者 GH 对胰岛素的反应降低,在双相抑郁及精神病性抑郁患者中更为明显。

四、神经影像变化

1. 结构性影像学研究 双相障碍患者的大脑结构异常主要包括前额叶、边缘系统前部和中部脑区局部灰质的容积减少及白质结构变化,非特异性的脑室扩大,白质高信号增加等异常表现,发病年龄早的患者表现往往更为明显。

2. 功能性影像学研究 双相障碍的功能影像学改变主要涉及额叶、基底核、扣带回、杏仁核、海马等与认知和情感调节关系较密切的神经环路损害,也涉及这些脑功能区皮质下白质的微观结构改变,从而出现皮质和皮质下连接损害和脑功能连接损害,最终导致双相障碍的情感症状发作。

五、人 格

虽然有较多的证据显示人格特质中的神经质对于抑郁的发病有预测作用,但目前仍缺乏证据显示具有特定人格特质对于双相障碍的发病有影响,仍需要更多的研究。Kraepelin(1921)提出环性人格者(即那些具有反复持久心境波动者)更易于患躁狂抑郁障碍。现在这种人格类型被归入心境障碍(环性心境障碍),被视为双相障碍的一种轻型表现。

六、心理社会因素

心理因素在许多精神疾病中均起着重要作用。产生情绪时高时低的原因可能是自身的想法与社会现实达不到统一,进而产生了极大的心理落差;抑或是在生活、工作上遭遇了失败与挫折,自己无法进行适当的调节,从而出现情绪不稳定的现象。

总之,解释双相障碍病因和发病机制的假说很多,发病机制错综复杂,难以用单一的理论来解释。较一致的观点认为双相障碍属异质性疾病,其中生物学因素是发病基础,心理社会因素多为诱因。

第三节 临床表现

双相障碍的临床特点是反复出现情绪和活动水平明显紊乱的发作,有时表现为情绪高涨、精力充沛和活动增加(躁狂或轻躁狂),有时表现为情绪低落、精力减退和活动减少(抑郁)。发作间期通常以完全缓解为特征。最典型的形式是躁狂和抑郁交替发作。

双相障碍大多数患者初发年龄在20~30岁,25岁以前发病更多见。本病在男女性中的发病率较为接近,男性患者多以躁狂发作的形式发病,而女性患者首次发作大多表现为抑郁发作,或者病程中更多出现抑郁发作和混合发作,更易在更年期和产后发作,这种差异可能与内分泌系统(如性腺和甲状腺)功能紊乱等多种因素有关。部分双相障碍患者的发作形式可具有季节性变化特征,即初冬(10~11月)为抑郁发作,而夏季(5~7月)出现躁狂发作。

双相障碍的临床表现按照发作特点可分为抑郁发作、躁狂发作或混合发作。

1. 躁狂发作 躁狂发作(manic attack)以出现情绪显著而持久的高涨为基本临床表现,伴有相应的思维和行为改变,有反复发作的倾向,间歇期完全缓解。大多数为急性或亚急性起病,好发季节为春末夏初。典型躁狂发作的临床特征是患者情绪高涨,与所处的境遇不相称。严重者可出现与情绪协调的幻觉、妄想等精神病性症状。病程至少持续1周。

(1)情绪症状:情绪高涨可表现为自我感觉良好,整天兴高采烈,得意洋洋,笑逐颜开,在他人看来愉快而有感染力,常博得周围人的共鸣,引起阵阵的欢笑。有的患者尽管情绪高涨,但情绪不稳,变幻莫测,时而欢乐愉悦,时而激动暴怒。部分患者则以愤怒、易激惹、敌意为特征,甚至可出现破坏及攻击行为,但常常很快转怒为喜或马上赔礼道歉。

(2)认知症状:患者思维联想活跃,反应敏捷,思维和观念难以约束,思潮汹涌,严重者出现思维奔逸,观念飘忽不定。患者通常言语增多,语速增快,言语跟不上思维的速度,感到自己舌头在和思想赛跑,滔滔不绝,口若悬河,手舞足蹈,眉飞色舞,即使口干舌燥,声音嘶哑,仍要讲个不停,信口开河,内容不切实际,经常转换主题;目空一切,自我评价过高或夸大,高谈阔论,自命不凡,盛气凌人,不可一世,如认为自己才华出众、出身名门、权位显赫、非常富有、神通广大等。患者的判断力受损导致他们花钱大手大脚、挥霍、盲目投资。注意力容易转移,严重者随境转移,难以集中注意力交谈。急性期躁狂患者常无自知力。

(3)意志行为症状:患者有很多的计划和目标,并往往伴有夸大、盲目、不切实际的成分。患者精力旺盛,不知疲倦,兴趣广泛,可表现为爱好交际、外向、自信。他们常言语诙谐、满篇笑话,但常不合时宜。他们常动作迅速,忙忙碌碌,爱管闲事,但往往虎头蛇尾,一事无成。患者出现性欲亢进、性行为混乱、不加节制。也可能穿着色彩艳丽、修饰夸张,却失之恰当。随着病情发展,患者可能说话更大声、语速更快,伴命令口吻,并变得有攻击性和威胁性。患者活动过多,可能会导致虚脱、衰竭,尤其是年老、体弱及进食差的患者。

(4)生理症状:表现为睡眠减少或根本不睡觉,而患者仍然会感到已经休息好了。而睡眠减少或不睡眠又可加重躁狂症状。睡眠减少有可能是躁狂发作的前兆。患者可有交感神经功能兴奋症状,如面色红润,双眼炯炯有神,心率加快,瞳孔扩大等。食欲亢进,甚至暴饮暴食,或因过于忙碌而进食不规则,加上过度消耗引起体重下降。不过患者由于自我感觉良好而较少诉说躯体不适。

(5)精神病性症状:躁狂患者伴精神病性症状,常见的有夸大妄想、被害妄想及关系妄想等,幻觉相对少且短暂。

妄想的内容与情绪状态一致,患者往往自我评价过高,一般为夸大妄想和被害妄想。患者的思维内容是情绪高涨的反映,表现出自我评价过高和野心勃勃,对自己的能力、健康或社会地位估计过高。患者夸大的特点可具有妄想的性质,坚信自己拥有超人的健康,正在执行某些特殊的使命,是皇室的后裔,是著名领袖、政治家、宗教领袖甚至神灵等,或者自己与这些伟人有不同寻常的关系。当患者的夸大计划受挫时,开始形成超价观念,有的可发展为被害妄想。通常,患者的思维更像超价观念而非妄想,思维内容隐喻和夸大了患者的愿望和失败的经历。

听幻觉的内容对患者的肯定或让患者感到兴奋,如去世的亲属或上帝的亲切话语使患者的宗教行为更为坚定。

躁狂症是精神疾病中自知力丧失较严重的疾病。患者自信心十足,而且有相应的行为。有少部分住院的躁狂症患者认识到自己患了病,其他患者有时知道自己在行为上有一些改变,但通过"休息"便会恢复。在住院期间,随着病情的改善,患者一般能对自己的行为做出解释,知道需要接受治疗。但如果躁狂状态再次加重,自知力会消失。

(6)其他症状:躁狂发作时,患者的主动和被动注意力均有增强,但均不能持久,思维和行为容易被噪声等外界环境的变化所干扰。在急性发作期,这种随境转移的症状最为明显。患者的随境转移可引起遗忘,因此而怀疑别人拿走自己的东西等。除了严重的躁狂发作,患者的时间和地点定向力都是正确的。部分患者虽有记忆力的增强,但多变,记忆内容常常充满许多细节琐事,对记忆的时间常失去正确的区分,以致与过去的记忆混为一谈而无连贯。在发作极为严重时,患者呈极度的兴奋躁动状态,可有短暂、片段的幻听,行为紊乱而毫无目的指向,并伴有冲动行为。患者还可出现意识障碍,同时有错觉、幻觉及思维不连贯等症状,此时称为谵妄性躁狂(delirious mania)。多数患者在疾病的早期即丧失了自知力。

老年躁狂患者表现为典型情绪高涨的较少,主要表现为易激惹,狂妄自大,有夸大观念及妄想,言语增多,常较啰唆,可有攻击行为,但意念飘忽和性欲亢进等症状较为少见,病程较为迁延。

【病例】

高某,女性,28岁,某单位财务处出纳员,情绪低落和兴奋话多6个月。

患者6个月前因工作中一次小失误被领导当众严厉批评后,觉得自己运气太差,颜面尽失。晚上回家后一直想着自己被批评的场面,夜不能寐。第二天起,高某变得沉默寡言,精神紧张,工作小心翼翼,害怕自己再次犯错。逐渐出现入睡困难,早上醒得早,每天都感到精力不足,食欲也受影响,不想做事,除了外出工作,都待在家里。但工作表现良好,未再犯错。1个月过去后,高某逐渐将被批评的事淡忘了,恢复到以前的精神状态。2个月前高某变得兴奋话多,讲起话来滔滔不绝,口若悬河。变得爱管闲事,不管是否跟自己有关,她都去干涉,同事因此对她有意见时,她就大发脾气,甚至破口大骂。每天都兴高采烈,打扮得花枝招展。感到自己精力充沛,不需要睡眠,因此给自己计划了很多事情,但常没有完成就不想继续做了。没有跟单位请假就自己多次去很多地方旅行,在旅行途中住最好的酒店,购买很多纪念品。

诊断:双相情感障碍,目前为不伴有精神病性的躁狂发作。

诊断要点:患者具有典型的躁狂发作(情绪高涨、易激惹、活动增多、挥霍无度)与抑郁发作(情绪低落、兴趣下降、疲乏、活动减少)的临床表现。

2. 轻躁狂发作 轻躁狂症状与躁狂症状相似,只是在症状的严重程度和社会功能损害水平上未达到躁狂症状的程度(如患者职业能力轻微受损或不受损)。患者存在持续的(至少4天)情绪高涨、精力充沛和活动增多,自我感觉良好,觉得身体和精神活动富有效率。社会活动增多,说话多,与人过分熟悉、性欲增强、睡眠需要减少,但程度不至于造成社会功能严重受损或引起社会拒绝。有时表现为易激惹,自负自傲,行为较莽撞。患者可有注意力集中的损害,从而降低从事工作、进行娱乐的能力,但并不妨碍其对全新的活动和冒险表现出兴趣和轻度挥霍表现。一般人常不易觉察,但与患者接触较多的人,如亲属、同事常能够发现患者轻躁狂时期与平时不同。

多数轻躁狂患者不承认自己有病,尽量将自己的症状描述得很轻并拒绝治疗。

轻躁狂发作的以下特点有助于与躁狂发作区别:①病期4天即可;②没有精神病性症状;③对社会功能不造成严重损害;④一般不需要住院治疗。

3. 抑郁发作　双相抑郁发作与单相抑郁发作的临床症状及生物学异常相似而难以区分,双相抑郁因表现不典型往往被忽视,有报道37%的双相抑郁患者被误诊为单相抑郁,使用抗抑郁药治疗可促使这些患者转为躁狂,诱发或加重快速循环发作,并使频率变快。正确诊断双相抑郁障碍是合理治疗的前提。

双相抑郁发作的典型症状与单相抑郁障碍类似:

(1)典型症状:①心境低落;②兴趣和愉悦感丧失;③精力不济或疲劳感。

(2)常见症状:①注意力降低;②自我评价降低;③自罪观念和无价值感;④悲观;⑤自伤或自杀观念/行为;⑥睡眠障碍;⑦食欲下降。

【病例】

李某,男性,20岁,大二留学生,兴奋话多和情绪低落1年。

患者1年前因计划出国留学,心情大好,睡不着觉,每天都精力充沛,兴高采烈,时常哼着歌,逢人就滔滔不绝地说,别人不易打断。感觉自己无所不能,认为出国后自己一定能成就一番大事业。到处走亲访友,出手阔绰。5天后即出国。然而出国后,因语言障碍及事务繁多,他逐渐减少说话,逐渐丧失自信,不敢在他人面前说话,不敢出门,常常缺课。留学一年仍有语言障碍,大一期末考试半数以上课程考核不合格。此后他逐渐入睡困难,反复想着自己考试成绩那么差,自己很没用,觉得自己一事无成,无颜面对乡亲父老。整天愁眉苦脸,茶饭不思,觉得自己的前途一片灰暗。

诊断:双相情感障碍,目前为中或轻度抑郁。

诊断要点:患者具有轻躁狂发作(情绪高涨、精力充沛和活动增多,自我感觉良好)与抑郁发作(情绪低落、自我评价过低、无价值感、悲观和睡眠障碍)的临床表现。

双相抑郁发作与单相抑郁发作的治疗方案及预后转归存在明显差异,两者的差异主要表现在:

(1)人口学特征

1)性别:双相障碍患者男女患病率较为接近,但单相抑郁女性患病率几乎是男性的2倍。

2)年龄:双相障碍平均发病年龄明显早于单相抑郁,前者为30岁,后者为40岁,尤其是25岁以前起病的首发抑郁是双相抑郁的重要预测因素。

3)家族史:与单相抑郁相比,双相障碍患者的家系传递与遗传因素的关系更密切。

(2)病程特点:与单相抑郁相比,双相抑郁起病较急,病程较短,反复发作较频繁。

(3)症状特征:双相抑郁区别于单相抑郁的症状特征包括:情绪的不稳定性、易激惹、精神运动性激越、思维拥挤、睡眠增加、肥胖/体重增加、注意力不集中、更多的自杀观念和共病焦虑及物质滥用(烟草、酒精、毒品等)。

(4)治疗特点:避免单独使用抗抑郁药治疗双相障碍,因为单独使用抗抑郁药治疗有以下不足:①疗效明显低于单相抑郁治疗;②有引发躁狂的危险;③有引发快速循环的危险。

【病例】

刘某,23岁,大四学生。交替出现兴奋话多和心情低落2个月。

患者2个月前可能因即将毕业,但还没找到工作,感到压力大,渐出现睡眠时间减少,兴奋话多,讲起话来口若悬河,滔滔不绝,海阔天空;变得爱管闲事、易激惹;整天忙忙碌碌,不知疲倦,精力旺盛,载歌载舞,追求享乐,行为轻率,冒险;自夸自负,自认才高八斗,相貌出众,有很多美貌的姑娘追求;自称拥有无数财富,而挥霍无度;整天喜气洋洋,兴高采烈,自觉天空格外明朗,阳光明媚,生活也绚丽多彩,就好像上了天堂一样。但好景不长,1个月前他变得少语少动,不愿外出,自觉心烦意乱,无所适从,郁郁寡欢,情绪低沉,悲观绝望;自觉世界一片灰暗,冷风凄厉,四面楚歌,穷途末路,仿佛掉进了十八层地狱。

诊断:双相障碍。

诊断要点:患者具有典型的躁狂发作(情绪高涨、思维奔逸、活动增多)与抑郁发作(情绪低落、思维迟缓、活动减少)的临床表现。

混合性发作是双相障碍的一个特征,指躁狂症状和抑郁症状在一次发作中同时出现,临床上较为少见。通常是在躁狂与抑郁快速转相时发生,如一个躁狂发作的患者突然转为抑郁,几小时后又再复躁狂,给人"混合"的印象。患者既有躁狂,又有抑郁的表现。一个活动明显增多,讲话滔滔不绝的患者,同时有严重的消极想法;又如有抑郁情绪和自杀想法的患者可有激惹,言语和动作的增多,睡眠减少,性欲增加。但这种混合状态一般持续时间较短,多数较快转入躁狂相或抑郁相。混合发作时临床上躁狂症状和抑郁症状均不典型,容易误诊为分裂情感障碍或精神分裂症。

有些双相情感障碍有规律地间隔数周或数月发作1次。现在通常将频繁发生情绪障碍的双相障碍患者称为快速循环型障碍者。反复发作可能是抑郁、躁狂或者混合状态。其主要特征是发作很频繁(通常一年内至少有4次符合诊断标准的轻躁狂、躁狂、抑郁或混合发作)。据估计双相障碍中有10%~30%为快速循环型,常见于女性且以抑郁发作较多见,伴发甲状腺功能减退的现象很常见。仅20%在起病时即呈快速循环。晚发型可能因为应激、物质依赖、低钾和使用抗抑郁药物治疗所诱发,停药可终止循环,但可能出现严重的抑郁发作,治疗较为困难,预后较差。

某些患者反复在每年的同一时期出现抑郁发作,通常为秋季或冬季。对这些患者而言,这种时间性反映了特定季节对该个体要求的增加,无论是在工作上还是在生活的其他方面,而另一些患者则不存在这样的原因。季节性情感障碍被认为可能与季节的变化有关,如日照时间的长短。尽管季节性情感障碍的主要特点在于其发生的时间,但也发现它的某些症状比其他情感障碍更为多见,包括多睡、食欲增加和喜食碳水化合物。季节性情感障碍最常见的形式是起病于秋季或冬季,在春季或夏季缓解。有些患者在夏季有轻躁狂或躁狂的表现,提示他们患有季节性双相障碍。日照的缩短对冬季抑郁的病理生理学起着重要作用,治疗方法包括在日照较少时让患者暴露于人工光照下数小时。

第四节 诊 断

双相障碍的诊断依据主要根据病史、临床症状、病程及体格检查和实验室检查。典型病例诊断一般不困难。密切的临床观察,把握疾病横断面的主要症状及纵向病程的特点,进行科学的分析是临床诊断的可靠基础。

(一)诊断要点

1. 临床诊断特征

(1)躁狂发作和抑郁发作分别以显著而持久的情绪高涨或低落为主要表现。躁狂发作时,在情绪高涨的背景上,伴有思维奔逸及意志活动的增多。抑郁发作时,在情绪低落的背景上,伴有思维迟缓和意志活动减少。大多数患者的思维和行为异常与高涨或低落的情绪相协调。

(2)可伴有躯体不适症状。躁狂发作时常伴有食欲增加、性欲亢进、睡眠需要减少;抑郁发作时,躯体症状更为多见。若出现早醒、食欲减退、体重下降、性欲减退及抑郁心境表现为晨重暮轻的节律改变,有助于诊断。

2. 病程特点 为出现躁狂与抑郁的交替发作,而在发作间歇期精神状态可恢复病前水平。

3. 诊断标准 符合下列两项中的一项:①过去有躁狂发作,本次为抑郁发作者;②过去有抑郁发作,本次表现为轻躁狂或躁狂发作者。

4. 排除器质性精神障碍,或精神活性物质和非成瘾物质所致。

ICD-10 有双相障碍的编码如下:

F31.0 双相情感障碍,目前为轻躁狂发作

F31.1 双相情感障碍,目前为不伴有精神病性的躁狂发作

F31.2 双相情感障碍,目前为伴有精神病性的躁狂发作

F31.3 双相情感障碍,目前为中或轻度抑郁

F31.4 双相情感障碍,目前为重度抑郁发作,不伴精神病性症状

F31.5 双相情感障碍,目前为重度抑郁发作,伴精神病性症状

F31.6 双相情感障碍,目前为混合状态

F31.7 双相情感障碍,目前为缓解状态

F31.8 其他双相情感障碍

(二) 鉴别诊断

1. 继发性双相障碍　脑器质性疾病、躯体疾病、某些药物和精神活性物质等均可引起继发性双相障碍。继发性双相障碍与原发性双相障碍相比:①前者有明确的器质性疾病,或有服用某种药物或使用精神活性物质史,体格检查有阳性体征,实验室及其他辅助检查有相应指标的改变。②前者可出现意识障碍、遗忘综合征及智能障碍,后者除谵妄性躁狂发作外,无意识障碍、记忆障碍及智能障碍。③器质性和药源性心境障碍的症状随原发疾病的病情消长而波动,原发疾病好转或在有关药物停用后,情感症状相应好转或消失。④前者既往无心境障碍的发作史,而后者可有类似的发作史。

2. 精神分裂症　精神分裂症的早期常出现精神运动性兴奋,或出现抑郁症状,或在精神分裂症恢复期出现抑郁,类似于躁狂或抑郁发作,其鉴别要点为:①精神分裂症出现的精神运动性兴奋或抑郁症状,其情感症状并非原发症状,而是以思维障碍和情感淡漠为原发症状。双相障碍以情绪高涨或低落为原发症状。②精神分裂症患者的思维、情感和意志行为等精神活动是不协调的。急性躁狂发作可表现有易激惹、精神病性症状,亦可出现不协调的精神运动性兴奋,但是在情感症状的背景中出现。③精神分裂症的病程多数为发作进展或持续进展,缓解期常有残留精神症状或人格的缺损;而双相障碍是间歇发作性病程,间歇期基本正常。④病前性格、家族遗传史、预后和药物治疗的反应等均有助于鉴别。

3. 注意缺陷与多动障碍(attention-deficit hyperactivity disorder,ADHD)　双相障碍应与 ADHD 相鉴别,因青少年期双相障碍躁狂发作与 ADHD 都有活动过多、行为冲动等表现;另外,青少年双相障碍患者与 ADHD 共病率较高。ADHD 多在 7 岁之前发病,病程为慢性,而双相障碍在 7 岁之后,呈发作性病程。情绪高涨、夸大、思维奔逸、睡眠需要减少、性欲亢进等常是双相障碍区别 ADHD 的特征症状。相反,易激惹、活动过多、言语加快、注意力不集中是二者之间非特异的症状,在 ADHD 中极少出现精神病性症状。单纯的 ADHD 一般不会出现极端的情绪波动、持续性的脾气爆发以及自杀观念,而这些症状容易见于双相障碍。

4. 人格障碍　双相障碍与人格障碍关系复杂,患者的人格与症状相互间有影响,二者有很高的共病率。前者首次发作多在成年初期,病程多呈发作性;而后者起病于儿童期或青春期,逐渐起病,持续性病程。前者的症状有起病、发展、缓解及消失等变化过程;而后者表现是稳定、长期的。需高度注意鉴别的人格障碍包括边缘型人格障碍、自恋性人格障碍。

5. 应激相关障碍　以下特点有助于诊断双相情感障碍:①患者既往可能有(轻)躁狂或抑郁发作史;②生活事件的应激强度不高,与疾病的严重程度不一致;③临床表现与应激性生活事件联系不紧密,而以"(轻)躁狂症状群""抑郁症状群"或"混合性发作"为主要表现;④患者的病情转归可能与生活事件联系不紧密,如应激性因素消失,但症状持续;⑤有双相情感障碍家族史。

第五节　治疗及预后

一、双相障碍的治疗

(一) 治疗原则

1. 综合治疗原则　应采取药物治疗、物理治疗、心理治疗(包括家庭治疗)和危机干预等措施的

综合运用,其目的在于提高疗效、改善患者的治疗依从性、预防疾病复发和患者自杀,改善社会功能和更好地提高患者生活质量。

2. 长期治疗原则　由于双相障碍几乎终生以循环方式反复发作,其发作的频率远较抑郁障碍高,尤其以快速循环型患者为甚。因此,双相障碍应坚持长期治疗原则以阻断反复发作。

(1)急性期治疗:目的是控制症状、缩短病程。注意治疗应充分,并达到完全缓解,以免症状复燃或恶化。如非难治性病例,一般情况下6~8周可达到此目的。

(2)巩固期治疗:目的是防止症状复燃、促进社会功能的恢复。药物(如心境稳定剂)剂量应与急性期相同。一般抑郁发作的巩固治疗时间为4~6个月,躁狂或混合型发作为2~3个月。如无复燃,即可转入维持治疗。此期间应配合心理治疗,以防止患者自行减药或停药。

(3)维持期治疗:目的是防止复发,维持良好的社会功能,提高患者生活质量。对已确诊的双相障碍患者,可在第二次发作(不论是躁狂还是抑郁)缓解后即给予维持治疗。维持期治疗中,在密切观察下可适当调整治疗措施和药物治疗的剂量。

应教育患者和家属了解复发的早期表现,以便他们自行监控,及时复诊。导致复发的诱因可能是躯体疾病、明显的社会心理因素、服药的依从性差或药物剂量不足。因此,在维持治疗期间应密切监测血药浓度并定期随访。如病情反复,则应及时调整治疗药物的种类和剂量,尽快控制发作。

维持治疗的时间因人而异。有2次以上的发作者,其维持治疗的时间至少3~5年,并逐渐停药,以避免复发。在停药期间如有复发迹象应及时恢复原治疗方案,缓解后应给予更长维持治疗期。此期间应去除可能存在的社会心理不良因素及施以心理治疗(包括家庭治疗),以便提高抗复发效果。

(二) 药物治疗

1. 躁狂发作药物治疗　躁狂发作的药物治疗主要是使用心境稳定剂及抗精神病药物治疗。

(1)心境稳定剂

1)锂盐:大量证据支持用锂盐维持治疗能有效预防双相障碍患者反复的心境紊乱,有效率约80%。临床上常用碳酸锂,是治疗躁狂发作的首选药。它既可用于躁狂的急性发作,也可用于缓解期的维持治疗。急性躁狂发作时碳酸锂的剂量为600~2000mg/d,维持治疗剂量为500~1500mg/d,老年体弱患者剂量适当减小。一般起效时间为2~3周。由于锂盐的治疗剂量与中毒剂量比较接近,在治疗中除密切观察病情变化和治疗反应外,应对血锂浓度进行监测,并根据病情、治疗反应和血锂浓度调整剂量。急性期治疗血锂浓度应维持在0.8~1.2mmol/L,维持治疗时血锂浓度维持在0.6~0.8mmol/L。

锂盐的不良反应主要有:恶心、呕吐、腹泻、多尿、多饮、手抖、乏力、心电图改变等。锂盐中毒时可出现意识障碍、共济失调、高热、昏迷、反射亢进、心律失常、血压下降、少尿或无尿等,必须立即停药,并及时抢救。

在急性躁狂发作时,锂盐起效前,为了控制患者的高度兴奋症状以防衰竭,可合并抗精神病药或电休克治疗。但有报道氟哌啶醇和锂盐合用可能会增强神经毒性和心脏毒性作用,故不建议两者联用。如使用锂盐患者,因兴奋躁动症状需要联用其他药物,一般建议用非典型抗精神病药物或苯二氮䓬类药物。在合并电休克治疗时,由于锂盐具有加强肌肉松弛剂的作用,使呼吸恢复缓慢,故锂盐剂量宜小。

2)抗惊厥药:主要有丙戊酸盐和卡马西平。

A. 丙戊酸盐(丙戊酸钠与丙戊酸镁)在急性躁狂的治疗中使用越来越多,许多研究也显示丙戊酸盐对急性躁狂发作患者的疗效与锂盐相同,在用药第5天后开始起效。丙戊酸盐对混合发作、快速循环发作的疗效与单纯躁狂发作的疗效接近。治疗剂量为400~1200mg/d。有效血药浓度为50~110μg/ml。该药可与碳酸锂合用,但剂量应适当减小。丙戊酸盐常见不良反应为胃肠道症状、震颤、体重增加等。

B. 卡马西平:尽管随机对照研究较少,但似乎卡马西平对双相障碍的预防与锂盐同样有效,因此对不能耐受锂盐的患者可考虑使用卡马西平,剂量300~900mg/d。此外,对锂盐治疗反应欠佳的患者,尤其是快速循环型患者,单用卡马西平或卡马西平与锂盐联合治疗可获得较好的效果。卡马西平常见不良反应有镇静、恶心、视物模糊、皮疹、再生障碍性贫血、肝功能异常等。

(2)抗精神病药:在临床工作中,双相障碍患者有时被给予抗精神病药进行维持治疗。第一代抗精神病药如氯丙嗪与氟哌啶醇,第二代抗精神病药如氯氮平、奥氮平、奎硫平及利培酮等均能有效地控制躁狂发作的兴奋症状,且疗效较好。但只有第二代抗精神病药物被认为具有心境稳定的作用,可单药或与心境稳定剂联合用于躁狂发作的急性期和维持期治疗。第一代抗精神病药物,如氯丙嗪、氟哌啶醇,虽具有较好的控制兴奋躁动的作用,但因其不具有心境稳定的作用以及高锥体外系不良反应和导致转抑郁的风险,故一般仅短期用于严重兴奋躁动,且一般不作为首选。抗精神病药物剂量视病情严重程度及药物不良反应而定。

2. 双相抑郁的药物治疗

(1)心境稳定剂

1)锂盐:锂盐具有抗抑郁作用,并极少引起转躁或转为快速循环。可作为双相抑郁的急性期和维持期治疗。有关双相抑郁的随机对照研究显示,锂盐的有效率为79%。

2)拉莫三嗪:可用于双相抑郁的急性期和维持期治疗。与安慰剂的随机对照研究证实,拉莫三嗪能有效治疗急性双相抑郁,并能预防复发。常用剂量为200~400mg/d。起始剂量为25mg/d,该药易出现皮疹,故加药速度应缓慢,严格按照规定逐渐加大剂量。

(2)第二代抗精神病药:目前为止,有循证证据支持对双相抑郁具有疗效的第二代抗精神病药物主要有奥氮平和奎硫平。两者均已在美国被批准用于双相抑郁发作的治疗。

(3)抗抑郁药物的应用:抗抑郁药物在双相抑郁的应用一直以来备受争议。以下几种情况可考虑联用抗抑郁药物:①单独使用心境稳定剂治疗无效的患者,特别是双相Ⅱ型抑郁发作的患者;②抑郁症状严重;③抑郁发作持续时间很长,如长达4周以上;④既往治疗经验提示只有使用抗抑郁药物才有效。

抗抑郁药物在双相抑郁的应用需要注意转躁的风险。使用的原则有:①必须与心境稳定剂或第二代抗精神病药物合用;②可用于急性期,一般不建议维持期继续使用;③选择转躁率低的抗抑郁药物,如5-羟色胺再摄取抑制剂(帕罗西汀除外)、安非他酮等。

(三)心理治疗

针对双相障碍的心理治疗的研究较少,但认知治疗在帮助患者接受疾病和认识到需接受治疗方面可能有一定价值。一项随机研究显示,在给予复发早期征象的疾病知识教育后,双相障碍患者躁狂发作的发生率在18个月内降低了30%。支持性心理治疗,通过倾听、解释、指导、鼓励和安慰等可以帮助患者正确认识和对待自身疾病,主动配合治疗。认知治疗、行为治疗、人际心理治疗、婚姻及家庭治疗等一系列心理治疗技术,可以帮助患者识别和改变认知曲解,矫正患者适应不良性行为,改善患者人际交往能力和心理适应功能,提高患者家庭和婚姻生活的满意度,从而能减轻或缓解患者的抑郁症状,调动患者的积极性,纠正其不良人格,提高患者解决问题的能力和应对处理应激的能力,节省患者医疗费用,促进其康复,预防复发。

(四)改良电抽搐治疗

改良电抽搐治疗对急性重症躁狂发作、严重消极自杀企图的抑郁发作者或对锂盐治疗无反应或不能耐受的患者有一定治疗效果。可单独应用或联合药物治疗,一般隔日一次,4~10次为一个疗程。联合药物治疗的患者应适当减小药物剂量。改良电抽搐治疗后仍需用药物维持治疗。

(五)预防复发

研究发现,经药物治疗已康复的患者在停药后的1年内复发率较高,且双相障碍的复发率明显高于单相抑郁。有人认为在一生中只发作一次的双相障碍病例仅占5%。多数研究发现,40%的双相障碍患者在1年内复发,60%的双相障碍患者在2年内复发,73%的双相障碍患者在5年内复发。最初的3次发作,每次发作间歇期会越来越短,以后发作间歇期时间变化不大。对每次发作而言,显著和完全缓解率约为 70%。长期随访研究发现,双相障碍患者终生发作 9 次,平均 2 年发作一次,主张应长期服用锂盐预防性治疗。经双盲对照研究证实锂盐维持治疗 2 年,无效或复发患者只有 11%,而安慰剂组为 75% 以上。预防性治疗时锂盐的剂量需因人而异,但一般服药期间血锂浓度保持在 0.6 ~ 0.8mmol/L 的范围之内可获得满意的效果。

心理治疗和良好的社会支持系统对预防本病复发也有非常重要的作用,应尽可能减轻患者过重的心理负担和压力,帮助患者解决生活和工作中的实际困难及问题,提高患者应对能力,并积极为其创造良好的环境,以防复发。

二、双相障碍的预后

双相障碍的躁狂发作通常起病突然,持续时间 2 周至 5 个月不等;抑郁发作持续时间较长,约 6 个月。躁狂与抑郁发作通常都可继发于应激性生活事件或其他精神创伤。首次发病可见于任何年龄,但大多数发病于 30 岁之前。发作频率、复发与缓解的形式均有很大变异,但随着时间推移,缓解期有逐渐缩短的趋势。中年之后,抑郁变得更为常见,持续时间也更长。发作间歇期缓解正常,如能积极治疗,可以维持病情稳定。但是,如不进行有效的治疗和维持治疗,复发率高。长期反复发作造成疾病发作越来越频繁,正常间歇期缩短,逐渐发展为快速循环而难以治疗,存在残留症状与慢性状态,社会功能损害。

至少 90% 以上的躁狂患者还会再次发作心境紊乱。长达 25 年的随访显示,双相障碍患者平均有 10 次以上的心境紊乱发作。发作间期随年龄和发作次数的增加而逐渐缩短。几乎所有的双相障碍患者都能从急性发作中康复,但长期预后并不乐观。不到 20% 的双相障碍患者能达到 5 年的临床稳定,即能维持较好的社会和职业功能;双相障碍 Ⅱ 型的患者预后稍好;快速循环型患者预后较差。

预后良好的因素包括:病前性格良好,社会适应能力良好,急性起病,病程短,发病前存在明显的心理社会应激或躯体疾病,发病年龄晚,获得早期治疗,治疗效果好,家庭和社会支持系统好,无反复发作史,无精神病性障碍。

（郭文斌　赵靖平）

 思考题

1. 试述双相障碍的临床表现及诊断标准。
2. 简述双相抑郁发作与抑郁障碍的差异。
3. 简述双相障碍的鉴别诊断。
4. 哪些双相障碍患者需要使用抗抑郁药物？应遵循哪些用药原则？

第十章

神经症性及躯体形式障碍

【本章重点】

 1. 掌握 神经症性及躯体形式障碍的共同特征和分类，以及各种障碍的临床表现特点、诊断、治疗与预后。

 2. 熟悉 神经症性及躯体形式障碍中各种精神障碍的概念、流行病学、病因和发病机制。

 3. 了解 神经症性及躯体形式障碍的概念和分类的历史演变。

第一节 概 述

一、概念的演变与分类

 神经症性和躯体形式障碍（neurotic and somatoform disorders）在 ICD-10 中并未给出明确的定义，指的是一组发病与心理社会因素密切相关的非精神病性精神障碍。谈及该组精神障碍必须从神经症（neurosis）的概念说起。早在 1769 年，苏格兰医生 William Cullen（1710—1790）把神经症作为一类疾病术语提了出来。他认为神经症是"没有发热和没有局部病变的感觉和运动病"，是"神经系统的一般性疾病"。他在理论上把神经症明确地区别于神经系统以外器官的疾病。约在 19 世纪期间，随着医学的发展神经症被逐渐公认为没有神经病理形态学改变的一类神经功能障碍。1859 年，Paul Briquet描述了 Briquet 综合征，提出了疾病的心因观。后来，法国人 Jean-Martin Charcot 及其三个学生 Joseph Babinski、Pierre Janet、Sigmond Freud 先后对癔症（分离［转换］障碍）、疑病症的系统研究，确立了心理社会因素在神经症的发病中所占的重要地位。19 世纪后期到 20 世纪中期，由于心理学派的蓬勃发展，精神动力学派、行为主义学派的理论观点在对神经症发病的理解和治疗中都产生了绝对性的影响，这一时期也可称为神经症的心理学化时期。近半个多世纪以来随着现代精神药理、神经生化、神经精神内分泌和神经功能影像学的发展，影响 5-HT 和去甲肾上腺素神经递质的药物以及苯二氮䓬类药物对神经症的治疗具有不可否认的效果，生物学观点在神经症发病中的作用逐渐受到重视。因此，现代精神病学更趋向于用生物-心理-社会医学模式的观点来全面理解神经症。

 从 William Cullen 作为独立疾病单元的提出到目前 200 多年的时间里，神经症的概念和范畴不断地变化。既往神经症所包括的精神障碍，因不完全符合神经症的共同特点或对疾病本身认识的变化，从神经症中分离出去。如抑郁性神经症，将其归入心境障碍，称为心境恶劣障碍。如分离［转换］障碍，它不仅可以没有自知力，对自己的症状并不感到痛苦，同时还可以表现出人格解体、意识障碍，甚至幻觉和妄想，成为独立的疾病单元。在 ICD-10 中将神经症性与应激相关障碍和躯体形式障碍归为一大类,提出神经症性障碍的概念,但并未给出描述性定义,也未明确指出神经症性障碍应包括哪些障碍。在美国的 DSM-Ⅳ 中废除了神经症的分类概念,取而代之为焦虑障碍和躯体形式障碍。在 DSM-5 中不仅废除了神经症的概念,而且把强迫障碍和创伤后应激障碍从焦虑障碍中独立出来,分别成为两类独立的疾病单元。所以,废除使用神经症的概念已成为国际上的共识。

我国的 CCMD-3 虽然保留了神经症的分类,将不符合神经症共同特点的分离[转换]障碍从神经症中剔除,同时将神经衰弱仍保留在神经症分类中,但是依据近年来国内精神科同行的临床实践,目前神经衰弱的诊断在临床上应用很少。本书在此介绍 ICD-10 有关神经症性及躯体形式障碍的主要分类及编码如下(注:[　]内为 CCMD-3 分类与编码):

F40-F48 神经症性及躯体形式障碍[42 神经症]

F40 恐惧性焦虑障碍[42.1 恐惧症(恐怖症)]

F41 其他焦虑障碍[42.2 焦虑症]

F41.0 惊恐障碍

F41.1 广泛性焦虑障碍

F42 强迫障碍[42.3 强迫症]

F45 躯体形式障碍[42.4]

F48 其他神经症性障碍

F48.0 神经衰弱[42.5]

通过上面的介绍可知,神经症性及躯体形式障碍概念与分类存在争论。本书主要是指一组以恐惧、焦虑、强迫、疑病症状为主要临床表现的非精神病性精神障碍。患者在发病前多有一定的人格基础;起病常与心理社会(环境)因素有关;各种症状没有可证实的器质性病变作为基础,而且与患者的现实处境不相称;患者对自己存在的症状感到痛苦,无能为力;自知力完整或基本完整;病程多迁延。在临床上,有些感染、中毒及内脏、内分泌或代谢性躯体疾病和脑器质性疾病也可以表现出各种神经症性症状或其组合,称为神经症样综合征(neurotic syndrome)。

（一）流行病学

既往有关神经症的流行病学资料显示,在国外的时点患病率为 10% ~ 12%,占一般通科医师门诊病例的 63.2%。终生患病率为精神病的 10 ~ 15 倍。国内时点患病率为 22.21‰(1982),女性为 39.93‰,明显高于男性的 4.71‰。由于对神经症认识的不断深化,其概念和内涵发生了一系列的变化,所以目前其总的流行病学资料实际上没有意义。尽管其流行病学资料并不准确,但有一点是肯定的,神经症性及躯体形式障碍是一组非常常见的精神障碍,在综合医院各科、中医院及心理咨询机构更为常见。

（二）共同特征

神经症性及躯体形式障碍作为一组精神障碍在其发病原因及机制、症状特点、病程及转归等方面具有某些共同的特点。

1. 起病常与心理社会因素有关,并以人格特征作为其发病的基础。患者在发病前经常有各种各样的生活事件或应激,并且在人格上具有某种易感性。如敏感、多疑,对身体健康过分关注、十全十美等特点与疑病障碍;严谨、刻板、循规蹈矩、追求完美等与强迫障碍。但是,某些人格类型的人却很少罹患神经症性障碍,如反社会性人格。

2. 临床主要表现为恐惧、焦虑、强迫、疑病等症状,以其中的一种表现构成患者的主要临床相。如恐惧症的恐惧情绪特征、强迫障碍的强迫症状、疑病障碍的疑病症状等。当然,患者也可以表现出其他各种非精神病性的精神症状,如睡眠障碍、各种自主神经紊乱症状等,但这些症状在不同种类的神经症性及躯体形式障碍中并不是特征性的临床症状。

3. 症状表现没有可以证实的相应的脑或躯体器质性病变基础。尽管这组患者可以表现出不同的躯体症状或精神症状,但这些症状并不能找到躯体或脑的器质性病变的证据。但是,这一点并不意味着这些患者不可以有躯体或脑部疾病,只不过是患者的神经症性症状并不能用已有疾病的性质和程度来解释。

4. 患者对疾病保持相当的自知力,为此感到痛苦,主动要求治疗。患者通常意识到自己症状的问题,感觉到自己心理或行为状态的不正常,内心不能克服,感到痛苦。为了解除自己的痛苦,经常会主动找医师或治疗人员寻求帮助,进行心理咨询。

5. 社会现实检验能力未受损害,没有精神病性症状。神经症性及躯体形式障碍患者因没有精神病性症状,能够正确地感知周围环境和自我,对于自身与周围环境的关系能够正确辨别,与环境具有良好的协调一致性。

6. 社会功能相对完好。患者的社会功能相对完好具有两层含义:一是相对于精神病人,这些患者的社会功能是完好的,绝大多数患者可以保持相对正常的社会功能。但与正常人或患者本人病前的社会功能相比会有不同程度的影响,有的患者因症状的严重而导致严重的社会功能受损。

二、诊 断 原 则

在精神科临床上,神经症性及躯体形式障碍的诊断应用很少,往往需要给出某一种具体的疾病诊断名称。但是,神经症性及躯体形式障碍作为一类精神障碍,进行初步的判断对于进一步细化诊断也具有一定的临床意义。ICD-10 对神经症性障碍并没有描述性定义和诊断标准。所以,在此依据精神障碍的诊断原则对该类障碍的诊断原则介绍如下:

1. 以功能性临床症状为主的原则　患者至少表现出下列 1 项症状,如恐惧、强迫、惊恐发作、焦虑、躯体形式症状、躯体化症状、疑病症状等,同时没有相应器质性病变基础。

2. 症状达到一定严重程度的原则　患者的社会功能受到一定损害或表现出无法摆脱的精神痛苦,促使其主动求医。

3. 病程要达到一定时间标准的原则　症状存在且自我感到痛苦或影响社会功能至少持续超过一定的时间(惊恐障碍除外)。

4. 需要排除躯体疾病和其他精神障碍的原则　该类精神障碍的诊断需要排除器质性精神障碍、精神活性物质与非成瘾物质所致精神障碍和各种精神病性障碍所引起的神经症性及躯体形式障碍症状的情况。

由于神经症症状的特征是没有相应器质性疾病基础,而有许多躯体、脑疾病和精神障碍可以表现出神经症性症状,所以在该组疾病的诊断中,鉴别诊断尤为重要。诊断时,一定要详细地了解病史,进行全面系统的体格检查和必要的实验室及辅助检查,认真地进行精神检查,在确信没有躯体、脑疾病或其他精神障碍证据的前提下才能做出诊断。

三、治 疗 原 则

基于现代精神病学对神经症性及躯体形式障碍的理解,该组精神障碍的治疗应采取药物、心理和物理等综合治疗的原则。由于这组障碍的发病与心理社会因素密切相关而且呈慢性迁延性病程,所以其治疗应遵循心理治疗为主、药物治疗为辅的原则。有观点认为,药物治疗联合心理治疗对于这些患者的治疗效果更为理想。临床上主要使用支持性心理治疗、认知行为治疗、精神动力取向心理治疗和家庭治疗等。常用的化学药物主要有抗焦虑药物、抗抑郁药物、β 受体阻断剂甚至小剂量抗精神病药物。由于该组精神障碍多呈现慢性病程、易复发的特点,所以在治疗上也要遵循全病程治疗的原则。即在急性期治疗的基础上进行巩固期治疗,然后进行必要的维持治疗。

第二节　恐惧性焦虑障碍

一、概　　述

恐惧性焦虑障碍(phobic anxiety disorder)又称恐惧症(phobia)、恐怖症、恐惧性神经症(phobic neurosis)，是一种以过分和不合理地惧怕外界客体、处境或与人交往为主要特征的焦虑障碍。患者明知恐惧没有必要，但仍不能防止其发生，恐惧发作时常伴有明显的焦虑和自主神经功能亢进症状。患者极力回避所害怕的客体、处境或人际交往，或是带着畏惧去忍受，因而影响其正常生活、工作或学习与社会交往。

恐惧是一种正常防御性的情绪反应。病理性恐惧与正常的害怕、恐惧是不同的。病理性的恐惧往往在现实环境中并不存在可以证实的真实威胁，恐惧的体验与客观环境并不相称，而且患者的社会功能受损。恐惧症具有如下特点：①恐惧的对象存在于客观环境中；②焦虑、恐惧情绪是指向特定的对象的；③焦虑、恐惧的程度与现实威胁不相符合；④回避是缓解焦虑、恐惧的主要方式；⑤患者能够认识到恐惧的不合理性，但又不能控制。在临床上有场所恐惧症、社交恐惧症和特定恐惧症三种表现形式。

在英语国家，场所恐惧症的患病率为 2.9% ～ 6.7%，社交恐惧症为 1.7% ～ 2.6%，特定恐惧症半年患病率在 5% ～ 12% 之间。亚洲国家患病率相对偏低，我国仅为 0.59‰（1982）。该症女性多于男性。发病年龄多在 20 岁左右。中青年人患病率最高。常见类型为广场恐惧症，但近年来社交恐惧症也有所增加。

（一）病因与发病机制

恐惧性焦虑障碍的病因和发病机制并未阐明，现有的研究显示其发病与心理社会因素和生物学因素有关。

（二）心理社会因素

部分恐惧性焦虑障碍患者的发病与心理社会因素有关。有资料表明，近三分之二的患者病前能够追溯到与其发病有关的生活事件。在生活事件和心理素质的共同作用下促使恐惧症的发生。在疾病发生的心理机制上不同的心理学派对此有不同的解释。

1. 心理素质因素　有的学者认为部分患者具有内向、胆小、害羞、被动、依赖、焦虑等人格特点。如果自幼受到母亲的过度保护，成年以后也易发生恐惧症。

2. 精神动力学派的观点　强调患者童年的经历，如羞辱或批评性遭遇、父母的不和、童年丧失父母或与父母分离等。在以后生活事件的诱发下，通过置换、投射和逃避防御机制将内在客体关系外在化，从而表现出焦虑与恐惧。

3. 学习理论的观点　行为主义学派强调条件性学习在恐惧症发病中的作用，认为恐惧症是患者通过条件学习和自我强化而固定下来的习惯性行为。美国学者华生曾用条件反射形成的原理使一个原来不怕小鼠和白兔的婴儿产生了恐惧，后来又用条件反射消退的原理使其恢复正常（实验性神经症）。但是，也有部分患者并无恐吓的经历而发生恐惧症，或者经历过极度的惊吓，但并未出现恐惧症的人群，这些是条件反射理论目前难以解释的现象。

4. 认知理论　认为恐惧症是患者高估所害怕情景或事物的危险性所致。患者对所面临的对象或处境，由于选择性注意或认知歪曲，对其危险性给予夸大性的或歪曲的认识，而导致恐惧情绪的出现。

（三）生物学因素

1. 遗传因素　有证据证明特定恐惧症具有家族聚集性，遗传因素可能起一定作用。通过双生子同病率和家系的研究提示，遗传因素在社交恐惧症的发病中具有中等程度的作用，但在广场恐惧中的作用并无定论。Kendler 等对 2163 对女性双生子研究认为，动物恐惧症比社交恐惧症和场所恐惧症的遗传性更强。

2. 神经生化　在神经生化及内分泌方面的研究提示，NE、5-HT 和 GABA 系统以及下丘脑-垂体-肾上腺轴有可能参与恐惧症的发病。在恐惧反应中患者常常会表现出体内的一系列生物学改变和相应的生理变化。但是，在神经内分泌方面的检查并未发现社交恐惧症与正常人的差异。有关这方面的证据多来自临床精神药理学。影响 GABA 的抗焦虑药物、影响 NE 和（或）5-HT 的抗抑郁药物可以减轻或缓解恐惧症的恐惧、焦虑症状，为此提供了强有力的证据。但是，神经生化和内分泌方面的有关研究结果并不一致,仍需进一步探讨。

3. 神经影像 神经影像学的研究提示,社交恐惧症可能与基底节和纹状体的 DA 功能障碍有关。已有的研究显示,社交恐惧症患者比正常对照在纹状体内的 DA 回吸收位点密度减低。

二、临床表现

恐惧症临床表现多种多样,临床上常见的主要为以下三种。

（一）场所恐惧症（agoraphobia）

又称广场恐怖症、旷野恐怖症或幽室恐惧症,是恐惧症中最常见的一种类型。多发病于成年早期或中年期,女性多见。患者主要表现为害怕单独离家外出或独自留在家里;不敢到喧闹拥挤的场所（如火车站、商场、剧院、餐馆）;害怕乘坐公共交通工具,如拥挤的船舱、火车、地铁等;对某些特定场所的恐惧、害怕,如空旷的广场、公园、黑暗场所等。患者过分担心在上述情境时发生危险而自己不能及时逃离,或者出现令人感到尴尬的局面。为此,患者感到焦虑、紧张不安,出现头晕、心悸、胸闷、出汗等自主神经系统症状。有的患者早期也可努力克服这种困境,但仍感到恐惧、痛苦。在人陪伴的情况下,焦虑、恐惧的程度会有所减轻。因此,患者会越来越依赖他人的陪伴,有些患者由此而常常把自己困在家里,不敢出门,影响其社会功能。

有些患者在典型的场所恐惧中,伴有惊恐发作。患者感到突如其来的失控感、发疯感或濒死感。有的患者在某种场景中出现惊恐发作,导致以后对这种场景的恐惧。也有的患者起始有惊恐发作,但以后面对这种场景没有惊恐发作,只是感到不适、害怕等。有的时候,患者为了消除对这些场景的恐惧感,往往采取一些应对措施,饮用酒精、服用药物等。所以,这样的患者常常会伴有物质滥用。

【病例】

患者,女,30 岁。一年前某天晚上到电影院看电影。在电影播放过程中,患者无明显原因感到浑身不适,紧张,呼吸不畅,胸闷气短,周围的空气好像凝固了,似要发生什么事情。匆匆忙忙离开电影院后这种不适、恐惧症状消失。患者以后自己单独不敢再去电影院看电影,害怕发生自己不能预料的事情,为此而苦恼,主动求治。

患者的主要症状是惊恐发作后出现对电影院的场所恐惧,诊断要考虑场所恐惧症伴惊恐发作。

（二）社交恐惧症（social phobia）

又称社交焦虑障碍（social anxiety disorder,SAD）。常发病于青少年或成年早期,男女发病概率均等。患者主要表现为对社交场合和人际接触的过分担心、紧张和害怕,害怕别人审视或评价,伴随出现自主神经兴奋症状及回避行为。

在临床上,社交恐惧症可以表现出两种亚型。一种是特定性社交恐惧症。患者可表现为对孤立的社交情形的恐惧。如患者害怕在公共场合进食或说话、聚会、开会,怕自己做出一些难堪的行为而使自己感到尴尬、窘迫等;在公共场合与人接触怕自己脸红（脸红恐惧）、怕与他人目光对视（对视恐惧）,或怕别人审视自己而发现自己的不安窘相和内心秘密等。另外一种是广泛性社交恐惧症。患者对广泛性的社交情形恐惧、害怕,如除家庭情景外害怕所有的社交情形。由于患者在与人交往或社交场合表现出明显的害怕、紧张,回避行为比较明显,严重者可导致完全的社会隔离。在两种类型中,广泛性社交恐惧症对患者社会功能的影响更大,与抑郁症、酒精依赖的共病率较高。

【病例】

男,29 岁。一年前分配到一新单位公关部门上班,各种应酬、招待很多,自己感到压力很大。近半年来患者感到无所适从,痛苦不堪,只要遇到开会、接待客户就感到负担很重,担心自己接待不好,或自己没有能力去应对。有一次,因必须带一位顾客去饭店就餐而感到不舒服,担心自己不能招待好这位顾客。尽管他知道顾客很好,但他仍然担心自己就餐时会做出让别人不愉快的事,或怕自己失态而使自己尴尬。整个就餐过程中感到非常紧张,害怕,不敢进食,声称自己不饿而只是啜一杯水。自己为此痛苦,寻求帮助。

该患者主要特点是对与人打交道场景的恐惧,诊断考虑社交恐惧症。

（三）特定恐惧症(specific phobia)

以前也称单纯恐怖症(simple phobia)。大多发生于儿童早期,女孩多于男孩,部分严重患者可持续到成年。特定恐惧症是指患者对某些情境、活动或客体的非理性恐惧,患者极力回避所恐惧的情境或客体。特定恐惧症包括预期焦虑、恐惧刺激引起的焦虑情绪,以及为了减轻焦虑而采取的回避行为。特定恐惧的焦虑情绪和回避行为给患者带来很大的痛苦,并对其社会功能带来明显影响。特定恐惧症也会有惊恐发作,或伴有心率加快、震颤、虚脱或头晕、呼吸困难、出汗等反应。

特定恐惧症在临床上常见的类型有:①动物恐惧:最常见。表现为对动物或昆虫的恐惧,如昆虫、鼠、蛇、狗、猪、猫等。②自然环境恐惧:如恐高处、黑暗、雷电、风、水等。③血液—注射—损伤恐惧:对鲜血、外伤、打针、拔牙、手术的恐惧。④幽闭恐惧:如飞机、电梯等密闭空间的恐惧。⑤其他类型的恐惧:害怕窒息、呕吐或脏的地方,或尖锐锋利物品等。其中,害怕血液—注射—损伤类型的恐惧表现为血管舒张,心跳减慢,甚至晕厥,与其他类型的恐惧生理反应不同。

【病例】

女,25 岁。幼年时曾被村里的狗惊吓,以后谈到狗就害怕,心惊肉跳。上学或到村里做什么事情,均不敢单独来做,需要家人陪同。最近半年来工作繁忙,压力较大,因有可能在街上见到狗,患者拒绝离家去上班。自己也明白不一定能遇到狗,但自己不能控制。

该患者主要特点是对狗的恐惧,诊断应考虑动物恐惧症。

三、诊 断

（一）诊断

恐惧性焦虑障碍的诊断主要依据患者的主要临床表现特点,同时符合神经症性障碍的诊断原则。其主要的诊断要点有:

1. 患者对某些客体或处境有强烈的恐惧,恐惧的程度与实际危险不相称。同时伴有自主神经症状。

2. 必须有反复的或持续的回避行为。

3. 自知力存在。知道恐惧过分、不合理,或不必要,但无法控制。

4. 符合严重程度的症状持续超过 3 个月(DSM-5 要求 6 个月以上)。

依据上述的诊断要点可以做出恐惧症的诊断。然后根据患者的临床表现特征,即所害怕的场景、社交场合和人际交往或特定的对象来分别进行恐惧症亚型的诊断。

（二）鉴别诊断

对恐惧症的诊断需要认真进行体格检查,以及必要的心电图、脑电图、血常规等检查以排除躯体疾病可能导致的情况。需要鉴别的精神障碍有:

1. 惊恐障碍 场所恐惧症的患者可以出现惊恐发作,表现出失去控制、极度惊恐的症状,需要与惊恐障碍进行鉴别。如果是在某种明确的场所而出现的惊恐发作,这种惊恐发作是由于害怕这种场所所致的,则诊断为场所恐惧症伴惊恐发作。虽然惊恐障碍由于害怕惊恐发作而不敢出家门或需要人陪伴,但往往与场所关系不大,发作时没有固定的诱发因素以资鉴别。如果同时有恐惧症和惊恐障碍的诊断,则分别列出诊断。

2. 广泛性焦虑障碍 有的恐惧症患者表现出紧张、害怕、出汗、坐卧不安等,需要与广泛性焦虑障碍进行鉴别。广泛性焦虑障碍主要表现为没有客观对象的紧张、害怕,担心的事情变化不定,且回避行为不明显,而恐惧症害怕的对象明确,且回避行为明显。

3. 强迫障碍 恐惧症患者明知自己的恐惧没有道理,但又控制不住,需要与强迫障碍进行鉴别。强迫障碍患者担心、害怕的对象是自己的强迫观念或行为,非客观现实中的客体或处境,同时具有强烈的控制意愿,明显的强迫观念或行为,但回避行为不明显。恐惧症的控制愿望并不强烈,回避行为突出。

4. 精神分裂症 精神分裂症在幻觉或被害妄想的影响下可以出现类似恐惧症的恐惧症状表现。在临床上主要通过深入了解其特征性症状,如精神病性症状(幻觉、妄想、联想过程障碍、情感淡漠等)和自知力受损,而在客观环境中不具备明确的恐惧对象等可进行鉴别。

四、治　疗

恐惧性焦虑障碍的治疗主要是心理治疗与药物治疗,二者可以分别单独使用或联合使用。在特定恐惧症的治疗中主要以认知行为治疗(cognitive behavior therapy,CBT)为主。场所恐惧症和社交恐惧症以 CBT 与药物联合治疗为主。

(一)心理治疗

在目前临床上常用的心理治疗中,具有循证证据支持的心理治疗方法是 CBT。在 CBT 治疗中,主要包括疾病知识教育,认知重组、暴露或冲击疗法、系统脱敏、放松训练、社交技能训练等技术方法。在治疗中一般每周进行 1 次,连续治疗 12～18 次,往往至少需要持续 3 个月。目前的临床研究显示,CBT 对于恐惧症具有明确的疗效,小组认知行为治疗对社交恐惧症效果更好。在特定恐惧症中主要以 CBT 治疗为主。与药物治疗相比,CBT 疗效保持的时间要比药物治疗的疗效更持久。

在进行 CBT 治疗时基于不同的疾病亚型在治疗技术的应用上会略有不同。首先在与患者建立良好治疗关系的基础上,对其进行有关疾病知识的教育,让患者对恐惧症有正确的理解。对于场所恐惧症和特定恐惧症应用暴露或冲击疗法效果肯定。在暴露治疗中可以是现实暴露或想象暴露,可以是冲击性暴露,也可以是逐级暴露。对伴有惊恐发作的场所恐惧症患者在进行暴露的同时,需要使用基于认知心理生理模型的惊恐控制治疗技术(呼吸控制技术、认知重建技术和焦虑、惊恐教育)。社交恐惧症除暴露、认知重组和放松训练等治疗外,往往联合使用社交技能训练,以改善患者的社交技能,消除社交焦虑。

其他心理治疗,如精神动力性治疗,在 CBT 无效或不能提供时也可推荐选用。

(二)药物治疗

恐惧性焦虑障碍的主要治疗药物包括抗焦虑药物、抗抑郁药物和 β 受体阻断剂。

1. 抗焦虑药物 缓解恐惧症的焦虑症状疗效肯定,起效迅速,剂量调整方便。但作用持续时间短,且有依赖性的缺点。在临床上常常是短期使用,不能长期服用。常用的药物有氯硝西泮(2～8mg/d)、阿普唑仑(0.8～2.4mg/d)、劳拉西泮(1～6mg/d)等。已有临床证据显示,氯硝西泮、阿普唑仑对于社交恐惧症和场所恐惧症有效,但对特定恐惧症治疗效果的证据不多。

2. 抗抑郁药物 三环类抗抑郁药物(TCAs)、单胺氧化酶抑制剂(MAOIs)、选择性 5-HT 再摄取抑制剂(SSRIs)都可用于恐惧症的治疗,且具有肯定的疗效。5-HT 和 NE 再摄取抑制剂(SNRIs)类药物也有治疗恐惧症有效的报道。由于 TCAs、MAOIs 在使用中安全性较低、使用不方便等缺点,目前临床上常用的一线药物是 SSRIs 药物,如帕罗西汀(20～50mg/d)、舍曲林(50～200mg/d)和氟西汀(20～60mg/d)等。若一线用药效果无效,可以选用 TCAs 或 MAOIs 药物治疗。目前的研究结果显示,苯乙肼可能是治疗社交恐惧症效果最为肯定的药物。TCAs(如米帕明)治疗社交恐惧症也有一定效果。场所恐惧症伴发惊恐发作也可以应用 SSRIs 治疗。对于特定恐惧症的药物治疗使用不多,有证据显示 SSRIs 治疗有效,可以试用。

3. β 受体阻断剂 如普萘洛尔或阿替洛尔,具有缓解自主神经兴奋有关的躯体症状的作用。对于特定性社交恐惧症有效,特别是表演性焦虑效果更好,但对于广泛性社交恐惧、场所恐惧和特定恐惧无效。

恐惧症的药物治疗主张单一用药,起始剂量要小,治疗剂量与抑郁症的治疗剂量类似,对于回避行为的治疗剂量需要相对较大。对于急性治疗有效后是否需要维持治疗,维持治疗的时间需要多长,目前这方面的证据不多。有限的证据提示维持治疗可以减少社交恐惧症的复发。目前临床上当恐惧症状消失后仍建议维持治疗 1 年。然后缓慢逐渐减药,直至停用。停用以后,症状复发时再及时用药。

五、病程与预后

场所恐惧症是一种慢性迁延性疾病,疾病的严重程度经常波动。一般来说,场所恐惧症的远期预后较好,部分患者转为慢性,社会功能受到影响。对于社交恐惧症倾向于慢性病程,平均病程大约 20 年。自发缓解的可能性较小,常继发社会功能损害。发病于儿童期的特定恐惧症随年龄增长倾向于自然消退,症状持续到成年或较晚发病者常发展成为慢性病程。目前随着药物治疗和 CBT 的应用,恐惧症的治疗、预后都有明显改观。起病急、有明确的发病原因、病前人格健康、良好的社会支持、病程短、较高的治疗动机提示预后良好。

第三节 惊恐障碍

一、概　述

惊恐障碍(panic disorder,PD),又称急性焦虑发作,是一种以反复发作的惊恐发作为主要原发症状的焦虑障碍。惊恐发作并不局限于任何特定的情境,具有不可预测性。一般急性发作,症状在发病后约 10 分钟达到高峰,大部分患者体验到很明显的躯体症状,往往首次急诊就诊。由于 PD 患者躯体症状突出,多寻求非精神科治疗。但非精神科医师多不能识别这种疾病,误以躯体疾病进行治疗。对患者的过多检查和不恰当的治疗会加重患者的焦虑,增加患者的疾病负担。

PD 在 ICD-10 中作为其他焦虑障碍中的一种区别于广泛性焦虑障碍。在我国 CCMD-3 则属于焦虑症的一种表现形式。在 DSM-5 中作为独立的一种焦虑障碍。所以,PD 患病率资料在不同国家和时间所进行的调查结果差异较大。在西方发达国家 PD 的终生患病率为 1.7%~2.9%。我国台湾地区 PD 终生患病率是 0.4%。在基层保健机构就诊患者中占 21%。在心血管内科急诊中常见。女性比男性多 2~3 倍,发病高峰年龄多在 25~44 岁。

二、病因与发病机制

PD 发病原因和机制并不十分清楚,目前主要认为与心理社会因素和生物学因素有关。

(一)心理社会因素

PD 患者在发病之前可以有应激性生活事件,也可以没有明确的发病诱发因素。

1. 人格特质　PD 患者发病前的人格特点由于受到疾病本身的影响很难明确其关系。目前也并没有明确 PD 的发病与某种特定的人格特征有关系。但是,有学者对 PD 患者的人格进行随访研究发现,依赖与回避性人格特征与 PD 治疗的波动有关,具有依赖性人格特质的人可能能够预测惊恐发作的出现。

2. 认知行为理论　行为学习理论认为 PD 的发生是焦虑恐惧反应与某中性刺激结合,通过学习而获得的结果。PD 患者在某种情况下将心跳加速与某种危及生命的情景相结合,以后当自身情绪或其他因素导致身体的轻微变化(心跳加快)时,就引发出极度危险恐惧的情绪出现(条件反应)。同时,患者对信息加工的偏离(注意偏向),对自己的躯体感受过度敏感,并进行灾难化的解释和评价,导致自主神经症状出现或加重,使惊恐发作出现或维持。

3. 精神动力学派　PD 患者的惊恐发作系幼年压抑在无意识领域中的创伤,如与父母分离、躯体或性的创伤等,在外部情境应激因素的促发下,通过反应形成、抵消、躯体化或外化等防御机制的使用,对抗无意识领域中被激活的内心冲突的结果。

（二）生物学因素

在 PD 的生物学病因研究中,有许多证据提示遗传因素、中枢神经递质、CO_2 等某些化学物质与此症的发病有关。

1. 遗传因素　家系调查发现 PD 患者一级亲属的 PD 患病风险是其他精神疾病一级亲属的 4～8 倍。双生子同病率研究发现,PD 患者 MZ 同病率(80%～90%)显著高于 DZ 的同病率(10%～15%)。说明遗传因素在 PD 发病中起一定作用。

2. 神经生化　与 PD 有关的神经递质主要包括 NE 能系统、GABA 能系统和 5-HT 系统。有证据显示,血清素拮抗剂和促进剂混合物可以加重 PD 患者的焦虑水平。临床前研究发现,在杏仁核底侧、中脑和下丘脑区域抑制性 GABA 递质稀释可引起焦虑样的生理反应。用 α_2 受体激动剂(可乐定)或拮抗剂(育亨宾)可以激活蓝斑区细胞并诱发 PD 患者的惊恐样发作,血浆中 MHPG 增加。同时,现代精神药理学研究也发现,影响上述神经递质的药物可以部分缓解 PD 患者的焦虑症状或减少惊恐发作。

3. CO_2 高敏感假说　控制性的过度换气或呼吸性碱中毒都不能诱发 PD 患者的惊恐发作,但是静脉内注射乳酸钠、重碳酸盐和空气中 5%～35% CO_2 吸入可以诱发 PD 患者的惊恐发作。这些证据提示,PD 患者脑干中有高敏感的 CO_2 化学感受器。乳酸盐和重碳酸盐均在体内转换成 CO_2,CO_2 通过血脑屏障,造成短暂的皮质高碳酸血症,激活脑干 CO_2 化学感受器,发出“假窒息警报”,引起过度换气和惊恐发作。

4. 神经影像学研究　PD 患者右侧颞中回、眶额内侧皮质体积减小;左前扣带回背侧损伤可导致 PD。有报道 PD 患者右侧颞叶皮质萎缩,也有报道 PD 患者皮质血流量调节不良。在激活状态下额叶功能活动信号不稳定,而边缘系统和脑干的高活动状态得到延续。这些研究结果提示 PD 与前脑对边缘系统和脑干的抑制作用下降有关。

三、临床表现

惊恐障碍主要以惊恐发作为主要的临床特征。患者多在进行日常活动时突然出现惊恐发作,感到马上就要死亡或发疯、失去控制。首次发作多在成年早期,30 岁左右多见,也有 60 岁发病的病例。典型的惊恐发作表现可以分为精神症状和躯体症状。

（一）精神症状

典型惊恐发作的精神症状主要表现为患者突然出现的强烈的惊恐体验,伴濒死感、窒息感或失控感。

1. 惊恐体验　患者突然出现极度惊恐、惊叫、惊慌失措、紧张不安、惊恐万状,犹如大祸临头感。

2. 窒息感　患者感到胸部压迫感,呼吸困难,胸闷气短,不能自主呼吸,甚至窒息感觉。常不由自主地奔向窗户,推开门窗,让空气进入胸腔等。

3. 濒死感　患者突然觉得自己不行了,要死亡了。有的患者奔走呼救,有的患者担心自己心脏问题而就地静卧,不敢活动。

4. 失控感　患者担心自己失去控制而精神失常。觉得自己不能控制自己了,要做出自己难以忍受的“傻事”,或觉得自己要发疯了,精神要崩溃了。

5. 现实解体或人格解体　部分患者在惊恐发作时可出现不真实感或人格解体。觉得周围环境不真实,时间凝固了,自己离开了自我等。

（二）躯体症状

惊恐发作时患者常伴有明显的自主神经功能紊乱症状,出现相应系统的躯体症状。

1. 心血管系统症状　患者感到胸部疼痛或不适、心慌、心悸、心动过速、心跳不规则等。

2. **呼吸系统症状**　患者感到呼吸迫促、呼吸困难、咽部发紧感,或出现过度换气等。

3. **神经系统症状**　患者感到头晕、头昏、头痛、晕厥或麻木感、麻刺感、寒战或脸部潮红、出汗等。

惊恐发作一般发病非常急,10 分钟达到高峰,发作持续几分钟或几小时,但通常不超过 1 小时,可自行终止。在遇到重要事故或威胁性疾病、亲密关系丧失、与家人分离或产后、工作紧张等情况下出现惊恐发作也很常见。惊恐发作前及发作过程中,患者意识清晰,事后能够回忆。因此,有的患者在首次发作后,担心再次发作,称预期焦虑。由于这种预期焦虑,而回避发作时的情景或限制自己的活动,对自己的生活、学习或工作带来影响。尽管惊恐发作是发作性的反复出现的,但在临床上有的患者诉惊恐发作持续存在。

【病例】

女,22 岁。2 个月前在某商场购物时突然感到心前区不适、心悸、出汗和呼吸困难,怀疑自己心脏病发作,感到紧张、害怕,紧急到附近医院急诊室就诊。在医院检查,除脉率增快外,体格检查其余结果均正常。在急诊室未进行任何治疗,休息一会儿后症状缓解。后来在学校上自习和体育课时又有几次发作,症状表现类似。每次到医院检查都没有发现任何异常。每次发作持续不超过 1 小时。但患者感到自己的心脏有问题,担心这种症状再次出现,为此紧张、害怕,自己不敢单独上街、单独在教室看书。

患者主要表现出发作性的惊恐发作,预期焦虑影响到其社会功能,应考虑惊恐障碍的诊断。

四、诊　断

（一）诊断

PD 的诊断要点:

1. 以惊恐发作为主要临床特征,发作间歇期基本正常。

2. 惊恐发作出现在没有客观危险的环境。

3. 不局限于已知的或可预测的情境。

4. 因难以忍受又无法解脱,而感到痛苦或社会功能受损。

5. 在 1 个月内至少有几次（3 次）明显的惊恐发作,或首次发作后继发的预期焦虑持续 1 个月以上。

6. 体格、实验室及辅助检查无相应的阳性发现。

（二）鉴别诊断

惊恐发作作为继发症状,可见于多种不同的精神障碍,如恐惧症、抑郁症、精神分裂症等,并应与某些躯体疾病鉴别。

1. **躯体疾病**　二尖瓣脱垂、心绞痛发作、嗜铬细胞瘤、癫痫、低血糖、阵发性室上性心动过速、肺栓塞等躯体疾病可出现惊恐样发作。在临床上要认真进行鉴别诊断,以免误诊。通过详细收集病史、仔细的体格检查、必要的实验室检查和物理检查可以与躯体疾病进行鉴别。但是,对惊恐障碍患者进行实验室检查要有针对性,不宜"拉网式"检查,以免增加患者的疑病倾向。

2. **场所恐惧症**　PD 的惊恐发作有时与一定情境有关,如商场、车站等,但患者的惊恐发作并不限于上述情境,有时是不可预测的、没有固定情境的惊恐发作。如果惊恐发作是针对有关场所的恐惧而出现的,则诊断为场所恐惧症。

3. **抑郁症**　抑郁症患者经常会伴发惊恐发作,PD 患者也会出现抑郁,临床上要注意鉴别。这时要仔细发现抑郁症的临床特征,对符合抑郁发作诊断标准而伴发惊恐发作的患者应作抑郁症的诊断。

4. **精神分裂症**　精神分裂症也可以出现惊恐发作,临床上主要通过挖掘精神分裂症特征性的精神病性症状（幻觉、妄想、思维联想障碍、自知力损害等）进行鉴别。

在临床上有时精神活性物质（咖啡、酒、海洛因等）、镇静催眠药物的使用或戒断反应也可有类似惊恐发作的表现,通过详细询问病史以资鉴别。

五、治　疗

PD治疗主要包括心理治疗和药物治疗。在循证证据支持的PD心理治疗中主要是CBT。药物治疗主要是抗焦虑药物和抗抑郁药物治疗。临床上往往需要心理治疗与药物治疗联合应用以取得更好的效果。

(一)心理治疗

PD可用的心理治疗有支持性心理治疗和CBT。

1. 支持性心理治疗　包括对疾病的知识教育,支持与理解、同情与鼓励等。但PD的支持性心理治疗循证研究证据很少。

2. CBT　PD的CBT包括心理教育、认知重建、呼吸控制、放松训练、想象练习、暴露六种成分。在针对PD的CBT中常用的是惊恐控制治疗。依据影响惊恐和焦虑体验的认知心理生理学的三系统模型制订治疗策略。其中主要包括呼吸控制技术——针对生理症状,如心悸、出汗、头晕、恶心;认知重建技术——针对认知症状,如怕失去控制、发疯感;暴露技术、内感性暴露技术——针对行为症状,如回避、踱步,或麻刺感、眩晕等。CBT治疗PD需11～15次,7～14小时,持续3～4个月。80%～90%的患者有效。但针对与PD复发的有关问题(如家庭问题、人际关系问题等)的心理治疗也是必需的。

(二)药物治疗

PD的药物治疗可用抗焦虑药物和抗抑郁药物。常用的抗焦虑药物主要有苯二氮䓬类药物、阿扎哌隆类药物和β受体阻断剂。苯二氮䓬类药物治疗PD具有疗效好、显效快、无抗胆碱副作用的优点,常常是迅速控制惊恐发作的有效治疗。抗抑郁药物治疗PD主要是SSRIs和TCAs。常用的抗抑郁药物有米帕明(150～250mg/d)、氯米帕明(150～250mg/d)和SSRIs药物。帕罗西汀、西酞普兰、舍曲林和氟西汀的疗效优于米帕明及阿普唑仑。PD的药物治疗尽管有效,但相当多的患者在停用药物后,在心理社会因素的影响下易反复或复发,而且苯二氮䓬类药物长期使用会出现药物的耐受性和依赖性。所以,临床上治疗PD主要使用抗抑郁药物,特别是SSRIs类药物作为一线治疗药物,而苯二氮䓬类药物只在急性治疗阶段短期使用。对于难治性患者可以考虑合并用药,常用的合并用药有丙戊酸钠、丁螺环酮等。合并使用这些药物对有的患者有效。

在PD的一线药物治疗中,SSRIs具有疗效好、副作用小的优点。在实际应用中往往需要单一用药,从小剂量开始,逐渐加量,大多数患者需要达到抗抑郁的剂量。一般在药物治疗有效后,往往维持治疗需要在8～12个月以上。有研究表明,PD是一种慢性的、可能持续终生的障碍,中断治疗易复发。药物治疗有效者停药后,30%～90%会复发。

六、病程与预后

PD呈慢性病程,症状时轻时重,反复多次发作。在慢性病程中可伴发场所恐惧症和其他焦虑、抑郁障碍。有研究发现,有约75%的PD患者经过治疗获得中等到明显的改善,20%的患者症状持续存在。一份治疗后随访6～10年的报告显示,30%的患者痊愈,40%～50%的患者症状改善但仍有症状,20%～30%的患者症状持续不变或加重。病前社会功能良好,病程短的患者预后良好,合并场所恐惧、重性抑郁、物质滥用和人格障碍者预后较差。

第四节　广泛性焦虑障碍

一、概　述

广泛性焦虑障碍(generalized anxiety disorder,GAD),又叫慢性焦虑症、自由浮游性焦虑症。是一种以缺乏明确客观对象和具体内容的提心吊胆、紧张不安为主要临床特征的焦虑障碍,并有显著的自主神经症状、肌肉紧张及运动性不安。患者因难以忍受又无法解脱而感到痛苦。

在西方发达国家 GAD 终生患病率为 3.9% ~6.6%,年患病率为 1.1%,我国为 1.48‰(1982)。我国台湾 GAD 终生患病率为 3.7% ~10.5%。绝大多数 GAD 患者并不认识到自己得了精神障碍,往往到综合医院而不是精神科就诊。在综合医院焦虑综合征的患者中,GAD 占 12%。据估计 GAD 和 PD 在心血管门诊患者中约占 10%。发病年龄多在 20 ~40 岁之间,女性比男性多见,通常为慢性病程。

二、病因与发病机制

GAD 的发病原因和机制并不十分清楚,可能与心理社会因素和生物学因素有关。

（一）心理社会因素

1. 人格因素　GAD 与人格特征没有必然的病因联系。部分患者在病前具有易于紧张、恐惧、敏感、警觉性高等人格特点。

2. 应激因素　在 GAD 患者发病前有的存在心理社会应激因素,患者在遭遇某些生活事件后发病,尤其是威胁性事件更易导致焦虑,但有的患者也可无明确的发病诱发因素。

3. 精神分析观点　精神动力学派认为焦虑是压抑在无意识领域中的不被意识所接受的冲动向自我发出的信号,使自我通过心理防御机制抵抗来自无意识领域的冲突。当这些防御机制使用不成功,就表现出各种焦虑障碍。GAD 是患者为避免令自己不安的内心无意识冲突的侵扰,为了保护自我而采取持久的焦虑表现。焦虑是一种保护性反应。

4. 认知行为理论　行为学派认为 GAD 是焦虑恐惧反应与某中性刺激结合,通过学习的结果。GAD 患者由于自动化思维对内外信息的危险性的过度评价而激发病理性焦虑的出现。导致 GAD 持续存在的机制可能有:①焦虑担心是逃避更强烈的负性情感的一种策略;②对于未来不可能威胁的担心焦虑排除了解决现实问题的紧迫性,限制了解决冲突的能力;③GAD 患者采取某种程度的想象性思维,相信他们的担忧可以阻止更糟糕的结局,从而对焦虑过程进行了负强化。

（二）生物学因素

1. 遗传因素　已有的资料支持遗传因素在 GAD 的发生中起一定作用。家系调查发现 GAD 患者一级亲属的患病率达 25%,明显高于正常人群。双生子同病率研究发现,GAD 患者 MZ 同病率(50%)也高于 DZ(15%),但也有没有差异的报告。

2. 神经生化　与焦虑关系密切的神经递质系统包括 NE 能系统、GABA 能系统、5-HT 系统。PET 研究发现 GAD 患者左颞极 GABA 受体结合率降低,苯二氮䓬类药物作用于苯二氮䓬类受体可消除焦虑反应,提示焦虑与 GABA 能系统有关。NE 能系统与人类的焦虑反应有关,GAD 患者外周血 α_2 受体减少,α_2 受体拮抗剂育亨宾能增加 NE 浓度而引起焦虑,影响大脑额叶及边缘系统 NE 能系统的药物(如可乐定)可以治疗焦虑症状。影响 5-HT 系统的抗抑郁药物也可以部分或完全缓解患者的焦虑症状。这些证据提示,GAD 发病可能与脑干(主要是蓝斑)、边缘系统以及额叶前部的功能异常有关。

3. 其他　有限的脑影像资料显示,GAD 患者白质和基底节的代谢较正常对照降低。脑电生理发现,GAD 患者的诱发电位和 α 节律异常,睡眠 EEG 中睡眠中断增加,δ 波睡眠减少,REM 睡眠减少,这些变化与抑郁障碍的变化不同。

三、临床表现

GAD 常呈慢性或亚急性起病。主要临床表现特征为精神性焦虑、运动性紧张、自主神经活动亢进和警觉性增高。

1. 精神性焦虑　患者主要表现出与现实处境不相称的过度的持续的痛苦、担忧、焦虑体验。担心忧虑的事情多为日常生活中的琐事。成年患者多为自己的工作、家庭、经济、健康而过度忧虑,青少年患者更多表现为对学校操行方面的不安。如担心家人健康、工作失误、经济问题、人际关系、学习落后等。这些担心在现实中是不存在的或者没有达到患者所担心的程度。同时,患者注意力集中困难,记忆力下降,学习或工作效率下降。

2. 运动性紧张 患者主要表现为运动不安和肌肉紧张。运动不安症状主要有无目的的小动作增加,坐卧不安,来回踱步,不能静坐,身体发抖等。肌肉紧张主要表现为患者表情紧张,双眉紧缩,紧张性疼痛,肌肉紧张或四肢震颤或姿势僵硬等。

3. 自主神经功能紊乱 患者感到眩晕、心悸、心律不齐,呼吸急促、胸部发紧,口干、胃部不适、便秘或腹泻,阵发性地发冷发热、皮肤潮红或苍白、出汗、手脚冰凉或发热、小便过频、喉头有阻塞感等自主神经功能障碍症状。有的患者可以出现阳痿、早泄、月经紊乱等症状。

4. 警觉性增高 患者警觉性增高,易发脾气,害怕喧哗吵闹的环境。过分关注周围环境或自身健康而不能放松下来,表情紧张、唉声叹气。睡眠障碍多以入睡困难为主,伴有睡眠浅、易醒、多梦等。

【病例】

女,40 岁。4 年前由于工作压力大,市场开拓不顺利,自觉内心不安,忧虑重重。经常感到心悸、气短和慢性消化不良。有时,工作顺利上述症状就会轻些。但稍有不顺,就思虑过度、反复担忧、心烦气急,浑身不适,坐卧不安,身上有时发冷发热,皮肤潮红、多汗。在综合医院内科就诊,做了很多心脏、内分泌检查没有阳性发现。自己对自己的身体健康更加关注和敏感,近半年来月经也出现不规则,入睡困难,睡眠较浅、多梦、易醒。身体容易疲劳,食欲较差,但体重没有明显减轻。在综合医院内科、神经内科、中医科几经转折,治疗效果不好,自己到精神科门诊就诊。

患者抓药表现出反复担心、自主神经症状和运动不安症状特点,应考虑广泛性焦虑障碍的诊断。

GAD 患者除了上述典型的症状外,常会合并抑郁、强迫、恐惧、惊恐发作等症状,但这些症状并不构成其主要临床相。GAD 在临床上与其他精神障碍的共病率较高。最常见的共病是抑郁障碍,有时抑郁与焦虑难以区分,应用焦虑抑郁混合状态的诊断。其次是人格障碍,如表演、回避、强迫、依赖性人格障碍等。与其他焦虑障碍共病也很常见,如惊恐障碍、社交恐惧症、强迫障碍等。

四、诊 断

(一)诊断

GAD 的诊断要点:

1. 患者以持续的原发性焦虑症状为主,无明确的对象和固定的内容。通常包括以下要素:

(1)恐慌(为将来的不幸烦恼,感到忐忑不安,注意困难等)。

(2)运动性紧张(坐卧不宁、紧张性头痛、颤抖、无法放松)。

(3)自主神经活动亢进(头重脚轻、出汗、心动过速或呼吸急促、上腹不适、头晕、口干等)。

2. 社会功能受损或因难以忍受又无法解脱而感到痛苦。

3. 焦虑症状必须持续存在至少数周或数月(6 个月)以上。

(二)鉴别诊断

1. 躯体、脑疾病引起的焦虑 有些躯体疾病可出现继发性焦虑症状,如甲状腺功能亢进、高血压、冠心病、脑血管病等躯体疾病。主要通过病史、全面的体格检查和实验室检查的阳性证据与躯体疾病进行鉴别。凡是继发于高血压、冠心病、甲状腺功能亢进等躯体、脑疾病的焦虑症状应诊断为焦虑综合征。

2. 精神活性物质依赖伴发的焦虑 精神活性物质依赖者可以伴发焦虑症状,各种精神活性物质在戒断或突然减量时也可以出现焦虑症状。通过询问精神活性物质依赖史,依赖物质使用与焦虑症状的关系以及躯体及心理依赖症状可以进行鉴别。

3. 其他精神障碍伴发的焦虑 抑郁症及精神分裂症可以伴有广泛性焦虑。应通过抑郁症和精神分裂症的特征性症状与其进行鉴别,如果患者的临床表现符合抑郁症或精神分裂症的诊断则不诊断GAD。如果抑郁与焦虑的程度主次难分,优先考虑抑郁症的诊断,以免耽误抑郁症的治疗而发生自杀等不良后果。强迫障碍患者由于不能控制的强迫症状也常常伴有焦虑症状,在临床上也需要鉴别。强迫障碍患者的焦虑对象是以强迫症状为主,相对固定,不是飘忽不定的对象,而且具有明显的控制愿望和明显的强迫行为或动作。

五、治　　疗

GAD 的治疗主要包括心理治疗和药物治疗。

（一）心理治疗

GAD 可用的心理治疗有支持性心理治疗、CBT 和精神动力取向心理治疗等方法。在 CBT 中常用的技术有心理教育、放松训练、生物反馈、系统脱敏、暴露、认知矫正等。在 GAD 的 CBT 中,一般依据患者的临床特点选用几种技术联合应用,通过患者短期的自我训练或在医生指导下的作业训练,患者可获得良好的效果。但针对与 GAD 复发的有关问题(如家庭问题、人际关系问题等)的心理治疗也是必需的。现有的循证医学证据显示,CBT 治疗 GAD 具有明确的短期疗效,50% 的患者可以得到完全缓解。支持性心理治疗和精神动力取向心理治疗的循证研究证据很少。

GAD 的 CBT 往往需要 16 ~ 20 小时,连续 4 个月的治疗,主要包括 4 个环节:①建立良好的治疗关系和治疗联盟,进行心理教育;②进行性肌肉放松训练或想象指导的放松训练,减轻患者焦虑的生理和情绪反应;③帮助患者了解焦虑的歪曲认知,学习新的问题取向的认知方式;④将学会的适应性认知方式应用到现实的焦虑情境中反复暴露与训练,巩固新的认知和行为模式。

（二）药物治疗

GAD 的药物治疗可用抗焦虑药物、抗抑郁药物和钙通道阻滞剂。目前的资料显示,药物治疗可以使 80% 的 GAD 患者显效。在临床指南推荐中,SSRIs、SNRIs 和普瑞巴林是治疗 GAD 的一线药物。

1. 抗焦虑药物　主要有苯二氮䓬类药物、阿扎哌隆类药物和 β 受体阻断剂。苯二氮䓬类药物具有明显的缓解焦虑的作用,能改善焦虑情绪、缓解肌肉紧张、促进睡眠。临床上常选用中长效药物(阿普唑仑、氯硝西泮、劳拉西泮等)治疗 GAD。小剂量开始,逐渐增加到治疗剂量。维持 2 ~ 6 周后逐渐停药,以防依赖。一般停药过程不应短于 2 周,以防症状反跳。阿扎哌隆类药物主要是丁螺环酮、坦度螺酮。该类药物起效较慢,用于轻中度焦虑的治疗。β 受体阻断剂普萘洛尔、阿替洛尔具有减慢心率、降低自主神经兴奋的症状、减轻焦虑的躯体症状的作用,用于 GAD 的辅助治疗。

2. 抗抑郁药物　主要是 SSRIs 和 TCAs,具有抗焦虑和抑郁的作用,已成为治疗 GAD 的常用药物。常用的有帕罗西汀、舍曲林、西酞普兰、多塞平、阿米替林等。常用的剂量类似于抑郁症治疗剂量,当一种药物治疗 12 周后无效,可以尝试换用另一种药物。对于伴有抑郁症状的 GAD 患者应首选抗抑郁药物治疗。对于伴有睡眠障碍的 GAD 患者可以选用 TCAs 药物治疗,或 SSRIs 短期合并使用苯二氮䓬类药物。

3. 钙通道调节剂　钙通道调节剂通过与中枢神经系统电压门控钙通道的 α 蛋白 δ 亚单位结合降低神经末梢钙离子的流入和调节神经递质的释放来起到抗焦虑作用。普瑞巴林(pregabalin)和加巴喷丁(gabapentin)具有抗焦虑作用。现有的循证研究证据显示,普瑞巴林 150 ~ 600mg/d 治疗 GAD 有效。

GAD 的药物治疗尽管有效,但相当多的患者在停用药物治疗后会在心理社会因素的影响下反复或复发。所以,GAD 在药物治疗有效后需要提供长期治疗,巩固期至少 2 ~ 6 个月,维持治疗至少在 12 个月以上,然后逐渐小剂量减药,直至停用。由于苯二氮䓬类药物长期使用会出现药物的耐受性和依赖性问题。在临床上主要使用抗抑郁药物,而苯二氮䓬类药物只在急性阶段短期使用。

六、病程与预后

GAD 呈慢性波动性病程,大约一半的患者症状迁延、时好时坏,需要长期治疗,其余患者在几年内症状消失。一般来说,GAD 患者在 20 岁之前发病会有更严重的焦虑表现、功能受损、家庭功能不良和社会适应不良,与抑郁症等其他精神障碍共病的患者预后欠佳。

第五节　强迫障碍

一、概　述

强迫障碍(obsessive-compulsive disorder,OCD)即强迫性神经症(obsessive-compulsive neurosis),又称强迫症,是指一种以反复出现的强迫思维和(或)强迫动作或仪式行为为主要临床特征的非精神病性障碍。强迫障碍患者体验到强迫思维或动作是自己的,是自己主观活动的产物,但又不是患者自己所期望的,也非自己所能接受的,所以患者必须采取对策来加以有意识地抵抗,自我强迫与反强迫同时出现;为此患者感到痛苦,对症状有自知力,主动求治。

以前认为 OCD 是一种少见的疾病,但近年来的研究和临床工作发现并不少见。在美国等西方国家 OCD 的终生患病率达 2% ~3%,年患病率约为 0.7%;在亚洲其他国家终生患病率相对较低,在 0.5% ~0.9% 之间,而我国为 0.30‰(1982),最近调查为 0.9%,占神经症专科门诊患者的 12%。OCD 的首次发病年龄多在青春期或青春期前后。12~18 岁发病的病例占 OCD 总病例的 75.6%(鲁龙光等,1983),35 岁以后发病的只占 15%。在青少年男性多于女性,而成年人无明显的性别差异。患者在发病后多年才会寻求帮助,一般从发病到首次就医平均需要 7 年的时间。所以,患者的症状多具有反复恶化或缓解的慢性病程,且治疗较为困难,给患者带来极大的痛苦或社会功能损害。

二、病因与发病机制

OCD 的病因和发病机制并不十分清楚,关于其发病的理论假设很多,主要包括心理社会因素和生物学因素方面的理论假设。

(一)心理社会因素

1. 心理应激与人格特征　在日常生活工作中的各种生活事件,特别是增加个体责任感的事件,作为 OCD 发病的诱发因素而起作用。患者病前具有内向、胆小、认真、优柔寡断、严肃、刻板、循规蹈矩、十全十美等人格特质。关于强迫性人格障碍与 OCD 的关系尚无定论。尽管在病前有 15% ~35% 的患者具有强迫性人格特征,但具有强迫性人格障碍的患者并不一定就会发展成为 OCD。

2. 精神动力学派观点　传统的精神动力学派认为 OCD 与肛欲期有关的正常成长过程的退行和固化有关。患者心理发育停滞在肛欲期,无意识领域的冲突情绪通过隔离、抵消、反应形成、置换等防御机制的使用而表现出强迫症状。新精神动力学派认为,对儿童发展的过度要求和控制是导致强迫症状产生的关键因素。

3. 学习理论　行为主义学派认为强迫症状的形成是构成焦虑反应的经典条件反射和强迫动作或行为的操作条件化的结果。引起焦虑的无条件刺激与某种观念或动作的多次结合,这种观念和动作就会引起焦虑反应,内心的冲突,试图控制,不断地强化,形成强迫观念。当强迫动作或行为实施,可以降低条件性焦虑时,通过负强化作用而使强迫动作或行为得以维持。

4. 认知心理理论　认为 OCD 患者对反复出现的闯入性想法与自身信念系统(如绝对化、过高的责任感、完美主义要求和夸大危险的想象)相互作用出现负性自动思维,引起负性情绪,为了预防和排除这种威胁或危险,患者采取中和行为,降低焦虑,使强迫症状得以出现和维持。

(二)生物学因素

1. 遗传因素　家系调查发现,OCD 患者一、二级亲属中 OCD 及相关精神障碍的患病率(51.1%)较正常对照组(13%)高。OCD 患者 MZ 的同病率为 65% ~85%,而 DZ 的同病率为 15% ~45%,提示遗传因素在 OCD 的发病中起一定作用。

2. 大脑病理改变　已有的神经心理测验显示,OCD 患者存在双侧或优势侧额叶功能障碍;部分脑外伤、癫痫、Tourette 综合征患者可以出现强迫症状;某些 OCD 患者具有神经系统软体征;影响基底节功能的疾病也可出现强迫症状;这些证据提示强迫症状的出现可能与额叶或基底节的功能异常有关。特别是近年来脑结构与功能影像研究显示,有的患者单侧或双侧尾状核头部灰质体积减小,有的患者前额眶内侧皮质、基底节静息代谢活动增加,经有效药物或行为治疗后代谢有所下降,提示 OCD 存在前额眶内侧皮质和基底节的神经环路活动增强。支持 Alexander(1986)提出的 OCD 与皮质—纹状体—丘脑—皮质(cortico-striatal-thalamic-cortical, CSTC)神经回路活动异常假设。在皮质—纹状体—苍白球内侧部—丘脑—皮质的直接通路具有易化运动的功能,而皮质—纹状体—苍白球外侧部—丘脑底核—丘脑—皮质间接通路可抑制不想要的运动。强迫症状与直接通路的过度兴奋和间接通路的相对抑制密切相关。该假设认为,纹状体是(尤其是尾状核)是原发的病理脑区,丘脑起着对信息输入、输出的门控作用,纹状体的功能异常导致其对丘脑的抑制作用减弱,丘脑的门控功能出现缺陷,导致眶额皮质(与强迫观念有关)和前扣带回(与非特异性焦虑有关)高度激活而出现强迫观念和行为。强迫动作可代偿纹状体的功能,使丘脑继续发挥门控作用以缓解焦虑和减轻强迫观念。

3. 神经生化　OCD 的神经化学研究主要集中在 5-HT 神经递质系统。临床精神药理学的研究发现,对伴有强迫症状的抑郁症患者应用 5-HT 再摄取抑制剂(氯米帕明)治疗较三环类抗抑郁药治疗效果要好;SSRIs 对强迫症状也有明显的改善作用;有的研究认为,给 OCD 患者服用选择性 5-HT 激动剂(M-氯苯哌嗪)可使患者的强迫症状加重,说明 5-HT 系统功能的异常可能在 OCD 的病因学中具有重要作用,但其功能改变的性质还有待研究。

三、临床表现

OCD 的主要临床表现有强迫思维、强迫动作或仪式、焦虑、抑郁情绪和回避行为。约 70% 的 OCD 患者同时具有强迫思维和强迫动作,只有强迫思维的 OCD 患者约 25%,仅出现强迫动作的病例少见。

（一）强迫思维（obsessions）

强迫思维是以刻板形式反复进入患者头脑中的侵入性观念、表象或冲动、思维反刍等,它们几乎总是没有效率的、令人痛苦的。患者往往试图抵制,但不成功。

1. 强迫思维的表现形式　最常见的有强迫观念、强迫表象、强迫情绪和强迫冲动意向。

（1）强迫观念:包括强迫性怀疑、强迫性穷思竭虑、强迫联想（包括强迫性对立思维）和强迫性回忆（对过去的经历、往事等的反复回忆）。①强迫性怀疑是指患者对自己做过的事有不确定感,如门窗是否关好、做得是否正确、东西是否被污染等。尽管经过自己多次核实,但心中仍不踏实。甚至患者自己知道这是没必要的、多余的,但自己不能控制。如患者接触钱币后,总觉得双手被细菌污染、脏了,必须反复清洗,才能平息自己的内心不安。②强迫性穷思竭虑,患者对某些哲学问题或自然界中大家司空见惯的现象穷追不舍,刨根问底。如人为什么长两条腿?太阳为什么会从东边升起,西边降落?眉毛为什么长在眼睛上,而不长在眼睛下等。③强迫性联想,在某种场合会出现不能控制的联想。见到或听到"4",就会想到死亡。看到三角形图案,就联想到婚外恋、第三者插足等。④强迫性回忆是患者不由自主地反复回忆以往经历,尽管事情很小,不值得回忆,但仍挥之不去,无法摆脱。有一患者在马路上遇见一位熟人,打招呼后,自己要停下来去回忆,这人叫什么名字、在什么地方认识的等一系列问题,回忆完毕后才能进行自己的下一步活动。患者觉得没有必要,但控制不住,感到苦恼。

（2）强迫表象:是患者脑内反复出现逼真的形象内容。如有一患者,一见到异性,大脑内就会闪现男女间淫秽的画面,使自己感到非常痛苦。

（3）强迫情绪:主要指一种不必要的担心,如一患者骑车上街总是担心车轱辘压到狗屎,倍加小心,十分紧张。一男生与女生说话时总是用右手握住左手,害怕自己做出不文明的举动。

（4）强迫冲动意向:是指一种强有力的内在驱使。患者感到有一种冲动要去做某种违背自己意愿的事情。如患者看到尖锐的物体,就想到自己用其伤及自己的孩子。站到阳台上,脑内就出现跳下去的冲动。患者不会真的去做,也知道这种想法是非理性的,但这种冲动不止,欲罢不能。

2. 强迫思维的内容　强迫思维在内容上涉及范围很广,但多是令人苦恼的或厌恶的。较为常见的有怕脏、怕细菌或污染,怀疑事情做得不到位、不对称、不精确、不正确等。也有的患者害怕伤害自己或他人,死亡或疾病,性或猥亵的,亵渎神灵或宗教,对别人的厌恶或憎恨,人际关系的担心,担心攻击他人,说出被禁止的想法或日常琐事等。其中以强迫怀疑和怕脏最为常见。

（二）强迫动作(compulsive acts)

强迫动作或仪式行为(rituals)是患者为了减轻强迫思维伴随的痛苦而采取的有意识的动作或行为,其表现一般以减少强迫思维的方式进行。强迫动作或仪式行为可以是外显的,也可以是内隐的。外显性强迫动作或仪式表现有清洗、检查、重复、触摸、收藏或囤积、保持有序和整洁、询问等。内隐性强迫动作或仪式表现为计数、祈祷、默默地重复字词等等。从根本上讲,这些行为既不能给患者以愉快,也无助于完成有意义的任务。最常见的强迫动作或行为是为了缓解怕脏或污染、怀疑等强迫观念所引起的苦恼而出现的强迫性洗涤、强迫检查,以及强迫计数和强迫性仪式行为。

1. 强迫性检查　反复检查门是否锁紧,煤气、水开关是否关好,做过的事情是否精确、完美,做完的试题答案是否正确,而反复检查、核对,经常检查几遍或十几遍。

2. 强迫性洗涤　患者担心自己的衣服、手、床单、家具等被污染,而反复洗手、洗澡、洗涤衣物,擦洗被污染的家具、物品等。有时洗涤几遍、十几遍,甚至于几小时。

3. 强迫性计数　患者不能控制地计数,如反复数楼梯的阶数、楼层数、地砖数、电杆等。有的患者在做某事前一定要默默地计数,达到一定的数字或遍数,才能开始做这些事情。否则,内心不安。

4. 强迫性仪式动作　患者经常重复某些动作,久而久之形成程序化。患者不按照自己设定的程序来做,内心就会不安,焦虑紧张,必须重新按自己的程序再做一遍为止。患者怕污染,习惯于自己设定的洗漱程序。脸盆中的水必须达到一定的量,袖口必须在肘部以上,先洗额部,再洗面颊部,然后是下颌,且不能触及头发。如果这些程序稍有变化,或受到干扰,没有按程序办,自己内心就焦躁不安,感到痛苦。

5. 强迫性询问/陈述　患者反复询问或陈述同一个问题,担心别人没有听清楚,或害怕自己没有听明白,反复确认。也有的患者对生活中的事情自己不能确定,总是询问别人,需要得到别人的肯定,才得以放心。

强迫动作或仪式行为在疾病的初期,患者会感到焦虑、紧张,痛苦不安,给自己的生活工作带来很大的影响。但是,随着病程的延长,有的患者对强迫动作或行为的痛苦会越来越轻,甚至与强迫动作和平共处。

（三）继发症状

1. 情绪症状　由于OCD患者意识到自己的强迫观念或行为是没有必要的、不现实的,但自己又无法控制,为此担心自己失去控制,所以患者感到苦恼、焦虑或恐惧。由于强迫症状具有隐蔽性,患者不愿让别人知道,尽量避免与人接触,且在强迫行为上浪费大量的时间,造成患者的社会隔离、功能受损而继发抑郁情绪。焦虑和抑郁情绪反过来又会加重强迫症状,以致形成恶性循环。

2. 回避行为　OCD患者常常回避那些能够激发令人生厌的强迫思维的出现或导致费时费力的强迫动作或行为的情景。如怕脏的患者,往往避免到肮脏的公共场所,使用公共厕所。怕细菌污染的患者,避免进入医院等等。有的患者疾病严重时,回避行为可以成为OCD患者的主要特征。但也有部分患者,随着病程延长,对强迫症状的抵抗下降,甚至消失,并没有明显的焦虑和抑郁情绪。在治疗的过程中,有时回避行为减少,增加患者暴露在诱发强迫症状的环境,强迫动作或行为会增加。

3. 病态的人际关系　有的OCD患者由于自己对强迫动作或行为的屈服,以缓解自己的焦虑、痛苦。在自己屈从于自己的强迫症状的同时,患者会要求家人容忍其症状,甚至于要求家人也要按照自己强迫症状的要求来做,为此会造成家庭成员间的人际关系紧张。也有的患者由于强迫症状的关系,在清洗、检查、犹豫等方面的过分苛求,导致家庭成员的不理解,甚至于家庭成员认为其是故意这样,是对家人不满情绪的表达。这样恶劣的人际关系,会导致患者强迫症状的加重或持续。

【病例】

女,55 岁。三年前因父亲患癌症在医院陪床,内心焦躁不安,看到医院里走来走去、各种各样的病人,觉得医院很脏,担心自己被细菌、病毒污染,被弄脏,传染上疾病,医院的座椅不敢坐,害怕被沾染上细菌、病毒,不敢用医院门诊公用座椅。当没有办法接触这些地方后,内心不安,必须尽快反复洗手。没有洗手的条件,就用湿纸巾反复擦手后才能消除其内心的焦虑不安。从医院回家后,在家不能清理厕所,不能倒垃圾,家里的这些家务都由老伴来料理。但是,老伴干完这些活,要求老伴必须洗手,在家里不能来回走动,以免把家给污染了,为此,经常与老伴拌嘴。走在街上害怕遇到垃圾车,看到后尽量回避。患者知道自己这样的想法和行为是不合理的,但自己又不能控制,为此苦恼,来医院求治。

患者主要症状特点是怕脏、怕污染的强迫观念和继发的强迫性清洗和回避,应考虑强迫障碍的诊断。

(四)其他症状

有一种 OCD 患者在外显行为上并无反复重复的行为表现,其明显特征就是缓慢,患者停留在某一动作上,持续进行可持续数小时以上。这种现象被称为强迫性缓慢(compulsive slowness)。实质上,强迫性缓慢是一种隐蔽性的强迫仪式。患者在穿衣服、洗脸、刷牙等活动时,为了确保精确、准确、万无一失或自己的满意状态,而将从事这些活动的动作进行得十分缓慢。为此,患者上学、上班等经常迟到。强迫性缓慢的患者能够认识到自己行为的荒谬性,但难以控制,感到痛苦。

大部分患者能够认识到强迫症状的不合理性,也知道他们的症状是没有意义的,患者感到痛苦,所以自知力是存在的。由于强迫症状的难以理解性和魔幻性,患者感到自己得了怪病,特别是涉及性、渎神、暴力等内容的强迫症状,患者会尽量隐蔽,不让别人知道。但是,在临床上约有5%的患者并不能认识到自己的强迫症状的魔幻性和不合理性,而认为是合理的,自知力并不完整。在 DSM-Ⅳ中,归为自知力不全的 OCD 亚型。在临床上与精神分裂症容易混淆。

四、诊 断

(一)诊断

OCD 的诊断要点:

1. 患者以强迫症状为主要临床特征。强迫思维和强迫动作同时存在或分别单独出现。强迫症状起源于患者自己的内心世界,不是被别人或外界影响强加的;强迫症状反复出现,患者认为没有意义,并感到不快,甚至痛苦,试图抵抗,但不能奏效。

2. 患者的社会功能受损或自我感到痛苦(或每天耗时 1 小时以上,DSM-5)。

3. 强迫症状连续存在 2 周以上(CCMD-3 要求 3 个月)。

在临床上依据以上的要点可以初步考虑 OCD 的诊断。同时,依据其主要的临床表现特征进行临床亚型的诊断,如强迫思维或穷思竭虑为主型、强迫动作(仪式行为)为主型、混合性强迫思维和动作型。

(二)鉴别诊断

1. 广泛性焦虑障碍 GAD 患者感到脑内不能控制地出现"飘忽不定"的担忧、紧张,自己也知道没有意义,感到痛苦。但是,GAD 患者所担忧、思虑的事情是生活中的琐事,内容变化不定,自己的控制愿望不强,甚至没有控制的愿望,同时伴有自主神经和运动不安症状。而 OCD 担心、焦虑的对象是强迫症状,控制愿望强烈,但控制无效,表现出明显的强迫症状,以资鉴别。

2. 恐惧性焦虑障碍 恐惧症患者也可出现担心、紧张、害怕等焦虑症状,而且患者也感到自己无法控制,觉得自己的回避行为是毫无意义的,没有必要的。因此,需要与 OCD 进行鉴别。恐惧症患者所担心害怕的分别是外界客体或处境,而非强迫症状,控制的愿望并不强烈,甚至没有控制的愿望,同时也并不存在强迫行为。特别是恐惧症患者在完全回避恐惧的对象后,其焦虑、恐惧症状完全消失,而 OCD 患者没有明确的害怕的客体对象,甚至于害怕的仅仅是一种"可能性",回避行为比恐惧症要弱,回避后恐惧症状也不能完全消失。

3. 抑郁症　在临床上,约有 1/3 的抑郁症患者可以出现强迫症状,OCD 患者也可以出现抑郁症状,二者也需要鉴别。抑郁症患者往往抑郁情绪出现在前,而后出现强迫症状,且具有抑郁发作的特征性症状(明显的"三低"症状、早醒、昼重夜轻变化等)。OCD 患者强迫症状往往是抑郁症状出现的原因,且没有抑郁症的症状特点。如果在临床上强迫症状与抑郁症状均达到临床诊断标准,可以做出两种障碍的诊断。

4. 精神分裂症　在某些精神分裂症患者可以出现强迫症状,有的 OCD 患者的症状具有一定的荒谬性和不合理性,且自知力又不完整,在临床上 OCD 需要与精神分裂症进行鉴别。这时要注意收集精神分裂症的特征性精神病性症状,如思维联想障碍、思维逻辑障碍、幻觉、妄想、情感淡漠、强制性思维的异己体验等。同时,精神分裂症患者对强迫症状的体验并不深刻,痛苦并不明显,主动控制的愿望不十分强烈也有助于与 OCD 进行鉴别。

5. 脑器质性疾病　一些脑器质性疾病,如脑肿瘤、脑出血、脑外伤等,特别是基底节病变的患者可以出现继发性强迫症状。这些患者的强迫症状往往表现较为单调,缺乏相应的情感体验。还可以通过病史、神经系统阳性体征和必要的辅助检查结果加以鉴别。

五、治　　疗

OCD 的治疗主要包括心理治疗、精神药物治疗和精神外科治疗。

(一) 心理治疗

OCD 最常用的心理治疗是 CBT。现有的证据显示,单一 CBT 对 OCD 有效。在能够接受这种治疗的患者中大约有 70% 可获得疗效。约有 30% 的患者拒绝 CBT 治疗。药物治疗可能有助于患者接受 CBT 治疗。

CBT 的核心是暴露(exposure)与反应预防(response prevention)以及认知重组。在具体实施 CBT 时,首先注意 CBT 的共同因素的有效应用,才能保证 CBT 治疗 OCD 的疗效。这些共同因素包括治疗关系的建立,疾病知识的教育,强迫症状复发的监控等。暴露是让患者暴露于促发强迫症状,导致回避的现实情境。同时,教育患者强迫行为只是缓解焦虑的一种手段,实际上不采取强迫行为也可以消除焦虑。所以,反应预防就是鼓励患者在促发强迫行为出现的情境中控制自己的强迫行为。这种暴露的过程往往采用等级暴露,按照由弱到强的焦虑等级逐步进行。暴露可以是在现实情景中,也可以是想象的情景。通过反复地暴露在诱发焦虑和不愉快的环境中可经脱敏而逐渐减轻焦虑反应。反应预防可以打断强迫症状中的负强化,逐渐建立新的正常的行为反应模式。暴露与反应预防并不是一次完成的,往往需要保证 15～30 小时最基本的训练时间,才能保证 CBT 的疗效。认知重组是针对患者对责任的过分夸大、担心万一的危险以及"非黑即白"等歪曲认知进行干预。针对患者对强迫观念及行为的歪曲认知,通过苏格拉底式提问或行为实验等方法纠正其错误认知,从而改善患者的强迫动作和焦虑情绪。

对于混合性强迫症状患者可以选用 CBT,对于以强迫动作或仪式行为为主的患者以暴露与反应预防技术治疗为主。对于只有强迫思维的患者,认知治疗是其主要的心理治疗手段。以前认为对于强迫思维或内隐性强迫行为的患者可采用思维阻断疗法(thought stopping technique)。通过患者想象其强迫症状的思维过程,结合外部控制的手段,人为地抑制并中断其思维,经过多次重复促使患者的内隐行为和强迫思维消失。但在临床实际应用中效果并不肯定。

由于 OCD 患者的强迫症状往往会涉及每个家庭成员,导致家庭成员屈从患者的强迫症状或家庭成员蔑视、拒绝患者。所以,在对 OCD 患者的 CBT 治疗中,家庭成员的配合、理解是非常重要的。同时家庭成员间的内部关系往往与患者的疗效和症状恶化或复发有密切的关系。在这种情况下,家庭治疗也是非常必要的。

（二）药物治疗

OCD 的治疗药物主要以 5-HT 再摄取抑制剂为主。常用的药物有 TCAs 类药物氯米帕明和 SSRIs 类药物氟西汀、舍曲林、帕罗西汀、艾司西酞普兰、氟伏草胺等。这些药物治疗对 50% ~70% 的 OCD 患者有效,但不能完全消除强迫症状。

氯米帕明除具有选择性 5-HT 再摄取抑制作用外,还有较强的去甲肾上腺素再摄取抑制作用,在 TCAs 药物中,最具有抗强迫作用。氯米帕明抗强迫作用起效时间在 2~3 周,强迫症状明显缓解要在用药 8~12 周。SSRIs 类药物抗胆碱能和心血管副作用小,又很少诱发癫痫,目前在临床上是治疗 OCD 的一线用药。在治疗 OCD 时,SSRIs 类药物的剂量要比治疗抑郁症大。如舍曲林的治疗剂量为 50~200mg/d,帕罗西汀 20~60mg/d。在使用时也宜从小剂量开始,逐渐加量至治疗剂量,起效时间为 4~6 周。

一般来说,OCD 的药物治疗所需剂量较大,且显效较慢。一种药物治疗是否有效必须经过足量、10~12 周以上的治疗才能确定。药物治疗有效后需要长期维持治疗。由于 OCD 是一种慢性病程,维持剂量一般是治疗剂量的 1/3~1/2。维持治疗的时间没有定论,一般推荐在 1 年以上。停用药物后患者的强迫症状复发率很高。有报道,突然停用药物治疗,90% 的患者会复发。

若 OCD 患者换用三种不同种类药物系统治疗后仍无足够的疗效,可以采用联合治疗以增进治疗效果。在抗强迫的增强治疗中,往往使用氯米帕明联合一种 SSRIs 类药物进行治疗,但在这两种药物联用的情况下剂量不宜过大,以防出现严重的药物不良反应如 5-HT 综合征。对有些表现出明显的焦虑、紧张不安的患者,可以合并使用苯二氮䓬类药,如氯硝西泮等。氯硝西泮能作用于 GABA 和 5-HT 系统,与氯米帕明或 SSRIs 类药物联用可有增强抗强迫的作用,是治疗 OCD 较好的辅助用药。碳酸锂也是增强抗强迫作用的增强药,单独使用没有抗强迫作用,但联合抗强迫药物具有增强抗强迫作用。有时对于 OCD 疗效不佳者,特别是症状比较荒谬,自知力不完全者可以合用低剂量高效价抗精神病药物治疗,如利培酮、阿立哌唑等,也有增强抗强迫作用。近年来,对于难治性 OCD 也可以联合使用 rTMS 治疗,也可能有一定效果。

一般认为,CBT 联合药物治疗是 OCD 的理想治疗模式。当单独使用药物或 CBT 无效时,联合使用对约 25% 的患者有效。联合药物治疗可以使患者更容易接受 CBT,而 CBT 可以使患者在停用药物治疗后得以维持疗效,减少复发或反复。

（三）精神外科治疗

精神外科手术治疗是 OCD 治疗最后迫不得已的选择。只有经过系统的心理、药物治疗,确实证明各种方法没有效果,而且 OCD 或其并发症给患者带来生命威胁,或严重的功能障碍,或严重的精神痛苦时才考虑选择这种治疗。目前主要的方法有传统意义上的内囊毁损、扣带回白质切除术和近年来新发展起来的深部脑刺激(deep brain stimulation,DBS)技术。前者的特点是通过切断和破坏与强迫症状产生有关神经环路中的神经纤维,达到缓解强迫症状的目的。但其缺点是手术具有一定的毁损性,术后并发症的发生率较高。后者是将具有一定电能的脑刺激器置于患者内囊附近,通过调节脑刺激器的电量和电刺激的频率对过度活跃的脑区进行刺激,从而调节神经环路神经的兴奋水平,达到缓解和消除强迫症状的目的。此技术没有毁损性,是可逆的,对大脑创伤小,术后并发症少,但价格昂贵。

六、病程与预后

OCD 的病程多迁延,可达几年或十几年,呈波动性。40% ~60% 的患者经过充分治疗症状可以明显改善。大部分患者需长期服药 1 年以上,有的患者可能需要终生服药。1/3 的患者属于难治性病例,影响社会功能,预后较差,是导致精神残疾的十大精神障碍之一。Skoog(1999)等进行了一项 40 年的前瞻性研究,在 10 年之内大约有 60% 的 OCD 患者总体症状得到改善,研究结束时,症状改善率达到 80%。但是只有 20% 症状完全缓解,60% 继续有明显的症状,10% 没有进步,10% 反而恶化。发病年龄较早,男性患者,起病缓慢,病程长,人格缺陷,社会适应不良者治疗困难,预后差。

第六节 躯体形式障碍

一、概　述

躯体形式障碍(somatoform disorders)是一类非精神病性精神障碍的总称。主要特征是患者有一种持久地担心或相信各种躯体症状的先占观念。由此,反复陈述躯体症状,不断要求给予医学检查或帮助,无视反复检查的阴性结果,即使医生就其症状进行了反复的解释,并没有相应器质性疾病基础,患者也仍然不能消除疑虑。即使有时存在某种躯体障碍,也不能解释所诉症状的性质、程度或其痛苦与优势观念。经常伴有焦虑或抑郁情绪。尽管症状的发生和持续与不愉快的生活事件、困难或冲突密切有关,但患者常否认心理因素的存在。本障碍男女均有,呈慢性波动性病程。

在 ICD-10,躯体形式障碍与神经症性及应激相关障碍归为一类精神障碍,主要包括躯体化障碍、未分化躯体形式障碍、疑病障碍(包括体象障碍)、躯体形式的自主神经功能紊乱和疼痛障碍。CCMD-3 的分类与 ICD-10 相同。但在 DSM 分类中,DSM-Ⅳ 把躯体化障碍、转换障碍、疑病障碍、未分化躯体形式障碍、体象障碍(body-image disturbance)和疼痛障碍纳入躯体形式障碍,并作为独立的一类精神障碍。在 DSM-5,把原来的躯体形式障碍分类修改为躯体症状及相关障碍,包括躯体症状障碍、疾病焦虑障碍、转换障碍和人为性障碍(factitious disorder)。

由于对疾病认识的不同、疾病分类的变化,关于躯体形式障碍的患病率和发病率的资料变化很大,有的疾病形式尚无明确的流行病学资料。WHO 对 14 国家社区 26 916 人的调查显示,躯体形式障碍的患病率为 2.7%(1998)。美国躯体化障碍的年发病率为 0.1%~0.4%,而未分化躯体形式障碍的患病率在普通人口中估计为 4%~11%。疑病障碍在内科诊所患者中占 4%~6%。持久的、反复的疼痛在一般人口中占 1/3~1/2。在基层保健机构及综合医院就诊人群中躯体形式障碍患者占就诊患者的 16.7%。躯体化障碍女性多见,是男性的 5~20 倍。我国上海的资料,躯体化障碍的患病率为 4.23‰(1997),综合医院门诊患者中躯体形式障碍占 18.2%,躯体化障碍占 7.4%(孟凡强等,1999),住院患者中躯体形式障碍为 4.15%(位照国等,2006)。以上这些数据显示,躯体形式障碍患者主要就诊于综合医院,需要医务工作者注意。

二、病因与发病机制

躯体形式障碍的确切病因和发病机制不明。可能的病因和发病机制主要包括心理、社会文化因素和生物学因素。

(一) 心理、社会文化因素

1. 人格与应激　躯体形式障碍在病前可有一定的心理社会因素作为发病的原因或诱因,但患者常常否认这一因素的存在。具有内向、孤僻、敏感多疑、易受暗示、对周围事物缺乏兴趣,对身体变化十分关注等自恋倾向人格特征的人易出现躯体形式障碍。也有认为具有述情障碍(alexithymia)特质的个体倾向于把心理问题躯体化,他们在情绪体验的自我感受和言语表达方面存在严重缺陷,不能表达心理冲突,常把精神痛苦表现为躯体不适或症状。

2. 文化价值因素　可能影响精神问题与躯体症状之间的关系。社会、文化和种族因素都会影响精神痛苦的表达。如在东方文化中,由于躯体症状较精神障碍易于受别人接受,所以患者更趋于将心理问题用躯体症状来表达。这样,可以寻求别人的注意和同情,可以操纵人际关系,免除某种责任和义务。躯体化成为患者对待心理、社会各方面困难处境的一种方式。在拥挤繁忙的医疗机构中,患者常常会隐蔽情绪症状,而容易陈诉躯体症状。在医疗实践中,由于医生对症状的治疗或做出的诊断名称不恰当,会强化患者对躯体症状或疾病的认识。

3. 心理动力学派观点 认为婴幼儿期主要通过躯体反应来表达对外界刺激,在遇到焦虑、恐惧时,个体会形成躯体反应模式。在幼年的焦虑、恐惧情绪及需要长期没有得到理解和满足时便潜抑下来,成年后遇到挫折或压力时,那种潜抑在无意识领域的前语言期的感受就会出现,使患者表现出非理性的、神经质性的躯体不适症状。也就是通过躯体症状来表达心理痛苦的病理心理过程,即躯体化。躯体形式障碍的躯体症状和躯体痛苦是对愤怒、愿望等无意识满足的结果。躯体主诉是患者对需要照料、关心、同情或注意的愿望的无意识表达。

4. 学习理论 认为躯体形式障碍患者的症状是条件学习的结果。自幼父母的教育、父母的榜样作用、民族风俗习惯等的塑造使孩子更容易在某种情况下出现躯体不适或症状,通过这些躯体症状获得别人的关心、照顾或逃避责任,或发现自己的这些躯体不适可以操纵其他人的行为而得以强化,使躯体症状得以维持或巩固。

5. 认知理论 认为躯体形式障碍躯体症状的出现,与患者对正常的躯体感觉进行歪曲解释和错误归因于躯体疾病有关。

(二) 生物学因素

1. 遗传因素 可能与躯体形式障碍的发病有关。在躯体化障碍女患者的一级亲属中,女性患躯体化障碍者占10%~20%,而男性患反社会人格障碍、药物滥用和酒依赖的危险性增加。在躯体形式疼痛障碍患者的一级亲属中,疼痛性疾病、抑郁症和酒依赖发病率较一般人群高。

2. 神经生物学因素 最近的研究证据提示,神经生物学因素可能与许多功能性症状有关。有的学者认为,这些功能性症状与内分泌、免疫系统、氨基酸和神经递质有关。也有人认为躯体形式障碍患者可能存在脑干网状结构滤过功能失调,存在特征性的注意和认知缺陷,对过去不被感知的躯体输入信号错误地感知和评估,从而表现出各种躯体不适或症状。少量的脑影像学研究显示,躯体化障碍患者大脑非优势半球和前额叶的代谢降低。

三、临床表现

躯体形式障碍是一种异源性疾病,躯体症状的表现多种多样。在此按照ICD-10的分类分别进行介绍。

(一) 躯体化障碍

在躯体化障碍(somatization disorder)作为一种疾病诊断之前,又称Briquet综合征,由法国内科医生Paul Briquet在1859年首先观察,后来被建议命名的。它是一种以多种多样、反复出现、时常变化的躯体症状为主诉,这些症状不能完全由躯体因素来解释,从而导致反复求医和功能受损的一种慢性非精神病性精神障碍。躯体化障碍是一种非常常见的躯体形式障碍。多在30岁以前发病,女性远多于男性。病程长,常为慢性波动性。

躯体化障碍发生的机制目前不清楚,常用的解释就是躯体化机制。躯体化是指通过躯体症状表达心理痛苦的病理心理过程,是一种体验和表述躯体不适与躯体症状的倾向,这类躯体不适或症状不能用躯体的病理发现来解释,但患者将它们归因于躯体疾病,据此而寻求医学帮助。躯体化具有如下的特征:①不同器官、系统的不适或症状;②躯体的不适或症状不能完全由躯体病理发现来解释;③将躯体不适或症状归咎于躯体疾病的优势观念;④反复寻求医学检查或帮助;⑤一般认为这些症状或不适是对心理社会应激的反应。躯体化是一种临床现象,不是疾病诊断,也可见于抑郁障碍、焦虑障碍、精神分裂症等。

躯体化障碍的临床表现特征:①躯体不适或症状。主要表现为多种多样、反复出现和经常变化的躯体症状,症状可涉及身体的任何系统或器官。最常见的是胃肠道不适,如腹痛、腹胀、打嗝、反酸、呕吐、恶心、口腔异味、吞咽困难等。呼吸、循环系统的症状有呼吸困难、胸痛、心慌、心悸等。异常的皮肤感觉，如瘙痒、烧灼感、刺痛、麻木感、酸痛等或皮肤斑点。泌尿生殖系统症状有排尿困难或尿频、生殖器的不适感、性及月经方面的主诉。患者经常认为在自己生命中绝大多数时间处于病态之中。在描述其症状时随着情况的不同会有变化，经常含糊不清、不精确，部位变化不定。女性患者往往会以表演性、夸张的色彩来陈述其症状。②长期而复杂的医学求助史。患者在转诊到精神科之前，症状往往持续多年。大多数患者已有过与基层和专门医疗保健机构长期接触的经历。在这期间，患者进行过许多没有阳性发现的检查或一无所获的手术。有的患者由于长期应用止痛药物或镇静药物而导致药物依赖或滥用。③心理痛苦和人际关系问题。患者常伴有明显的抑郁和焦虑症状。自杀威胁也很常见，但真正自杀者罕见。如果与物质滥用共病，自杀的风险会增加。在家庭成员、医患之间经常会出现人际矛盾，导致患者社会、人际及家庭行为方面存在严重障碍。由于常与其他精神障碍共病，如抑郁症、人格障碍、物质依赖、广泛性焦虑障碍和恐惧症等，会进一步加重患者的社会功能不良。

【病例】

女，45 岁。近 20 年来没有明显的原因一直具有模糊的、慢性的躯体主诉。觉得胃部不适，有时烧心、反酸、打嗝，有时觉得后背疼痛不适，性质难以描述，自己感到紧张、心烦，担心自己得了什么怪病。在家乡附近的医院反复多次就诊，做过心电图、胃镜等相关检查，医生并未查出什么病理性问题，但患者总是感到担心。自己身体上的疼痛不适、恶心、反酸等症状时轻时重，经常断断续续地用些止痛药物或安定药物。患者否认症状的变化与心理因素有关。患者总是诉说自己生病，但医生从来没有识别出她的问题而来帮助她。到精神科就诊。

患者主要表现为躯体不适症状，缺乏相应的阳性病理证据，反复寻求医学帮助的特点，诊断是躯体化障碍。

（二）未分化躯体形式障碍

未分化躯体形式障碍（undifferentiated somatoform disorder）在以前是没有的，可以说是一种过渡性的诊断概念。这一类障碍的诊断分类是否独立存在还有待于进一步的临床研究。患者的躯体症状主诉具有多样性、变异性和持续性的特点，临床表现类似躯体化障碍，但症状的典型性不够，涉及的部位不如躯体化障碍广泛和丰富。患者的躯体主诉相对较少，症状描述表演、夸大的色彩不重，家庭和社会功能影响不明显或较轻，病程比较短，持续在半年以上，但又不足 2 年。

（三）疑病障碍

疑病障碍（hypochondriacal disorder）既往又称疑病症（hypochondriasis）或疑病性神经症，是以害怕自己传染上或患上某种严重疾病的优势观念为主要特征的一种躯体形式障碍。男女发病机会均等，在各个年龄阶段均可发病，但在 20～30 岁发病者多见，常为慢性波动性病程。

有关疑病障碍的患病率资料，由于诊断标准的变迁，精确的数字很难得到。我国调查的时点患病率为 0.15‰（1982）。国外调查，在普通内科诊所就诊人群的 6 个月的疑病障碍患病率为 4%～6%，但也有高达 15% 的报道。疑病障碍的发病有一定的人格基础，在过分敏感，对身体健康过分关注基础上，由于感觉阈或忍受性的下降，导致对躯体正常感觉或不适夸大或错误解释，形成疑病优势观念。

疑病障碍的临床表现特征：①疑病先占观念。患者坚持认为自己患有一种或几种严重的躯体疾病。患者围绕自己所担心或相信自己所患的疾病，过分关注自己的躯体感受。但并未达到荒谬、妄想的程度。②不适的躯体主诉。在疑病观念的支配下，患者对通常出现的生理现象和异常感觉做出疑病性解释，并表现出相应的躯体症状。主诉或症状可只限于某一部位、器官或系统，也可涉及全身。不同患者的症状表现形式多种多样，有的患者的症状非常具体，描述的症状鲜明、逼真，表现为定位清楚的病感。如怀疑自己患有肝炎，有肝区疼痛、食欲不振、疲乏无力等；怀疑自己得艾滋病，觉得自己低热、乏力、精神萎靡不振等。也有的患者具有定位不清的病感，性质模糊，难以言表，只知道自己体虚有病，状态不佳。有的患者存有对身体变形的疑虑或先占观念，认为自己身体的某一部分（常为鼻子、脸、眼睛或女性胸部等)是畸形或丑陋的,存在明显的缺陷,但客观上并没有或只有微不足道的异常(又称体象障碍,body dysmorphic disorder)。患者因此到处反复就医,做各种医学检查手术。尽管各种检查结果阴性,但是不同医生的解释和保证均不能打消其疑虑。辗转于综合医院各科就诊,患者与医生之间很容易出现矛盾冲突。③心理痛苦或社会功能障碍。患者常伴有焦虑或抑郁症状。患者对担心躯体疾病的烦恼程度与其实际健康状况很不相称。患者由于疑病症状导致的社会功能受损变化很大。轻度疑病障碍除了自我心理痛苦外可以保持良好的社会功能,严重者导致婚姻、家庭关系和工作明显受到影响。

【病例】

男,41岁。2年前父亲因胃癌住院治疗,不久后去世。患者在医院陪床时亲眼目睹了父亲的痛苦,感到内心不适,担心癌症会遗传,关注自己的食欲和胃部的感受。后来,觉得自己食欲不好,上腹部总感到胀胀的,没有饥饿感。有时进食后还感到恶心,曾经还吐过2次。患者感到自己的症状很像父亲的症状,为此担心、不安。到医院进行了检查,医生也作了解释,但病人认为自己的问题可能在早期,医生的检查并不准确,没有查出来。所以,他就定期到医院进行检查,找医生进行诊断。医生建议他到精神科就诊,他感到非常恼火。为此,他已经看过许多医生,但他对大多数医生感到恼火,因为医生们都建议他找精神科医生就诊。现在他进餐后胃发出杂七杂八的声响,因此仍然担心自己患有"胃癌",感到焦虑、紧张,自己的工作效率也受到一定的影响。

患者的主要临床特征是怀疑自己"胃癌"的优势观念和相应的躯体症状,查无实据,应诊断疑病障碍。

(四)躯体形式自主神经功能紊乱

躯体形式自主神经功能紊乱(somatoform autonomic dysfunction)是指一种以自主神经支配的器官系统出现自主神经功能兴奋的躯体症状为特征的躯体形式障碍。本病的特征:①明确的受自主神经支配器官系统的躯体症状。主要特征是明显的自主神经兴奋的症状。最常见受累的器官系统是心血管系统(心脏神经症)、呼吸系统(心因性过度换气或咳嗽、心因性呃逆)和胃肠道(胃神经症、肠激惹综合征、神经性腹泻)。②非特异性的症状。患者在自主神经兴奋症状,如心悸、出汗、脸红、震颤等症状基础上,又发生了非特异的,但更有个体特征和主观性的症状,如部位不定的疼痛、烧灼感、沉重感、紧束感、肿胀感。③优势观念。尽管患者存在某一器官或系统的症状,但是经检查不能发现有关器官和系统的结构和功能发生紊乱的证据。但患者坚持将症状归咎于某一特定的器官或系统(与自主神经兴奋症状相同的系统),为此痛苦。有证据表明,许多这类障碍的患者存在心理应激或当前的困难和问题。

【病例】

女,35岁。近5年来,在遇到工作紧张或家庭矛盾时,就感到紧张,就会出现下腹部胀满、腹痛、腹泻的症状。腹泻呈水样便,2~3次/日,但并没有发热、恶心、呕吐症状。到医院进行检查,并没有发现胃肠道的病征,实验室检查示血象不高,便常规除水样便外,也无特殊发现。持续几天后就会好转。但这些症状经常会出现。患者为此感到痛苦。

患者主要表现是与心理因素有关的自主神经系统症状,缺乏相应躯体病症的病理发现,诊断是躯体形式自主神经功能紊乱。

(五)持续的躯体形式疼痛障碍

持续的躯体形式疼痛障碍(somatoform pain disorder)是一种不能用生理过程或躯体障碍予以合理解释的持续性的严重疼痛。发病高峰年龄为30~50岁,女性多见。据国外调查,14%到私人诊所就诊的患者诉说他们有慢性疼痛。Grabe(2003)等调查了4075名普通人群,按DSM-Ⅳ诊断标准躯体形式疼痛的患病率为12.3%。情绪冲突或心理社会因素直接导致了患者疼痛的发生。

　　持续的躯体形式疼痛障碍仅仅是慢性疼痛的一个亚型。疼痛主要包括后背疼痛、头痛、非典型的面部疼痛、慢性盆腔疼痛等。临床上，患者常生动地描述其疼痛的部位和性质，如非典型的面部疼痛，可以影响到面部所有非肌肉的部分，疼痛呈钝性或锐性；反复的头痛、持久的后背疼痛、盆腔疼痛，或刀刺样的后背疼痛、腹部烧灼痛等。患者对疼痛的描述常常是戏剧化的、鲜明生动的。患者因疼痛反复寻求治疗，但经过检查不能发现相应主诉的躯体病变。病程迁延，常持续6个月以上。患者常常要求医生帮助他们解除疼痛，为了缓解疼痛，他们愿意接受各种治疗。为此，他们常服用多种药物，形成镇静止痛药物的依赖。有的患者不惜接受手术治疗。患者常伴有焦虑、抑郁和失眠，社会功能明显受损。

【病例】

　　男，40岁。在11个月前因工作不慎右膝部皮肤轻微擦伤。待皮肤愈合后，仍觉得右膝部隐隐作痛，严重时不能下地，用左腿走路，但服用止痛药物可以缓解。在阴天、劳累或生气后疼痛会加重。因此，一直休息在家，不能参加工作。到各家医院求治半年，服用很多镇静止痛药物，做了很多检查，没有发现任何异常的证据，但他继续诉说右膝部疼痛严重，不能走路，影响到自己的社会功能。

　　患者疼痛的性质是心因性的，无相应器质性疾病证据，应作出躯体形式慢性疼痛的诊断。

四、诊　断

（一）诊断

　　躯体形式障碍的诊断需要临床医生倍加小心。因为许多器质性疾病也并没有找到确切的原因，一些疾病在早期也可以表现为一些非特异性的症状而没有阳性体征和辅助检查发现。某些躯体疾病可能与躯体化并存，或被躯体化所掩盖。很多精神障碍也可以同时并存躯体化症状，如抑郁障碍、焦虑障碍、精神分裂症等，所以，在临床上有躯体化症状并不一定是躯体形式障碍，需要认真仔细鉴别。当患者的临床表现以躯体症状为主，主要表现为对躯体症状过分担心或对身体健康过分关心，但不是妄想；患者反复就医或要求医学检查，但检查结果阴性；患者的生活、工作、学习和社交活动等社会功能受到影响。符合这些特点时（CCMD-3要求症状至少持续3个月以上，DSM-5要在6个月以上）可以考虑该障碍的诊断。

　　1. 躯体化障碍　诊断要点：①存在各种各样、变化多端的躯体症状至少2年，且未发现任何恰当的躯体解释；②不断拒绝多名医生对其躯体症状解释的忠告和保证；③症状及其所致行为造成一定程度的社会和家庭功能损害。如果症状表现符合上述特点，但病程不足2年，考虑未分化躯体形式障碍的诊断。

　　2. 疑病障碍　确诊需要如下两点：①长期（至少6个月）相信表现的症状隐含着至少一种严重的躯体疾病，尽管反复的检查不能找到充分的躯体解释；或存在持续性的先占观念，认为有畸形或变形（体象障碍在DSM-5中纳入强迫及相关障碍）。②总是拒绝接受多名不同医生关于其躯体症状并不意味着躯体疾病或异常的忠告和保证。

　　3. 躯体形式自主神经功能紊乱　诊断要点：①患者持续存在自主神经兴奋症状，如心悸、出汗、颤抖、脸红，这些症状令人烦恼；②存在涉及特定器官或系统的主观主诉；③存在上述器官可能患严重（但常为非特异性的）障碍的先占观念和由此而产生的痛苦，医生反复的解释和保证无济于事；④所述器官或系统的结构或功能并无明显紊乱的证据。

　　4. 持续的躯体形式疼痛障碍　诊断要点：①以持续（至少在6个月的大多数日子里持续存在）、严重、令人痛苦的疼痛为主诉；②这些主诉不能用生理过程或躯体障碍完全加以解释；③情绪冲突或心理社会问题与疼痛的发生有关，且足以得出它们是主要致病原因的结论；④常常引起对患者人际或医疗方面的注意和支持明显增加。

　　见于抑郁障碍或精神分裂症病程中的心因性疼痛不归于此类。由已知的或推断的心理生理机制引起的疼痛,同时又认为有心理原因,例如肌肉紧张性疼痛或偏头痛,应归入在它处分类的障碍及疾病伴有的心理及行为因素(F45)。

（二）鉴别诊断

由于躯体形式障碍表现出多种多样的躯体症状,在鉴别诊断上一定要与躯体疾病进行认真仔细的鉴别,以免误诊。同时在临床上许多精神障碍也可有躯体化症状作为其临床表现的一部分。所以,躯体形式障碍也需要与有些精神障碍进行鉴别。

1. 躯体疾病 由于各种躯体形式障碍患者可以表现出各种各样的躯体症状,特别是有的患者本身就伴有躯体疾病,所以必须注意与躯体疾病进行鉴别。一般来说,躯体疾病的症状表现确切、稳定,从医学的角度相对容易理解,并没有明显的优势观念。特别是通过临床表现特点、详细的体格检查、实验室及其他辅助检查可以有明确的阳性发现以资鉴别。

2. 抑郁症 抑郁症患者可以出现躯体化的症状,也可以出现疑病症状以及慢性疼痛。所以,在临床上进行躯体化障碍、疑病障碍和躯体形式疼痛障碍诊断时要注意与抑郁症鉴别。这时要注意抑郁症的病史特点,典型的"三低"症状和昼夜节律变化等特点进行鉴别。当然,相当一部分躯体形式障碍患者可以出现焦虑或抑郁症状,甚至符合焦虑症或抑郁症的诊断标准。这时可做出焦虑症或抑郁症的共病诊断。

3. 广泛性焦虑障碍 躯体形式障碍可以出现焦虑症状,特别是躯体形式的自主神经功能紊乱主要表现出自主神经功能兴奋的症状需要与 GAD 进行鉴别。一般来说,GAD 患者并不能形成疑病观念或对躯体症状的先占观念,GAD 的疑虑是波动的,易于解释和理解的。在躯体症状方面也很少限定于某一器官或系统,可以与躯体形式障碍鉴别。

4. 精神分裂症 精神分裂症可出现疑病观念或疑病妄想,也可出现慢性疼痛的表现,在临床上需要与疑病障碍和持续的躯体形式疼痛障碍进行鉴别。一般来讲,精神分裂症患者的疑病观念或妄想比较荒谬、怪诞,患者对疑病躯体症状或慢性疼痛表现漠不关心,求治愿望不强,同时还有精神分裂症的特征性症状等,可以与其进行鉴别。

五、治　疗

躯体形式障碍的治疗较为困难,没有很好的治疗方法,多采用心理治疗、药物治疗等综合治疗。由于躯体形式障碍患者不认为自己的疾病归结于心理问题,往往辗转于基层医疗机构或大型综合医院,给有限的医疗卫生资源造成很大的浪费。如何减少患者过多使用医疗资源,也是在躯体形式障碍的治疗中应注意的问题。

（一）心理治疗

现有的循证证据显示,CBT 对于躯体形式障碍的躯体症状、心理痛苦和功能障碍具有确切的疗效。可以减少躯体症状,改善患者有关健康的焦虑、不正确的信念、对疾病的过度关心和患者的就诊次数。在临床上可用于各种躯体形式障碍的治疗。

CBT 治疗中,首先要对躯体形式障碍患者提供良好的支持性心理治疗,建立良好的医患关系是非常重要的,甚至于是躯体形式障碍治疗的基础。在建立稳定治疗联盟的基础上,帮助患者认识自己疾病的性质,接受患者体验症状的痛苦,关心和鼓励患者讲出自己的感受、观点和论据,探讨能否有替代性解释来降低患者的负面情绪。同时,还应注意评价患者的社会支持系统,识别和降低促发或加重患者躯体症状的日常生活问题,减少躯体症状的继发性获益。针对患者的人格特点、个人生活史和疾病特点,评估患者的情绪与躯体症状的关系,同患者讨论有关健康的焦虑与躯体症状的关系,检验健康焦虑与躯体症状的关系,询问与检验患者的威胁性负性信念,强调躯体检查结果的正面信息,改变患者的回避性行为模式等有助于患者疾病的治疗。

（二）药物治疗

针对患者躯体症状的药物治疗往往没有多大的效果。目前药物治疗的研究显示,抗抑郁药物对躯体形式障碍具有轻中度的疗效,但由于患者对药物副作用的顾虑和错误认识,治疗的脱落率很高。如果患者伴有焦虑、抑郁等精神症状,可应用适量的抗焦虑药物或抗抑郁药物。常用的药物有 TCAs 和 SSRIs 药物。在躯体化障碍、疑病障碍患者目前应用 SSRIs 类药物具有一定的效果。如帕罗西汀、氟西汀、舍曲林等。这些药物的使用往往需要从小剂量开始,增药要缓慢,治疗有效后要维持治疗。对于躯体形式疼痛障碍的药物治疗,由于患者常常使用镇痛药物,易于形成依赖。在药物治疗中选用固定剂量的非甾体类抗炎药首选。小剂量的 TCAs 药物,如阿米替林,睡前服用 25～100mg 对疼痛患者有帮助。也有的患者焦虑症状明显时,可以短期使用苯二氮䓬类抗焦虑药物。有研究认为,抗抑郁药物联合 CBT 治疗比单用药物或心理治疗效果更好。

六、病程与预后

躯体形式障碍往往呈慢性、波动性病程。多则数年或几十年。随着患者在日常生活中的负性生活事件的出现而波动。对于有明显抑郁发作或惊恐障碍的疑病障碍患者,在合并疾病得到有效治疗时,疑病症状会明显缓解。如急性起病,诱因明显,病前人格健康者预后较佳;起病缓慢,病程长,人格缺陷者治疗困难,预后差。

（李占江）

 思考题

1. 神经症性及躯体形式障碍的定义及共同特点。
2. 常见神经症性及躯体形式障碍的临床特征。
3. 常见神经症性及躯体形式障碍的诊断要点。
4. 常见神经症性及躯体形式障碍的主要治疗原则及方法。

第十一章

分离(转换)性障碍

【本章重点】

1. 掌握 分离(转换)性障碍的概念、类型及临床表现、诊断要点、治疗原则。掌握转换性痉挛发作和癫痫大发作的鉴别诊断。
2. 熟悉 分离(转换)性障碍的病程及预后。
3. 了解 分离(转换)性障碍的病因及发病机制。

第一节 概 述

分离(转换)性障碍[dissociative(conversion)disorders],原称为"歇斯底里症"(hysteria),在非医学界有贬义的色彩,故翻译为"癔症"。国外学者自1980年取消这个病名,换之为分离(转换)性障碍。

分离(转换)性障碍是一类由精神因素,如生活应激、创伤事件、内心冲突等,作用于易患个体引起的精神障碍。分离(转换)性障碍的特征是意识、记忆、身份、情感、感知、躯体表现、运动控制和行为的正常整合的破坏和(或)中断。正常情况下,一个人对于选择什么记忆和感觉加以即刻注意在相当程度上是由意识控制的,对于将要进行的运动也能控制。而在分离(转换)性障碍中,这种实施有意识和有选择控制的能力被认为受到了损害,受损的程度每天甚至每小时都可以不同。患者的发病与个体的独特个性特点有密切关系,比如情感丰富、富于幻想、自我中心、自尊心过强、易于接受暗示性等。一般发病较急,缺乏相应器质性损害的病理基础。分离(转换)性状态往往会在数周至数月后消失,如果有特定的创伤性事件作为诱因,改善得更快。慢性病例多见于不可解决的问题,或者不可解决的人际交往困难。

Hysteria 一词源于古希腊文,原意为子宫,是公元前1900年埃及对该疾病的命名,当时医生认为是子宫在妇女体内游走所致。中世纪的欧洲学者认为该障碍为魔鬼附体,主张消灭其肉体解救灵魂。19世纪后期法国学者 Charcot 发现这种患者很容易被催眠,而易被催眠的人又多患分离(转换)性障碍。他通过催眠暗示的方法能够使分离(转换)性障碍患者引起或消除症状,故认为分离(转换)性障碍发生的基础是神经系统的器质性缺陷,虽然这些症状是由心理因素制约的。Charcot 的学生 H. Bernheim 认为分离(转换)性障碍完全是心因性的。他的另一个学生 Babinski 建立了一套神经系统的检查方法,科学地区分了该病与某些神经系统疾病。Janet 提出遗传退化学说,认为该病主要是人格分离所致。弗洛伊德认为该病是因幼年时期的性本能被压抑,这种被压抑的本能冲动通过其他途径表达出来。对该病的研究最终为弗洛伊德创建精神分析学说奠定了基础。而巴甫洛夫认为该障碍是高级神经活动一般类型的弱型和第一信号系统的病理优势相结合的产物。

　　1950 年以后,Purtell(1951)、Robins(1953)、Slater(1965)和 Guze(1970)等分别对该障碍进行了长期随访研究,观察到以往诊断为分离(转换)性障碍的病例存在大量误诊。被误诊的病例有精神分裂症、双相障碍、人格障碍、酒精中毒、药物依赖、焦虑症、神经系统疾病。因此,当时认为该障碍是一种异质性疾病。美国学者根据随访资料建议将以躯体症状为主的病例分为两组,一种表现为慢性、躯体症状为主的 Briquet 综合征,另一组表现为转换症状为主,称为转换性障碍。在 ICD-10 诊断标准中将分离性障碍和转换性障碍合为一种,称分离(转换)性障碍(F44)。在 DSM-5 诊断标准中转换障碍则被归在躯体症状及相关障碍章节中,与分离障碍分开。

一、流行病学

　　分离性障碍在我国普通人群中的患病率约 3.55‰(中国 12 地区,1982),首次发病年龄在 20 岁以前者占 14%,20~30 岁者占 49%,30~40 岁占 37%,40 岁以上初发者少见。女性与男性之比为 8:1(长沙,1989)。在精神科门诊中占初诊病例 3%(成都,1957),在住院的精神疾病患者中,分离性障碍的患者为 15.29%(上海,2006)。

　　国外报道分离性障碍和转换性障碍的终生患病率,女性为 3‰~6‰,男性低于女性。大多数患者首次发病于 35 岁之前,40 岁以后初发者少见。对经历过战争的士兵的研究发现分离性遗忘的发病率为 5%~8%。Dan J. Stein 等(2013)报道在创伤后应激障碍患者中分离症状的发生率为 14.4%。实际上分离症状在每种主要精神障碍中均有报道,在较轻的精神疾病患者中也有,甚至在无病的普通人群中也有报道(Giese 等,1997)。在普通人群中,6.3% 的成年人有 3~4 种分离症状。Coons(1998)报道有 5%~10% 的精神疾病人群出现分离障碍。

　　分离性障碍在很多文化背景中都有描述,土耳其住院的精神疾病患者中,分离性障碍的患者为 10.2%,分离性身份识别障碍的患者为 5.4%(Tutkun 等,1998)。荷兰住院的精神疾病患者中,分离性障碍的患者为 8%,分离性身份识别障碍的患者为 2%(Friedl 与 Draijer,2000)。瑞士住院精神疾病患者中的分离性障碍的患者为 5%(Mihaescu 等,1998;Modestin 等,1996)。德国住院精神疾病患者中的分离性障碍的患者为 8%(Gast 等,2001)。

二、病因及发病机制

（一）病因学

1. 生物学因素

（1）遗传因素:分离(转换)性障碍的遗传学研究结果并不一致。Kraulis(1931)调查 1906~1923 年间被 Kraepelin 诊断为分离(转换)性障碍的患者的所有亲属,发现患者父母中有 9.4% 曾患该病住院,兄弟姐妹中有 6.25% 曾患该病住院。患者父母和兄弟姐妹中分别有多于 50% 和 33% 的人患有人格障碍。该结果表明分离(转换)性障碍与遗传有关。1961 年 Slater 对 12 对单卵孪生子和 12 对二卵双生子进行了前瞻性研究。追踪 10 年,先证者的同胞中无一例患病。这一结果不支持分离(转换)性障碍与遗传有关。

（2）人格类型:通常认为,具有表演型人格的人易患分离(转换)性障碍。所谓表演型人格即表现为情感丰富、有表演色彩、自我中心、富于幻想、暗示性高。当然,也有些学者提出相反意见,Chadoff(1958)发现在近 600 名分离(转换)性障碍患者中仅有 17 例具有表演型人格,只占 3%。分离(转换)性障碍的暗示性增高的观点 1889 年由法国医生提出,如今仍然被广泛接受。所谓暗示即通过言语和行为的作用,使受试者不经逻辑判断,直觉地接受他人灌输的观点,并产生相应的心理效应。暗示性人皆有之。同时许多神经症患者均有暗示性。

（3）大脑结构与功能改变:临床发现神经系统的器质性损害有促发分离(转换)性障碍的倾向。多发性硬化、颞叶局灶性病变、散发性脑炎、脑外伤等可导致分离(转换)性障碍发作。有人发现脑干上段水平及以上结构的脑器质性损害可出现分离(转换)性障碍症状,而此水平以下的神经系统损害则少见分离(转换)性障碍发作。近年来神经结构影像学研究发现分离(转换)性障碍患者存在海马和杏仁核体积减小,神经功能影像学发现转换性运动障碍患者的杏仁核、扣带回、海马等存在异常活化。同时也有不少分离(转换)性障碍患者并未发现大脑结构与功能的异常改变。

2. 社会心理因素　心理因素与分离(转换)性障碍的发生密切相关。遭遇应激事件,如经历战争、严重灾害、家庭冲突或配偶死亡等;童年期的创伤经历,如受到精神、躯体或性虐待,都可能是成年后发生分离(转换)性障碍的重要原因之一。精神因素是否引起发病,引发何种类型发作,与患者的生理心理素质有关。情绪的不稳定、易于接受暗示、自我催眠、文化素质较低、迷信观念强、青春期或更年期的女性,均较一般人易于发病。Ajuriaguerra(1951)曾断言世界上不存在没有精神诱因的分离(转换)性障碍。

社会文化因素对分离(转换)性障碍的影响作用较明显,主要表现在分离(转换)性障碍的发病形式、临床症状等方面,有人认为也影响其发病率。现在,临床上的转换性痉挛发作、情感爆发形式的发作,已远不如20世纪初多见。跨文化研究发现,随着社会文明程度的提高,分离(转换)性障碍的表现形式也变得较为安静、较为含蓄,如较多地表现为躯体化的形式。一些特殊的分离(转换)性障碍的表现形式被认为与社会文化背景密切相关。例如Koro综合征,又称恐缩症,主要表现为害怕生殖器或者乳房会缩到身体里面去而导致死亡。Koro综合征主要在出生于华南地区及移居东南亚一带的中国南方人中出现,与中国特有的社会文化有关,中国传统文化认为生殖器与性命休戚相关。

(二) 发病机制

分离(转换)性障碍的发病机制至今尚不清楚,较有影响的观点大致可归纳为以下两种:

1. 分离(转换)性障碍是一种原始的应激现象　即人在紧张状态下出现类似动物遇险时所表现出的各种本能反应。包括兴奋性反应(狂奔、乱叫、情感爆发);抑制性反应(昏睡、木僵、瘫痪、失音、失语、失聪);退化反应(幼稚行为、童样痴呆)。

2. 分离(转换)性障碍是一种有目的的反应　临床实践发现该障碍常常发作于危难之时,而且其发作往往能导致脱离这种环境或免除某种义务。Bonhoeffer(1911)说:"在分离(转换)性障碍症状中,有一种确定的意志努力,它给人以深刻的印象,这就是分离(转换)性障碍的特征"。F Fish在《精神病学纲要》中写道:"分离(转换)性障碍就是指向目标的反应。"弗洛伊德的精神分析学说,也始终在讨论分离(转换)性障碍的目的性,只是认为这种目的和动机是"无意识的"。

第二节　临床表现

一、分离性障碍

分离性障碍(dissociative disorder)主要表现为急骤发生的意识范围狭窄、具有发泄特点的情感爆发、选择性遗忘以及自我身份识别障碍,这类患者自我意识障碍常很突出,有些症状具有发作性,发作过后,意识迅速恢复正常。这一类型起病前存在明显的精神因素。尽管患者否认,但是在他人看来,疾病有利于摆脱困境,发泄压抑的情绪,获取别人的同情和注意,或得到同情和补偿。反复发作者,往往通过回忆和联想与既往创伤经历有关的事件或情景即可发病,临床可分为如下类别:

(一) 分离性遗忘

分离性遗忘(dissociative amnesia)的患者没有器质性损害,而对自己经历的重大事件突然失去记忆。被遗忘的事件往往与精神创伤有关,并非由于偶然原因而想不起来。如果只限于某一段时间内发生的事件不能回忆,称局限性或选择性遗忘。对以往全部生活失去记忆者则称为广泛性遗忘。

分离性遗忘是典型的记忆功能障碍,包括对情景记忆提取方面的困难,然而并不包括记忆存储方面的困难,如Wernicke-Korsakoff综合征。这是因为遗忘涉及对记忆提取的基本困难,而不是记忆编码和存储,这种记忆的缺乏通常是可逆的。一旦遗忘被消除,正常的记忆功能就恢复。分离性遗忘有三个基本特征：

(1)它是对事件记忆的丧失，是一个人对特定事件回忆的丧失，而不是知识和常规的回忆丧失。

(2)它是对一段个别时期的记忆丧失，范围从数分钟到数年。

(3)通常是对创伤或应激事件的记忆丧失。

分离性遗忘患者在30多岁和40多岁的人中最常见(Abeles 和 Schilder,1935;Coons 和 Milstein,1986)，遗忘的通常是一个或几个片段，多重丧失记忆的情况不常见(Coons 和 Milstein,1986)。通常伴有转换性障碍、贪食症、酒精依赖和抑郁，表演性、依赖性和边缘性人格障碍出现在大量这样的未成年人中(Coons 和 Milstein,1986)。一些法律问题，如醉酒后驾车，在大多数的案例中常伴有分离性遗忘。有时候，可能存在一个头部损伤病史，如果是这样的情况，通常创伤很轻，不足以产生生理上的影响。

分离性遗忘通常包含不同阶段分离的意识，具有这种障碍的个体想不起在特定时间段里所发生的事，他们的记忆不是模糊或零星的丧失，而是一个非常明确的时间段里发作性的记忆丧失。个体最初可能并没有意识到记忆缺失，也就是说，他们可能不记得。例如，家里买了新物品，但他们却记不起来是怎么得到的，别人告诉他们做了或说了什么，但他们自己却没有一点儿印象。

分离性遗忘最常发生在创伤之后，可能是突然起病或逐渐发病。

某些个体确实会经历选择性的遗忘发作，通常是针对特定的与完整记忆交织在一起的创伤事件，在这些案例中，遗忘是对分离阶段的一种记忆。

在分离性遗忘中，某些信息被排除在意识之外，这些信息可能对意识产生影响。分离性遗忘的本质就是原材料尽管被排除于意识之外，却仍然是活跃的并可能间接地影响意识。

分离性遗忘患者通常并没有身份紊乱，除非他们的身份受到这些意识之外的记忆的影响，这类患者出现抑郁症状也很常见，特别是遗忘发生在创伤事件的影响还很明显时。

(二) 分离性漫游

分离性漫游(dissociative fugue)的患者突然从家中或工作场所出走，到外地旅行，旅行地点可能是以往熟悉和有情感意义的地方。此时患者意识范围缩小，但日常的基本生活(如饮食起居)能力和简单的社会接触(如购票、乘车、问路等)依然保持；有的患者忘却了自己既往的经历，而以新的身份出现，他人不能看出其言行和外表有明显异常；历时几分钟到几天，清醒之后对病情不能回忆。

分离性漫游表现为个人某些方面的整合不良，主要体现在平时身份的丧失和动机行为的自动性。患者表现似乎"正常"，通常没有精神病理学改变或认知缺陷。漫游包含一个或多个突然发作的、出乎意料的、无目的的离家出走，伴随着想不起部分或全部既往经历，弄不清自己的身份或以一个新身份出现。与分离性身份识别障碍患者比较而言，如果分离性漫游患者出现了一个新身份，原身份和新身份不会相互转换。分离性漫游通常突然发病，常发生在一个创伤经历或丧亲之后，单次发作并不常见，未经治疗症状也可自然缓解。

(三) 分离性木僵

分离性木僵(dissociative stupor)是指精神创伤之后或为创伤体验所触发，出现较深的意识障碍，在相当长的时间维持固定的姿势，仰卧或坐着，没有语言和随意动作，对光线、声音和疼痛刺激没有反应。此时患者的肌张力、姿势和呼吸可无明显异常。以手拨开其上眼睑，可见眼球向下转动，或紧闭双眼，表明患者既非入睡，也不是无意识状态。一般数十分钟即可自行转醒。

(四) 分离性恍惚状态和分离性附体状态

分离性恍惚状态(dissociative trance)表现为明显的意识范围缩小，当事人处于自我封闭状态，其注意和意识活动局限于当前环境的一两个方面，只对环境中个别刺激产生反应。典型的分离性恍惚状态见于催眠、巫术或迷信活动中施术者与"鬼神"进行交往之际，以及某些气功，如鹤翔桩之类，诱导的入迷状态。处于分离性恍惚状态的人，如果其身份为神灵或已死去的人所代替，声称自己是某鬼神或已死去的某人在说话，则称为分离性附体状态(dissociative possession)。分离性恍惚状态和分离性附体状态是不随意的，非己所欲的病理过程。患者的运动、姿态和言语多单调、重复。通过他人或自我暗示,可随意控制这类状态的出现或消失,是一种与特定文化或迷信相关的行为,尽管有意识分离,但是不应诊断为分离性障碍。

（五）分离性身份识别障碍

分离性身份识别障碍(dissociative identity disorder)是指患者突然失去对自己往事的全部记忆,对自己原来的身份不能识别,以另一种身份进行日常社会活动;表现为两种或两种以上明显不同的人格,各有其记忆、爱好和行为方式,完全独立,交替出现,互无联系。在某一时刻只是显示其中一种人格,此时意识不到另一种人格的存在。初次发病时,人格的转变是突然的,与精神创伤往往密切相关;以后人格转换可因联想或特殊生活事件促发。以两种人格交替出现者较常见,称双重人格或交替人格;其中一种人格居主导地位。

（六）其他分离性障碍

除以上类型分离性障碍外,临床上还可以见到以下特殊类型:

1. 情感爆发(emotional outburst)　意识障碍较轻,常与人争吵、情绪激动时突然发作,哭啼、叫喊,在地上打滚,捶胸顿足,撕衣毁物,扯头发和用头撞墙等,其言语和行为的表现大有尽情发泄内心愤懑情绪的特点。在许多人围观的场合尤为剧烈。一般历时数分钟即可安静下来,事后可有部分遗忘。

2. 分离性障碍假性痴呆(hysterical pseudodementia)　一种在精神创伤后突然出现的、非器质性因素引起的智力障碍,对那些甚至是最简单的问题以及和其自身状况有关的情况均不能做出正确回答。有些患者对提问可以理解,但经常给予近似的回答,如 2 + 2 = 3,牛有六条腿等;叫患者划火柴,则突然将火柴梗倒过来,用没有药头的那端擦火柴盒;叫他用钥匙开门,则把钥匙倒过来插向门孔,给人以故意做作的印象,这类表现称为 Ganser 综合征。另一类患者则突然表现为儿童的幼稚语言、表情和动作,以幼儿自居,把周围人称呼为"叔叔"或"阿姨",称之为童样痴呆。

3. 分离性精神病(hysterical psychosis)　在受到严重的精神创伤之后突然起病,主要表现为明显的行为紊乱,哭笑无常,短暂片段的幻觉、妄想和思维障碍,以及人格解体等。其症状多变,多发生于表演型人格的女性。病程很少超过 3 周,可突然恢复常态,而无后遗症状,但可再发。

二、转换性障碍

转换性障碍(conversion disorder)主要表现为随意运动和感觉功能障碍,提示患者可能存在某种神经系统和躯体疾病,但体格检查、神经系统检查和实验室检查,都不能发现其内脏器官和神经系统有相应的器质性损害,其症状和体征不符合神经系统解剖及其生理特征,而被认为是患者不能解决的内心冲突和愿望具有象征意义的转换。常见类型如下。

（一）转换性运动障碍

可表现为动作减少、增多和异常运动。

1. 转换性肢体瘫痪可表现为单瘫、截瘫或偏瘫,伴有肌张力增高或弛缓。有肌张力增高者常固定于某种姿势,被动活动时出现明显抵抗。慢性病例可有肢体挛缩或呈现失用性肌萎缩。检查不能发现神经系统损害证据。

2. 转换性肢体震颤、抽动和肌阵挛表现为肢体粗大颤动,或不规则抽动,转换性肌阵挛则表现为一群肌肉的快速抽动,类似舞蹈样动作。

3. 转换性痉挛发作常于情绪激动或受暗示时突然发生,缓慢倒地或卧于床上,呼之不应,全身僵硬,肢体一阵阵抖动,或在床上翻滚,或呈角弓反张姿势。呼吸时急时停,可有揪衣服、抓头发、捶胸、咬人等动作。患者表情痛苦,双眼含泪,但无咬破舌头或大小便失禁。一般持续数十分钟,症状自行缓解。但要注意与癫痫病发作鉴别。

4. 转换性起立不能、步行不能患者双下肢可活动,但不能站立,扶起则需人支撑,否则向一侧倾倒;也不能迈步行走,或行走时双足并拢,呈雀跃状跳行。

5. 转换性缄默症、失音症患者不能用言语表达意见或回答问题,但可用手写或手势与人交谈,称缄默症。想说话，但发不出声音，或只能用耳语或嘶哑的声音交谈，这种现象称失音症。检查神经系统和发音器官，无器质性病变，也无其他精神病症状存在。

（二）转换性感觉障碍

可表现为躯体感觉缺失、过敏或异常，或特殊感觉障碍。

1. 转换性感觉缺失表现为局部或全身皮肤缺乏感觉，或为半身感觉消失，或呈手套、袜套样感觉缺失。其范围与神经分布不相一致。缺失的感觉可为痛觉、触觉、温度觉。

2. 转换性感觉过敏表现为皮肤局部对触摸特别敏感，轻微的触摸可引起剧烈疼痛。

3. 转换性感觉异常患者感到咽部有异物感，咽喉部检查不能发现异常，称为癔球症。但注意与茎突过长引起的茎突综合征鉴别。后者可通过咽部触摸或 X 线检查加以证实。

4. 转换性视觉障碍可表现为弱视、失明、管窥、同心性视野缩小、单眼复视。常突然发生，也可经过治疗，突然恢复正常。转换性障碍失明病例的视觉诱发电位正常。

5. 转换性听觉障碍多表现为突然听力丧失，电测听或听觉诱发电位检查正常。

（三）混合障碍

其中转换性运动障碍和转换性感觉障碍两类症状可在同一患者身上出现。

三、其他特殊表现形式

（一）集体性分离（转换）性障碍

集体性分离（转换）性障碍（mass dissociative disorders）多发生于常在一起生活的集体，如学校、教堂、寺院或公共场所。起初有一人发病，周围目睹者受到感应，相继出现类似症状。由于对这类疾病性质不了解，常在这一群体引起广泛的紧张、恐惧情绪；在相互暗示和自我暗示影响下，使其在短期内暴发流行。这类分离（转换）性障碍的发作大多历时短暂，症状相似，女性居多。应迅速将患者，特别是突发病例，一一隔离起来，给予对症处理，其流行性可被迅速控制。患者的情况大多为精神过度紧张、疲劳、睡眠不足，女性发病多处于月经期，以及具有表演人格特征者，较易发病。在教堂内祷告，集体活动，或在恐缩症流行地区或期间，形成神秘气氛往往为分离（转换）性障碍的流行提供条件。

（二）赔偿性神经症

在工伤、交通事故、医疗纠纷中，受害人往往提出经济赔偿要求。在诉讼过程中，显示、保留和夸大症状，有利于受害人索取赔偿。症状的出现、夸大和持续存在一般并非受本人意志支配，而大部分是由无意识机制发挥作用。对于这类涉讼要求赔偿的病例，应尽早处理，争取一次性解决。

（三）职业性神经症

职业性神经症是一类与职业活动密切相关的运动协调障碍，如从事抄写工作者的书写痉挛，舞蹈演员临近演出时下肢运动不能，教师走上讲台时的失音、声音嘶哑或口吃。当进行非职业活动时，上述功能恢复正常。

第三节 诊断与鉴别诊断

一、诊 断

分离（转换）性障碍的共同特点是部分或完全丧失了对过去的记忆和自我身份的识别，以及在遇到无法解决的问题和冲突时以转化成躯体症状的方式出现，这些症状没有可证实的器质性病变基础。本障碍有一定的人格基础，易接受暗示，起病常受心理社会（环境）因素影响，除分离性精神病或分离性意识障碍存在自知力障碍以外，其他类型自知力基本完整。在此介绍 ICD-10 关于分离（转换）性障碍的诊断标准：

1. 有以下各种障碍之一的证据

（1）分离性遗忘。

(2)分离性漫游。

(3)分离性木僵。

(4)分离性附体状态。

(5)分离性运动和分离性感觉障碍。

(6)其他分离性障碍。

2. 不存在可以解释症状的躯体器质性损害证据。

3. 有心理因素致病的证据,表现在时间上与应激性事件、问题或紊乱的关系有明确的联系(即使患者否认这一点)。

二、鉴别诊断

一方面分离(转换)性障碍的发作几乎可以模拟任何疾病;另一方面为数不少的神经精神疾病也可出现分离(转换)性障碍样发作。这种一病多症与多病一症的相互重叠,易有误诊。

（一）与精神疾病的鉴别

1. 急性应激反应及创伤后应激障碍　急性应激反应如反应性木僵、反应性朦胧状态、神游样反应与分离(转换)性障碍的基本发作形式鉴别颇难。反应性木僵是在急剧的精神刺激下迅速发生、僵住不动、情感反应消失甚至不能躲避危险,持续时间较短。分离性木僵则较为少见,且多伴有抑郁、痛苦的表情。反应性朦胧状态及神游样反应均有不同程度的意识障碍,表情惊恐,动作杂乱无章,狂奔乱跑,具有自动症或原始的防卫反射的性质。分离性障碍的意识朦胧或漫游虽有意识障碍,但在意识障碍的水平和涉及的内容方面不一致,呈多样化。如表现为管视,对局部的事物感知清晰,而对更广大的时空感知模糊或感知缺乏。分离性漫游虽无目的,却能进行许多较为复杂的活动,如购物、乘车等。当然,两病鉴别,并无捷径可行,必须分析全部临床资料,病前性格、病程转归、有无复发等,才能鉴别。

伴随闯入、闪回、重现躯体或性虐待的梦、回避和对通常感兴趣的活动丧失乐趣、过度觉醒症状,尤其是暴露于童年的创伤情景时,更适合创伤后应激障碍的诊断。

2. 精神分裂症　急性发作的精神分裂症青春型容易和分离(转换)性障碍的情感爆发和幼稚动作等表现相混淆。精神分裂症青春型患者的情感变化莫测、忽哭忽笑,与周围环境无相应联系,行为荒诞离奇、愚蠢可笑、不可理解,依赖病程的纵向观察资料来鉴别。

紧张性木僵必须与分离性木僵相鉴别。在紧张型精神分裂症的木僵之前通常存在精神分裂症的症状和行为。

有些多重人格障碍出现精神分裂症的一级诊断即患者有明显的妄想(如他或她的身体被不只一个人占据)、频繁出现幻听:一个人格状态对另一个人格状态说话或评论另一个人格状态的行为。心理测验便于多重人格障碍的诊断,罗夏克墨渍测验(Rorschach ink blot test)中较好的形状水平用来把分离性人格障碍患者与精神分裂症患者区别开,后者的形状水平很差。

3. 抑郁性木僵　抑郁性木僵的形成一般相对缓慢,从其他知情者那里获取的病史起重要作用。随着情感性疾病早期治疗的推广,抑郁性木僵在许多国家都已日益少见。

（二）与神经系统有关疾病的鉴别

1. 认知障碍　器质性精神障碍中,通常有神经系统紊乱的其他体征,还有意识混浊的持续征象、定向障碍,以及意识状态的波动。丧失当前事件的记忆是器质性状态的典型特征。由于酒或药物滥用所致的"黑矇"(blackouts)与滥用时间密切相关,且丧失的记忆不能重新获得。遗忘状态(Korsakov综合征)的短期记忆丧失表现为即刻回忆正常,但2~3分钟后即丧失,可与分离性遗忘相鉴别。

脑震荡或严重头部外伤后的遗忘通常是逆行性的,在严重病例也可见顺行性遗忘。分离性遗忘常为界限性,并且分离性遗忘可经催眠或发泄加以改变。

2. 感觉障碍　转换性感觉障碍不符合解剖学中神经分布的规律。如呈手套或袜套样,此种情况应与周围神经炎相鉴别,转换性感觉障碍受累区域边缘过于整齐划一。转换性偏身感觉障碍亦是如此,常以人体正中为界,不偏不倚,实际上两侧神经末梢的分布是交叉过界、互相渗透的,器质性损害时受累区应略小于相应的神经分布区。

3. 视觉丧失 一般而言,因神经系统损害而失明的患者对光反射消失,然而顶、枕叶病变引起的皮质性失明则可保持正常的瞳孔反射。此时较难与转换性视觉丧失相鉴别。对于一个失明而对光反射正常的患者,可用一个有垂直条纹的滚筒,在患者眼前慢慢转动。若患者有不自主的眼跟踪运动(运动性眼震)便可认为是转换性视觉丧失。

若表现为单侧视觉丧失,可用特制的红色玻璃眼镜罩住健眼,令其认一行红黑相间排列的字。转换性视觉丧失患者可全部读出,并称是健眼所见。实际上透过特制的红色镜片仅能认出黑色字体,而红色字体显然是那只"盲眼"认出的。

管视一般只见于分离(转换)性障碍,但梅毒与青光眼可能有相似表现。可用以下方法鉴别:测距离1m和2m处视野,如大小相同、呈圆筒状则是转换性视觉丧失。正常情况下,视野不论受损与否,都呈圆锥状。

单眼复视一般都是分离(转换)性障碍,仅在眼科的晶状体脱位和顶叶损害时偶可引起。三重复视,从理论上讲不可能是生理性的。

4. 听觉丧失 转换性听觉丧失的患者可从熟睡中被叫醒。另外可进行耳蜗瞳孔反射试验,及突然巨大的声音刺激可发生同侧眨眼运动,头颈躯干反射性转向该侧,或发生瞳孔先收缩,后扩大的现象。脑干诱发电位的检查有助鉴别。

5. 运动障碍

(1)转换性轻瘫:极少出现于颜面舌颈肌群,而常见于四肢。当患者双上肢轻瘫时,可令其正坐,医生将患者双臂抬高至头顶水平,然后突然松手,可见患者双臂在空中晃动数秒方才垂下,这显露了患者内在的拮抗肌力。另亦可使患者双手朝两侧伸开抬高平肩,掌面向上,然后令其双手收回搁放在同侧膝上。正常人或器质性轻瘫者掌面贴腿,拇指在内侧、呈内收内旋位置;而分离性轻瘫则是掌面朝上,拇指向外。

(2)转换性偏瘫:令其仰卧,医生将手置于患者足跟下,令其抬高健侧腿,便可查明患者是否真正瘫痪。正常的反应是:抬高一腿时另一腿会自然下压,如果"患"下压了,则不是真正瘫痪。通过相反的指令,即令其努力抬起患腿,则可测知患者是否有抬起患足的愿望。因为如果健腿不下压,便说明患者根本没有努力抬起患腿的打算。需注意的是,这个试验仅对完全偏瘫的鉴别有意义,不适于轻瘫的鉴别。

(3)转换性双下肢瘫:患者仰卧,床面稍倾斜,头高足低,双足并齐紧贴床面,双手交叉放在胸前,令其坐起。坐起时,正常人双足跟稍离床面;器质性瘫痪者双足跟远离床面;而分离(转换)性障碍患者双足跟不离床面。

6. 癫痫大发作 转换性痉挛发作与癫痫大发作的鉴别见表11-1。需要注意的是个别患者先后出现两种发作形式,则诊断共病。

7. 复杂部分性癫痫发作 鉴别可根据癫痫史,复杂部分性癫痫发作患者的行为较少有目的性、活动更为片段。分离性漫游病前一般存在应激性事件,患者能进行许多较为复杂的活动,如购物、乘车等。

(三) 与诈病的鉴别

诈病是指毫无病情,为了某种目的而装扮成患者;或是虽有一定病情,为了达到某一目的而故意夸大病情的情况。

诈病的特点是:

(1)有非常明确的目的,有一定医学知识或有以往接触同类患者的经验。

(2)乐于诉说和表现自己的"症状",而这些症状多属主观感受性质,如疼痛等,并十分注意周围人对自己"症状"的态度和反应。

表 11-1　转换性痉挛发作与癫痫大发作的鉴别

	转换性痉挛发作	癫痫大发作
发作诱因	多在精神刺激之后(也可在自我暗示发作)	常无明显诱因
先兆	可以有,但内容形式多变	内容形式固定
发作形式	翻滚、四肢乱舞,幅度大,表情痛苦	症状刻板,强直期、阵挛期次序分明,呼吸停止
拇指	发作握拳是常在其余 4 指之外	常在其余 4 指之内
言语	可以讲话	绝无
意识	多清楚,可有意识朦胧	丧失
大便失禁	无	可有
小便失禁	偶有	常有
眼球运动	躲避检查者	固定朝向
眼睑	掰开时阻抗大	松弛
咬伤	较少咬伤自己,可咬伤他人	可咬伤自己的舌、唇
摔伤	较少、较轻,受伤部位分散	多伤在头部、牙、舌、嘴唇
持续时间	数分钟到数小时	不超过数分钟(除外持续状态)
发作地点	多在人群中、安全地带	不择地点
睡眠中发作	无	常见
脑电图	多无异常	可见棘波

(3)"症状"多为突然产生。缓慢发生或既往反复发作者均极少,目的一旦达到后,"病情"会在不久的时期内痊愈。虽然很多学者强调分离(转换)性障碍的发作似乎也有"目的",但这种目的是从客观上分析出来的,患者并无明显的意识。更重要的鉴别是,分离(转换)性障碍的症状一旦发作,其变化的动态是无法控制的,是一种应激的反应。而诈病的"症状"发作则完全由其主观愿望决定,随意控制,目的一旦达到,"症状"也就不治自愈了。

分离(转换)性障碍与蓄意模仿(诈病)鉴别较困难。此时需对病前人格和动机进行反复详尽的评定。蓄意模仿遗忘常与一些明显问题有关,如金钱、战场死亡危险、可能服刑或死刑判决等。

蓄意模仿的运动和感觉丧失与分离(转换)性障碍的鉴别有赖于细致的观察及对患者的全面了解,包括人格、发病所在环境、康复或持续残疾各是什么后果。

第四节　病程与预后

分离(转换)性障碍起病大多急骤,常由明显的精神因素促发,其后症状可逐渐增多。初次起病通常在童年晚期至成年早期,10 岁以前和 35 岁以后起病者较少见,但也有 80 岁以后首次发病的报告。中年或晚年初次起病,应首先想到是否为神经系统或其他躯体疾病。本病有发作性和持续性两种病程。分离性漫游、分离性木僵、分离性恍惚和附体状态、情感爆发以及转换性痉挛障碍等常为发作病程,而分离性遗忘症、分离性身份障碍、转换性运动障碍及转换性感觉障碍往往呈持续病程。

急性起病,到综合医院急诊室就诊的患者,大多迅速恢复。病程超过一年者,据 Ljungberg 观察,约半数患者 10 年之后仍有症状存在。此类患者的预后取决于多种因素:病因明确且能及时合理解决,病程短、治疗及时、病前无明显人格缺陷者,大多能获得良好结局。如果患者生病之后心理冲突得以缓和,不再出现焦虑,症状给患者带来的这类好处称为"原发性获益";而疾病又可使患者从外界环境得到更多的好处,如亲友的关怀和照顾,免除了繁重的工作负担和责任等,则属于"继发性获益"。这种"获益"尽管给患者以眼前利益,但却不利于症状的消除,致使病情迁延,经久难愈。

第五节　治　疗

分离(转换)性障碍的确切病因仍不清楚,其症状多与心理因素相关,因而心理治疗占有重要地位。分离(转换)性障碍治疗原则有:①进行全面心理评估(包括家族史和人际关系,特别注意促发本病的生活事件和既往的心理创伤),制订整体治疗计划;②早期充分治疗,防止症状复发和慢性化;③只需进行必要的体格和实验室检查,以使医生确信无器质性损害为度,避免过多和不必要的检查;④避免各种不良的暗示,尤其是环境中的不良暗示。下面介绍一些主要的治疗方法。

一、心理治疗

心理治疗被认为是治疗这类疾病的基本措施,主要包括以下几个方面。

(一)暗示疗法

暗示疗法是消除转换性症状的一种有效措施,尤其适用于急性起病者,可分为觉醒暗示和催眠暗示两种方法。

1. 觉醒暗示　开始时医生向患者说明检查结果,用简短、明确的言语解释他的疾病是一种短暂的神经功能障碍。在治疗帮助下,失去的功能可以完全恢复正常。这样使患者对治疗产生高度的信心和迫切的治愈要求。然后采用药物或物理治疗,如静脉推注葡萄糖酸钙 10ml 或使用感应电刺激患病部位;同时用言语强化,或用按摩和被动运动协助患者进行功能活动,可收到立时效果。

2. 催眠暗示　对一些催眠感受性强的患者可用言语催眠,对催眠感受性弱的患者,可给予 2.5% 硫喷妥钠或异戊巴比妥钠 10～20ml 缓慢静脉注射,使患者进入轻度意识模糊状态,然后用言语暗示或配合电刺激、被动运动、按摩等方法进行暗示。

(二)催眠疗法

这种疗法除用于增强暗示感受性,消除转换性症状,也可用于治疗分离性遗忘、分离性身份识别障碍、转换性缄默症、分离性木僵状态以及情感创伤和压抑的患者。患者在催眠状态下,可使遗忘的创伤性体验重现,受到压抑的情绪得到释放,从而达到消除症状的目的。

(三)系统脱敏疗法

系统脱敏疗法是行为疗法之一。通过系统脱敏的方法,使那些原本能诱发分离(转换)性障碍发作的精神因素逐渐失去诱发作用,从而达到减少甚至预防分离(转换)性障碍复发的目的。先让患者倾诉与发病关系密切的精神因素,并录音、录像备用。然后训练患者学会全身松弛,有条件者可借助肌电反馈训练,患者学会松弛后开始脱敏。最初一级脱敏是短时间播放精神刺激的录音、录像或让患者闭目想象那种精神刺激的场面,当患者稍感紧张不安时,停止播放或让患者停止想象,全身放松。如此多次重复,直到这种刺激不再引起患者紧张不安。然后逐渐增加刺激量,重复上述步骤,直到完全沉浸在精神刺激的录音、录像或想象中,均无明显的情绪反应为止。最后再运用到现实生活之中,使患者逐步适应存在精神刺激的现实生活,正常地学习、工作。系统脱敏疗法近期效果与暗示疗法相似,但远期疗效优于暗示疗法。

(四)解释性心理治疗

解释性心理治疗的目的在于引导患者正确认识和对待导致疾病的精神因素,认识疾病的性质,帮助患者分析自身的个性缺陷,并找到克服个性缺陷的途径及方法。主要适用于除分离(转换)性障碍发病期之外的各种类型。

(五)分析性心理治疗

分析性心理治疗着重探索患者的无意识动机,并引导患者认识无意识动机对健康的影响,而加以消除。主要适用于分离性遗忘、分离性身份识别障碍和各种转换性障碍的治疗。

（六）家庭疗法

采用家庭疗法是为了改善患者的治疗环境,取得家庭的支持。主要适用于患者的家庭关系因疾病受到影响或需要家庭成员配合治疗时。

在具体的治疗过程中,心理方法的使用不是固定的。如果转换症状是原发症状,暗示疗法是最常用的方法。如果现存的症状通过继发性获益而加强了,则需制订个人和家庭治疗计划,以防止症状慢性化。医生全面评估患者的人格特点、自我的主要防御机制、家庭成员之间的关系以及诱发事件,制订治疗计划,再选择合适的心理治疗方法。

二、药物治疗

目前尚无治疗分离(转换)性障碍的特效药,主要是对症治疗。对于兴奋躁动的急性期患者无法采用正规的精神心理治疗,可给予地西泮 10~20mg 静脉注射,促使患者入睡,有的患者醒后症状即消失。急性期过后,精神症状仍然明显者,可采用传统或新型抗精神病药物口服治疗。如传统抗精神病药物盐酸氯丙嗪口服给药,每天 1~3 次,每次 25~50mg;或者新型抗精神病药物奥氮平、利培酮、奎硫平等口服给药。遗留头昏、头痛、失眠等脑衰弱症状者,可给予阿普唑仑(alprazolam),每日 3 次,每次 0.4~0.8mg;或劳拉西泮(lorazepam,氯羟安定),每日 3 次,每次 0.5~1mg;或艾司唑仑(estazolam),每晚睡前口服 1~2mg;历时 2~3 周。分离(转换)性障碍患者常常伴有抑郁、焦虑症状,可给予相应的抗抑郁和抗焦虑药治疗。

处于昏睡状态的患者,可给予氨水刺激鼻黏膜,可促使患者苏醒。但刺激时间不能过长,以防鼻黏膜被灼伤。

三、预　　防

分离(转换)性障碍以心理治疗为基本疗法,药物治疗对于共病情况如抑郁可对症处理。本病是一类易复发的疾病,及时消除病因,使患者对自己的疾病性质有正确的认识,正视存在的个性缺陷,改善人际关系,对预防复发具有一定帮助。而长期住院或居家休养,经常对患者的非适应性行为予以迁就或不适当的强化,均不利于康复。

【病例】

黄某,男,24 岁,中专文化,汉族,未婚,因双下肢不能站立行走 1 天入院。

患者 1 天前曾去拜访女朋友家人,交谈过程中因误会而遭到了女友家人的指责批评,心中感到非常委屈,但又不敢表现出来。离开女友家后患者又为此事与女友发生了激烈的争吵,在争吵过程中不慎跌倒,当时感觉双下肢发麻、无力,无法再站立行走,女友感到事态严重,立刻派车将黄某送至综合医院急诊科。医生对其进行体格检查和相关辅助检查后,未能证实其存在任何可引起双下肢瘫痪的器质性损害,后送其至精神专科医院就诊。

患者素来体健,早年丧双亲,在儿童福利院长大。平素自尊心强,情绪不稳定,容易发脾气,人际关系一般。家族史不详。

入院神经系统检查发现患者双下肢虽然不能动,但肌张力及膝、腱反射等均正常,院外相关辅助检查结果均未显示异常。

诊断:分离(转换)性障碍。

诊断要点:发病前有明确的心理因素;症状主要表现为双下肢运动障碍;体格检查和辅助检查均未发现可以解释症状的器质性损害;病前性格有缺陷。

（宁玉萍）

思考题

1. 分离（转换）性障碍的概念是什么？
2. 分离（转换）性障碍有几种类型？各种类型的临床表现分别是什么？
3. 分离（转换）性障碍的诊断要点有哪些？
4. 分离（转换）性障碍的转换性痉挛发作和癫痫发作如何鉴别？

第十二章

应激相关障碍

【本章重点】

1. 掌握 急性应激障碍、创伤后应激障碍的概念、临床表现、诊断及治疗。
2. 熟悉 应激相关障碍的概念、病因及分类。适应障碍的概念、临床表现、诊断及治疗。
3. 了解 应激的概念,心理应激的概念及影响因素。

第一节 概 述

一、应激相关障碍的概念

应激相关障碍(stress related disorder)指一组主要由强烈或持久的心理、社会(环境)因素引起异常心理反应而导致的精神障碍,也称反应性精神障碍(reactive mental disorder)。在 ICD-10 精神与行为障碍分类中,并没有给出明确的应激相关障碍概念,但列出"F40-F48 神经症性、应激相关的及躯体形式障碍"一大类;其中除神经症、躯体形式障碍外,又列出"严重应激反应及适应障碍(F43)",又进一步分为:F43.0 急性应激反应;F43.1 创伤后应激障碍;F43.2 适应障碍;F43.8 其他严重应激反应;F43.9 严重应激反应,未特定。其强调应激相关障碍发病有异乎寻常的应激性生活事件,或引起持续性不愉快环境的明显生活改变,前者可产生急性应激反应,后者可导致适应障碍。

决定本组精神障碍的发生、发展、病程及临床表现的因素有:①生活事件和生活处境;②社会文化背景;③人格特点、教育程度、智力水平、生活态度和信念等。

本组疾病的共同特征有:①心理社会因素是引起本组精神障碍的主导原因;②发病时间和持续时间与应激因素有密切的关系;③临床的主要表现与心理应激因素密切相关;④病因消除或环境改变后,精神症状可随之消失;⑤预后良好,一般无人格缺陷。

关于应激相关障碍是否能作为一个独立的疾病单元,主要有两种不同的观点。Kraepelin(1913)提出心因性精神病这一概念,Wimmer(1916)首次提出心因性精神障碍的概念,并认为心理创伤在心因性精神障碍发生发展过程中起着非常重要的作用。McCabe(1975)从临床特点和遗传学等方面进行相关研究,认为本病不同于精神分裂症及心境障碍。患者处于应激状态时,会有明显的生理学变化,如神经系统、内分泌系统和免疫系统的变化,提示可以造成情绪、行为等精神活动方面的变化,应列为一个独立的疾病单元。而且,应激相关障碍的发生往往在应激反应之后,精神障碍的内容围绕着应激事件,并随着应激源的消除而缓解,预后良好。这些特点在长期随访病例中得到了证实,相当多的病例维持了原来的诊断。从现在的实际调查、诊断标准的制定和临床实践来看,趋向于该种结论,认为应激相关障碍是一个独立的疾病单元。另一种观点与第一种观点相反,认为本病的临床表现无特异性,主要表现为抑郁、兴奋、妄想和幻觉等精神症状,这些症状在其他精神障碍中也是存在的,可归类于其他精神障碍,甚至认为本病的发生到底是应激反应还是素质因素所致是很难确定的,不主张另列为一个单独的疾病单元。

二、病因及发病机制

(一)心理应激的概念

1. 应激　应激(stress)是指机体在受到各种内外环境强烈因素刺激时所出现的非特异性全身反应。加拿大的病理生理学家塞里(Sely H,1936)提出了应激学说,是指在生物学上人体对任何加诸于他的需求所作的非特异性反应,导致应激的来自外界的刺激叫应激源。塞里的应激学说通过动物实验和对人的观察,将应激一般理论与疾病的发生联系起来,发现每一种疾病和有害的刺激都有相同的、特征性的和涉及全身的生理生化过程。该生理生化反应包括全身适应综合征(general adaptation syndrome,GAS)和局部适应综合征(local adaptation syndrome,LAS)。GAS 和 LAS 的反应过程分为三期,即警觉期、抵抗期、衰竭期,是机体做出有害防御形式的普遍形式,而与疾病或刺激的类型无关。GAS 是指当人体面对任何应激时,都不会产生完全特异的反应,而是产生相同的反应群,如体重下降、疲乏、疼痛、失眠和胃肠功能紊乱等;LAS 是指人体除了对应激的全身性反应外,也会对局部应激源产生局部反应,如某一器官或区域的红肿热痛和功能障碍等。

现代的应激概念应该是众多科学家的观点综合,主要包括三个方面:①应激是一种刺激;②应激是一种反应;③应激是一种处理。但目前更多地倾向于将上述三个方面作为一种整体过程来认识。概括起来可以认为,应激是个体在察觉自身处于环境威胁和挑战时作出适应和应对过程。这里需要强调的是:应激源可以是生物的、心理的、社会的和文化的;应激过程受个体多种因素的影响;应激反应有生理的、心理的和行为的;应激的结果可以是适应的和不适应的;认知评价在应激作用过程中起关键性作用。

2. 心理应激　心理应激(psychological stress)是指个体在觉察需求与满足需求的能力不平衡时倾向于通过心理和生理反应表现出来的多种因素作用的适应过程。该适应过程受环境刺激的质和量、认知评价、应对方式、社会支持和个性特征等影响,其适应的反应和结果有良性的也有恶性的。良性的心理应激是对应激做出的积极的适应过程,可提高人的警觉水平,应付各种环境变化的挑战,但长时间的应激状态和过度应激都会损害人的心身健康。

(二)心理应激过程

心理应激过程一般可以分为四个部分:输入、中介、反应、结果。输入部分即应激源,是指环境对个体提出的各种需求,主要包括躯体性应激源、心理性应激源、社会性应激源和文化性应激源等。应激转变为反应需要有中介,主要包括个性因素(心理中介)和躯体因素(生理中介)两种。当个体经认知评价而察觉到应激源的威胁后,就会产生心理与生理反应。反应的结果可以是适应的也可以是不适应的,反应的结果也可以成为新的应激源(图 12-1)。

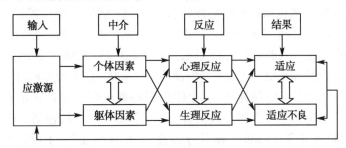

图 12-1　应激反应的模式图

(三)应激源

应激源(stressor)又称应激因素,指任何能产生应激反应的有害刺激。应激源是多种多样的,可以是正性的应激源,为个体认为对自己身心健康有积极作用的;也可以是负性的,为个体认为对自己产生消极作用的。

可以导致应激相关障碍的应激源大致分为以下几类:①灾难性事件,主要是一些难以抗拒的社会环境因素,如严重的山洪暴发、火灾、地震、风暴和海啸等;②负性生活事件,主要是家庭环境因素改变等一些严重的不良应激因素,如交通事故、亲人突然死亡、失业、破产、罹患绝症、歹徒袭击和被强奸等重大的精神打击;③长期紧张压抑的心理状态,如工作压力大,经常遇挫折,无法胜任工作,人际关系紧张,家庭关系不和谐和离婚等;④环境的改变,如移民、转学、被拘禁和隔离等;⑤战争场面,无论是目睹还是参与战争都可以诱发应激反应。战时应激反应具体介绍见知识框 12-1。

知识框 12-1

战时应激反应

战时精神障碍主要包括战时应激反应(combat stress reaction,CSR)、创伤后应激障碍(post-traumatic stress disorder,PTSD)、战争神经症和战时精神病等。

CSR 是指军人在战争环境下对刺激丧失了应付能力的失能性心理障碍,表现有明显的神经精神症状,甚至终身留下 PTSD。第一次世界大战以前,美国人曾将 CSR 称为"思乡病""胆小鬼";后来在不同时期曾被称为"炮弹休克""毒气歇斯底里""战壕神经症""操作疲劳""战斗休克""战斗疲劳""战斗衰竭"等。CSR 是越南战争后至今的统一叫法。极端恶劣生存环境、精神超负荷紧张及超强度作业等在内的多种军事应激因素可致机体生理、病理性损伤,可使军人失去作战能力,直接造成部队的非战斗减员。西方各国对 CSR 的研究表明,CSR 所致的战斗减员可高达战争中总减员人数的 30% 以上,所占比例与战争激烈程度密切相关。

(四) 中介因素

中介因素包括认知评价、应对方式、个体易感素质和社会支持等,这些中介因素会作用于心理应激过程的始终。在个体遭受应激事件时,每个人出现的状况是不一样的,有些人遭受较小较轻的应激事件时,如转学和工作调动等,就会发生应激相关障碍,而有一部分人在遭受异乎寻常的应激事件,如地震、战争和空难等,却不会发生应激相关障碍,这主要与中介因素相关,其中认知评价在应激作用过程中起关键性作用。

在面对应激源的时候,个体会运用各种中介因素来缓解比较强的应激体验,努力维持机体生理和心理的正常功能,心理应对方式和心理防御机制是机体比较常用的缓解方式。心理应对方式是有意识的活动,与个体的认知和经验有关,积极的心理应对方式主要包括求助、倾诉、发泄、回避、推诿责任和积极解决问题等,消极的心理应对方式包括过度使用成瘾物质(主要为酒精、烟草等)、攻击行为、自杀和自伤等。无论是采取积极的还是消极的心理应对方式都是可以短暂缓解个体的应激反应,但采取消极的心理应对方式对于持续时间长、强度大的应激是无效的,反而造成生理和心理功能的加速异常。提倡采取积极的心理应对方式,并根据外界环境变化而不断的调整应对策略,采取适应环境的心理应对方式。

心理防御机制是一种潜意识的精神活动,个体运用心理防御机制常常是不由自主的,不加思考的。弗洛伊德(S Freud)首先提出了 9 种心理防御机制,后来逐步完善,包括否认、压抑、退行、合理化、升华、幽默、幻想、认同和转移等。Vaillant 将其分为自恋型、神经症型、不成熟型和成熟型四种,其中成熟型是比较成熟的心理防御机制,出现较晚,成年人常使用,是一种积极的心理防御机制。积极的成熟的心理防御可以帮助个体缓解各种心理应激体验。

个体易感素质会在认知评价、应对方式和社会支持等中介因素中体现,同时个体的个性特点、经验、教育程度、价值观和人生观等对心理应激的发生也有影响,人格的不健全、怯懦、敏感多疑、固执和情绪波动大等都会表现为对应激的易感性。

机体的躯体状况对心理应激过程也有所影响。从应激反应的模式图来看,认知评价、应对方式等心理中介因素和躯体的生理状况是相互影响、相互制约的。认知评价、应对方式等心理中介因素会对机体的生理状况产生影响;同时机体的生理状况也会对认知评价、应对方式等心理中介因素产生作用。当机体的生理功能正常或较好时,个体的认知较完善,心理承受能力提高,会采取比较合适的应对策略,较好的缓解应激体验;当个体的生理功能出现异常,或者处于疾病状态,如更年期、疲劳状态、手术和脑器质性疾病等,都会影响个体的大脑功能,降低个体对应激的耐受性,易出现应激相关障碍。

（五）应激反应及后果

无论何种应激源引起的应激,其表现的形式都为应激心理和生理反应,产生一定的后果。应激反应是个体因为应激源所产生的各种生物、心理、社会和行为方面的变化,又称为应激的心身反应,主要包括心理和生理反应。应激心理反应的核心是焦虑、恐惧、抑郁和愤怒情绪反应,以及情绪反应伴发的行为动作,这些症状可以单独存在,也可以合并存在。严重的患者还可以出现意识障碍和精神病症状,以及行为的紊乱,如精神运动性兴奋和精神运动性抑制,但比较少见。心理应激的生理反应主要表现为自主神经系统（如心血管、消化和呼吸系统等）功能紊乱,出现多汗或无汗、呼吸加快、心悸、血压升高、脸发热或潮红、胸痛或心前区不适、疲劳感、呼吸加快、上腹部不适或胃内翻腾或搅拌感、尿频或排尿困难等症状。

由于个体的认知评价、应对方式、心理防御机制和个性等的不同,会产生不同的后果。从积极的一面看,应激能改善个体的心理防御能力和处理应激事件的能力,养成积极的心理应对方式和策略,提高对环境的适应能力。如果应激作用失衡,应激反应过于持久和强烈,超过了个体的承受能力,机体内环境长期得不到恢复和改善,则正常的心理生理反应便向病理的心理生理障碍转变,引起个体人格和行为的改变,各种心理和生理功能障碍,以及社会功能受损。很多研究表明,心理社会因素的刺激,总是伴随着相应的情绪变化,影响疾病的发生与发展。

三、分 类

应激相关障碍包括急性应激性障碍、创伤后应激障碍和适应障碍等,在各种诊断标准中略有不同,在 ICD-10 和 DSM-5 中,应激相关障碍主要分类见表 12-1。

表 12-1 应激相关障碍 ICD-10 和 DSM-5 分类

ICD-10	DSM-5
F43.0 急性应激反应	308.3 急性应激障碍
F43.1 创伤后应激障碍	309.81 创伤后应激障碍
F43.2 适应障碍	适应障碍
短暂抑郁性反应	
长期的抑郁反应	309 伴抑郁心境
混合性焦虑和抑郁反应	309.24 伴焦虑
以其他情绪紊乱为主	309.28 伴混合焦虑与抑郁心境
以品行障碍为主	309.3 伴行为紊乱
混合性情绪和品行障碍	309.4 伴混合情绪和行为紊乱
以其他特定症状为主	309.9 未特定的
F43.8 其他严重应激反应	309.89 其他特定的创伤及应激相关障碍
F43.9 严重应激反应,未特定	

第二节　急性应激障碍

急性应激障碍(acute stress disorder,ASD),又称急性应激反应(acute stress reaction),是指以急剧、严重的精神打击作为直接原因,患者在受刺激后立刻(1 小时之内)发病,表现为强烈恐惧体验的精神运动性兴奋,行为有一定的盲目性;或者为精神运动性抑制,甚至木僵。ASD 为一过性精神障碍,症状一般在受到应激性刺激或事件的影响后几分钟内出现,作为对严重躯体或精神应激的反应发生于无其他明显精神障碍的个体。应激源消除后,症状常在 2~3 天内缓解或消失,缓解完全,预后良好,对于发作可有部分或完全的遗忘。

ASD 可发生于各年龄段,多见于青年人,男女患病率无显著差异,如果存在躯体功能衰竭和器质性因素,则发病的危险性增加。张本等对唐山大地震孤儿的调查发现 ASD 发病率为 47%;Classea 等调查发现 33% 暴力事件目击者符合 ASD 诊断标准;马弘等对大型火灾后 1 周内 143 名伤亡家属进行调查,发现符合 ASD 诊断的有 49 人。

一、病因及发病机制

突如其来且超乎寻常的精神刺激是发病的直接原因,该精神刺激(应激源)对个体来讲是难以承受的创伤性体验或对生命安全具有严重的威胁性。如重大自然灾难(特大山洪暴发、海啸、大型火灾和地震等);战争场面,如交战双方进行短兵相接的激烈战争,甚至白刃战的恐惧体验,遭受炮击、轰炸等。惨烈的交通事故亲历者或目击者等;也可以是个体社会地位或社会关系网络发生急骤的威胁性改变,如亲人死亡、被强奸、工作严重挫折、经济破产、家庭突发不和等。

应激源是 ASD 发病的关键所在,但是并非所有面临异乎寻常应激的人都出现精神障碍,只有一部分人发病,表明 ASD 的发病及严重程度与认知评价、应对方式、心理防御机制、个体易感性、社会支持、躯体健康状况和家族精神疾病遗传史等有关。ASD 发病的基本机制是精神刺激因素超过了个体的耐受阈值,导致了认知、情感和行为的冲突。按照巴甫洛夫学派的论点,急遽超强的应激作用于高级神经活动过程,可以导致兴奋、抑制和灵活性的过度紧张及相互冲突,中枢神经系统为了避免进一步的损伤或"破裂",则往往产生超限抑制。超限抑制属于保护性抑制,在抑制过程的扩散中,中枢神经系统低级部位的功能,包括一些非条件反射就会抑制而释放出来,这就产生了皮质与皮质下活动相互作用的异常形式。在临床上可表现为一定程度的意识障碍,精神运动性兴奋或精神运动性抑制状态,无目的的零乱动作和不受意识控制的情绪障碍等。

二、临床表现

个体在遭遇应激性事件后立刻(数分钟到数小时)出现症状,临床表现差异比较大,主要为强烈恐惧体验的精神运动性兴奋或精神运动性抑制。ASD 病程较短暂,应激源如被消除,一般在数小时至 1 周内症状消失,最长不超过 1 个月。缓解完全,预后良好,可有部分或完全的遗忘。按照临床优势症状 ASD 主要表现为以下 4 种。

1. 反应性朦胧状态(reactive twilight state)　主要表现为意识范围的缩小或狭窄,同时又伴有意识清晰水平的降低,存在定向障碍,对周围环境不能清楚感知。患者思维不清晰,有时很混乱,对周围的事物常有错认,也可有各种片段的心因性幻觉和妄想,少数患者可在幻觉、妄想支配下产生攻击或危害周围人的行为。患者处于精神刺激的体验中,表现出紧张、焦虑、恐惧情绪。有自发言语,凌乱语句,缺乏逻辑性和条理性;行为紊乱,无目的性,偶有冲动行为。反应性朦胧状态突然产生,突然终止,持续时间一般不长,可由数分钟至数小时,有的可长达数日,但较少见,事后部分或完全遗忘。

2. 反应性木僵状态(reactive stupor state)　临床表现主要为精神运动性抑制。患者受到精神打击后,目光呆滞,表情茫然,思维迟缓,不言不语,情感迟钝,活动减少,呆若木鸡;对外界刺激无反应,呈木僵状态或亚木僵状态。此型一般历时短暂,多持续几分钟或数小时,不超过1周,可恢复正常或转入意识障碍,有的可转入反应性兴奋状态。

3. 反应性兴奋状态(reactive excitement state) 临床表现主要以精神运动性兴奋为主。患者在受精神打击后,出现强烈的情感反应,表现为兴奋躁动、话多、哭喊吵闹、狂歌乱笑、胡言乱语,可有冲动伤人、毁物行为。症状表现的内容常围绕精神创伤,症状带有可理解性特点。少数患者伴有一定程度的意识障碍。一般在1周内缓解。

4. 急性应激性精神病(acute stress psychosis) 也称急性反应性精神病(acute reactive psychosis),主要由严重精神创伤、持久心理社会因素直接所致的精神障碍。起病较急,多伴不同程度的意识障碍,临床以妄想或严重情感障碍为主,反应内容与应激源密切相关,但不荒谬、离奇,易于理解。历时短暂,一般在1个月内恢复,经治疗预后良好。

三、诊断与鉴别诊断

(一) 诊断

ASD诊断要点主要有:

1. 有异乎寻常的和严重而急剧的应激事件为诱因。
2. 在遭遇精神打击后的数分钟或数小时内发病。
3. 精神障碍出现的时序、症状、病程和预后均与应激源密切相关。
4. 临床主要表现为有强烈情感体验的精神运动性抑制或精神运动性兴奋。
5. 应激源消除或环境改变,患者症状迅速缓解或逐渐减轻。
6. 病程较短,一般持续数小时至1周,通常在1个月内缓解,缓解完全,预后良好。

(二) 鉴别诊断

1. 分离(转换)性障碍 分离(转换)性障碍也常在精神刺激后发病,且表现形式多样化,临床症状短期内有时难以与ASD相鉴别。分离(转换)性障碍的临床表现形式较ASD更为多样化,表现具有夸张性和戏剧性,给人以做作感,很多患者的病前人格有以自我为中心、富于幻想的特点,其中很重要的一点是患者的暗示性较强。病程可较长久,常多次反复发作。

2. 器质性精神障碍 各种感染、中毒、脑部疾病和躯体因素等导致的精神障碍的患者可出现意识障碍、定向障碍、精神运动性抑制或精神运动性兴奋,应注意鉴别。器质性精神障碍的病程较长,存在相应的原发病临床体征和特有的实验室检查、物理检查的阳性结果,可以鉴别。

3. 抑郁发作 抑郁发作也可以在应激事件后出现,但其主要临床相为严重的抑郁情绪,开始与应激源相关,但随着病情的发展严重超出应激事件本身。且抑郁发作还存在一些如晨重暮轻、明显的悲观消极等特征性症状,病程一般较长,常循环发作。而ASD无上述特征。

四、治　疗

ASD的治疗因患者和创伤性事件的不同而有所不同,其基本原则为及时、就近、简洁和紧扣问题。使患者尽快脱离创伤情境,摆脱急性应激状态,恢复心理和生理的健康。治疗以心理-环境治疗为主,必要时辅以小剂量的抗焦虑和抗抑郁药物治疗,非必要不使用抗精神病药物。

(一) 心理-环境治疗

治疗目的主要是减少情绪反应和帮助患者更有效地应对环境。其中解释性和支持性的心理治疗效果较好。医生首先要与患者建立良好的医患关系,动用可能的社会支持系统给患者提供更多的帮助;鼓励患者通过与亲友和专业人员的倾诉缓解不良情绪,同时鼓励帮助患者表达和宣泄情绪,避免回避和否认而进一步加重损害,尽量减少可能存在的消极评价;教会患者正确面对应激事件和学习有效的应对技能。对有人格缺陷的患者可给予认知治疗,治疗旨在帮助患者学会积极的思维和行为模式,提高患者认知能力,对认识自身的性格弱点和改变不良行为模式有所帮助。

环境治疗是为了减弱或消除引起发病的应急处境的不良作用,应尽可能离开或调整当时的环境,消除创伤性体验,对整个治疗有积极的意义。环境治疗的另一含义,包括对患者康复后生活和工作方面的指导和安排,必要时重新调换工作岗位,改善人际关系,建立新的生活规律等。要根据患者的具体情况,协同有关方面进行安排,这对预防有良好作用。

（二）药物治疗

仅为对症治疗,也是急性期采取的措施之一。对于以焦虑、恐惧以及烦躁不安为主要症状的患者可短期、小剂量给予患者抗焦虑药物(如地西泮、硝基西泮和丁螺环酮等)治疗;对于抑郁症状突出的患者可给予抗抑郁药物(多塞平、阿米替林、氯米帕明以及 SSRIs 药物等)治疗;若患者出现精神运动兴奋症状或精神病症状时,可酌情使用抗精神病药物(氯丙嗪、氟哌啶醇、奥氮平、奎硫平等)治疗。临床药物治疗应当根据病情灵活运用,药物剂量以中、小量为宜,疗程不宜过长,用药期间加强观察与护理,及时处理药物出现的不良反应。病情恢复后不宜长期维持药物治疗。

（三）其他治疗

若患者不能主动进食或进食量较少,要给予输液、补充营养、维持水电解质平衡;对有严重消极自杀倾向、兴奋躁动或木僵的患者,可给予电休克治疗,一般 2~4 次即可。

【病例】

王某,男,35 岁,电厂职工,性格较内向,无不良嗜好,感到最幸福的事就是晚饭后和自己的妻儿逛住宅旁边的公园。一日周末到单位值班,回来发现自己家住的楼房已经被大火烧为灰烬,妻儿均未逃生。王某一看到这场景就要向已化为灰烬的楼房奔去,被消防人员阻止。随后王某就开始坐在地上,神情恍惚,目光呆滞,不说话,周围的人好言相劝,也无回应。由在场人员安置躺在床上,不久突然站立向外飞奔,开始喊叫:"还我妻儿! 还我妻儿!"还不时伴有哭笑。

随即被送到精神卫生中心进行治疗,当即给予抗精神病药物治疗,待情绪平稳后给予心理治疗,2 周后症状好转,但仍遗留情绪低落、食欲不振、睡眠不良等症状,转门诊定期心理治疗。

诊断:急性应激障碍。

诊断要点:①直接严重(异乎寻常、势不可当)的精神创伤;②随即出现的行为、情绪、言语异常,并且异常言语内容与精神创伤内容密切相关;③症状在 2 周后明显好转。

第三节 创伤后应激障碍

创伤后应激障碍(post-traumatic stress disorder, PTSD)是指由异乎寻常的威胁性或灾难性心理创伤,导致延迟出现和长期持续的精神障碍,又称为延迟性心因性反应(delayed psychogenic reaction)。1980 年出版的《美国精神障碍诊断标准》(DSM-Ⅲ)首次制定了 PTSD 的诊断标准,主要研究对象是退伍军人、战俘和集中营的幸存者。后来逐渐扩展到遭受各种灾难性事件的人群。1987 年,DSM-Ⅲ-R 对 PTSD 的诊断认识趋于完善。

PTSD 发病率因应激源的不同存在较大差异。PTSD 总的患病率为 1.0%~2.6%;经历过战争场面的人群 PTSD 的发病率较高。1987 年美国对参加越南战争的退伍老兵调查发现 PTSD 终生患病率男性为 31%,女性为 27%;而美国社区人群中的终身患病率为 1%~14%。张本等对唐山大地震孤儿的调查发现 PTSD 发病率为 23%;唐山大地震 20 年后调查示 PTSD 发病率为 1.8%;有报道龙卷风受灾者 PTSD 的患病率为 59%;特大爆炸事故幸存者 PTSD 的患病率为 79%。大多数的患者可以痊愈,但约有 15% 的患者病情持续多年,或转变为持久的人格改变。

一、病因及发病机制

异乎寻常的威胁性或灾难性事件是本病发生的直接原因,这些事件包括地震、飓风和水灾等重大自然灾害、战争场面、亲人突然死亡、被强奸、躯体重大伤害等严重的生活事件。这些创伤性事件的强度都能使经历事件的人感到极度痛苦、极度恐惧和无助感等。部分人表现为难以控制的情绪反应,无目的的零乱动作和原始反应等。

PTSD 发病的先决条件是创伤性事件。创伤性事件必须是对个体有"创伤性"意义的。研究显示,所谓创伤性体验应该具备两个特点:①对未来的情绪体验具有创伤性影响;②对躯体和生命产生极大的伤害和威胁。然而多数经历创伤性事件的人都会出现不同程度的心理和生理症状,但只有部分人最终发展成为 PTSD,这与许多因素相关,如个性特征、应对方式、社会支持、身体状况和精神障碍家族史等,都是影响病情和病程的重要因素。研究发现个性特征与 PTSD 有一定的相关性,人格方面的缺陷如敏感、多疑、胆怯和偏执等,往往妨碍了个体良好的社会适应,甚至与周围环境格格不入,因而他们往往遭受到更多的心理社会有害刺激并难以有效地抵御这些刺激,更容易罹患 PTSD。应对方式可以影响应激反应的性质和强度,在受到精神创伤后,如受害者能应用合适的应对方式,则可避免 PTSD 的发生;与此相反,一定的人格缺陷制约着个体对环境变化的认知,影响着个体对环境变化所做的应对方式,有人格缺陷者遭受应激后常不能及时求助于自己的社会支持系统,而是采取消极的应付方式。

二、临床表现

PTSD 多在遭受创伤后数日至数月后发病,罕见延迟半年以上才发生,病程多持续 1 个月以上,可长达数月和数年,个别十多年甚至数十年之久。病程有波动,大多数患者可恢复。少数病例表现为多年不愈的慢性病程,或转变为持久的人格改变。主要表现为在重大创伤性事件后反复重现创伤性体验、回避症状和持续的警觉性增高三大核心症状。

(一)反复重现创伤性体验

患者以各种形式体验创伤的情景,如不由自主地回想受打击的经历,出现创伤性的图像、知觉和想象;频频出现与创伤性内容相关的噩梦;有时患者仿佛又完全回到创伤性情境中,重新表现出创伤性事件发生时的各种情感和行为,称为闪回(flash back)。患者接触任何与创伤性事件有关的事件或线索时,如目睹死者遗物、旧地重游、周年纪念日、相近的天气及各种场景因素等,都会感到异常痛苦和产生明显的生理反应。创伤性体验的反复出现是 PTSD 最常见的表现。

(二)回避症状

患者的回避症状表现为尽量回避与创伤有关的场景与情境、人和物、有关的想法、感受及话题等。有些患者会出现选择性遗忘,不能回忆起与创伤有关的一些重要内容。同时患者会出现情感麻痹症状,整体上给人以木讷或淡然的感觉,表现为对自己过去热衷的活动和兴趣爱好感到索然无味,难以对任何事情产生兴趣;不愿与人交往、对亲人变得冷淡;对未来的工作、学习、生活失去憧憬,表现为听天由命、滥用成瘾物质,重者出现攻击行为、自伤或自杀行为等。

(三)持续的警觉性增高

为一种自发的持续的警觉增高状态。患者出现入睡困难和睡眠不深等睡眠障碍,易发脾气,注意力难以集中,易受惊吓以及焦虑抑郁情绪等症状。持续的警觉增高状态可伴随较明显的躯体症状,如心悸、出汗、头疼、肌肉震颤和多处躯体不适等。

(四)其他表现

如对创伤经历的选择性遗忘;对未来失去信心;少数病人可有人格障碍或有神经症病史等附加因素,从而降低了对应激源的应对能力或加重疾病,导致疾病的临床过程复杂化等等。

三、诊断与鉴别诊断

(一)诊断

PTSD 的诊断要点有:

1. 在近 6 个月内遭受过异乎寻常的威胁性或灾难性事件。

2. 精神障碍延迟出现,在遭受创伤后数日至数月后出现,病程可达数年。

3. 临床表现以反复重现创伤性体验、持续的回避和警觉性增高为主要症状。

4. 存在焦虑、抑郁、对创伤性经历的选择性遗忘等症状,但不是诊断的主要临床相,也不是诊断所必需的。

（二）鉴别诊断

1. 抑郁发作　抑郁发作也可以在应激事件后出现,且主要有兴趣下降、情感淡漠、不与他人交往接触、感到前途渺茫等症状,但随着病情的发展严重超出应激事件本身。抑郁发作还存在一些如晨重暮轻、明显的悲观消极和消瘦等特征性症状,但不存在与创伤性事件相关的闯入性的回忆、梦境和回避症状。

2. 广泛性焦虑　PTSD 有持续的警觉性增高和自主神经系统症状,应与广泛性焦虑相鉴别。广泛性焦虑往往是对自己的健康、前途等过于忧虑,躯体的主诉较多,甚至有疑病的倾向,而没有明显的创伤性事件作为发病原因。同时广泛性焦虑一般没有反复重现的创伤性体验和持续的回避症状。

四、治　疗

（一）早期干预

PTSD 的早期干预类似于 ASD 的处理原则,主要采用危机干预的原则与技术,侧重于提供支持,帮助患者尽快脱离创伤情境,接受所面临的不幸与自身的反应,帮助患者提高心理应对技能,正确表达和宣泄与创伤性事件相关情感,恢复心理和生理的健康。少量、短期应用镇静催眠药和抗焦虑药有助于缓解患者的焦虑抑郁情绪和调整紊乱的睡眠。这些干预方法应尽早实施,以阻断创伤性事件心理痕迹的保持。

（二）后期干预

PTSD 的处理比较棘手,一般由精神科医生和临床心理医生完成,主要采取心理治疗和药物治疗。

1. 心理治疗　要根据患者所处的不同阶段采取不同的治疗策略。心理治疗的方法主要包括焦虑控制训练、暴露疗法、认知行为疗法和脱敏再加工疗法等。

当患者处于否认和情感麻痹阶段时,治疗策略主要有:①鼓励患者复述自己的创伤性经历,帮助患者改变原有的防御机制以减少压抑和自控;②鼓励患者用言语和行为等达到宣泄的目的,解除压抑的心理状况;③通过认知疗法帮助患者理解情绪与自我和他人的关系;④给患者提供可能的社会支持,缓解患者的麻痹情绪。

当患者处于强迫性重复阶段时,治疗策略为:①减少刺激、重新组织已感受到的信息、允许依赖、理想化并予以支持等,帮助患者重新整理对外界的认识;②通过区分现实与幻想、区分主体与客观原因、改变扭曲思想和挫败思维、引入和练习积极的、自我强化的自我陈述等让患者达到认知重建;③采用眼动脱敏再加工疗法(eye movement desensitization and reprocessing,EMDR)、催眠疗法等缓解患者的焦虑情绪。EMDR 要求患者形象化地想象与创伤有关的情境,同时治疗师手拿一支铅笔(或其他物体)在患者眼前快速地来回移动。患者注视移动的物体可以引起眼球快速左右运动。在数次眼动后患者和治疗师一起讨论有关的情绪和认知反应。治疗可以让患者重新体验创伤性情景,减轻与创伤有关的情绪反应和高警觉性的症状。

2. 药物治疗　可针对患者的焦虑和抑郁情绪给予抗焦虑和抗抑郁药物治疗。研究表明 5-羟色胺再摄取抑制剂(selective serotonin reuptake inhibitors,SSRIs),如帕罗西汀、氟西汀、氟伏沙明、西酞普兰和舍曲林等,能有效地治疗 PTSD 的回避、警觉性增高和麻木等症状;单胺氧化酶抑制剂(吗氯贝胺等)和三环类抗抑郁药(丙米嗪、氯米帕明、阿米替林等)对闯入性回忆和噩梦疗效较好,但要特别注意用药安全。药物治疗的剂量和疗程与治疗抑郁发作相同。

α_2 肾上腺素能激动剂(可乐定)可改善 PTSD 患者警觉性增高症状,如易激惹、睡眠障碍等。阿片拮抗剂(纳洛酮)对 PTSD 患者的回避、麻木和悲观症状有效。

临床研究证实抗癫痫药对 PTSD 也有一定疗效。拉莫三嗪对闯入性回忆和回避症状有改善;卡马西平和丙戊酸钠分别对闯入性回忆和回避症状有明显改善;同时卡马西平、丙戊酸钠和锂盐均对警觉性增高症状有改善作用。注意,应用此类药物要密切注意有无皮疹及其他不良反应。

除非病人有过度兴奋或暴力性的发作,一般不主张使用抗精神病药物。

【病例】

王某,女,8 岁,2008 年 5 月 12 日汶川地震,父母均遇难,后被小姨接到上海生活。王某平时较内向,不爱说话,学习成绩优秀,与同学关系融洽,原家庭和睦,经济条件可,父母视其为掌上明珠。

汶川地震后,王某上课的校舍未倒塌,学生被学校老师集体迅速带到了操场,王某未受外伤,其父母在地震中均遇难。地震当日王某被救援人员救出后,就开始不说话,神情恍惚,目光呆滞,表情茫然,次日有所好转,但总是不停地哭闹,说要见爸爸妈妈,救援人员的安慰也无效,喜欢摔东西,打骂周围的人,被安置在医院后进行治疗有所好转。1 个月后被小姨接到上海学习生活。生活不能自理,常常需要小姨督促,学习成绩开始下降,不能按时完成作业,上课不能注意听讲,有时会莫名其妙地发脾气,摔物品,不喜欢和周围的小朋友玩耍、做游戏,与周围小朋友关系不融洽。地震时的恐怖场面常在脑中挥之不去,有时仿佛身临其境,神情紧张,伴有哭泣,四肢发抖。睡眠不好,难以入睡,时常做噩梦,被惊醒,梦境有时是地震时的恐怖场面,有时是妈妈来接自己,跑上去却看不到妈妈,眼前一片空白,梦醒后全身都是冷汗。

诊断:创伤后应激障碍。

诊断要点:①遭受异乎寻常的威胁性或灾难性事件;②在遭受创伤后数日至数月后出现异常,1 个月后仍表现明显异常;③反复重现创伤性体验、回避和警觉性增高等症状。

第四节 适应障碍

适应障碍(adjustment disorder)是指因长期存在应激源或困难处境,加上患者有一定的人格缺陷,产生以烦恼、抑郁等情感障碍为主,同时有适应不良的行为障碍或生理功能障碍,并使社会功能受损。适应障碍一般在应激事件或生活改变后的 1 个月内发生,病程往往较长,但一般不超过 6 个月。随着刺激因素的缓解或消除,或者经过个体的不断调整适应,适应障碍会逐渐缓解或消除。个体的素质和易感性对疾病的发生和表现形式有重要的作用。国内外学者认为适应障碍的发病率较高,是一种常见的精神疾患,目前尚无对适应障碍的完善准确的流行病学调查。Strain 等曾对美国、加拿大、澳大利亚 7 所大学教学医院会诊-联络精神病学服务机构中连续就诊的患者进行调查,发现有 12.0% 的患者符合适应障碍的诊断。该病可发生于任何年龄,年轻人多见,女性高于男性。

一、病因及发病机制

适应障碍的发病原因及机制主要有两个方面,首先是应激源的存在,是适应障碍发病的诱因;其次是个体的素质和易感性,在发病的过程中起着重要作用。

(一) 应激源

适应障碍在发病前 1 个月内存在可辨认的一个或多个应激事件或生活改变,是适应障碍发病的诱因。应激源的表现形式是多样的。既可以是单一的,如丧偶或离婚等;也可以是多个,如转学、辍学、参军、移民、结婚、离婚、失业和丧偶等。既可以是突然的,如自然灾害、战争爆发和丧偶等;也可以是缓慢的,如事业持续受挫、家庭关系长期不和谐等。与 ASD 和 PTSD 的应激源不同,适应障碍的应激源强度较弱,多为日常生活中常见的应激事件。青少年较常见的应激源是父母不和、离婚、迁居移民和学习环境的变化等;成年人较常见的应激源是婚姻冲突、经济恶化和事业受挫等;老年人较常见的应激源是退休、丧失子女等。

较常见的应激源主要有以下几类：①冲突性危机：如天灾、人祸、破产、失业、工作或学习严重受挫和亲属突然死亡等；②消耗性危机：受歧视、长期心理压抑、迁移、失业、法律纠纷、职业环境条件不良和长期经济困难等；③家庭或个人危机：婚变、代沟、退休和健康状况恶化等。

（二）个体素质及易感性

面对生活中这么多的应激源，多数人能很好地适应环境的变化而不发生适应障碍，说明个体的素质及易感性在疾病的发生发展中起重要作用。个体的素质及易感性主要包括个体的个性、应对方式、社会支持和躯体状况等。当个体存在某些个性缺陷时，如敏感、多疑、胆怯和偏执等，又没有良好的应对方式和心理防御机制，社会支持系统不完善时，很难有良好的应对环境变化的适应能力，故在环境变化时较易发生适应障碍。同时当个体躯体状况不良或虚弱时，或有精神疾病遗传史时也较易发生适应障碍。

二、临床表现

适应障碍的临床表现形式多种多样，主要有三类：①情感障碍：如焦虑、抑郁、害怕和紧张等；②适应不良的行为障碍：如逃学、破坏公物、不讲究卫生和退缩等；③生理功能障碍：如睡眠障碍、食欲不振和体重减轻等。

患者的表现多为占优势的临床相，也可以混合出现。根据占优势的临床相分为以下几种类型，在临床中可作参考。

（一）短暂抑郁性反应

短暂抑郁性反应（brief depressive reaction）的患者表现为情绪不高，对生活失去兴趣，自卑自责，无望及无助感，常伴有食欲下降、体重减轻和睡眠障碍等躯体症状和社会适应能力下降等表现。持续不超过1个月。

（二）长期抑郁性反应

长期抑郁性反应（prolonged depressive reaction）的患者处于轻度抑郁状态，发生于处在长期的应激性情境中，但持续时间不超过2年。此型少见。

（三）混合性焦虑和抑郁性反应

混合性焦虑和抑郁性反应（mixed anxiety and depressive reaction）的患者表现为焦虑和抑郁情绪的混合状态，但其程度比广泛性焦虑和抑郁发作症状轻，未达到混合性焦虑抑郁障碍或混合性焦虑障碍诊断。

（四）其他情绪紊乱为主的适应障碍

其他情绪紊乱为主的适应障碍（adjustment disorder with predominant disturbance of another e-motions）的症状表现涉及几种类型的情绪，如焦虑、抑郁、烦恼、紧张、愤怒。焦虑和抑郁症状可符合混合性焦虑抑郁障碍或其他混合性焦虑障碍的标准，但它们的突出程度还不足以诊断为更为特异的抑郁或焦虑障碍。在儿童，同时存在尿床、吸吮手指等退行性行为的反应，也采用这一类别。

（五）品行障碍为主的适应障碍

品行障碍为主的适应障碍（adjustment disorder with predominant disturbance of conduct）的患者以品行障碍和行为障碍为主要临床表现，如逃学、破坏公物、打架斗殴等攻击和反社会的行为等。常见于青少年，多出现说谎、逃学、离家出走、打架斗殴、物质滥用和过早的性行为等行为，严重者可表现为攻击性或反社会行为。儿童可表现为吸吮手指、尿床和幼稚语言等。

（六）混合性情绪和品行障碍

混合性情绪和品行障碍（adjustment disorder with mixed disturbance of emotions and conduct）的主要症状为情绪障碍与品行障碍的混合状态，可有抑郁、焦虑情绪，同时伴随攻击性或反社会行为。

（七）以其他特定症状为主的适应障碍（adjustment disorder with other specified predominant symptoms）

三、诊断与鉴别诊断

（一）诊断

适应障碍的诊断要点有：

1. 有明显的生活事件（如移民、出国、入伍和退休等）为诱因。

2. 适应障碍的发生与应激事件存在一定的时序关系，往往在应激事件发生后 1 个月内发病。

3. 有理由推断患者的人格基础对适应障碍的发生起着重要的作用。

4. 临床表现以情绪障碍为突出表现，可伴有适应不良的行为障碍或生理功能障碍。

5. 患者的社会功能受到不同程度的影响，如学习、工作效率下降，人际关系紧张等。

6. 症状一般持续 1 个月以上，但一般不超过 6 个月。

（二）鉴别诊断

1. 抑郁发作　适应障碍主要表现为情绪障碍，以抑郁、焦虑情绪为主，应与抑郁发作相鉴别。抑郁发作也可以在生活事件后发生，但抑郁发作随着病情的发展会明显超出生活事件的本身。且抑郁发作还存在一些如晨重暮轻、明显的悲观消极和消瘦等特征性症状，病程一般较长。

2. 神经症　神经症也可能在一定的生活事件后发生，临床表现为抑郁、焦虑、紧张、神经过敏等情感障碍和生理功能障碍等。但神经症的临床表现不完全取决于生活事件，临床进程也与生活事件等应激源无关，病程迁延或反复发作。

3. ASD、PTSD 和适应障碍的鉴别诊断（表 12-2）

表 12-2　ASD、PTSD 和适应障碍的鉴别

类型	ASD	PTSD	适应障碍
应激源	急剧、严重的精神打击	异乎寻常的威胁性或灾难性事件	有明显的生活事件
发病时间	受刺激后 1 小时之内发病	遭受创伤后数日至数月后发病	在应激性事件或生活环境改变发生后 1 个月内
主要临床表现	强烈恐惧体验的精神运动性兴奋或精神运动性抑制，可伴轻度意识障碍	反复重现创伤性体验、持续性回避和警觉性增高	以情感障碍为主，伴有适应不良的行为障碍或生理功能障碍
病程	数小时至 1 周内症状消失，不超过 1 个月	病程多持续 1 个月以上可长达数月和数年	较长，但一般不超过 6 个月
预后	预后良好，缓解完全，可有部分或完全的遗忘	大多数痊愈少数病情持续多年，或有人格改变	部分缓解并伴有适应能力提高，部分反复多发

四、治　疗

适应障碍的病程一般为 1~6 个月，即随着时间的推移，适应障碍可以自行缓解，或转化为更为特定、更严重或更持续的其他障碍。因此适应障碍的治疗以减少或消除应激源、解除症状和提供支持为主，帮助患者提高应对各种应激事件的能力，防止病程恶化或慢性化。在临床的实际工作中，由于不同个体的素质和易感性不同，对应激源产生的反应也是复杂多样的，所以治疗方案需要个体化，应结合患者个性特征以及情绪、行为和生理功能变化选择合适的心理治疗和药物治疗。

（一）评估

评定患者症状的性质与严重程度，了解其诱因、人格特点、应对方式等因素在发病中的相对作用，

注意应激源对患者的意义。同时还要注意对患者病前的功能水平和既往处理应激性境遇能力的评定,尤其要考虑是否存在不利于预后的危险因素,如同时面临多重问题、应激事件持续存在、缺乏支持性的人际关系、存在躯体健康问题以及病前功能欠佳等。

（二）心理治疗

心理治疗是适应障碍的主要治疗手段,其月的是改变患者对应激事件的态度,减轻或消除应激源;缓解和消除患者的症状;提高患者的应对能力和建立相应的支持系统。心理治疗的方法主要有支持性心理疗法、精神动力学疗法、认知行为疗法等方法,可以根据患者的人格特点和病情特点酌情选用。认知行为疗法是比较适用和有效的治疗方法,其可通过矫正患者不良或错误的思维模式,达到治疗的目的。认知行为疗法可分3个步骤:①找出与不良行为或负性情绪有关的不良或错误的思维模式;②寻找证据,论证这一认知的错误;③分析错误认知的根源,帮助患者重建认知。

（三）药物治疗

药物治疗主要是对症治疗,仅在患者情感障碍严重,不配合心理治疗或心理治疗效果不满意,或有自杀倾向等状态下才酌情使用。以小剂量、短期使用,病情恢复后不宜维持治疗。抗焦虑药物(地西泮、阿普唑仑、劳拉西泮及丁螺环酮、坦度螺酮等)可缓解患者焦虑、紧张以及失眠等症状;抗抑郁药物(三环类:多塞平、阿米替林、氯米帕明等;SSRIs 药物:氟西汀、舍曲林、氟伏沙明、西酞普兰及帕罗西汀等)对情绪明显低落的患者有效;如患者处于危机状态或出现行为障碍,可使用强效镇静剂和抗精神病药物,如氯丙嗪、氟哌啶醇、奥氮平等。药物治疗应与心理治疗配合进行,特别是对那些恢复较慢的患者,更为有益。

【病例】

男性,20 岁,大二学生,其家住在农村,姐弟 3 人,他排行老小。父亲在外打工,母亲在家务农,收入微薄。由于他是唯一的男孩,又是家中的老小,家中唯一的要求就是希望他能考上大学,为家争光,很是受父母的宠爱。平时在家里不需要干任何事情,所有的杂事都是由姐姐干,平时他自己的生活还可以,父母给的零花钱和同村的同学比还算多。有什么不顺在家是可以发脾气,父母总是责怪姐姐,而对他都是尽量满足。一年前通过其自己的努力终于考上南京的一所大学。但上了大学感觉没有什么开心的,反而感到很不自在,有很多不顺和看不惯的地方。同学们都很聪明,而且大多多才多艺,都有各自的特长,如唱歌、跳舞和琴棋书画等,而他只会去看书,不会玩,不会交往,感觉样样比别人差。虽然在努力学习,但学习成绩在班里也只是中等,有的学生平时不学考试都比他考得好,很是郁闷。经济上父母一个月就只能给 300 元,远远不够花。为此不敢与同学交往,吃饭时独自一人吃最便宜的饭菜,课外活动不敢参加,同学聚餐也不敢去,很怕同学们瞧不起他。

现在感觉情况更加糟糕,看事物都是很灰暗的,心理很苦闷,感到前途没有以前想象的好。感到压力越来越大,感觉自己神经过敏,整天心神不宁,上课不能注意听讲,食欲明显下降,晚上失眠,白天头昏脑涨,很多事都不愿意去做,比如洗衣服、锻炼和去食堂吃饭等。期中考试考得也不好,还有一门不及格。

诊断:适应障碍。

诊断要点:①有明显的生活事件——升学,生活环境改变;②在应激事件发生后逐渐发病;③存在情绪障碍、退缩行为、自我感觉差等;④社会功能障碍,学习、工作效率下降;⑤症状持续 1 个月以上不缓解。

（马俊国）

 思考题

1. 心理应激的中介机制有哪些?

2. 个体的认知评价在应激相关障碍发病中起了怎样的作用?

3. 适应障碍的临床表现形式主要有哪些?

4. 重大灾害的早期和晚期危机干预要注意哪些问题?

5. 病例分析:男性,52 岁,起病于 6 个月前的一场安全事故,当时他被困在电梯里,里面一片漆黑,也没有各种求救方式。为此心绞痛发作,感到严重胸痛,认为自己可能会死掉。4 小时后被营救出来,发现自己患了急性心肌梗死,以后无法继续工作,夜间经常做噩梦,梦中事故的场景频繁重现,即使在白天,头脑中也被安全事故相关的想法充满。患者非常焦虑,甚至惊恐发作(胸痛得无法呼吸,担心自己会死掉)。

(1)本案例可能的诊断是什么?

(2)哪些治疗适合?

第十三章

心理因素相关的生理障碍

【本章重点】

1. 掌握　进食障碍、睡眠障碍、性功能障碍的临床表现。
2. 熟悉　进食障碍、睡眠障碍、性功能障碍的治疗原则。
3. 了解　心理因素所致生理障碍的可能机制。

第一节　概　述

心理因素相关的生理障碍(physiological disorders related to psychological factors)是指以心理、社会因素为主要发病原因,临床表现以生理障碍为主的一类疾病总称。现代的医学模式认为心理、生理、社会三者相互影响而导致疾病,其病因主要源于多种相互联系和相互影响的心理因素,发病原理可能与"精神动力学"理论相关,即心理因素可通过心理生理学机制直接导致躯体功能障碍或躯体疾病。如失业、工作压力和社会关系领域等方面的问题,以及个性特征、应激性事件等。通过人体的自主神经、内分泌系统和免疫系统等活动作为中介机制,导致人体生理功能的改变。常常以进食、睡眠、性行为或性心理等活动异常为主要临床表现的一组疾病。随着社会的发展,生活、工作节奏的加快,人们的生活方式、行为方式发生着变化,此类疾病呈逐渐增多的趋势,已越来越引起关注。本章主要介绍进食障碍、睡眠障碍和性功能或性心理障碍。

第二节　进食障碍

进食障碍(Eating disorder,ED)是指在心理因素、社会因素和特定的文化压力交互作用下以反常的摄食行为和心理紊乱为特征,伴发显著体重改变、生理功能紊乱的一组综合征。包括神经性厌食、神经性贪食和神经性呕吐。

神经性厌食和神经性贪食是进食障碍的两种主要亚型。典型病例发生于青少年女性,在工业化社会比在以农业化社会为基础的社会更为普遍,但不同种族、年龄、经济状况及不同受教育程度的人群都可以发生。患者虽然主要表现为进食行为的紊乱,例如限制进食、过度运动、暴食、暴食后呕吐、禁食、滥用减肥药或泻药等,但这些紊乱禁食行为的背后反映着他们的心理障碍,不少进食障碍患者对自己的体重、体形、身体尺寸等存在感知障碍,为了适应对身体的歪曲感知,故在行为上采取各种紊乱进食行为来控制或减轻体重。

进食障碍可以出现生理和心理上的功能衰竭,严重时可由于躯体并发症或自杀导致死亡,如果长期存在或者继发其他精神问题如物质滥用和抑郁,致死的风险就会大大增加。

（一）流行病学

由于许多神经性厌食的患者否认他们的症状，因此很难确定真实的患病率。近年来，随着全球化和我国经济的飞速发展，进食障碍在我国越来越多见。但至今，我国尚缺乏有关进食障碍的全国范围的流行病学调查，亦缺乏全国性或地区性流行病学调查数据，包括发病率和患病率的数据。从对精神科专科医院的回顾性研究以及对中学生进行的问卷调查结果来看，我国目前进食障碍患者呈增多趋势。据美国报道，该病女性的终生患病率可达 0.5%~1%。与发达国家相比，发展中国家的发病率较低。该病的发病年龄有两个高峰，一个出现在青春期早期（12~15 岁，平均 14 岁），另一个在青春期晚期和成年早期（17~21 岁，平均 18 岁），青春期前或 40 岁以后很少发病。患者大多为年轻女性，男性少见，仅占全部病例的 5%~10%。

在 2004—2006 年间首次到上海精神卫生中心诊治的 54 例神经性厌食患者中，女性有 48 例（89%），男性 6 例（11%）；患者年龄范围在 12~27 岁之间，发病年龄在 7~24 岁之间，无 25 岁后起病者。2000—2005 年在北京大学精神卫生研究所住院治疗的 128 例进食障碍患者的发病年龄和患病年龄与此相仿。在荷兰的一个大范围研究中，Hoek 等调查了 1985 年 1 月 1 日在全国范围内的时点患病率，为 18.4/10 万人。

（二）临床表现

1. 神经性厌食　神经性厌食（anorexia nervosa）是故意节制饮食导致体重明显低于正常标准的一种进食障碍。患者对体重增加和发胖有过度的恐惧，同时伴有体象障碍。在临床上表现为不计后果地限制进食的数量和种类，严重者拒绝进食，造成身体的极度消瘦或严重的营养不良，体重明显下降，并伴有青春期发育停滞，女性可出现闭经。常见的临床表现有：

（1）追求病理性苗条：神经性厌食患者并非真正的厌食，而是故意限制饮食，因为她们怕胖，为了达到所谓的"苗条"而故意限制饮食，其食欲是一直存在的，即使有的患者真的"无食欲"而拒绝进食，也可能是由于强烈的减肥意志而否认饥饿感，或是由于长期进食行为紊乱导致内脏感受器紊乱等。患者开始减肥只是因为觉得"苗条"了漂亮、会被周围更多的人喜欢、自己因而会变得更完美，当体重减轻，变得"苗条"之后，得到更多的赞美，而且患者从减肥过程、控制体重中获得了一种控制感和满足感，并感到更有自信。这些都强化了患者的负性认知。

患者往往在起病前数月至 1 年，为控制体重、保持苗条的体形而开始节食或减肥。常用的方法有限制饮食、过度运动、进食后抠吐或呕吐、滥用泻药和减肥药等。

1）限制进食：多数患者对食物中热量含量了解较多，几乎不吃高碳水化合物食物，而进食低脂高蛋白食物，且进食量很有限，且忌油、忌甜食。有的患者只喝水，只吃蔬菜、水果，为了忌油患者进食蔬菜时要将蔬菜在水里"涮一涮"再吃。患者常常自己动手做菜，做出的菜被父母称为"水煮菜"，也明显忌甜食，以前喜欢吃的巧克力、甜点等这些食物被绝对禁止。

2）过度体育锻炼：患者常常进行刻板、过度的体育锻炼，并带有强迫性特点。患者要求自己每天跑步、跳绳、打球、游泳等，即便体重已经在最低标准以下，也仍然坚持不懈地锻炼，而不感觉疲劳。阻止患者锻炼会让他们感到非常焦虑，甚至恼火、发脾气。有的患者为了"不让脂肪在腹部堆积"，经常站着吃饭、听课、做作业，不听老师和家长的劝阻。

3）滥用泻药、减肥药：为了减少食物的吸收，患者常常应用泻药、减肥药来减肥，每天大剂量用药致使每天大便 3~4 次或更多。有的患者甚至每天应用开塞露来解大便，强迫自己每天必须解大便，自认为有了排泄才能进食。为了尽快降低体重，患者常大量服用减肥药，导致机体功能紊乱，有的出现短暂的精神病性症状。

4）催吐：患者为了满足其"进食不长胖"的愿望，常常在进食后催吐，即使进食很少，也仍会觉得食物很快会变成脂肪，于是在进食后立即上洗手间自发呕吐。为了把食物吐尽，患者会采取下蹲、双手挤压腹部。长期反复抠吐，会导致食管下端的括约肌松弛，导致进食后自我暗示下自发呕吐。

（2）歪曲的认知：患者过分看重体形和体重，常抱怨自己太胖，并频繁地称体重、照镜子、测三围等,为避免体重增加,常采用过度运动、服药、自我诱吐等行为,运动的强度多与体力极不相称。患者对自己身体形象出现错误的感知,即使骨瘦如柴仍认为自己太胖,或认为自己的某个部位太大,称为体象障碍。同时患者否认疲劳、否认饥饱感、否认患病、否认自己有情绪反应。尽管有营养不良表现,但是患者仍能坚持学习和锻炼,坚信"不吃也感觉不到饿,吃东西也感觉不到饱"。患者对自己的情绪状态缺乏认识,不少表现得乖巧、听话,但在吃饭这件事上和父母对抗激烈。他们不认为进食少是一种心理疾病。常常是家属发现其严重消瘦、腹部不适、反复大便、月经紊乱等问题而就医,常常先去消化科、内分泌、妇科等就诊。往往是在综合医院就诊很长时间,且症状日渐突出,治疗无效。家属才逐渐意识到时心理问题,开始就诊于心理科。

2. 神经性贪食 神经性贪食(bulimia nervosa)是指反复发作性的、不可抗拒的摄食欲望以及多食或暴食行为,食后以自我诱吐、导泻、利尿、禁食或过度运动等方法来避免体重增加的一种疾病。可与神经性厌食交替出现。

(1)行为特征:神经性贪食的行为特征主要为暴食-清除循环。突出的特点是频繁的暴食发作和清除行为。患者在短时间内一次进食大量的食物,吃得又多又快,故称之为暴食。暴食具有发作性、不可控制性。每次发作的时间大约为1小时,发作频率多时达到一天数次。发作一般是在社会心理应激下发生,也可能是患者自我强制饮食规律被打破所引起,偶有是在自己计划之中的。发作前有强烈的进食冲动,进食时常常避开人,一个人偷偷地迅速地吃,典型的患者会吃高能量的、松软易下咽的食物,如蛋糕、巧克力等,有时甚至不经过咀嚼就咽下。患者明知这种行为不正常,却很难控制,进食一旦开始便很难主动停止,直至感到难以忍受的腹部不适如腹痛、恶心,或因外界干扰被人发现才终止贪食发作。暴食行为刚开始时常常可以缓解患者因进食冲动所致的内心紧张,但暴食结束后,患者就感到罪恶感、羞耻感、压抑和自责。同时因害怕暴食带来的发胖,常采用自行催吐、滥用泻药、间断禁食等不恰当的手段来防止体重增加。大多数患者最初多用手指或棒状物挖喉咙引起呕吐,因此一些患者手背上有磨损和伤疤(即Russell征)。随着病情进展,逐渐呕吐可以成为习惯行为,患者仅根据自己的意愿就能吐出食物,严重的常常边吃边吐,可以持续数小时。虽然贪食的患者总是感到他们不能控制自己的暴食-清除行为,但大多数情况下,他们也只是秘密地进行这种行为,在公共场合,他们尽量不吃或少吃,但常因此痛苦而回避他人。

(2)对体形和体重的关注:神经性贪食患者的自尊心过分依赖于自身的体形和体重,也存在对食物和体形的超价观念,对体象的歪曲认识。心理上对自我形象不满,持续认为自己身体胖,需要减肥,但程度较神经性厌食的患者轻。神经性贪食患者体重一般在正常水平,也有的体重偏重或偏轻。1/4~1/3的患者有神经性厌食病史。

(3)躯体并发症:暴食是一种危险的行为,当与清除一起出现就变得更加危险。反复的呕吐可以导致一些并发症,电解质紊乱,钾的流失尤为严重,其结果是乏力、心律不齐和肾损害,有时甚至导致突然的心脏停搏。由于酸性胃内容物的腐蚀,牙齿上出现特征性的龋斑。由于反复咀嚼和呕吐,产生明显的唾液腺肥大,呈"金花鼠式"外貌。另一特点是Russell征,由皮肤的磨损、胼胝体形成以及常用手引吐而致手背上的瘢痕构成。临床上比较罕见的并发症有尿路感染、手足抽搐、癫痫发作以及胃破裂等。

(4)精神症状:情绪障碍主要表现为情绪波动性大,易产生不良情绪,如愤怒、焦虑不安、抑郁等。患者常以暴食来排解不良情绪,但很快就为不能自控的暴食而内疚,同时伴随对发胖的恐惧,患者常为自己的行为而自责并感无奈。抑郁症状比神经性厌食中更突出,有很高比例的患者符合重性抑郁的诊断标准,有时出现自杀和自伤行为。

人格改变出现比例较高,撒谎和偷窃行为很常见,并带有明显的冲动性。常见的是借钱或骗钱和偷窃,最常偷的东西是食物和衣服等,这可能是因为患者需要大量的食物而自己不能满足。还容易出现酒精和兴奋剂滥用。

3. 并发症 进食障碍患者通常伴有医学并发症。神经性厌食患者生理和代谢上的变化,多是由于饥饿所继发的，并随营养状况的改善而改善。神经性贪食患者主要是自我催吐和滥用泻药导致的。心血管方面主要表现有心电图改变和心律失常，常见的心电图改变为窦性心动过缓。有研究认为这是由于迷走神经过度兴奋而心率减慢，为了适应能量摄入减少而节约能量的代偿反应，还有的可出现 Q-T 间期延长。消化系统并发症表现为：胃排空障碍、高淀粉酶血症、胰腺炎、上消化道出血、胃扩张和穿孔、肝功能异常。内分泌系统紊乱可出现低血糖昏迷、低 T$_3$ 综合征、低体温、闭经。其他系统也可能出现这样那样的并发症。体格检查包括躯体评估、体质量指数、心率、血压和体温。

（三）诊断与鉴别诊断

1. 诊断　进食障碍好发于青少年后期和年轻女性，易复发，常常存在精神病性共病和医学并发症。虽然各种进食障碍有着共同的特征，包括对食物、体重和体形的先占观念，但不同类型进食障碍的临床表现存在显著差异。

（1）神经性厌食：又名厌食症，是一种以对体重和食物的先占观念、只想减轻体重的行为、特殊的处理方式、体重下降、极度担心体重增加、体象障碍及多种医学并发症为特征的疾病。《国际疾病分类》第 10 版（ICD-10）诊断标准：①主要依据特定的临床症状，包括明显的体重减轻，如低于正常平均体重的 15% 以上（正常体重可用身高厘米数 − 105 计算），或者 Quetelet 体重指数 ≤17.5（Quetelet 体重指数 = 体重千克数/身高米数的平方），或者在青春期前不能达到所期望的躯体增长标准，并有发育延迟或停止。②体重减轻是自己造成的，包括拒食"发胖食物"，及下列一种或多种手段：自我引吐、自行导致通便、运动过度、服用食欲抑制剂和（或）利尿剂。③有特异的精神病理形式的体象扭曲，表现为持续存在一种害怕发胖的无法抗拒的超价观念。④内分泌障碍：在女性表现为闭经，在男性表现为性欲减退及阳痿。如果在青春期前发病，青春期发育会放慢甚至停滞。

（2）神经性贪食：又名贪食症，是以反复发作性暴食（暴食定义为阵发性的、无法控制的、短时间内快速大量的进食），并伴有防止体重增加的补偿性行为，并对自身体重和体形过分关注为主要特征的一种进食障碍。《国际疾病分类》第 10 版（ICD-10）诊断标准：①持续存在进食的先占观念，对食物有种不可抗拒的欲望；难以克制的发作性暴食，病人在短时间内吃进大量食物。②病人实际以下列一种或多种手段抵消食物的"发胖"作用：自我引吐、滥用泻药、间断禁食、使用某些药物如食欲抑制剂、利尿剂等。③精神病理包括对肥胖的病态恐惧，病人为自己制订了严格的体重限度，它远低于正常健康体重标准。多有既往发作史，也可能以轻微潜隐的形式表现，如中度体重下降和（或）短暂停经史。

2. 鉴别诊断

（1）由于神经性厌食患者否认症状、隐蔽他们奇特的进食习惯以及不愿寻求治疗。因此诊断神经性厌食应注意下列疾病：

1）内科疾病：很多躯体疾病都会引起体重下降，如糖尿病、慢性炎症性肠道疾病、甲状腺功能亢进症、吸收不良综合征、恶性肿瘤和艾滋病都能引起严重的体重减轻。然而，这些疾病的患者罕见有体象障碍、害怕发胖或进一步减轻体重的愿望，通常也没有锻炼和活动增加。

2）抑郁发作：如本病同时存在抑郁发作的表现，鉴别诊断很困难。鉴别要点在于：许多具有单纯重性抑郁发作的患者没有对体重增加的过分恐惧和故意节食行为，神经性厌食患者往往不会丧失食欲；随着抑郁的缓解体重多恢复正常；而神经性厌食患者即使在体重恢复后，仍可存在抑郁发作。和抑郁症不同，神经性厌食患者对体重下降会感到满意开心。神经性厌食患者常见活动过多，是计划好的仪式性行为。

3）精神分裂症：精神分裂症的患者有体重波动和有关食物的奇怪信念，但不会涉及能量问题，而是怀疑食物有毒，也不会出现对肥胖的恐惧。

4）强迫症：强迫症患者常常害怕进食被污染的食物，或由于对每一口食物一定要咀嚼一定数量，导致食物摄入量下降。也可导致体重下降。需要详细、全面地了解精神疾病史，才能鉴别此病。

5）神经性贪食：神经性贪食主要表现为反复发作、不可控制的暴食，暴食后采取不适当的方式以防止体重增加，大多体重在正常范围，很少下降15%以上，无3个月以上闭经。

（2）神经性贪食应与下列疾病鉴别

1）Kleine-Levin综合征：又称周期性嗜睡贪食综合征，表现为发作性沉睡（不分日夜）和贪食，持续数天。患者醒了就大吃，吃了又睡。鉴别要点是本综合征一次患病后体重增加明显，还伴有发作性嗜睡、定向障碍、躁狂样冲动等精神症状，男性多见，且无催吐、导泻行为和过分关注体形和体重的特征。

2）癫痫等器质性疾病：可出现暴食行为。但常伴有抽搐史或精神自动症的表现，脑电图也可有特征性改变；而且这类患者缺乏控制体重的不恰当行为。

3）抑郁发作：少数抑郁发作患者可以出现非典型特征，如食欲亢进，过量饮食，但没有减轻体重的不恰当补偿行为，如催吐、导泻等。但有时本症可继发于抑郁障碍，导致诊断困难，必要时需并列诊断。

4）精神分裂症：该症可出现暴食行为，但患者对此漠然视之，无任何控制体重的行为，且存有精神分裂症的其他精神病性症状。

5）神经性厌食：在进食障碍的过程中可能出现厌食和间歇性暴食交替发作，若患者体重符合神经性厌食的诊断标准，就排除神经性贪食的诊断。

（四）进食障碍的评估

进食障碍是一组涉及心理和生理紊乱的疾病，其所致的躯体疾病可累及全身各个系统，因此在确诊后即应该对患者进行全面评估。其并发症可能涉及生命安全和健康的问题，因而躯体评估最为重要，需首先考虑，通常由内科医师来完成。对没有生命危险者，再进行心理评估。

1. 躯体评估

（1）体格检查：对可疑进食障碍者首先要进行体格检查，患者在体检过程中的行为和对体重的态度也能够提供诊断依据。患者外表看起来虚弱消瘦、皮肤苍白，脱水患者可能表现出眼睛凹陷、口唇干燥、皮肤弹性差。脉搏弱而慢，特征性心动过缓和低血压，严重时可能发生肢端溃疡，有的头发柔软又短。

（2）实验室检查：成年进食障碍患者50%以上有电解质紊乱，其发生原因与脱水及其代偿行为有关，脱水使血钠升高，尿液浓且色深，如脱水过于严重，肾发生代偿，血浆中血钾升高。呕吐、利尿剂使用、泻剂的使用多会造成钾的耗竭。低血钾导致心律不齐或猝死。血液系统检查示全血细胞减少及发育不良性贫血，营养不良引起肝脂肪变性。

（3）对性发育的影响：进食障碍发生于青春期之前导致青春期被延迟，发生于青春期之后，患者表现出发育停滞及一些青春期表现倒退。具体表现为女孩出现原发性闭经或继发性闭经。成年患者闭经超过6个月会引起骨密度降低。

2. 心理学评估

（1）社会文化因素：现代社会文化观念将女性的身材苗条作为自信、自我约束、成功的代表，大量媒体宣传也以瘦为美，身材苗条成为全世界众多女性的目标。某些对身材要求较严格的职业如芭蕾舞演员、时装模特的患病率高于一般人群的事实也支持这一观点。

（2）个性因素：流行病学研究显示病前自我评价过低、过度依赖以及完美主义的性格特点与神经性厌食有关。

（3）家庭心理因素：有证据表明神经性厌食的患者有支持其减轻体重的家庭背景，家庭中节食和对体形、体重关注的比例升高。研究还发现神经性厌食患者的家庭关系通常都是紊乱的，而且对成就的要求较高，家庭成员也不会直接表达愤怒。心理动力学认为由于患者不知道怎么直接处理痛苦感受，感到无力控制自己的生活或环境，便利用控制能量的摄入来寻求力量控制自己，患者认为如果能控制自己的饮食，就能控制自己的世界；如果能拥有一个完美的身材，就能拥有完美的生活。

3. 进食障碍量表　进食障碍调查量表是测量神经性厌食和神经性贪食常见心理和行为特征的自评问卷。EDI 前后有 3 个版本,目前最常用的是 EDI 第 2 版。EDI-2 由 11 个亚量表 91 个项目组成。其中瘦身动机、贪食和体形不满 3 个亚量表是评估进食障碍核心症状的量表。另外 8 个亚量表与进食障碍者的心理评定相关,包括缺乏成效、完美主义、人际间不信任、内在感受意识、成熟恐惧、禁欲主义、冲动调节及社会不安全感。当然,量表只能用于初步筛查进食障碍及评估进食障碍的严重程度。

（五）进食障碍的治疗

进食障碍是与生物、心理、社会文化密切相关的多因素疾病,因此对进食障碍的治疗需在全面评估的基础上予以综合性治疗。进食障碍的治疗需要多学科专业人员之间的密切配合,治疗人员也需要与患者的家人密切合作。

1. 治疗原则

（1）心理治疗为主,药物治疗为辅:进食障碍是一种严重的心理行为问题,是患者内在的心理紊乱外化到了外在行为问题上,因此,治疗上针对不同的心理紊乱采取不同形式的心理治疗,从个体、家庭、同事及更大的系统角度进行干预。

（2）需要多学科、家庭人员密切配合:进食障碍好发于青少年女性,临床表现涉及多学科,包括躯体多系统紊乱,其营养不良会导致电解质紊乱、心律失常、猝死等严重并发症。因此治疗需要多学科专业人员之间紧密配合。有的患者发病与家庭系统有关,所以应该和家庭成员密切合作,帮助家庭调整家庭互动模式,更好地理解患者的疾病,帮助患者尽早康复。

（3）少数患者需要强制性治疗:当患者病情严重,躯体状况极差危及生命,而患者本人又拒绝住院治疗时,必须首先考虑非自愿形式治疗。

2. 治疗目标　①首先恢复患者正常进食行为,对存在营养不良的患者,尽快恢复体重、纠正营养不良;②通过心理治疗,激发并维持患者的治疗动机,让患者对自身疾病进一步理解,改变歪曲的认知,以巩固疗效,防止复发;③患者身体状况改变后,尽量鼓励患者回到原先的社会环境,恢复学习或工作,在生活中逐步适应环境。

3. 治疗方案

（1）神经性厌食

1）住院首要的治疗方案是纠正营养不良、水电解质紊乱、心脏问题和器官衰竭。保证进食量,专职监护,以防食后呕吐。要关注能量的摄入,避免患者过于迅速地增加摄入。在体重增加期间和体重刚增加时,必须给予足够的食物以抵消代谢的消耗。

2）心理治疗是治疗神经性厌食的主要方法,也非常重要。多数患者治疗依从性很低,要恰当运用关键技术,建立良好的医患关系。以行为治疗的系统脱敏法、阳性强化法等矫正不良的进食行为;认知治疗通过改变患者对体重和食物的不正确认知而达到治疗目的;家庭治疗可以针对发病与家庭关系密切的患者,同时取得家庭的支持与合作而预防复发。

3）药物治疗可作为辅助治疗,对伴有焦虑、抑郁、强迫症状的患者可以应用三环类和 SSRIs 类抗抑郁药;抗精神病药可能是有益的辅助剂,特别是在同时存在精神病性症状时,但初期使用剂量要小。

4）多数患者出院后以及恢复健康后仍然需要继续随访,并给予持续的心理干预治疗以防复发。

（2）神经性贪食

1）神经性贪食的早期治疗至关重要。因为时间越长,患者的行为模式会变得越根深蒂固而难以改变,患者在病程早期进行治疗痊愈的可能性比拖延数年后再进行治疗要大。对神经性贪食的治疗比对神经性厌食容易,因为神经性贪食的患者往往更希望康复,而且常常可以建立起良好的医患关系,且没有体重恢复的需要。一般只需门诊治疗,如果暴食和清除对身体造成了严重的伤害,继发严重的抑郁症状伴有自杀观念或门诊治疗效果不佳,则需要住院治疗。

2）治疗原则主要是控制饮食,恢复正常的生活。通常采用各种不同的方法,心理治疗包括个别治疗、集体治疗、家庭治疗、认知行为治疗、营养咨询等,有时也进行药物治疗。长时间的心理治疗及药物治疗是必要的,故治疗可能要持续数年。

3）心理治疗注重打破患者的暴食-清除循环,重新控制进食行为。目前认为,认知行为治疗是神经性贪食的最佳心理治疗方法。首先以患者对暴食行为失控的痛苦为突破点,激发起迫切寻求解脱的愿望,达成接受治疗的协议,再改变患者过分关注自己的体形及过分怕胖的极端化想法,对进食规则和体象障碍有正确认识;行为疗法常采用系统脱敏、暴露、阳性强化、厌恶疗法等。个别心理治疗和家庭治疗致力于进食障碍患者无法解决的冲突,这种方法能帮助患者了解他的一些基本行为并教给他一些自我控制的方法。

4）作为心理治疗的辅助,患者还可以服用一些三环类抗抑郁药或 SSRIs 类药物。抗抑郁药物治疗对减少暴食的频率有效,同时改善患者的抑郁情绪,对预防复发也有效。在治疗贪食发作时,使用氟西汀的剂量要高于治疗抑郁发作时的剂量,一般为 60mg/d。对于某些难治患者,也可试用心境稳定剂,如卡马西平和碳酸锂等。

【病例】

张某,女性,14 岁,初一学生,身高 151cm,发病前体重大约 55kg。1 年前,患者老师曾说其个子高,应注意控制体重,多锻炼身体,之后患者开始对自己的体重十分关注,总觉得自己太胖,并开始有意识地控制饮食,最初只是不愿吃肉类食物,后来逐渐变得每天只吃少量水果、蔬菜。吃饭时常以自己不饿为借口不与家人共同吃饭,甚至扔掉给其带的早点。大约半年后,患者体重下降超过 10kg,并逐渐出现月经紊乱、闭经。同时除了自己控制饮食外,还开始要求其母亲增加进食量,每顿饭都要监督其母亲吃饭,并常以饭菜可口为由劝其母亲多吃。起初其母亲能按其要求多吃一些,患者会感到十分开心,但后来其母亲因不能忍耐她所要求的食量而拒绝时,患者便表现激惹,摔东西。近 2 个月来患者偶尔会因为感到非常饥饿而一次进食大量食物,之后又非常害怕自己会变胖而主动催吐。

诊断:神经性厌食。

诊断要点:①体重明显减轻;②体重减轻是自己故意所为;③对体重体形有歪曲的认知。

（六）神经性呕吐

神经性呕吐（nervous vomiting）又称"心因性呕吐"（psychogenic vomiting）,是指一组以自发或故意诱发反复呕吐为特征的精神障碍,呕吐物为刚吃进的食物,不伴有其他的明显症状,呕吐常与心理社会因素有关,无器质性病变为基础,可有害怕发胖和减轻体重的想法,但体重无明显减轻。

1. 临床表现　呕吐往往在进食后突然发作,发作前一般无恶心感觉,呕吐不费力,可以呈喷射状,量不多,特点是不影响食欲和食量,常常呕吐后仍可继续进食,甚至边吐边吃。间歇期完全正常,多数患者没有明显的营养障碍和内分泌紊乱。一部分患者可以有怕胖心理和减肥的想法。

2. 诊断与鉴别诊断

（1）诊断:主要依靠临床表现,如果反复出现自发的或故意诱发的进食后的呕吐;体重减轻不明显（体重保持在正常平均体重值的 80% 以上）;排除躯体疾病、分离（转换）障碍或神经症而致的呕吐。并且呕吐几乎每天发生,至少已持续 1 个月,便可诊断为神经性呕吐。MMPI 测验可以发现分离（转换）障碍型人格特征:暗示性强,情绪多变,反应强烈而体验肤浅,自我中心以及戏剧化。

（2）鉴别诊断:依据临床症状与神经性贪食或厌食相鉴别。

3. 治疗原则　逐渐控制进食,恢复正常的生活。方法包括心理治疗和药物治疗。药物治疗主要是对症治疗,小剂量的抗焦虑药、抗抑郁药和止吐药。同时注意营养支持和纠正电解质紊乱。心理治疗是治疗神经性呕吐最重要的方法,首先要澄清与神经性呕吐有关的心理社会因素,给予患者心理上的支持,缓解其心理压力,同时树立战胜疾病的信心。与此同时,运用行为治疗的方法,通过厌恶治疗或阳性强化法削弱呕吐的敏感性,直至消除症状。

（七）进食障碍的护理

对于进食障碍的护理,要求护理人员有高度的责任心和同情心,根据各种不同的原因,采取相应的措施。

（1）护理评估:生理方面关注患者的体征、体重和身高、年龄的比例,全身营养情况,皮肤、心血管的情况,是否有呕吐,以及是否服用利尿剂和导泻剂等情况,心理方面主要评估患者对进食的认知情况,是否过度追求苗条、完美主义、对身材不满意。还应该了解患者的社会支持体系,包括家庭和社会关系情况。

（2）护理措施:为保证安全实施封闭式或半封闭式管理,提供安全舒适的环境,提供良好的进食环境,采用集体进餐。保证营养,达到并维持支持体质量指数。根据病人的饮食习惯、文化、宗教、家庭情况,为病人制订饮食计划,各种营养素搭配均衡合理。进食时和进食后严密观察病人,以防止病人采取隐藏食物、催吐、导泻等行为。

（3）心理护理:建立良好的医患关系,合理安排病人的生活,根据病人的喜好,安排动静结合的住院生活。纠正病人的错误认知,和病人一起针对负性思维进行讨论,发现有不合理或歪曲信念,帮助患者采取合理的信念代替不合理的信念来思考问题,建立正确的认知。利用奖惩方法帮助患者重建正常的进食行为模式。

（八）预防复发

进食障碍的原因是心理、生理、社会多方面因素所致。对进食障碍的治疗是一个长期的过程,常常需要数月或数年,整个过程父母和孩子一样共同经历着痛苦和挣扎。父母应与孩子保持亲切关系、家庭气氛和谐、每个人的角色适中。尽早发现孩子的问题及时沟通,必要时求助心理治疗师。了解关于进食障碍的知识,学会识别隐藏的症状,去除关于进食障碍的错误观念,理解进食障碍是孩子处理情感问题的方式。

第三节　睡眠障碍

1913 年,Henri Pieron 将睡眠定义为周期性的、所必需的、具有相对于环境的节律、以完全中断脑与环境的感觉与运动功能联系为特征的一种状况。随着科学的发展,对睡眠的研究加深,又把睡眠定义为:是一种可逆的知觉与外界环境分离和无反应的行为状态,也是复杂的生理和行为过程。睡眠和觉醒是所有脊椎动物都具有的两种生命状态,是最基本的本能活动之一。但对于人类来说,我们不清楚睡眠发生的实际机制和过程,更加不清楚各种睡眠障碍的病因、发病机制及治疗原理。

《国际疾病分类》第 10 版（ICD-10）这样描述睡眠障碍:"在许多情况下,睡眠紊乱是另一种精神或躯体障碍的症状之一。即使某一特殊的睡眠障碍在临床表现似乎是独立的,仍有许多精神和（或）躯体因素可能与其发生有关。一种睡眠障碍在某一特定的个体身上的表现究竟是一种独立的情况还是仅仅作为其他障碍的一种特征,应根据其临床相、病程、治疗理由及求医时的主次而定。一般认为:只要病人的主诉中有睡眠紊乱,睡眠障碍的诊断便可成立。但最好将特异的睡眠障碍的诊断与尽可能多的其他疾病并列诊断,以便充分地描述该病例的精神病理和（或）病理生理状况"。

睡眠障碍是指各种心理社会因素引起的睡眠的质、量或时序的变化,即失眠、嗜睡及睡眠-觉醒节律障碍,以及在睡眠中出现的发作性异常情况,包括睡行症、夜惊、梦魇等。

由于睡眠发生的机制还不十分清楚,因此引起睡眠障碍真正确切的病因和机制也不十分明确。综合基础和临床的研究有以下因素值得注意:①人格因素:具有抑郁、焦虑倾向和敏感多疑个性特征的个体易产生失眠症状。②心理社会因素:不愉快事件造成的焦虑、抑郁、紧张、愤怒等情绪可以造成各种睡眠障碍。③环境因素:嘈杂、拥挤或所习惯的睡眠环境的突然改变、生活规律的改变（如经常倒班或出差)是诱发睡眠障碍的重要原因之一。④睡眠结构的改变:如失眠症的患者大多有睡眠阶段一的增加;而嗜睡症的患者多有睡眠阶段三或阶段四的增加;梦魇的患者快速眼动(REM)睡眠较正常人活跃等。⑤健康教育的误导以及医源性因素的影响。

睡眠障碍的评估方法:由于目前睡眠障碍的疾病诊断上是症状学的诊断,所以患者及观察者对症状的描述就显得至关重要。从就诊者的描述和病史,我们可以初步判定患者的睡眠障碍的种类。目前常用睡眠评估量表有:睡眠日记、爱泼沃斯嗜睡量表/困倦程度量表(Epworth Sleepiness Scale,ESS)、匹兹堡睡眠质量指数(Pittsburgh Sleep Quality Index,PSQI)、阿森斯失眠量表。客观检查有多导睡眠图、活动记录仪等。

常见的睡眠障碍:

(一) 失眠与失眠症

失眠症(insomnia)是一种持续相当时间的睡眠的质或(和)量令人不满意的状况。其他症状均继发于失眠。临床定义包括:一是夜间正常睡眠模式的紊乱;二是睡眠紊乱引起白天不适。常表现为入睡困难、维持睡眠困难或早醒。失眠可引起患者焦虑、抑郁或恐惧心理,并导致精神活动效率下降,妨碍社会功能。是一种最常见的睡眠紊乱症状。

失眠症的发生有随年龄的增长而增加的趋势,老年人及女性更常见。经济状况差的人易患失眠。其病程可随时间而改变,具有迁延和复发趋势。

1. 病因

(1)应激因素:一过性的精神紧张、焦虑、恐惧、兴奋或近期居丧等可引起短暂失眠,主要为入睡困难及易惊醒,精神因素解除后失眠即可改善。

(2)躯体因素:各种躯体疾病引起的疼痛、痛痒、鼻塞、呼吸困难、气喘、咳嗽、尿频、恶心、呕吐、腹胀、腹泻、心悸等均可引起入睡困难和睡眠浅。

(3)环境因素:由于工作环境的变化(如经常倒班)或时差的影响(出差到异地尤其是异国)造成睡眠节律被打破或不能形成正常的睡眠节律。

(4)药物或物质因素:某些药物如苯丙胺、利血平、甲状腺素、糖皮质激素、氨茶碱等可引起失眠;镇静安眠药的撤药反应引起反跳性失眠;睡前饮用咖啡、可乐、浓茶等含有中枢神经系统兴奋性物质的饮料引起兴奋而失眠。

2. 流行病学 大多数流行病学调查结果显示,失眠的发生率为30%~35%,大约有17%的人为严重失眠,即至少有一到两次重型发作。而几乎每个人在其一生中都会有过失眠。女性发病率高于男性;失眠随年龄增长有增多的趋势,年轻人的入睡困难较常见,老年人保持睡眠的困难较常见。有报道失眠也与社会经济水平有一定相关性。

为了提高人们对睡眠与健康的重视,以及对失眠进行治疗的认知,国际精神卫生和神经科学基金会主持制订了全球睡眠和健康计划,将每年的3月21日定为"世界睡眠日"。

3. 临床表现 失眠症的表现形式包括难以入睡、睡眠不深、自觉多梦、睡后频繁觉醒、醒后不易再睡、早醒;或虽入睡而缺乏睡眠感;或晨起后感到不适或疲乏,不能使人精神振作或恢复精力;或白天嗜睡等情况。长期睡眠障碍的人可出现身体疲乏、精神萎靡不振、注意力不集中、记忆力下降、情绪不稳定、焦虑、抑郁等。典型的情况是由应激导致反复失眠,而失眠的人会对失眠越来越恐惧,并过分关注其不良后果,一上床甚至天一黑就开始担心入睡困难怎么办、因失眠影响次日的工作或生活及身体健康怎么办等,结果越想越焦虑,使其更加清醒以致难以入睡,由此形成恶性循环,使病情迁延难愈。患者精神非常痛苦,主动求治,严重者称自己再不睡觉就不行了,要求医生迅速帮其改善这种状况,患者常常试图以服药或饮酒来促使自己入睡。失眠者常常试图自行服药来缓解自己的紧张情绪。服药剂量越来越大、服药种类越来越多,但疗效却越来越差,信心也就越来越小。另外,失眠者或其家属对睡眠问题过分重视、特别紧张,而且很容易形成僵化行为和象征性思维的趋势。

4. 诊断与鉴别诊断 ICD-10中关于非器质性失眠症(F51.0)的阐述如下:失眠症是一种持续

相当长时间的睡眠的质和(或)量令人不满意的状况。在诊断失眠症时,不能把一般认为一次的睡眠时间作为判断偏离程度的标准,因为有些人只需要很短时间的睡眠,却并不认为自己是失眠症者。相反,有的人为其睡眠质量之差痛苦不堪,但他们的睡眠时间从主观或客观上看都在正常范围。

在失眠者中,难以入睡是最常见的主诉,其次是维持睡眠困难和早醒。然而,病人主诉中通常以上情况并存。典型情况是,失眠发生于生活应激增加的时候,并多见于妇女、老年人及心理功能紊乱和社会经济状况差的人群。如果一个人反复失眠,他就会对失眠越来越恐惧并过分关注其后果,这就形成了一个恶性循环,使得这个问题持续存在。

就寝时,失眠的人会描述自己感到紧张、焦虑、担心或抑郁,思想像在赛跑。他们常常过多地考虑如何得到充足的睡眠以及个人问题、健康状况,甚至死亡问题。他们常常试图以服药或饮酒来缓解自己的紧张情绪。他们常诉清晨感到心力交瘁,白天感到抑郁、担心、紧张、易激惹和对自身过于关注。

诊断要点,为了确诊,下列临床特征是必需的:①主诉或是入睡困难,或是难以维持睡眠,或是睡眠质量差;②这种睡眠紊乱每周至少发生3次并持续1个月以上;③日夜专注于失眠,过分担心失眠的后果;④睡眠质和(或)量的不满意引起了明显的苦恼或影响了社会及职业功能。

失眠是其他精神障碍常见的症状,如情感性、神经症性、器质性及进食障碍,精神活性物质所致精神障碍,精神分裂症及其他睡眠障碍如梦魇。也可伴发于躯体障碍,如疼痛、不适或服用某些药物时。如果失眠仅仅是某一精神障碍或躯体状况的多种症状中的一种,即它在临床相中并不占主要地位,那么诊断就应限定于主要的精神或躯体障碍。此外,另外一些睡眠障碍如梦魇、睡眠-觉醒节律障碍、睡眠呼吸暂停及夜间肌阵挛,只有当它们导致了睡眠的质或量的下降时,才能确立诊断。

5. 治疗　失眠症的治疗需要医患密切配合,确定失眠的原因并给予解决,加强患者对失眠的正确理解,使之坚持治疗计划、树立治疗信心。

(1)健康教育:目的是根除或减轻失眠问题,阻止短暂失眠发展为慢性失眠。一是向患者进行正确的睡眠卫生知识的教育和宣传,使其懂得睡眠卫生的必要知识和睡眠的一些基本规律。如睡眠时间因人而异,睡眠时间的变化和许多外界因素有关,暂时的失眠不会对人体产生很大影响,而对睡眠的严重担心反而会严重影响到个体的身心健康等道理。二是对患者的睡眠习惯和睡眠卫生问题提出建议和指导:①生活应有规律,作息时间应相对稳定;②睡前30分钟应有一个放松的过程;③睡前不宜做剧烈的体育锻炼和高强度的脑力劳动;④睡前避免饮用咖啡和酒;⑤在已经出现睡眠不好以后,采取顺其自然,能睡多少就睡多少的态度,听任睡眠的自然来临;⑥不论晚上睡得如何,都应在早上固定时间起床,这样可以固定睡眠-觉醒节律;⑦避免白天打盹或午睡。

(2)药物治疗

1)苯二氮䓬类:是目前应用最广泛的一大类,应用时要遵循以下几个要点:①选择半衰期较短的药,使用最低有效剂量,以减轻白天的镇静作用;②间断给药(2~4次/周);③短期用药(连续用药不超过3~4周);④逐渐停药;⑤注意停药后的失眠反弹。国内常用的有:①地西泮(安定):具有抗焦虑和镇静催眠作用,一般用法为5~10mg睡前服。②艾司唑仑(舒乐安定):具有较强的抗焦虑、镇静催眠作用和较弱的中枢性骨骼肌松弛作用。诱导入睡较快,作用持续时间较短,因此嗜睡、头昏等副作用很轻。常用方法为睡前服用1~2mg。③阿普唑仑(佳乐定):具有较强的抗焦虑和镇静催眠作用,诱导入睡快,作用持续时间较长,副作用主要表现为嗜睡、乏力、头昏、口干等情况。用法为每次0.4~0.8mg。④劳拉西泮:该药有较强的抗焦虑作用,镇静催眠作用相对较弱,服后患者较少有嗜睡、头昏、无力等副作用。用法为每次0.5~1mg。由于患者服用该药后易产生欣快感,因此长期服用较易产生依赖。⑤氯硝西泮:该药具有很强的抗惊厥作用及抗焦虑和镇静催眠作用,作用强,显效快,作用时间持久。常用方法为每次1~2mg。但该药的副作用较为明显,常见嗜睡、头昏、乏力、眩晕,在使用较大剂量的情况下,部分患者可以出现共济失调、行为障碍和兴奋躁动。

2)唑吡坦:主要作用为催眠。此药显效迅速,诱导入睡效果好,能减少夜间觉醒次数。副作用较少。晚上睡前服用一次,常用剂量为10mg/d,服用时间一般不宜超过4周。个别患者可出现记忆障碍、意识模糊、步态不稳以及消化道反应。在较大剂量和较长时间服用的情况下可能产生依赖。

3)佐匹克隆:具有催眠、镇静、抗焦虑、肌肉松弛和抗痉挛的作用。能减少夜间觉醒次数。常用剂量为7.5mg/d,睡前一次服用。疗程一般为1~2周,不宜长期服用。该药显效快,药物作用的持续时间不太长,因此,所产生的后遗影响较小。该药的副作用很小,老年人服用较好。

4)扎来普隆:该药能缩短入睡时间,对于境遇性失眠的治疗最为适合。常规使用剂量为5~10mg/d,睡前一次服用,连续使用时间一般为1~2周。可能会出现较轻的头痛、嗜睡、眩晕、口干、出汗及厌食、腹痛、恶心呕吐、乏力、记忆困难、多梦、震颤、站立不稳、复视等,严重不良反应极少发生。

5)抗抑郁药:某些三环类抗抑郁药如多塞平、阿米替林等有较强的镇静作用,可以在睡前服用,一般为25~50mg。曲坐酮、米氮平既可改善焦虑、抑郁情绪,又有镇静作用,可以用来治疗继发焦虑、抑郁情绪的失眠症。使用抗抑郁药治疗失眠一般不产生依赖。

【病例】

马某,女性,42岁。患者最初于10年前因与婆婆发生矛盾开始出现夜间睡眠不好的情况,如入睡慢、多梦、易醒、早醒等,白天精神状态差,没精神,曾自己服用一些"安定",睡眠稍有改善,但早晨起床后总是感到疲乏。患者对此感到非常痛苦,每天白天都担心晚上是否能够睡着,到了晚上则更加紧张,担心如果睡不着了该怎么办。大约2个月前,无明显原因,失眠症状较前明显加重,患者经常感到一夜都未曾入睡,白天精神状态差,疲乏,头脑里都是关于失眠的问题,焦虑不安,并感到生活没意义,经常哭泣,来院就诊前,患者感到"如果再不睡觉自己就该不行了",欲自杀,家人为求治疗而要求住院。

诊断:失眠症。

诊断要点:①主诉失眠;②对睡眠过度关注;③有痛苦情绪。

(二) 睡眠-呼吸障碍

睡眠-呼吸障碍(sleep-disord breathing,SDB)是指睡眠中出现的呼吸暂停或低通气,多数伴有明显鼾声,通常导致觉醒、血氧饱和度低及交感神经系统兴奋性增强。该病患病率为2%~4%,心脏病患者发病率可能为50%。中老年人群随着年龄的增长而有增高趋势。报道称65岁以上人群发病率高达30%左右。肥胖者好发。目前对该病的发病原因及机制尚未完全清楚。

1. 临床表现 睡眠呼吸暂停的临床表现多种多样,概括地说主要临床表现有:①夜间睡眠过程中频繁发生呼吸暂停现象、觉醒、睡眠不稳、深睡减少或缺乏,伴有严重的鼾声;②白天过度困倦、疲乏、睡醒后仍感觉疲倦,晨起后头部不适、记忆力下降、情绪不稳;③伴有躯体疾病,如:男性勃起功能下降、肥胖、高血压、肺心病、冠心病、个性改变、驾驶或工作时发生意外等。

2. 诊断及鉴别诊断 典型病例根据病史或入睡后的观察即可诊断,如要分型、分度,则必须进行多导睡眠图的检测。一般分为两型。

(1)阻塞性睡眠呼吸暂停综合征诊断标准:①有睡眠过多或失眠的主诉,有时患者并未意识到而是由他人观察到,睡眠过程中频繁出现呼吸受阻事件;②鼾声响亮,晨起后头痛、口干,儿童可见胸廓受压;③多导睡眠图显示有异常改变,一夜有5次以上阻塞性呼吸暂停,每次持续超过10秒,频繁觉醒,心律失常,血氧饱和度降低;④症状可能与其他躯体疾病相关,可能存在周期性腿动或发作性睡病。

严重程度分为轻、中、重度。

病程标准:急性≤2周;亚急性>2周且<6个月;慢性≥6个月。

(2)中枢性睡眠呼吸暂停综合征诊断标准:①患者有睡眠过多或失眠的主诉,或有他人观察到,睡眠过程中频繁发生周期性的呼吸表浅;②相关的特征有睡眠中出现憋气、呼噜、窒息、频繁的肢体运动,甚至出现发绀现象;③多导睡眠图显示有中枢性呼吸暂停,每次持续超过 10 秒,睡眠中频繁出现暂停所致的觉醒;④可存有周期性腿动、阻塞性睡眠呼吸暂停或中枢性肥胖低通气综合征。

严重程度分为轻、中、重度。

病程标准:急性≤1 周;亚急性 >1 周且 <3 个月;慢性≥3 个月。

3. 治疗　多数睡眠呼吸暂停是可以治疗的,目前的检查大多可明确疾病的类型和严重程度,能指导治疗。治疗分以下几个方面:

(1)查找原因,治疗原发病:对于该类疾病查找病因非常重要,有的原发病治疗好了后呼吸暂停现象随之好转。

(2)无创正压气道通气和吸氧:无创正压气道通气时通过给予一定正压将呼吸道打开,可阻止睡眠时上气道塌陷。应用后呼吸暂停次数明显减少或消失,动脉血氧饱和度上升,睡眠质量和生活质量都得到改善,白天困倦感缓解。

(3)其他治疗:正畸治疗、手术治疗、药物治疗。

(4)心理治疗:对呼吸暂停患者及身边人员予以心理治疗主要是认识疾病、了解疾病、解除对呼吸暂停的恐惧,以及对"带机人"的心理问题的处理,减轻心理负担。

(三) 非器质性睡眠- 觉醒节律障碍

睡眠- 觉醒节律障碍(sleep- wake rhythm disorder)是指人的睡眠- 觉醒节律与环境所要求的睡眠-觉醒节律之间不同步,从而导致失眠或嗜睡的主诉。患者对此存有忧虑或恐惧心理,并引起精神活动效率的下降,妨碍社会功能。

本病多见于成年人,儿童期或青少年期发病者少见。可能由于生活节律失常,长期特定的环境形成的习惯与本病的发生有关,常见于上夜班和生活无规律的人群。或者心理社会压力大的人群,约1/3 的患者发病前存在生活事件造成的压力,由压力而造成的焦虑情绪可使人推迟入睡时间、易醒、早醒等,从而使睡眠节律被打乱。

1. 临床表现　主要表现为以下几种情况:①睡眠节律的颠倒。表现为白天睡觉,晚上活动。②非24 小时的睡眠-觉醒节律。正常的睡眠-觉醒节律为 24 小时节律,睡眠时间一般约占 1/3,其他活动的时间约为 2/3。如晚上 10 点或 11 点睡觉,第二天清晨 6 点或 7 点至晚上 10 点或 11 点为各种活动的时间,这就是所谓 24 小时的睡眠-觉醒节律。非 24 小时的睡眠-觉醒节律的常见情况为:a. 睡眠延迟性障碍(delayed sleep phase disorder):主要体现在睡眠-觉醒节律大于 24 小时,造成睡眠的延迟;b. 睡眠提前性障碍(advanced sleep phase disorder):指睡眠-觉醒节律小于 24 小时,从而造成患者的睡眠提前的情况;c. 睡眠节律变换综合征(frequently changing sleep- wake disorder):指有的患者睡眠-觉醒节律没有一定的规律,经常变换的情况。

2. 诊断和鉴别诊断

(1)诊断:依据以下特征诊断,个体的睡眠-觉醒节律与特定社会中的正常情况或同一文化环境中为大多数人所认可的睡眠-觉醒节律不同步,使患者在主要的睡眠时段失眠,在应该清醒的时段出现嗜睡,为此患者明显感到苦恼或社会功能受损。几乎每天发生,并至少持续 1 个月。

(2)鉴别诊断:需要排除器质性因素所致的或其他精神疾病所致的睡眠-觉醒节律障碍。一般进行详细的病史询问及严格的体格检查和精神检查可以排除躯体疾病及精神疾病。

3. 治疗　①注意生活规律,调整作息时间与正常的社会作息时间节律相符。可逐步调整或一次性调整立刻达到正常作息时间,并需不断巩固,坚持下去。②辅以药物治疗,如晚上可用苯二氮䓬类药物或其他镇静催眠药物以维持正常的睡眠时间,白天可用小剂量的中枢兴奋药物以维持正常的日常活动。

(四) 睡行症

睡行症(sleep walking)过去习惯称梦游症,是指一种在睡眠过程中睡眠和清醒同时存在的意识改变状态。

在儿童中发病率高达 1% ~ 15% ,多见于男孩,成人少见。该病确切病因不明,部分学者认为本病的发生与日常生活规律紊乱、学习紧张、焦虑或恐惧情绪等有关。睡前服用安眠药可诱发本病。也可能与大脑皮质发育延迟有关。部分患者有阳性家族史。

1. 临床表现　通常发生于睡眠的前 1/3 段的深睡期,常在入睡后 15 ~ 120 分钟发生,其他时段也可发生。主要表现为刚入睡不久突然起床,在室内或户外无目的地活动。此时患者表情茫然,目光呆滞,缺乏对外界的应答反应,不能交流,行为缺乏目的性,从简单的无目的的漫游、围着床转圈、穿脱衣服、拿东西等,到复杂的活动如操作电脑、下厨房做饭炒菜或做清洁等,偶有攻击行为。期间很难被唤醒,如被唤醒可有定向障碍及意识障碍。多数人能够自行回到床上再度睡觉,醒来对睡行的经历不能回忆。活动时间一般为数分钟或数十分钟,在此过程中,患者处于意识水平低下及意识范围缩小的状态,防卫能力低下,因此容易出现受伤乃至危及生命的情况,需引起注意。

2. 诊断与鉴别诊断

(1)诊断:根据如下标准做出诊断:反复发作的睡眠中起床行走,发作时睡行者表情茫然、目光呆滞,对别人的招呼或干涉行为相对缺乏反应,要使患者清醒相当困难;发作后自动回到床上或躺在地上继续睡觉;尽管在发作后的苏醒初期可有短暂意识和定向障碍,但几分钟即可恢复常态;不论是即刻苏醒还是次晨醒来均完全遗忘;持续数分钟到半小时;不影响日常生活和社会功能。

(2)鉴别诊断

1)癫痫:复杂部分性癫痫发作的一种类型可以表现为睡行症,单从临床表现上很难和非器质性睡行症区别,鉴别的关键是脑电图的检查和对多导睡眠图中脑电记录的分析。癫痫发作所导致的睡行症在发作中可观察到多导睡眠图的脑电图有癫痫样放电,这种情况一般发生在非快速眼动(NREM)睡眠的第二期,而作为非器质性睡眠障碍的睡行症则无特殊改变。同时癫痫绝少仅仅在晚上发作,发作时还可见吞咽、咀嚼、搓手等持续动作。癫痫发作持续时间数秒至数分钟,而非器质性睡行症持续时间相对长。

2)分离性漫游:本病发作时间更长,患者警觉度高,并能完成复杂有目的的行为。发作醒来时一般身处异地。发作始于清醒状态。儿童罕见。

3. 治疗　发作时首先要保护患者不受外伤,保证安全,睡前关好门窗,收好各种危险物品,以免引起伤害自己或他人的事件。一般儿童患者随着年龄的增长可以自愈,不需特殊处理。成年人或症状严重的可考虑药物治疗,可用苯二氮䓬类药物,如地西泮 2.5mg 或氯硝西泮 1 ~ 4mg 睡前服。也可使用抗抑郁药,如丙米嗪、帕罗西汀等。同时养成良好的睡眠习惯,避免刺激和高度紧张。

(五) 夜惊症

夜惊症(night terrors)也叫睡惊症(sleep terrors),指一种常见于儿童的睡眠障碍,表现为夜间发作的极度恐惧与惊恐,伴有强烈的发声、运动及自主神经系统的高度兴奋。常发生在 NREM 睡眠阶段三或阶段四,多出现在前半夜。发病高峰年龄为 4 ~ 7 岁。约 50% 的患儿有家族史,可能与脑发育延迟有关。另外还可能与家庭不和、与母亲分离、家中意外事故、学习生活上的矛盾、看了恐怖电影等有关。

1. 临床表现　表现为儿童睡眠中突然坐起尖叫、哭喊,两眼直视或紧闭,表情惊恐,手足乱动,喃喃自语,不知所云。伴有明显的自主神经症状:心率加快、呼吸急促、瞳孔扩大、大汗淋漓。其间可伴有恐怖性的幻觉,特别是视幻觉,例如看到可怕的动物形象或人的形象,甚至出现自伤或暴力行为。同时,患者时间、地点和人物定向均有障碍。每次发作持续时间一般为数分钟,很少超过 20 分钟。发作结束后重新上床入睡,有的人也可以睡在别处。次日醒后对前夜发生的事情大部分不能回忆或者完全不能回忆。

2. 诊断与鉴别诊断

(1)诊断:根据如下特征做出诊断:患儿反复发作地从睡眠中惊醒,伴有强烈的焦虑、躯体运动及自主神经功能亢进症状,对他人的试图平息发作的行为缺乏反应,并出现至少几分钟的定向障碍和持续动作。事后遗忘或极少片段的回忆。持续几分钟。

（2）鉴别诊断：需与睡行症鉴别，睡行症持续时间较本症长，不伴有情绪的惊恐，但二者可以并存，此时应下两个诊断。

3. 治疗 主要为解除心理诱因，避免白天过度劳累、兴奋，睡前不讲紧张的故事，不看恐怖的电视、不用威胁的方式哄儿童入睡。发作时一般不需特殊的处理，注意对患者的保护。但在发作较为频繁的情况下，可以用苯二氮䓬类药物进行治疗。

（六）梦魇

梦魇（nightmares）是指为焦虑和恐惧所占据的梦境体验，发作中伴有自主神经兴奋症状。发生于快速眼动（REM）睡眠阶段。多见于儿童，发病率为20%；成人也可以发生，其发病率为5%～10%。可能因素有：①心理因素：病前常有一段时间的内心矛盾或焦虑情绪，如日常生活节奏不规律、环境不良及人际交往问题、受到不良刺激如遭到抢劫或强暴等灾难性事件、恐怖的电影、电视的影响等。②躯体因素：受某些发热性疾病的影响，或睡前大量进食及饥饿疲劳等。有的睡眠姿势也可引起梦魇。③药物因素：某些药物如受体阻滞剂、镇静催眠药等常引起梦魇，突然停用镇静催眠药也可能诱发梦魇。

1. 临床表现 主要表现为在睡眠中突然从噩梦中惊醒，梦境多为危险境地，醒后有焦虑、恐惧、紧张体验，惊叫或不能动弹，同时有心率加快、呼吸急促、出汗等情况，一旦醒来就变得很清醒，警觉性和定向力恢复，并有对恐怖梦境的记忆，仍处于惊恐之中。梦魇一般出现在REM睡眠阶段，因此这种发作在后半夜多见。

2. 诊断和鉴别诊断 根据临床特征可作出诊断：①从睡眠中惊醒，能清晰和详细地回忆刚刚发生的强烈恐惧的梦境，多为危及安全和生命的梦境；②一般发生在后半夜，醒后能迅速恢复定向和警觉性；③患者对这种体验感到十分苦恼。

需与夜惊症鉴别。夜惊症通常发生在睡眠期的前1/3；以强烈的焦虑惊叫、过度的躯体运动及自主神经高度兴奋为显著特征；无论是刚发作完还是早晨醒后，患者都不能回忆梦境的内容。

3. 治疗 一般不需特殊处理，发作频率较高而影响生活时可给予干预。

（1）首先排除躯体疾病原因，再找出心理因素，给予心理治疗，教其正确认识梦魇，消除恐惧心理。

（2）睡眠卫生教育，如睡前不看恐怖的电影、电视等，调整睡姿、放松身体。

（3）停用镇静剂时要逐渐缓慢进行。

（4）必要时可以采用抑制REM睡眠的药物治疗，在临床上常用的药物有：

1）三环类抗抑郁药：如氯米帕明、丙米嗪、阿米替林等，用量一般为25～100mg/d。

2）SSRIs类抗抑郁药：以氟西汀为例，用量一般为20～40mg/d。

3）中枢兴奋药物：哌甲酯10～20mg/d，苯丙胺5～10mg/d。但应慎重使用，避免产生依赖。

（七）睡行症

睡行症（sleep walking，somnambulusim）既往称为梦游症，指一种在睡眠过程尚未清醒时起床在室内或户外行走，或做一些简单活动的睡眠和清醒的混合状态。早期认为患者是在做梦，但后来的临床研究及多导睡眠图记录均证实，该病是在NREM期出现的，且是无梦的体验，故又称为睡行症。

睡行症在普通人群中的发病率高达1%～15%，儿童较成人多见。发展时难以唤醒，强行唤醒时可能会出现意识障碍或暴力行为。

部分患者随着年龄的增长可自然缓解，治疗上主要以预防为主，避免过度劳累、过度担心、压力过大等，发作期间注意保护患者安全，避免强行唤醒患者，尽可能引导患者上床睡觉或达到安全的区域。可尝试使用苯二氮䓬类镇静催眠药或抗抑郁药等。

（八）不安腿综合征

不安腿综合征又称不宁腿综合征，系指小腿深部于休息时出现难以忍受的不适，运动、按摩可暂时缓解的一种综合征，又称"不安肢综合征"。早在1672年，英国医生Thomas Willis首次描述了不安腿综合征,该病又称为 Ekbom 综合征,其临床表现通常为夜间睡眠时,双下肢出现极度的不适感,迫使患者不停地移动下肢或下地行走,导致患者严重的睡眠障碍。该病虽然对生命没有危害,但却严重影响患者的生活质量。国外的流行病学资料表明其患病率为总人口的 1%～10%,我国的患病率估计在1.2%～5%,中老年常见。

1. 临床表现　是发生于下肢的一种自发的、难以忍受的痛苦的异常感觉。以腓肠肌最常见,大腿或上肢偶尔也可以出现,通常为对称性。患者常主诉在下肢深部有撕裂感、蠕动感、刺痛、烧灼感、疼痛或者瘙痒感。患者有一种急迫的强烈要运动的感觉,并导致过度活动。休息时出现症状,活动可以部分或者完全缓解症状。正常情况下,夜间卧床时症状变得强烈并且在半夜后达到高峰,患者被迫踢腿、活动关节或者按摩腿部,患者往往形容“没有一个舒适的地方可以放好双腿”,严重者要起床不停地走路,方可得到缓解。失眠是其必然的结果,大多数患者伴发睡眠中周期性肢体动作(periodic movements of sleep,PMS)。PMS 是发生在快速动眼相睡眠期的腿部刻板的、重复屈曲动作,可将患者惊醒。由于夜间睡眠障碍,导致患者严重的日间嗜睡,工作能力下降。

2. 治疗　首选多巴胺能药物如复方多巴制剂或多巴受体激动剂如普拉克索或罗匹尼罗。对准备做飞机或开车长途旅行的患者,尤其适合使用复方多巴制剂。多巴受体激动剂对 70%～90% 的患者疗效良好,因此常常是首选用药,尤其是对那些发作频率较高的患者。罗替戈汀贴剂具有缓解作用,对白天也有症状的患者或凌晨反跳的患者可能是不错的选择。受体激动剂可能会有恶心、嗜睡、头痛、头晕、低血压、外在水肿等副作用。部分患者可能会有病理性赌博、过度购物、性欲亢进等冲动控制障碍症状。另外,抗癫痫药物如加巴喷丁、卡马西平、普瑞巴林等对部分患者有一定疗效,尤其是在多巴胺能药物疗效不佳、无效或者副作用不能耐受时可以选用或合用。其他药物,如替马西泮、氯硝西泮、唑吡坦对部分患者有一定疗效。对继发性不安腿综合征患者,首先是要治疗原发疾病。随着病因的消除,患者症状可能也会随之消失。如尿毒症患者的肾移植、缺铁性贫血病人的铁剂治疗、叶酸缺乏病人的叶酸补充等。对部分严重的难治性患者,可以用阿片类药物如可待因、氢可酮、美沙酮、羟考酮、曲马多等药物,对多巴受体激动剂无效的患者有较好的疗效。部分患者可能会引起便秘、尿潴留、瞌睡、认知改变。少数情况下可以引起呼吸抑制,大剂量的半衰期短的阿片类药物可能导致药物依赖。

第四节　性功能障碍

性是人类重要的本能之一,也是人类种族繁衍和发展的基础。从本质上说,性是生物学上的概念,是男女两性在生物学上的差异以及由此引发的一系列社会现象。心理学家认为“性是一种心理现象”,性有生物、心理、社会三种属性。性意识是指个人对男女之异、两性需求及可能形成种种交互关系的感知和认识。狭义的性经验是性活动实践中的感受、行为方式的记忆与技巧积累,广义的性经验包括来自各种两性交往中的认识和影响力。凡受性需求动机驱使,围绕性欲、性吸引而表现的行为,都应该归属性行为。性交仅是性行为的一种表现。Masters 和 Johnson 夫妇将人类性反应周期分为四个阶段:性兴奋期、性持续期、性高潮期和性消退期。性功能障碍(sexual dysfunctions)是指个体性唤起、性欲望、性兴趣或性高潮等的障碍,或是达到性满足能力上的障碍。

关于性功能障碍的总发生率目前尚缺乏系统的流行病学统计资料。各家的报道存在较大的差异,可能是由于流行病学调查的评估方法、定义和人群样本的差异所致。男性性功能障碍以勃起障碍和早泄为主,有报道称分别占男性性功能障碍的 50% 和 35%;同时有报道显示女性性高潮障碍发生于 5%～30% 的女性,性欲障碍发生于约 20% 的女性。

有人提出了性功能障碍的多因素理论,即性功能障碍的发生发展过程与内在因素、人际关系以及行为特征相关的四大因素发挥了作用。这四大因素是:针对性和社会互动的无知和错误认知;针对性的焦虑和潜意识中的负罪感;莫名焦虑;伴侣间性行为沟通不畅。

一、常见的性功能障碍

（一）性欲望障碍

性欲望障碍是以性欲望的强度和频度的异常变化为特征,在临床上表现为性欲减退,又称性欲低下。表现为性欲望、性爱好及有关的性思考或性幻想缺乏。女性多于男性。性欲减退并不意味着患者性反应和性功能的不能,只是使性活动不易启动。有的患者想到会与伴侣发生性关系就产生强烈的负性情绪,由于极度的恐惧或焦虑,个体会回避性活动,称为性厌恶;有的患者性反应正常,也能体验到性高潮,但缺乏相应的快感,称性乐缺乏。

近来的观念认为,男性和女性性欲望低下临床表现有很多不同,新近的诊断标准中也建议男性和女性分别诊断。男性性欲望低下障碍分为:终身性和获得性;或境遇性和普通性。终身性性欲低下障碍通常与先天性动力缺乏有关。通常而言,大部分男性性欲低下障碍为后天获得。服用精神科的药物,常常引起性欲低下。如 SSRIs 抗抑郁药物、抗精神病药物、锂盐。而由药物引起的性欲低下障碍一般不纳入性欲低下障碍的诊断。诊断性欲减退需综合考虑个体生活中与性功能有关的各种因素。不同的个体对性的兴趣差异很大,即使同一个体在不同时期亦可能存在明显差异。性欲的产生受生理、心理、道德、社会、年龄等因素的影响。因缺乏足够正确的性刺激或思想上未集中到性活动上来,而未能产生性欲,不能看作性欲减退。因此,对于性欲减退不能简单地从某一方面来判断,而应从经常的表现来分析。还须注意这里所指的性欲减退并不是继发于其他性问题。目前性欲望问卷(Sexual Desire Inventory)是用来评估性欲望程度的工具,可作参考。对于性欲望低下的男性患者,需要进行实验室检查,包括:血糖测定、血清中睾酮水平、促黄体激素和催乳素含量、甲状腺功能。虽然这些检查结果对性欲望低下的诊断没有可靠价值,但是可以帮助临床医生更好地理解性欲望低下的生物学因素,以利于治疗。

性欲望低下的治疗应以综合治疗方式为主,大部分患者需要一个完整的评估,后再制订治疗策略,需要考虑到心理、生物和社会关系因素。对于男性性欲低下者的治疗包括:纠正睾酮水平,重视相关的性功能问题,尤其是勃起功能障碍,处理由药物所致的性功能问题,处理心理及夫妻关系问题。

（二）勃起功能障碍

勃起功能障碍(erectile dysfunction,ED),既往称为阳痿(impotence),是男性性唤起障碍的表现,是指成年男性在性活动的场合下有性欲,但难以产生或维持满意的性交所需要的阴茎勃起或勃起不充分或历时短暂,以致不能插入阴道完成性交过程,但是在其他情况下如手淫、睡梦中、早晨醒来等时候可以勃起。

引起 ED 的原因很多,躯体疾病、精神疾病、心理因素、药物及年龄的影响均可以引起 ED。现在认为大多数 ED 与器质性因素有关。一生中从未在性交时达到过勃起的叫原发性或终生性 ED,往往与躯体因素有关;仅仅在某种情况下才出现这类问题的称为继发性或获得性 ED,往往与性环境、性伴侣、性行为时的情绪状况、性的创伤经历等因素有关。

关于 ED 患病率的精确数字很难获得,主要是人们对性功能障碍的偏见,使得男性感到羞耻和不安。美国性学家金赛认为 35 岁之前的男性很少发生 ED 问题,ED 的患病率随着年龄增加有增高的趋势。在一项对 27 000(含 8 个国家)名男性进行的研究也显示了 ED 患病率随年龄增加而变化的趋势:20 ~ 29 岁,8%;30 ~ 39 岁,11%;40 ~ 49 岁,15%;50 ~ 59 岁,22%;60 ~ 69 岁,30%;70 ~ 75 岁,37%。

ED 的治疗方式主要包括性咨询和(或)夫妻治疗、系统和局部药物治疗、器具治疗、物理治疗以及手术等。

【病例】

某男,30 岁,博士文化,工程师,性格内向。结婚半年来,虽有性兴奋,但阴茎不能勃起,无法成功性交。为此而感到十分沮丧,并已影响夫妻感情。自述在 14 岁左右阅读有关性方面的书籍。上面说到手淫有害健康,严重时影响性功能及生育功能,但又控制不住手淫,为此感到不安和焦虑。结婚后,总担心年轻时的手淫可能会影响生育及性功能。在初次性生活失败后,焦虑情绪加重,妻子又反复抱怨,使其焦虑情绪越来越重,甚至恐惧。不敢过夫妻生活。因而来咨询医生。

诊断:勃起功能障碍。

诊断要点:①性交时不能勃起;②非躯体疾病所致勃起不能;③有痛苦体验。

（三）女性生殖器反应缺失

女性生殖器反应缺失(female failure of genital response)亦称冷阴,是女性性唤起障碍的表现,指成年女性有性欲,但难以产生和维持满意的为性交所需的生殖器的适当反应,包括阴道润湿差和阴唇缺乏适当的膨胀,以致性交时阴茎不能舒适地插入阴道。这种状况给患者带来了明显烦恼或人际关系紧张。有的具有复发倾向;有的病程迁延但症状较轻;有的发展为性欲低下,尤其是由于长期过着因为阴道润滑不充分而引起的痛性性生活,就具有进一步发展为性欲减退甚至性厌恶的危险。女性性唤起障碍有下列三个亚型:①主观性唤起障碍:是指对任何类型性刺激,性唤起感受缺乏或显著减少,阴道润滑或其他标志性躯体反应仍存在。②生殖器性唤起障碍:常见于女性自主神经损害并且在某些雌激素不足的妇女,导致生殖器性唤起缺失或受损。对非生殖器的性刺激仍会产生主观性兴奋。③综合生殖器和主观的性唤起障碍,在临床上最常见,多与性兴趣缺乏共存。

许多心理因素与之发生有关,如焦虑、内疚和担心等;雄性激素、雌激素、泌乳素和甲状腺素水平的变化都有可能与女性性唤起障碍有关;生殖器炎症,某些药物如抗组胺药或抗胆碱药可导致阴道滑润下降。治疗上以心理、行为、药物综合治疗为主。

（四）性高潮障碍

性高潮障碍(orgasmic dysfunction)是指个体持续出现在性交活动中缺乏性高潮的体验,不能从性交中获得足够的刺激以达到性高潮。女性较男性多见。

女性性高潮障碍过去称"性冷淡",主要表现为即使在充分的正常性兴奋期状态下(手淫或性交),反复出现高潮延迟或缺乏。但有这样一个现象,即女性性高潮体验会随着年龄的增长而增加,这可能与较少的心理抑制以及较丰富的性经验有关。

男性性高潮障碍表现为即使有射精也不能体会到愉悦,即高潮快感缺乏,或绝大多数表现的射精延迟或不射精。他们阴茎勃起正常,性交时能自如地插入阴道,但不射精,最后失去性兴趣而结束性交。

存在性罪恶观念、对异性的不满、认为生殖器肮脏、对性行为的厌恶、对怀孕的恐惧、性交姿势不佳等是导致性高潮障碍的常见原因。药物(如抗高血压药、抗精神病药或镇静剂)和躯体疾病也可导致不射精或无性高潮出现。

本病的发生率较低。据估计普通人群性高潮障碍的总体患病率在5%左右。

鉴别诊断应与继发于躯体疾病的或药物所致的性高潮障碍区别。

【病例】

某男,40岁,教授,主诉在性交时没有快感,不能射精。其每次性生活时,阴茎能持续勃起,能刺激性伴侣致性高潮,但自己在性交时却从来没达到足以射精的性高潮,最后只好无奈地结束性交。但他手淫时可以导致射精。他认为除非想要孩子,否则阴道内射精并不重要。他对待性问题的态度冷淡,在叙述问题时,好像与自己无关一样,毫无情感表现。阴茎在性交时能维持勃起,但不能达到性高潮而射精。

诊断:性高潮障碍。

诊断要点:①性交时性高潮缺失;②排除其他原因所致性高潮缺失。

（五）射精提前

射精提前(premature ejaculation)是最常见的射精障碍,又称早泄或快速射精。指持续发生性交时射精过早,导致性交不满意或阴茎在插入阴道前就射精。目前对此尚缺少正式统一的诊断标准。

早泄往往发生于性冲动过强、性行为过于匆忙、过于紧张、性环境缺乏安全感等。生殖系统的炎症可促发早泄。性伴侣对早泄的抱怨会使患者失去自信引发焦虑而造成更快的早泄。随年龄增长,射精的冲动会有所下降,因此许多患者的症状随衰老的出现而逐渐缓解。

射精提前很多人认为是心理障碍,采用心理治疗。各种心理治疗,如精神分析、心理动力治疗和行为治疗等,都可用于射精提前。射精提前可导致患者和伴侣的关系问题,心理治疗的更好目标是可改善患者和伴侣之间的性满意度和性关系。行为治疗的理论假设是射精提前的男性不能准确地感受高度性唤起和有效识别射精感受。常用行为治疗是停止-开始法、挤压技巧训练、手淫法、紧握术法及牵拉阴囊法。

（六）阴道痉挛

阴道痉挛(vaginismus)是指在向阴道插入阴茎时,阴道肌肉不随意痉挛性收缩致使阴茎不能插入或引起疼痛而妨碍性交或性交不能。

阴道痉挛常常出现在性交时阴茎插入前或插入过程中。痉挛相对较弱时阴茎可勉强插入,但常引起性交疼痛,强烈时则甚至不能插入。大多数患者性欲正常,具有相对正常的性唤起,亦有正常的高潮反应。阴道痉挛女性具有不同程度的恐惧和回避行为,这种状态往往给患者带来巨大的苦恼和与性伴侣间关系的紧张。

其发病原因源于对性生活的无知而产生的恐惧、紧张、担心、害怕的心理,以及严厉的家庭教育、早期的性创伤、害怕怀孕、害怕受伤、害怕性病传播等。有些阴道痉挛的女性曾有初次性交疼痛的经历,从而造成极大痛苦,形成消极的条件反射。

阴道痉挛最常见于受过高等教育或高收入社会阶层的女性,目前尚无普通人群中阴道痉挛患病率的资料。

（七）性交疼痛

性交疼痛(dyspareunia)指性交引起男性或女性生殖器疼痛。这种情况不是由于局部病变引起,也不是阴道干燥或痉挛引起。多见于女性。

男性常表现为阴茎、睾丸疼痛,女性表现为阴道、外阴及小腹疼痛,多与阴道痉挛或阴道干燥同时发生,但此种情况不应诊断为性交疼痛,而应视为阴道痉挛或冷阴的一组临床症状。性交疼痛往往会继发其他形式性功能问题以及患者对性活动恐惧,并尽量回避性活动,同时常见苦恼、焦虑、抑郁等情绪问题。

男性性交疼痛心理因素引起的少见,多为器质性因素所致,包括包茎、包皮口小、外生殖器炎症或畸形等。

女性性交疼痛的原因有心理性和器质性。有被强奸或儿童性虐待等性创伤经历者常有性交时慢性疼痛的主诉,对性器官或动作的紧张常导致阴道肌肉自发的收缩。由于各种因素造成性交前准备不足,在女性尚未达到性兴奋,阴道尚未湿润情况下性交也可引起疼痛,造成性交的不愉快甚至难以忍受而回避性交。许多器质性因素亦引起女性性交疼痛,如外生殖器畸形、炎症和某些妇科疾病。

普通人群中性交疼痛的患病率资料不足。女性远多于男性。

二、性功能障碍的治疗

性功能障碍的病因非常复杂,治疗前首先应明确病因,是器质性、药物性还是心因性,以便有针对性地对因治疗。

非器质性性功能障碍的治疗手段包括性治疗及躯体治疗(药物、手术、理疗等)。

（一）性治疗

性治疗(sexual therapy)是性功能障碍心理、行为治疗的专用术语。性治疗的目标是尽可能地改变患者对性功能障碍的认知(信念和态度)及行为,恢复其性行为的自然性。性治疗的方法很多,有的适应证较广,对不同形式的性功能障碍、器质性或非器质性的患者均有一定的疗效,还可根据具体情况因人、因时选用特定的性治疗方式。

1. 增强性知识　人们因缺乏性知识而引起性功能障碍的情况很常见。如:不了解激发性兴奋的解剖部位;不了解正常的性解剖位置;不了解阴茎大小的正常变异,总认为自己的阴茎太小;不了解性反应周期,不知道自己的性高潮。医生在经过详细的询问后发现患者有上述情况存在时,应通过简明坦率的交谈介绍一些基本性知识,使其了解与性有关的解剖和生理知识。

2. 改变不正确的认知和行为　不正确的认知和行为常可导致顽固的性功能障碍,常见的错误有:

(1)手淫引起的罪恶感和焦虑情绪。不少青少年认为手淫是道德败坏的表现而产生罪恶感;还有人认为手淫会严重影响身体健康,从而导致焦虑、抑郁等情绪。

(2)对性生活持否定态度,认为性活动是肮脏、下流的,有性想象和意念是不好的,从而导致性情感处于抑制状态。

(3)自行运用不正确的性技术,在性交时由于方法不当导致性生活失败。

(4)错误地认为只有男子才可以主动要求性交;性行为方式或姿势不变为好;性交只为了生儿育女;认为精液是气血的精华,性交使身体损耗太大,导致元气大伤。

(5)不现实的性期望,如双方一定要同时达到性高潮,为了让对方满意自己假装与对方反应同步并同时达到性高潮。

(6)因焦虑性交失败过分注意性交方法和性交反应,从而破坏了双方和谐协调的亲密性,引起性功能障碍,而性功能障碍又反过来加重焦虑,形成恶性循环。

3. 改善性交流　由于特定文化的影响妨碍了夫妻间对性爱的交流,回避谈论或含糊地表达性的感受和需求,造成交流障碍。例如由于性欲水平的差异,双方对性交频率的要求不同,如果不进行有效的交流,就容易造成性交失败,甚至产生一方故意破坏性活动或对性活动的恐惧,从而产生性功能障碍。再如对性技术要求的不同,尤其是男女之间普遍的差别,如女性多要求生殖器性交前的爱抚时间较长,如果男性不顾及女性的感受和反应,直接进行生殖器性交就会造成性活动的不和谐,久之双方均有可能发展为性功能障碍。应强调双方要注意性活动过程中言语和非言语的交流,合理安排性活动的次数,尊重对方的要求和表达方式,加深双方的和谐和默契。

4. 学习性技术　性技术的学习目的是为了加强双方的交流,消除因单调固定的性交方式导致的腻烦情绪,解决因缺乏有效性技术而引起的性交失败。学习方式可以通过图书、录像、幻灯、电影等资料,医生的职责是介绍性技术,让双方在不受环境和情绪烦扰的情况下进行选择性练习,并了解性生活改善的程度。

5. 性感集中训练　性感集中训练由 Masters 和 Johnson 首先提出,是行为治疗的一种。它是依照系统脱敏的原理设计的,适用于大多数性功能障碍患者的治疗。治疗成功的关键是双方同时参加治疗。最终目的是让夫妻双方通过彼此的身心交流,掌握有关性反应、性敏感区、性刺激技巧等基本知识与技能,通过延长爱抚时间和特殊的刺激来克服双方的紧张和焦虑情绪。

性治疗的其他方式还有婚姻治疗、系统脱敏疗法、催眠疗法、音乐疗法、综合疗法、精神分析等,应根据不同的情况选择使用。

（二）躯体治疗

近年,随着对人类性生理本质认识的不断深入,新的治疗技术和药物的不断应用,生物学治疗已愈来愈受到重视。

抗焦虑药对一些紧张患者可使用,以缓解预期焦虑对患者性功能造成的影响。早泄患者可试用SSRIs 或 TCAs。雄性激素可影响性欲,可帮助绝经女性提高性欲。助性器具(按摩器和抚慰器)对治疗女性性欲减退、性乐高潮障碍、男性的早泄和勃起障碍有一定的作用。

（张许来）

思考题

1. 简述神经性厌食与神经性贪食的临床表现的区别。
2. 简述失眠症的临床表现与治疗原则。
3. 简述性功能障碍的类型及其临床特点。

第十四章

人格障碍、习惯与冲动障碍及性心理障碍

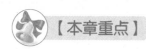【本章重点】

1. **掌握** 人格障碍、习惯与冲动障碍和性心理障碍的概念、分类、临床共同特点,人格障碍常见类型的临床表现。

2. **熟悉** 人格障碍、习惯与冲动障碍和性心理障碍的相关因素,习惯与冲动障碍和性心理障碍的诊断和治疗。

3. **了解** 人格障碍、习惯与冲动障碍和性心理障碍的生物学机制。

第一节 人格障碍

一、概　述

人格(personality)又称为个性,是一个人固有的行为模式及在日常活动中表现出来的待人处事的习惯方式,是个体在认知、情感、意志行为等方面有别于他人的心理特征。人格特征一旦形成即有相对的稳定性,就是无论时空变化都保持相对稳定的思维、认知、反应和交往方式。但在遭遇重大生活事件、所处的环境发生重大改变、罹患慢性躯体疾病或精神疾患、年龄的增长或接受系统的心理治疗等状况后,可使个体的人格特征发生一定程度的变化。人格既具有相对的稳定性、独特性、整体性和倾向性,又具有一定的可塑性。

人格主要在社会活动中表现出来,并在社会实践中塑造和发展。人格的正常与异常是相对的,正常人格与人格障碍之间并没有一条清晰的界线,在界定时融入了医学和社会学的评价,目前采取的区分方法主要有两种:第一种是统计学方法,异常人格是正常人格的量的变异。假设人格是一个连续谱,就像划分智能一样,划出一条界线,对人格正常与否进行量的区分,但这个界线是人为的,在临床上对每个具体的病例来说,其价值有限。第二种方法是临床上进行质的划分,主要是以社会标准和文化背景为依据的。个体表现为社会生活适应良好的人格为正常人格,适应不良者则称为不良人格,而时常与社会产生严重冲突的人格即为人格障碍。

人格障碍(personality disorders)是指个体的心理特征明显偏离正常,形成了一贯的较为固定的反映个人风格和人际关系的异常行为方式,这种异常的行为方式显著偏离特定的文化背景和一般认知方式,明显影响其社会功能和职业功能,使患者自己遭受痛苦和(或)使他人遭受痛苦,并给个人和(或)社会带来不良影响。这种人格特征通常开始于童年青少年期或成年早期,一直延续到成年期乃至终身。在中年以后可能逐渐不显著。

人格障碍与人格改变不能混为一谈。人格改变是指一个人原来人格正常,在严重的脑部疾病或

损伤、严重的精神障碍、严重或持久的应激之后而发生的对环境和对自身的感知、思维和交往方式上发生了确定而持久的改变,随着疾病的好转和境遇的改善,有可能恢复或部分恢复,是获得性的,参照物是病前人格。而人格障碍没有明确的起病时间,开始于童年或青少年,并且持续终生,主要的评判标准来自于社会的一般准则。

国外发达国家人格障碍总的患病率在 2% ～ 10% 。我国 1982 年全国 12 个地区精神疾病流行病学调查中发现人格障碍的患病率为 0.013% ;1993 年国内 7 个地区精神疾病流行病学调查中发现人格障碍的患病率为 0.010% ,且城乡之间该症的患病率无显著差异。黄悦勤等 1999 年的调查结果,患病率为 2.5% ,接近国外数字。

二、病因与发病机制

人格障碍的病因及发病机制复杂。目前,人们倾向于认为人格障碍的形成是由包括内在因素(如遗传因素和其他生物学因素)和外在因素(如社会环境等)综合影响的结果。

(一) 生物学因素

通过对人格障碍患者家族和群体的调查研究发现,患者的亲属中人格障碍的发生率也较高,并且精神病患者以及犯罪者的比例明显高于普通人群。即使把社交紊乱型人格障碍父母的子女寄养在正常家庭中,这些子女成人后的社交紊乱型人格障碍发生率也达到 20% 以上。这些研究结果提示,遗传因素在人格障碍的形成中起了很重要的作用。

有人研究发现暴力犯罪者中染色体畸形呈 47,XXY 或 48,XXXY 者的比例远远超过普通人群。提示这种染色体畸形与攻击性行为及社交紊乱型人格障碍可能有关系。

对人格障碍患者的脑电图研究发现,轻度异常的比例明显高于正常人群,其中约 50% 患者有慢波出现,与儿童脑电图相似。这似乎表明人格障碍患者的大脑发育、成熟过程较正常延迟。这种大脑皮质的发育迟滞可能是导致对自己的行为控制和社会意识成熟延迟的原因。另外,围生期及婴幼儿期营养不良,缺乏足够的蛋白质、维生素和微量元素,也影响大脑的正常发育。且在此期间的感染、产伤、脑损伤等因素也可导致人格发育异常。人格障碍者到中年以后情况有所改善,也可能是其大脑成熟程度提高的结果。

另外,人格障碍与其脑内的神经递质如去甲肾上腺素、5-羟色胺、多巴胺等以及其受体的改变有关。临床上,有些医生利用这些研究成果,对有些人格障碍患者特别是冲动控制不良者,采用改变脑内神经递质的药物进行治疗。但是,有关人格障碍的神经生化研究缺乏一致的结论。

(二) 心理发育因素

童年的生活经历对个体人格的形成具有重要意义。幼儿心理发育过程中遭受重大的精神刺激或生活挫折,对幼儿的人格发育可产生不利的影响。如父母离异、父爱或母爱的被剥夺、被遗弃、性虐待等均可能影响人格的发育,导致成年后出现胆小、畏缩、暴躁、冲动、怀疑等人格特点。母爱剥夺可能是社交紊乱型人格障碍的重要成因。有资料表明在孤儿院成长的儿童在成年后性格内向者较多。

教养方式不当也是人格发育障碍的重要因素。父母之间教育态度的不一致,常会导致儿童生活在矛盾中而无所适从,或者使孩子在父母之间左右逢源,形成不诚实的习惯;父母教育态度的前后不一致,也可能导致儿童对任何事物产生怀疑态度,对社会产生不信任感;父母酗酒、吸毒、偷窃、淫乱或有精神疾病、人格障碍也对孩子的人格发育产生不良的影响;家庭和学校的不恰当的教育、对儿童提出过高的要求等会使儿童产生逆反心理,如达不到家长的期望值,孩子始终生活在失败的阴影中,也会产生自我怀疑和对社会的怀疑;或因学习成绩差,长期受到老师或同学的压制或排斥等,均对儿童的人格正常发育产生不利影响。

(三) 环境因素

不良的家庭和学校教育,不良的伙伴与团体熏陶,如结交具有品行问题的伙伴及经常混迹于大多数成员具有恶习的社交圈子,对人格障碍的形成往往会起到重要的作用。家庭破裂、父母离异、父母本身的不良行为,教育方式、方法及内容不当,或父母患有精神疾病、人格障碍,或父母有刑事犯罪等不良的家庭环境的影响,可能使儿童较早出现人格异常。另外反复受到带有淫秽、凶杀等不良内容的小说、音像制品等的影响,往往会使儿童法制观念淡薄、是非概念模糊,引诱儿童产生模仿、实践的想法,对儿童人格的发育产生不良影响。

三、人格障碍常见类型及临床表现

根据 ICD-10 的分类,人格障碍的常见类型及主要表现如下:

(一)偏执型人格障碍

偏执型人格障碍(paranoid personality disorder)是以猜疑和偏执为特点的一类人格障碍。开始于成年早期,男性多于女性。在一般人口中的数目不详,患者很少求助于医生,如果配偶或同事伴其就诊,他们往往持否认或辩解的态度,使治疗者难以判别真相。估计患病率为 0.4% ~ 1.6%(Reich 等,1993)。主要表现为:①对挫折与拒绝过分敏感、多疑、心胸狭窄,对他人对自己的"忽视"深感羞辱、满怀怨恨,人际关系往往反应过度,有时产生牵连观念;②容易长久地记仇,即不肯原谅侮辱、伤害或轻视,对自认为受到的轻视、不公平待遇耿耿于怀,产生强烈的敌意和报复心;③猜疑,把他人无意的或友好的行为误解为敌意或轻蔑;总认为他人不怀好意,怀疑他人的真诚,警视四周;遇到挫折或失败时,常怪罪他人,推诿到客观因素,将自己的失败归咎于他人,从来不从自身寻找原因;④易嫉妒,毫无根据地怀疑配偶或性伴侣的忠诚,限制对方与异性交往或对方与异性交往表现出极大的不快;⑤与现实环境不相称的好斗及顽固的维护个人的权利,容易与他人发生争执、对抗,意见多,常有抗议,单位领导常常觉得这类人员难以安排;⑥自负,自我评价过高,将自己看得过分重要,对他人的过错不能宽容,得理不饶人,固执地追求不合理的利益或权利;⑦常有将有关的事件以及世间的形形色色都解释为"阴谋"的毫无根据的先占观念,经常无端地怀疑别人要伤害、要欺骗和利用自己,不相信与其想法不符的客观证据,因而很难改变自己的想法。

如能改变此类人格障碍的处境,如自己工作在一个相对封闭的环境,他们可能会谨慎诚恳而且工作效率较高。

(二)分裂样人格障碍

分裂样人格障碍(schizoid personality disorder)是以观念、行为和外貌服饰的奇特、情感的冷漠及人际关系明显缺陷为特征的一类人格障碍,男性略多于女性,患病率介于 0.7% ~ 5.1% 之间(Reith 等,1993)。主要表现为:①几乎没有可体验到愉快的活动;②情感淡漠或冷淡,缺乏热情和幽默感;③对他人表达温情、体贴或愤怒情绪的能力有限,对人冷漠,缺乏情感体验;④无论对批评或表扬都无动于衷,对别人对他的看法漠不关心;⑤对与他人发生性接触,毫无兴趣(要考虑年龄);⑥几乎总是偏爱单独行动,性格明显内向(孤独、被动、退缩),回避社交,离群独处,常独来独往,我行我素而自得其乐;⑦过分沉湎于幻想和内省,爱幻想或有奇异信念(如相信特异功能、第六感觉等),有时思考一些在旁人看来毫无意义的事情,可有牵连、猜疑、偏执观念,或奇异感知体验;⑧没有亲密朋友,不容易与人建立起相互信任的关系(或者只有一位),也不想建立这种关系;⑨明显地无视公认的社会常规及习俗,常不修边幅,服饰奇特,行为怪异,其行为不合时宜,不符合当时当地风俗习惯。

(三)社交紊乱型人格障碍

社交紊乱型人格障碍(dissocial personality disorder)是指经常因其行为与公众的社会规范有显著差异而引人注目的一类人格障碍。也称为反社会型人格障碍(antisocial personality disorder),是临床最常见的人格障碍,也是对社会危害最大的人格障碍类型。一般所称的病态人格或人格障碍,如未特意指出,即是指社交紊乱型人格障碍,因此,社交紊乱型人格障碍就是狭义的人格障碍。患病率在发达国家达到 4.3% ~ 9.4%(Reith 等,1993),男性明显多于女性。主要表现为:①对他人感受漠不关心,往往缺乏正常的人间友爱、亲情,对家庭缺乏爱和责任心,对人冷酷无情;②全面、持久地缺乏责任感,无视社会规范、规则和义务,经常违法乱纪;③尽管建立人际关系并无困难,却不能长久地保持;④对挫折的耐受性极低,微小刺激便可引起攻击,甚至暴力行为;⑤无内疚感,不能从经历中特别是从惩罚中吸取教训;⑥很容易责怪他人,或者当他们与社会相冲突时往往对行为做似是而非的"合理化"解释,伴随的特征中还有持续的易激惹。

一般来说,此类患者在儿童或青少年期(18岁以前)就已经表现出品行问题,显示了人格发育异常的迹象。其特征性行为表现为:经常说谎、逃学、吸烟、酗酒、外宿不归、欺负弱小;反复偷窃、挑起或参与斗殴、赌博,多次参与破坏他人或公共财物,无视家教、校规、社会道德规范,甚至出现性犯罪行为,或曾经被学校处分或被公安机关管教处罚过,成年后习性不改,故其家属、同事、亲友、邻居常对其倍感痛恨和厌恶。儿童期及青少年期的品行障碍,尽管并非总是存在,但是如果有则更进一步支持本诊断。

此类人格障碍者往往在早期即有犯罪或屡犯错误的记录,随着年龄的增加,犯罪的性质和程度也不断恶化。他们一旦犯罪,往往具有罪行特别严重、手段特别残酷、犯罪情节特别恶劣的特点。

（四）情绪不稳型人格障碍

ICD-10将冲动型人格障碍和边缘型人格障碍合并称为情绪不稳型人格障碍(emotionally unstable personality disorder)。此型人格障碍有一个突出的倾向,即行为冲动,不计后果,伴有情感的不稳定。事先进行计划的能力很差,强烈的愤怒暴发常导致暴力或"行为爆炸",当冲动行为被人批评或阻止时,极易诱发。男性明显多于女性。

1. 冲动型人格障碍(impulsive personality disorder) 是以情感不稳定及缺乏冲动控制为特征的一类人格障碍。强烈的愤怒暴发常导致暴力,尤其是他人加以批评或冲动行为被阻止时。男性明显多于女性。这类人格障碍很常见,但一般人们往往以脾气暴躁作为解释,真正就医者比例较低。主要表现为:①情绪不稳定,易激惹,易与他人发生争执和冲突,事后对自己的行为虽很懊悔,但不能防止再犯,间歇期完全正常;②情感爆发时,对他人可有暴力攻击行为,常出现自杀、自伤行为;③在日常生活和工作中,同样可以表现为冲动、缺乏目的性和计划性,做事往往事前没有计划或不能预见可能发生的变化,常常虎头蛇尾,难以持久,以至于难以完成复杂的或需要耐心的工作;④人际关系情感色彩浓郁,变化幅度很大,时好时坏,几乎没有持久的朋友,时常导致情感危机。

2. 边缘型人格障碍(borderline personality disorder) 是以情感不稳定为主要特征的一类人格障碍,除此之外,患者的自我形象、目的及内心的偏好(包括性偏好)常常是模糊不清或扭曲的。他们通常有持续的空虚感,由于易卷入强烈及不稳定的人际关系,可能会导致连续的情感危机,也可能会竭力避免被人遗弃,并可能伴有一连串的自杀威胁或自伤行为(这些情况也可能在没有任何明显促发因素的情况下发生)。在成年早期即已显露,随年龄增长趋于缓和或稳定。患者坚信自己在童年时期被剥夺了充分的关爱而感到空虚、愤怒,因此无休止地寻求关爱。当此类患者感受到他人的关心时,往往表现得犹如孤独的弃儿,但当他们觉得或事实上失去别人的关心时,其心境会产生戏剧性的变化,表现为不适当的强烈的愤怒。同时,对外界、自身以及对他人的看法发生彻底的改变,从爱到恨、从黑到白。他们会自我隔离或极度冲动,甚至产生自伤行为。美国的人群患病率为0.2%~1.9% (Baron等,1985;Myers等,1980),德国的人群患病率大约为1.1%(Maier等,1992),以女性患者多见。

（五）表演型(癔症性)人格障碍

表演型(癔症性)人格障碍[histrionic(hysterical)personality disorder]是以过分的感情用事,夸张言行吸引他人的注意为特点的一类人格障碍。此型人格障碍情绪不稳定,暗示性高,依赖性强,以女性较多见。患病率为2.1%~3%(Reich等,1993)。主要表现为:①自我戏剧化,做作性,夸张的情绪表达;表情丰富,但矫揉造作,喜怒哀乐变化不定;②暗示性高,易受他人或环境的影响;③情感体验肤浅,情感反应强烈易变,感情用事,爱发脾气,喜怒哀乐皆形于色;④不停地追求刺激,寻求他人赞赏及以自己为注意中心的活动,过于喜欢表扬,喜欢寻求刺激而过多参加各种社会活动,爱表现自己,渴望别人注意;⑤外表及行为显出不恰当的挑逗性,在外貌和行为方面表现过分,甚至卖弄风情,给人以轻浮的感觉;⑥对自己的外观容貌过分计较,富于幻想,常有自欺欺人的现象;⑦自我中心,自我放任,不断地渴望受到赞赏,感情易受伤害,为满足自己的需要总是不择手段,强求别人满足自己的需要或愿望,不如意则表现出强烈不满。

(六) 强迫型人格障碍

强迫型人格障碍(obsessive-compulsive personality disorder)是以过分的谨小慎微、严格要求与完美主义及内心的不安全感为特征的一类人格障碍,这种人格障碍的患者往往对自己的工作和生活不满意,以十全十美的标准要求自己,因此总是处于紧张、焦虑和苦恼中。强迫型人格障碍的患病率为1.7%～2.2%(Nestadt 等,1991;Maier 等,1992)。男性多于女性,约70%强迫症患者病前有强迫型人格障碍。主要表现为:①过分疑虑及谨慎,常有不安全感,往往穷思竭虑,对实施的计划反复检查、核对,犹豫不决,很难做出决定;②对细节、规则、条目、秩序、组织或表格过分关注,按部就班,常拘泥于小节;③完美主义,对任何事情都要求过高、过严,以至影响工作的完成;④道德感过强,谨小慎微,过分看重工作成效而不顾乐趣和人际关系,缺乏社交来往,工作后缺乏愉快和满足的内心体验;⑤过分迂腐,拘泥于社会习俗;⑥刻板和固执,缺乏创新和冒险精神;⑦不合情理地坚持要求他人严格按自己的方式行事,否则即感不快,或即使允许他人行事也极不情愿;⑧有强加的、令人讨厌的思想或冲动闯入。

(七) 焦虑(回避)型人格障碍

焦虑(回避)型人格障碍[anxious(avoidant)personality disorder]是以一贯感到紧张、提心吊胆、不安全和自卑为特点的一类人格障碍。这种人格障碍比较常见。主要表现为:①持续和泛化的紧张感和忧虑;②相信自己在社交上笨拙,没有吸引力或不如别人;③在社交场合总过分担心会被人指责或拒绝;④除非肯定受人欢迎,否则不肯与他人打交道;⑤出于维护躯体安全感的需要,在生活风格上有许多限制,夸大生活中潜在的危险因素,达到回避某种活动的程度;⑥由于担心批评、指责或拒绝,回避那些与人密切交往的社交或职业活动,他们在内心中强烈地渴望别人的接纳和承认,但又怕被拒绝或被排斥,一旦被所渴望进入的社会团体拒绝或排斥,他们采取的行为方式往往是退缩;⑦对拒绝与批评过分敏感。

(八) 依赖型人格障碍

依赖型人格障碍(dependent personality disorder)是以过分依赖,害怕被抛弃和决定能力低下为特点的一类人格障碍,在人群中的发生率大约0.3%(Baron 等,1985),以女性多见。主要表现为:①愿意或请求他人为自己生活中大多数重要事情做决定,把自己置于被动、从属的地位,一切听从他人的安排;②将自己的需求附属于所依赖的人,过分顺从他人的意志,宁愿放弃个人的爱好、兴趣,缺乏进取精神,精力不足,随遇而安,有些人因为产生了依赖心理,即便独处也感到极大的不适;③不愿意对所依赖的对象提出要求,即使是合理的要求,也常常委曲求全,在家庭中,即便遭受丈夫的虐待也甘愿承受,以免被抛弃;④由于过分害怕不能照顾自己,在独处时总感不舒服或无助;⑤常常处于担心被所依赖的人抛弃的恐惧之中,害怕孤立无援;⑥没有别人过分的建议和保证时做出日常决定的能力很有限,在儿童、青少年时期,此类人就习惯于由父母安排所有的活动,衣食住行等都要由父母做主;在单位,往往没有自己的主见,刻板地完成工作任务;成家后,则一切以配偶和孩子为中心,甘愿放弃自己的义务和权利。

(九) 其他类型人格障碍

上述人格障碍是临床上比较常见、在诊断标准上意见比较一致的类型。还有些比较少见的类型,如自恋型人格障碍、被动-攻击型人格障碍等,在学术上尚有许多争议。

四、诊断与鉴别诊断

（一）诊断

人格障碍的诊断主要根据病史进行,应仔细了解病史、幼年的经历、生长发育情况及生活环境等。人格障碍具有以下共同特征:①人格障碍开始于童年、青少年或成年早期,并一直持续到成年乃至终身,没有明确的起病时间,不具备疾病发生、发展规律的一般过程。②可能存在脑功能损害,但一般没有明显的神经系统形态学病理变化。③人格显著持久偏离其所在的社会文化环境应有的范围,从而形成与众不同的行为模式,如情绪不稳定、易激惹、情感肤浅或冷酷无情等。行为常常受到本能欲望、偶然动机的驱使,缺乏目的性、计划性和完整性,自制能力差。④主要表现为情感和行为的异常,但其智力和意识状态均无明显缺陷。一般没有幻觉、妄想。⑤多数人格障碍患者对自身人格缺陷无自知之明,难以从失败中吸取教训,屡犯屡错,以致害人害己。⑥人格障碍患者一般能应付日常工作和生活,能理解自己行为的后果,也能在一定程度上理解社会对其行为的评价,主观上往往感到痛苦。⑦各种治疗手段效果往往较差,即使教育效果也很有限。

ICD-10 关于人格障碍的诊断要点是:人格障碍不是由广泛性大脑损伤或病变以及其他精神科障碍直接引起的状况,符合下述标准:

1. 明显不协调的态度和行为,通常涉及几方面的功能,如情感、唤起、冲动控制、知觉与思维方式及与他人交往的方式。

2. 异常行为模式是持久的、固定的,并不局限于精神疾患的发作期。

3. 异常行为模式是泛化的,与个人及社会的多种场合不相适应。

4. 上述表现均于童年或青春期出现,延续至成年。

5. 这一障碍会给个人带来相当大的苦恼,但仅在病程后期才明显。

6. 这一障碍通常会伴有职业及社交的严重问题,但并非绝对如此。

在不同的文化中,需要建立一套独特的标准适应其社会常模、规则与义务,如我国目前使用的《中国精神疾病分类与诊断标准》(第 3 版)(CCMD-3)。对于大多数亚型的诊断,通常要求存在至少三条临床描述的特点或行为的确切证据,才能诊断。

（二）鉴别诊断

1. 神经症　大多数神经症是在人格已经形成后发展起来的,具有特定的病程特点,故非恒久的神经功能障碍,而人格障碍则是在早年即开始,是恒定的、顽固的和难以改变的;神经症患者常体验到自己的痛苦,人格障碍患者对其人格偏离正常缺乏自知力;神经症患者适应环境能力尚可,而人格障碍患者则适应环境能力严重受损。

2. 心境障碍　轻型或不典型躁狂症可表现易激惹、好挑剔、惹是生非、与人争执、无理取闹、冲动攻击等,易被误诊为人格障碍,特别是既往史不详时。但仔细观察可发现患者有情感高涨、言语增多、兴奋、活动多等症状;部分抑郁症患者可以有偷窃、冲动行为,结合病史、病程、既往性格特点不难区别。

3. 精神分裂症　精神分裂症早期可表现为人格和行为改变,缓解不全的患者可残留人格缺陷。轻型或处于静止状态的偏执型精神分裂症,可误诊为偏执型人格障碍,仔细地了解病史,详细的精神检查可帮助进行鉴别。

4. 人格改变　脑动脉硬化症、老年性痴呆、脑炎、多发性硬化症等脑器质性疾病可以引起人格改变,需与人格障碍鉴别。脑器质性疾病患者有病史、脑功能(包括智能)障碍表现和神经系统体征,结合脑电图、电子计算机断层扫描(CT)等辅助检查,鉴别并不困难。

五、治　疗

由于人格障碍的病因及发病机制复杂,对其本质研究有限,人格的形成需要很多年的时间,而且变化也很慢,其治疗较为困难。一般来说,人格障碍的治疗是一个旷日持久的过程,并且可能在很长的一段时间内毫无疗效。但有关的治疗手段对行为的矫正仍可发挥一定的作用。因此,需要医生的极度耐心和家属以及患者本人的密切配合。

（一）药物治疗

药物治疗难以改变人格结构,但是在出现异常情绪反应等情况时,少量用药仍有帮助。

1. 抗精神病药物　主要用于认知（知觉）障碍的人格障碍患者及情绪不稳定的患者,如偏执型人格障碍、分裂样人格障碍等,可选择的药物主要有利培酮、奥氮平、喹硫平、阿立哌唑、齐拉西酮、氟哌啶醇等。新型抗精神病药物相对于传统抗精神病药物副作用小,用药方便,更容易被患者接受。

2. 情感稳定剂　主要用于以情感不稳定为特征的人格障碍类型及有冲动、攻击行为患者,如情绪不稳型人格障碍等,可选择的药物主要包括碳酸锂、卡马西平、丙戊酸盐等。

3. 抗焦虑、抑郁、强迫药物　主要用于焦虑型人格障碍、强迫型人格障碍患者等。可选择的药物包括抗焦虑、抗强迫作用突出的抗抑郁药物,如氯米帕明、舍曲林、氟伏沙明等,也可以选择苯二氮䓬类药物或其他抗焦虑药。

4. 其他药物　早年曾经有人使用苯丙胺治疗社交紊乱型人格障碍,但收效不大。哌甲酯（利他灵）对成人的行为躁动、情绪不稳定也有一定的效果。

（二）心理治疗

心理治疗对人格障碍患者是有益的。目标是帮助患者寻求到一种与自己的人格特征冲突较小的生活环境和生活方式,防止由于人格障碍给患者带来的负面影响。可采取精神分析、认知、行为、家庭治疗等方法,帮助患者建立良好的行为模式,矫正其不良习惯,根据人格障碍的不同类型及每个患者的不同情况采取不同的方法。

一般情况下,人格障碍患者不会主动求医,常在和社会环境发生冲突而感到痛苦时或出现情绪、睡眠方面的问题时才到医院就诊。医生应通过深入接触与他们建立良好的医患关系,以帮助他们认识自己人格的缺陷,指出人格是可以改变的,鼓励他们树立信心,逐步改变自己的行为模式,并对他们在治疗过程中出现的变化及时给予鼓励和强化。但是,这种治疗往往需要耗费大量的时间,并且经常会出现反复。因此,治疗者应具有极大的耐心,坚持不懈。

（三）教育和训练

社交紊乱型人格障碍的患者,因常有不同程度的危害社会的行为,被收容于工读学校、劳动教养机构,对其进行行为矫正有一定帮助。同时,有些人格障碍者随着年龄的增长也可能逐渐缓和。所以,对于人格障碍患者,家庭、社区、单位、亲属和精神科医生一起为他们制订综合的教育和训练措施,提供合适的帮助,也能发挥一定的作用。如果条件许可,可以类似于福利工厂的形式,集体管理,进行系统的教育和训练。

（四）预后

对于人格障碍治疗和预后,过去认为无法治愈,目前倾向于通过药物和环境治疗,能改善人格缺陷,而且随着年龄增长,一般可逐步趋向缓和。既往学习成绩良好者、既往工作和人际关系良好者、伴有情感体验能力者、能参与其所属的社区各项活动者预后良好。

【病例】

男,高一学生,15岁。刚入学由老师指定暂任班长。半学期后由于与同学关系不和,被撤换班长之职。于是就疑心是某同学在老师那里搞他的鬼,嫉妒他的才干,认为自己受到了排挤和压制,对班长被撤换一事耿耿于怀,愤愤不平,认为同学与老师这样对他不公平,指责、埋怨他们,常与同学、老师为此发生冲突,扬言要上告、要伺机报复。大家都耐心细致地劝他,他总是不等人家把话说完,就急于申辩,始终把大家对他的好言相劝理解为是恶意、敌意,与同学、老师的关系日益恶化。

诊断:偏执型人格障碍。

诊断要点：①过分敏感、多疑、心胸狭窄，满怀怨恨；②对自认为受到的不公平待遇耿耿于怀，记仇，有强烈的敌意和报复心；③猜疑，总认为他人不怀好意，怀疑他人的真诚；④与他人关系差，发生争执、对抗。

第二节　习惯与冲动障碍

一、概　　述

习惯与冲动障碍（habit and impulse disorder）是指一组以没有明确合理动机而反复发生难以抗拒要实施某种有害于自己或他人的行为的内心冲动、意向或诱惑，并常实施这类行为，以致伤害自己或他人为特征的精神障碍。患者自称这种行为带有冲动性，无法控制。这些行为系社会规范所不容或给自己造成危害，其行为的目的仅是为了获得自我心理的满足。导致这种情况的原因还不清楚。

根据 ICD-10 的定义，习惯与冲动障碍主要包括 4 种亚型，即病理性赌博、病理性纵火（纵火狂）、病理性偷窃（偷窃狂）和拔毛狂。

本组精神障碍的特征是：①没有合理动机；②不能抗拒某一冲动、意向或诱惑，去执行一些有害于他人和自己的行为，对冲动的抵抗及行为的预谋性均可有可无；③执行此类行为之前有不断增加的紧张感或警觉状态；④执行此类行为的当时有一种愉快、满足或轻松的感觉；⑤执行此类行为过后有或无悔恨或内疚。

二、病理性赌博

病理性赌博（pathological gambling）是指在患者个人生活中占据统治地位的、频繁发作的赌博行为，难以控制的赌博欲望及冲动，尽管明知赌博给其个人、家庭、财产和职业造成严重损害，但是仍频繁参与，并有赌博行为前的紧张感和赌博行为后的轻松感。赌博的目的不在于获得经济利益。普通人群中病理性赌博的发生率为 3%，男性明显多于女性，常合并酒精滥用或其他物质滥用。病理性赌博的病程是进行性的，病因不明，行为理论认为其病因是后天习得的适应不良行为。

病理性赌博的临床特征主要是具有冲动性和强烈的赌博欲望，难以自行控制，一旦进入赌博场所即无法停止参与赌博，赌博成了生活中的主要内容，遇赌则积极参加，常置家庭、工作于不顾，债台高筑，为得到金钱而撒谎、违法或躲避偿还债务。和物质依赖性一样，病理性赌博具有强烈的渴求，并有耐受和戒断的特点，为了获得快意，需不断增加赌注和赌博频率，如果中止赌博也会出现戒断症状，如易激惹、心烦、抑郁、焦虑和坐立不安等。这些患者常自称对赌博有一种难以控制的强烈的渴望，脑子总不断浮现赌博的想法、赌博的行为以及赌博的场面。在生活处于应激状态时，这种向往和专注往往会加剧。

除上述临床表现外，病理性赌博患者往往具有一些人格特点，如喜欢支配别人，有控制和操纵别人的欲望等，智商高于平均水平，并自视为友善的、合群的、喜欢社交者。他们往往精力旺盛、主观、固执。

病理性赌博患者往往经过三个阶段的心理过程：赢钱阶段、输钱阶段和博弈阶段。在赢钱阶段，往往认为赌博是一种社会活动，且能够给自己带来社会效益和经济效益，在这种自我强化的心理因素作用下，其赌博行为往往愈演愈烈。输钱阶段，患者往往增加赌注，以图翻本。他们往往置亲属和朋友的规劝、反对于不顾，幻想着在一次赌博中，把失去的金钱全部赢回来，所以往往采取欺骗的手段，在亲属和朋友中筹钱或变卖家产，试图翻本。博弈阶段，患者往往由于失去了亲属和朋友的支持而产生无助感，所以他们往往把全部的精力和兴趣都投入到赌博中，不再顾及家庭和朋友等方面的人际关系，并且可能采取偷窃、诈骗等违法犯罪行为。此时，赌博的目的已不再是获得经济利益。有时也努力自我控制，但终究不能停止赌博。

ICD-10关于病理性赌博诊断要点主要依据其主要特征,即持续反复的赌博,尽管已造成了消极的社会后果如贫困、家庭关系恶化、个人生活被打乱等,但是赌博行为仍持续而且常常会加重,包含强迫性赌博。

病理性赌博应与下列情况相鉴别:

(1)一般社会性赌博:一般社会性赌博是为了寻求刺激,或是企图获得金钱;这种人一旦面临重大损失或其他不利影响,较容易中断这种习惯。

(2)躁狂患者的过度赌博:躁狂患者在躁狂发作时受其症状的影响,也常常参与赌博,并且不知疲倦,但仔细观察就会发现存在典型的躁狂症状,如心境高涨、精神运动性兴奋、夸大、自我感觉好等,且是发作性的。

(3)社交紊乱型人格障碍:这类患者也会参与赌博,但他们还存在社会行为的广泛持续的紊乱,表现为行为上的攻击性或显示出对他人的幸福或感情显著缺乏关心。

病理性赌博的治疗,主要采用心理治疗,也可合并使用药物治疗。精神(心理)分析治疗是最常用的手段。精神分析治疗的目的是帮助患者获得自知力,解决自己内心的冲突,并对自己的行为进行客观的评价和批评,从而希望达到纠正自己行为的目的。但是,这种治疗方法的远期效果并不理想。认知治疗和行为治疗是目前采用比较多的治疗方法,并且取得了较好的短期治疗效果。脱敏治疗方法也能使部分患者减少或消除病理性赌博行为。但较多地是综合采用多种心理治疗方法,把认知重建、解决冲突、社会功能训练和放松治疗方法等结合在一起,对患者进行系统的治疗。心理治疗自助式小组对病理性赌博行为具有很好的治疗效果。这种治疗方法在国外已经被广泛推荐。但是,接受治疗的患者约82%在一年内"复发",因此需要进行反复的"重复性"治疗。

合并精神症状的患者,可合用小剂量抗精神病药物治疗。碳酸锂、卡马西平、丙戊酸盐等对具有双相情感障碍症状且同时具有病理性赌博行为的患者具有较好的效果。氯米帕明对一些患者也有较好的帮助。此外,选择性5-羟色胺再摄取抑制剂(SSRIs)、丁螺环酮、普萘洛尔等也对部分病理性赌博患者具有一定的治疗作用。

三、病理性纵火(纵火狂)

病理性纵火(纵火狂)(pathological fire-setting,pyromania)是指患者无明显动机多次地实施或企图纵火烧毁财物或其他物品,对与火和燃烧有关的事物存在持续的关注的行为。患者对灭火器或其他灭火设备、与着火有关的事物以及召唤消防队有异常的兴趣。

病理性纵火是美国人Isaac Ray于1844年在其专著《精神错乱者的医学法律学论文》(*A Treatise on the Medical Jurisprudence of Insanity*)首先提出的,并把这种情况视为精神障碍,但到19世纪后精神病学家及法律专家才承认这种现象应该属于精神疾病范畴。

病理性纵火的病因目前尚无一致的看法。早期的观点强调火与性欲冲动有关。弗洛伊德曾提到纵火是一种无意识的性行为的象征。火焰的外形和运动、火的温度均可唤起病理性纵火者性兴奋的感觉。火的破坏力量可视为强烈性欲的象征。研究表明,纵火儿童中许多人有过频繁手淫、鸡奸、口淫、痛经、卖淫、遗尿等现象。也有人认为纵火冲动源于冲动本能,这些人常伴有冲动、偷盗、离家出走等现象。

纵火行为在人们的日常生活中经常可以见到。但病理性纵火者非常罕见,病理性纵火在纵火者中的比例为0~4%。男性远多于女性。其主要特征是:①反复纵火,没有任何明显的动机,如得到金钱、报复或政治极端主义;②对纵火和观看着火有强烈的兴趣;③在采取行动之前有不断增加的紧张感,在付诸实施后马上有强烈的兴奋、愉快和轻松的体验;④不是由于幻觉、妄想或躁狂发作所产生。尽管纵火是由于不可克制的冲动,但事先可有计划和准备。病理性纵火常始于儿童,儿童时治疗预后良好,可完全缓解。成年人常否认纵火,拒绝承担责任,伴有酒依赖和缺乏自知力,其治疗和预后不如儿童。另外,纵火行为在精神病患者中也是非常常见的。调查数据显示,大约26%的精神病住院患者曾经有过纵火的冲动,而大约18%的患者真正采取了行动。

病理性纵火可伴有其他精神障碍,如酒精中毒、精神发育迟滞、心因性阳痿、儿童孤独症等。

在临床工作中,要注意其纵火的行为特点、纵火的区域、纵火的起因、既往病史、第一次纵火的年龄、是否有对其他物品的损害、有没有同伙、与被害人的关系以及其母妊娠和生育期间的情况、儿童时期有无被体罚的情况、纵火期间的行为、纵火以后的行为、有无自伤行为等,结合病理性纵火的主要特征考虑诊断。

病理性纵火需要与下列情况相鉴别:①无精神障碍表现的故意纵火:这种情况一般都有明确的动机;②有品行障碍的青少年纵火:常有偷窃、攻击、逃学、抽烟、喝酒、斗殴、虐待动物等行为;③社交紊乱型人格障碍的成年人纵火:有持续社会行为紊乱的证据,如攻击他人利益和感情,缺乏关心、缺乏责任感,无视社会规范等;④精神分裂症患者的纵火:常受幻觉或妄想的影响、支配而纵火;⑤躁狂发作患者的纵火:通常情况是患者受易激惹、冲动影响而纵火;⑥器质性精神障碍患者的纵火:这种情况常是由于意识障碍、记忆力减退或对行为后果缺乏认识或以上各种因素的综合影响而发生。

病理性纵火患者的治疗,传统的心理分析治疗等并没有显示出明显的效果。认知行为治疗、厌恶治疗等效果均值得商榷。在必要的时候,可以考虑应用抗精神病药物治疗。甚至有人认为监禁是防止病理性纵火复发的唯一方法。

四、病理性偷窃(偷窃狂)

病理性偷窃(偷窃狂)(pathological stealing,kleptomania)是指患者有反复的无法克制的偷窃欲望和浓厚的兴趣,并有偷窃行为前的紧张和偷窃行动后的轻松感的行为。偷窃的目的不在于获得经济利益,取而代之的是患者将这些物品丢弃、送人或收藏。"kleptomania"这个词来源于希腊语偷窃(kleptein)和躁狂(mania)的组合,用来描述那些偷窃无用物品的行为。

病理性偷窃的病因和发病机制尚无定论。精神分析学派认为病理性偷窃行为是为了满足本能的冲动,冲动行为使紧张得以释放,从而产生快感,是性心理冲突的外在表现。生物学方面研究提示存在单胺代谢障碍、5-羟色胺代谢障碍。许多研究还发现,大脑疾病和精神发育迟滞与病理性偷窃有关,部分病例可见局灶性神经系统体征、皮质萎缩、侧脑室扩大等。另外,病理性偷窃还常与其他精神障碍共病,如强迫症、进食障碍及情绪障碍等。

病理性偷窃是一种非常少见的情况。在所有偷窃者中病理性偷窃为数极少,在商店被抓获的小偷中,估计不到5%,大多数研究文献显示,女性似乎多于男性,患有贪食症的女性中常见。还有一些学者发现,女性月经期和妊娠期更可能发生病理性偷窃行为。病理性偷窃常始于童年或青少年早期,病程特点具有慢性倾向,但较少持续至中年。由于本病对个人社交与工作能力并无损害,很少有人主动求治。

病理性偷窃的主要临床特点是:在偷窃行动前有一种不断增长的紧张感,在偷窃中和偷窃后有一种满足感。尽管患者也通常试图隐瞒偷窃行为,但是并不抓住一切机会。偷窃是单独进行的,没有同伙。在商店行窃(或其他地点)的间歇期可能会表现焦虑、沮丧及内疚,但这并不会阻止患者重复这类行为。

病理性偷窃的诊断主要依据其临床特点,但是当遇到可能诊断为病理性偷窃的患者时,应该十分慎重。必须考虑到其偷窃行为是否具有反社会的含义,或者具有潜在的利益价值。临床医生在询问时应采用特殊的询问方式或问卷,以澄清病理性偷窃的起始时间、发生的频率、时期、偷窃行为的自控性、以前的治疗情况以及伴随的精神症状,如焦虑、抑郁、躁狂、物质滥用情况、饮食障碍、人格障碍、其他冲动性障碍等,并且需要注意家庭生活的背景等。老年人新近发生偷窃行为时,要特别注意患者是否曾经有过头部受伤史或其他器质性疾病的情况。

病理性偷窃需与下列情况相鉴别:①一般偷窃行为:无精神障碍表现,反复在商店等场所行窃,行窃时计划周密,且有明显的个人获利的动机;②其他精神障碍:有些抑郁障碍患者在抑郁障碍持续时会反复出现这种行为。偷窃行为也可作为躁狂发作的某种表现。社交紊乱型人格障碍和品行障碍也常有偷窃行为。精神分裂症患者在人格改变的情况下，也可发生偷窃行为。器质性精神障碍患者也可出现偷窃行为，常是因为记忆减退或其他种类的智能损害使患者反复不为商品付款。

病理性偷窃的治疗，包括心理治疗和药物治疗等。心理治疗如系统脱敏疗法、厌恶性疗法、自我强化法等，可起到一定的作用。少数研究报告认为，选择性5-色色胺再摄取抑制剂可能对患者具有帮助作用，可以降低病理性偷窃行为的发生率。抗抑郁药物可能对具有抑郁症状的患者有特殊的疗效。此外，碳酸锂和电痉挛治疗等也对病理性偷窃具有一定的疗效。

五、拔　毛　狂

拔毛狂(trichotillomania)是指患者有反复的无法克制的拔除毛发的强烈欲望并付诸行动，导致引人注目的毛发缺失。并有拔毛前的不断增长的紧张感和拔毛后的轻松感或满足感。虽然患者试图控制这种行为，但经常失败。这种意向和行动并非皮肤病或妄想、幻觉等其他精神障碍所致。拔毛狂女性患者明显多于男性。

病理性拔毛狂的病因不清楚，多数学者认为是多因素作用的结果。研究发现拔毛狂具有家族遗传倾向。神经递质的失衡与病理性拔毛狂具有密切的关系。另外，强迫症与拔毛狂之间存在着密切的相关性，并成为一种组合症状。选择性5-羟色胺再摄取抑制剂(SSRIs)的有效性也证明了拔毛狂与强迫症之间的密切相关性。甚至有些文献认为，拔毛狂就是强迫症的一种亚型。抑郁素质常被认为是拔毛狂的易患因素，物质滥用也能增加发病的可能性，有人认为拔毛的主要目的是寻求自我刺激。有1/4以上的患者起病与心理应激因素有关，如母子关系恶化、害怕独处等。Ninan等1992年在进行脑脊液中皮质醇激素和5-羟吲哚乙酸浓度、3-甲基-4-羟基苯乙二醇水平等的研究时，也发现病理性拔毛狂患者具有阳性的特征，而这些特征往往是强迫症患者中普遍存在的。Ninan等还发现，在采用选择性5-羟色胺再摄取抑制剂对病理性拔毛狂患者进行治疗时，这些患者的5-羟吲哚乙酸确实出现了相应的浓度变化。因此，有人认为病理性拔毛狂是焦虑或强迫症的表现。

此外，许多心理学理论也试图解释拔毛狂的发生机制。精神分析学派认为，毛发代表了美感、性感、性冲动和性欲，而拔除毛发可以缓解性欲的压力。而行为学派则认为，拔除毛发可以缓解工作压力，降低工作急迫感，消除紧张。

拔毛狂多起始于儿童和青少年时期，也有起病较晚者。常有慢性化倾向，约1/3的患者症状持续1年左右，部分病例可达20余年。

拔毛发涉及身体各个部位，一般患者缺失的毛发主要发生在头发上，也可涉及眉毛、眼睫毛、阴毛、胡子、体毛等。这些区域的皮肤和毛发并无异常，且毛发缺失往往发生在优势手的对侧身体。虽毛发缺失部位可有瘙痒和刺痛感，但拔毛时并无疼痛感。在这些区域内，可以发现不同生长程度的毛发。

在进行诊断以前，应该注意了解毛发缺失区域以及身体其他区域的毛发质量和数量，确认在拔除毛发以前是否有紧张感和在拔除毛发以后是否有轻松感。还应注意了解患者的精神压力和其他身体疾病的情况，进行必要的精神检查和躯体检查。在精神检查和心理评估方面，可以采用量表检查(如Y-BOCS)。此外，还要注意是否存在强迫症等伴随的精神障碍。注意与强迫症的鉴别，拔毛狂一般没有强迫观念，强迫动作只限于拔毛，并且拔毛狂的行为是带来愉快感觉，而强迫症则是带来痛苦体验的，他们之间的焦虑程度、抑郁症状及人格特征也是明显不同的。

拔毛狂的治疗可采用认知行为治疗和药物治疗相结合的方法。认知行为治疗包括认知、学习、社会功能训练、情感保持等行为治疗技巧在内的称为"习惯行为重塑"的行为治疗方法，这种方法被认为是治疗拔毛狂最有效的方法。药物治疗方面，氯米帕明具有明显的治疗效果。帕罗西汀、舍曲林等SSRIs类药物也有一定的治疗效果。

【病例】

男,28 岁。2010 年大学毕业后,在一家单位从事企业管理工作。工作勤奋,曾多次立功受奖。2012 年,在朋友的怂恿下,开始接触彩票。刚开始,每个星期买 1~2 次彩票,每次买十几块钱,后来发展到几乎每天都买,有时一买就买两三千块钱。每次买彩票前有一种难以克制的兴奋感,买彩票的过程中,则会感觉莫名紧张、心跳加快,甚至手抖、出汗等。渐渐地,内心产生了一种强烈的冲动,总是控制不住地要去彩票站。如果不去购买彩票,就会感觉心里不舒服。每当有机会下注时,则会心痒难耐。很快花光了自己的积蓄。便以各种借口向亲朋好友借钱,低价出售家里值钱的东西,甚至借高利贷,不到三年共花掉近 300 万元。由于长期沉迷于彩票,对家人也变得冷漠,夫妻关系恶化,脾气暴躁,日益孤僻、懒散,不守信用更是家常便饭。

诊断:病理性赌博。

诊断要点:①冲动性和强烈的欲望,难以自行控制;②置家庭、工作于不顾,债台高筑,为得到钱而不择手段;③投入金钱、精力不断增加;④已造成贫困、家庭关系恶化的恶果,仍持续而且还加重。

第三节 性心理障碍

一、概 述

性心理障碍(psychosexual disorders)既往称为性变态(sexual deviation),指有异常性行为的心理障碍。通常具有以下特征:患者具有强烈的改换自身性别身份的欲望;患者对不能引起正常人性兴奋的物体对象或环境有强烈的性兴奋;患者追求或采用与常人不同的异常性行为满足自己的性欲等。这种性活动模式给自己或他人造成痛苦,影响其社会功能。按照 ICD-10 分类标准,临床上主要包括三种类型:性身份障碍、性偏好障碍及与性发育和性取向有关的心理及行为障碍。本节只讨论性身份障碍、性偏好障碍两部分内容。

人类的性心理和行为既具有生物性,又具有社会性,受社会文化环境的影响很大。不同的国家和社会、不同的种族以及不同的社会历史阶段都有不同的评价标准。所有的社会和文化都把大多数人所采用的性行为方式定为正常的性表达方式,而把背离这些方式的性行为定为异常的、非自然的、堕落的或变态的。即性行为既符合个体的生物学需要(生殖和满足性欲),又符合个体所处的社会环境公认的道德标准和法律规定。在不同的文化背景内部以及各文化体系之间,公众认可的性行为和性观念的标准差异很大。因此,性心理及行为障碍的正常与否的界定是相对的和有条件的,在某个时间和场合被认为是异常的行为,在另一个时间和场合可能被认为是正常的。在日常生活中,作为正常性行为的辅助和补偿的行为一般不视为性心理障碍。

目前尚缺乏普通人群中有关性心理障碍的可靠流行病学资料。但总的来说,男性远多于女性。性心理障碍一般在青春期前后起病,成年后期起病者应首先考虑其他疾病的可能,如脑器质性精神障碍及其他一些精神障碍,进入更年期后个体的病态性意向多减弱。

二、病因与发病机制

性心理障碍的病因复杂多样,个体差异极大,其病因和发病机制尚未阐明,即使存在一些值得注意的现象,亦缺乏大量可重复的验证。对于性心理障碍者的病因探讨主要集中于以下几个方面。

(一)生物因素

有人对性别改变症患者家族进行研究发现,遗传因素可能有一定作用,但其他的研究未能进一步明确遗传因素是如何发生作用的。内分泌学研究多来源于一些动物实验,但在人类,患者内分泌激素变化和子代性行为变化的病因学意义并无一致的结论。也有人认为胎儿期的雄激素水平影响到成人后大脑对性活动的控制能力。有人发现在电生理方面与正常人比较,性别改变症患者脑电图异常的频率明显增加。临床观察和动物实验提示,大脑半球的不对称以及皮质下、下丘脑边缘系统的异常,在性心理障碍行为的发生中发挥了作用,优势半球的神经病理改变及下丘脑-垂体-内分泌的异常,为异常行为的表达提供了物质基础。

(二) 心理因素

心理因素可能在性心理障碍的病因中占主导地位。弗洛伊德强调早期经验的影响,认为性心理障碍与其在心理发育过程中遭遇挫折而走向歧途有关。行为医学强调后天环境的影响,认为性心理障碍是个体在生活中通过学习而获得的。儿童早年的一些无关刺激通过某种偶然的机会与性兴奋相结合,由于性快感的强烈体验,使其回忆当时的情境时仍会出现快感,通过对性快感的回忆和性幻想强化了无关刺激,形成条件联系。有研究发现,绝大多数的性身份障碍者在幼年阶段,家庭成员对他们过度溺爱、保护,家庭中父母角色的颠倒或模糊,或自幼生长于异性的包围圈中,有些父母出于自身的喜欢和期待,有意无意地引导孩子向异性发展,如将男孩打扮成女孩或将女孩打扮成男孩,这种潜移默化的影响容易导致儿童心理朝向异性化方向发展。

(三) 社会因素

性心理障碍的产生与社会文化背景有一定的关系,不同的社会环境、社会风尚则可能为某些性心理障碍的形成提供土壤。

正常的异性恋遭受阻挠、挫折,多见的如单恋、失恋,在交异性朋友时曾遭到或屡遭失败、挫折。特别是与性伙伴缺乏满意融洽的关系。有些患者可以追查到对异性恋存在厌恶经验。

重大的负性生活事件,如遭受某种生活事件、工作、事业上的失败、压力等,或长期生活压力过重。小时候受到过双亲虐待或家庭暴力,从小父母离异。

儿童早期家庭生活中的不良因素。儿童少年早期受到家庭环境中性刺激、性兴奋经验的作用和影响,如与父母同浴、同睡,双亲不检点的性行为等,不知不觉中形成对儿童的性刺激、性诱惑。又如儿童、少年时遭受成年人的性玩弄、鸡奸、强奸,在成年人教唆下过早形成的频繁自慰习惯等。

社会不良性文化的影响。暴露于淫秽、情色物品下的观众可产生原发性损害,如保持强烈的性兴奋和持续手淫等;还可产生继发性的损害,如对性问题的认识、态度扭曲而导致特殊效应,如对女性性侵犯等,在青春期或儿童期受到不良的诱导也是导致变态的原因之一。

(四) 个性因素

研究发现,某种性格特征突出或某种人格障碍的人更易于产生性变态。各种类型性变态病人多数是内向、怕羞、安静少动、不喜交往的人,或是孤僻、性格较温和、具有女性气质的。他们中的大多数缺乏社交能力。相当数量的男性病人对女性怀有偏见,尤其在自尊心受到伤害时,极易对女性产生偏见,甚至会激起强烈的仇恨和报复心理。

总之,目前普遍认同的观点是性心理障碍的形成不是单独哪个因素作用的结果,可能是生物、心理、社会环境等因素共同作用的结果。

三、临 床 表 现

(一) 性身份障碍

1. 性别改变症(transsexualism)　是指个体渴望像异性一样生活,被异性接受为其中一员,通常伴有对自己的解剖性别的苦恼感及不相称感,希望通过激素治疗和外科手术以使自己的身体尽可能地与所偏爱的性别一致。本病可见于不同的民族和职业,发生率较低,估计约为1/10万,其中以男性多见,男女之比约为3:1。

性别改变症患者多起病于青春期前,常无明显诱因缓慢起病,发病时间很难确定,部分病例可追溯到"刚懂事"的童年。大多数患者在幼年时期即表现出不喜欢参与同性伙伴的活动,爱与异性伙伴一起玩,模仿异性的表情和姿势,穿戴异性服装,喜欢别人将自己看作与生理性别相反的性别角色,对自己性别的生理特征感到不悦甚至厌恶。小时候或许没有改变性别的欲望,入学后其异性化的表现常受到同学和老师的鄙视,进入青春期后异性化的表现更加明显,对异性的生活方式更加关注,对自己的解剖性别日益不满,对自己性器官的厌恶加重,并且伴有严重的情绪问题,如焦虑、抑郁,要求改变性别的愿望日趋强烈,逐渐使用各种手段企图改变自己的性征。

在日常生活中,男性性别改变症患者以女性角色出现,蓄女式长发,涂口红,戴耳环,着女装,穿高跟鞋,像女人一样地说话和行走,喜欢从事女性偏爱的活动。为了消除自己的生理性征,有的服用认为可使自己的体态向异性化方面转化的药物,有的用刀剪等刺伤或切割自己的外生殖器,有的可能会主动找医生要求给予雌激素治疗或进行外科手术切除自己的阴茎睾丸,制作人工阴道和人工乳房。女性患者则以男性身份出现于社会,着男装,留男式短发,说话走路等姿势呈男性化,甚至公开上男厕所并取站立位排尿,乐于从事适宜男性的工作,并且同样希望通过服用药物和手术改变性征,如服用雄性激素刺激胡须和喉结的生长,要求切除乳房和子宫等女性生殖器,再造人工阴茎。

他们对于变性的态度很执著,孜孜以求,四处寻求变性手术的信息,甚至不惜倾家荡产,要求改变性别持续的时间较长,少则几年,多则十余年,甚至几十年,按照 ICD-10 的诊断标准转换性别至少要持续存在 2 年以上。有的患者甚至感到如不改变性征则无法在世上生活,痛苦、焦虑、抑郁,因而出现自杀企图或行为。多数性别改变症患者的性意向强烈地指向同性,社交活动中以异性角色与同性交往,多数出现过同性恋行为。即使结婚,离婚比例也较高。

2. 童年性身份障碍(gender identity disorder in children)　是指发生于童年早期(一般在青春期前已充分表现)的儿童反复诉述自己希望成为异性或坚信自己已经是异性,持续地专注于异性的服装和(或)活动,并否认自己现有的解剖性别。特征为对自己本身性别有持续强烈的痛苦感,同时渴望成为异性(或坚持本人就是异性)。通常男孩多于女孩。

此类患者的典型表现在入学前就出现,表现为男孩反复声称其身体将发育成女人,阴茎和睾丸令人讨厌或将消失。上学前数年就开始沉湎于那些通常属于女孩的游戏和活动,而且常偏爱穿戴女孩的服饰,但这些行为并不会引起性兴奋。他们会有极强的欲望想参加女孩的游戏和消遣,洋娃娃常是他们钟爱的玩具,女孩也是他们偏爱的同伴。上学后其女性化行为因逐渐被其他男孩羞辱、嘲笑,会越来越被人孤立,这种情况在童年中期达到顶峰。其明显的女性化举止在青春期早期会有所减轻,随访研究发现,此类男孩中有 1/3 ~ 2/3 在青春期及青春期后暴露出同性恋倾向。但在成年后表现为性别改变症的却极少,尽管有报告称大多数成年性别改变症患者在童年都有性身份问题。

女孩的表现像男孩子一样,反复声称自己有阴茎或将要长出来,拒绝以蹲位姿势排尿,不希望乳房发育和月经来潮,也通常较早表现出热衷于一般属于男性的行为,如对体育运动和激烈争斗的游戏极为喜爱,对洋娃娃没有兴趣,好结交男性伙伴。上学早期她们可能受到孤立的程度较轻,然而他们在童年后期或青春期也会遭到嘲笑。大多数女孩在接近青春期时会放弃对男性活动和服装过分张扬的追求,会逐渐发展成正常女性,少数会保留男性性别认同,并逐渐显露出同性恋的倾向。

(二) 性偏好障碍

性偏好障碍是指采用与常人不同的异常性行为满足性欲。其特点是正常的性心理缺乏,能够引起多数人性兴奋的刺激对此类患者不起作用,并且其性偏好不被社会所接受。主要包括恋物症、恋物性异装症、露阴症、窥阴症、恋童症、性施虐受虐症及其他性偏好障碍等。

1. 恋物症(fetishism)　以前称为恋物癖,是指个体以某些非生命物体(常为女性用物品)作为性唤起及性满足的刺激物或其他形式性活动的主要方式和行为。这种疾病并非罕见,绝大多数的临床病例为男性,有相当部分是单身或孤独的男人,偶有女性病例。

恋物症多起病于青春期,少数可发生于青春期之前,偶见于男性同性恋患者。能引起恋物症患者性唤起的物体很多,但每个患者仅迷恋少数几种物品,这些物品多为异性(女性)的内衣或具有性刺激色彩的东西,或为某些异性身体上与性无关的部分,如头发、手、足,其他常见的对象是具有某类特殊质地的物品,如橡胶、塑料或皮革。恋物对象可取代与性伴侣之间的性活动,或者成为与性伴侣的性行为的一部分,成为性唤起的必经途径。迷恋物体的重要性因人而异,一般来说,恋物症患者喜好的物品在外观、气味、结构和质地上有一定的特点,它们多是柔软、滑腻、具有较好摩擦效果或性启发作用的东西,如皮毛等,或多为身体接触过的东西,如乳罩、内裤、袜子、睡衣、手套等。少数恋物症患者的性兴奋可由偏爱物体的图片所引起。

恋物症患者对异性使用过的物品偏爱,并不是将它们看作物体主人的象征或替代,不局限于恋人所有或所赠物品,也并非是某一女性的专有物品,可以是认识的或不认识的女人的物品,甚至是几十个人的物品,几乎经常是不择手段地收集或偷窃这些物品,甚至冒着被抓获的危险。他们多将所获物品分类保管,并且这些行为的目的与经济利益无关。

恋物症患者几乎总是在手淫或与异性进行性交时使用所恋物品,有的患者在性活动时可能会要求在场的性伴侣穿戴或使用恋物对象,作为提高以正常方式获得性兴奋的一种手段。对于多数恋物症患者在没有恋物对象存在的情况下,他们的性唤起是极其困难甚至是不可能的。有些恋物症患者在使用性偏好物品进行性兴奋唤起时可因使用不当而危及自己或他人的生命。

恋物症患者平时与人相处无特别异常,也很少有反社会行为。但其所具有的特殊的异常偏好和性行为常常给他们的人际交往等社会活动带来较大困难。由于他们对正常的异性性活动缺乏原动力,在处理婚姻、家庭等事务时存在来自于自身、家庭和社会等方面的困惑与压力,常具有焦虑、抑郁、苦恼和易激惹等情绪问题。他们为了获得偏好的物品,常会花费大量的时间和精力,不择手段地搜寻、偷窃,尽管多数患者对他人不造成人身攻击和安全威胁,但如果被抓,必然会受到惩罚,也会给被偷者带来不愉快和增添不必要的麻烦。

2. 恋物性异装症(fetishistic transvestism) 又称异装症,指个体反复出现的强烈的以身着异性服装作为性幻想、性唤起、性冲动或性活动的行为。迄今为止,尚无关于本病的人群患病情况的资料,这与大多数异装症患者仅在自己家中私下身着异性服饰有关。

异装症一般起病于5～14岁,病情突出于成年,并且绝大多数病例为有子女的已婚男性。部分是一种恋物症的行为,在这种行为中,异装症患者(几乎都是男性)对女性服饰产生性反应,但只有当他真正穿着或戴着它们时才这样。患者开始时可能是在一些偶然的机会,体会到了异性服饰的性唤起作用,继而以身着异性服装的方式来达到性唤起的目的,同时伴有手淫。开始时异装症患者在暗地里(家中)独自一人身着少许异性服饰,随着时间的推移,异性服饰越穿越多,社会顾忌也越来越少,最后发展到在公众场合也完全身着异性服饰。

像其他恋物症一样,恋物性异装症的程度也有不同。轻微的患者仅偶尔或部分着异性服饰,重者只有在从头到脚都穿戴异性服饰的情况下才能引起性唤起,获得性高潮。有的异装症患者通过漂亮的女性装扮可使很多男性为之倾倒,并发展成同性恋,但他们之间的性爱活动不会多久。异装症患者在身着异性服装时大多具有舒适、平静的体验,若受到他人指责,对扔掉异装犹豫不决。部分男性患者的妻子知道丈夫病态的异装现象,开始可能极力反对,但经过一段时间后她们可能会默许这种现象的存在。也有的妻子对丈夫着女装感到困惑和反感,要求他们求医治疗或与其离婚。这些情况的出现,常给家庭生活带来极大的困扰,患者也会产生焦虑、抑郁等情绪障碍。

3. 露阴症(exhibitionism) 是指个体反复出现的强烈的有预谋地在不恰当的社会环境里以向不期而遇的陌生人暴露自己的生殖器作为性幻想、性唤起、性冲动和性活动方式的行为。受害者的反应或者想象中受害者的反应,在露阴症患者行为的发生和维持中发挥了重要的作用。在暴露生殖器时,可伴有或不伴有手淫行为,其露阴行为具有仪式化的特点。本病几乎只见于男性,偶有反复暴露乳房的女性个案报道。在社会允许的环境里,如裸体游泳场发生的生殖器暴露不是露阴症。

露阴症多见于20岁左右的男性,亦有10～15岁者,少数患者在40岁以后起病,晚年发病者常提示具有脑器质性损害,或具有严重的精神病。本病的特征是:在异性面前裸露自己的生殖器以获得性的满足。他们多在偏僻或黑暗的角落处守候,当陌生异性走近时,突然露出生殖器,也有的是在相当繁华的地段。尽管露阴发生的环境各不相同,但存在着大致的规律,几乎所有露阴症患者都对陌生女性暴露其生殖器。露阴的目的是引起女方的强烈情绪反应，如惊吓、逃跑等，并从女方的这种反应中获得性快感。其面临的情景越危险，被捉的可能性越大，其性满足的程度越高，因此，常挨打或被捕。有的露阴行为是发作性的，有的是持续性的，一般在引起对方惊吓后迅速离去，很少出现强奸或攻击受害者的行为。有人根据其临床特点将露阴症分为两型：一种为温和型，患者可与自己的异常性冲动做斗争，在行动后常有犯罪感；另一种为攻击型，可能伴有反社会型人格障碍。露阴症患者在暴露勃起的阴茎同时可发生手淫。

露阴症患者最易被当作性犯罪者被公安部门处置，在第一次被处置时，多数露阴症患者的年龄在30岁左右，近1/3是已婚者，另外近1/3是曾经结过婚的，但在被抓获时已分居、离婚或丧偶。露阴症患者大多数不善于与人交往，尤其是和女性。在女性面前常表现为腼腆、拘谨、害羞，从不和女性开玩笑，更没有过分的举动。此类患者的职业行为一般比较认真，成绩显著。其露阴行为带有一定的强迫性，一旦露阴行为实施以后，自己有种如释重负感。

4. 窥阴症（voyeurism）　是指个体反复出现的、强烈的以偷窥不知情者的裸体、脱衣或性活动过程作为其性唤起、性冲动或性活动的行为。可当场手淫或事后回忆窥视情景时手淫，以获得性满足。一般情况下，多数窥阴症患者仅以偷窥行为作为性唤起的来源，而无与被偷窥对象发生性关系的企图，偶有强奸被偷窥者的个案报道。窥阴症多见于男性，以20～40岁者居多，15岁以前发病者少见，多数已婚。本病的人群患病情况不详，但不常见。

窥阴症患者常是小心地躲在阴暗的角落窥视异性的隐私部位、裸体或他人的性活动，如通过厕所、浴池、卧室的窗户孔隙进行偷窥，在窥视过程中，常冒着被发现的危险，有的长时间潜伏于厕所等肮脏的地方，忍受蚊虫叮咬、臭气熏天的环境；有的借助反光镜、望远镜等工具进行偷看，通过偷窥得到异乎寻常的性快感。尽管窥阴症患者具有强烈的偷窥异性的愿望，但他们并不试图接近或同她们发生性关系，也不乐意与女性进行性交往和性接触。他们参与正常性活动的动机和能力常存在缺陷，并且他们对公开观看异性裸体也不感兴趣。尽管他们常在较隐蔽的地方进行偷窥，但仍常被发现，以致挨打受罚，但始终不改。与其他性偏好障碍者一样，由于行为的伤害性、违法性以及冲动的强迫性，常常使患者伴有焦虑、苦恼、抑郁等情绪问题。

个别男性可能偶然地寻求偷窥机会，但他们并不愿意冒着犯罪的风险去这样做。青少年在青春期后能够正常地参与到与异性的交往活动中，故他们出于好奇心理对异性的窥视行为不能视为异常。据了解，90%以上的窥阴症患者选择陌生女性作为偷窥对象。

窥阴症患者显著的特征是不良的性发育史。在青春期，与女性相处感到害羞，有强烈的自卑感和对勃起的恐惧感。对性关系的愚昧、恐惧和胆怯，导致他们转向偷窥并从中获得性满足。通过偷窥，他们避免了与异性直接接触所带来的压力和紧张。并且，伴随着偷窥的手淫进一步强化了偷窥的性兴奋。他们多不愿与异性交往，有的甚至害怕女人、害怕性交，与性伴侣的活动难以获得成功，有的伴有阳痿。

5. 恋童症（paedophilia）　是指个体以青春期前的儿童（一般为13岁以下）为自己性幻想、性唤起或性活动的对象的行为，是患者偏爱的或唯一获得性兴奋的方式。患者须至少满16周岁，且比他的受害对象大5周岁以上。患者可能是青少年、青壮年或老年人。恋童症患者有的倾向于某年龄段的小孩，有的是以异性对象为主（如青少年女孩），有的则以同性儿童为主，也有的对男女均有兴趣。由于受害者多为其亲属或熟人，他们的行为即使被发现，也很少报警，目前本病的人群患病情况不详。有人认为本病患者仅见于成年男性，但偶有成年女性反复与儿童发生性接触的个案报道。

恋童症患者的异常性行为可能锁定在自己的小孩身上，或者他们的亲友中，或者是陌生人身上。他们常用一些精心编制的语言对自己的行为进行开脱，用自己精心策划的方法，引诱小孩与之发生性关系，如用糖果、金钱、玩具或用强迫的手段使儿童服从。恋童症者可用观看、爱抚、口淫、手淫、各种程度的插入等方式甚至强迫他人的行为使自己获得性满足。根据其临床特点，恋童症者可分为3类：①未成熟型恋童症，常以熟悉的儿童为性对象，并在人际关系技巧方面存在问题；②退化型恋童症，从童年起即出现性不适应感,同儿童性接触呈冲动性;③攻击型恋童症,有反社会行为的历史,对女性常怀有敌意,常攻击自己的性对象,并造成对方的躯体伤害。

大多数恋童症的患者是已婚的异性恋者,且已有子女,但许多人存在婚姻和性方面的问题。酗酒、冲动、打骂妻儿等现象在恋童症者中相当突出。恋童症是带有强迫色彩的慢性疾病,在其一生中,可能会有数以百计的受害者。成年人与未成熟的少年儿童之间的性接触为社会所不容,恋童症是一种有违于社会公德的疾病,易招致法律制裁,多数国家已立法禁止这些行为。

6. 性施虐、受虐症　　性施虐症(sexual sadism)是指个体反复出现的强烈地以给性活动的对方带来躯体上或心理上的痛苦,并以此作为自己性幻想、性唤起、性冲动或性活动的主要或唯一方式的行为。性受虐症(sexual masochism)是指个体反复出现的强烈地以被羞辱、被捆绑、被鞭打或其他可带来痛苦的活动作为主要或唯一的性幻想、性唤起、性冲动或性活动手段的行为。性施虐、受虐症绝大多数见于男性,有人调查在男性中本病的发生率为 5% ~10%。

性施虐、受虐症患者性行为常以一种相当固定的顺序或仪式进行。多数患者仅表现为轻微地、象征性地和幻想性地卷入性施虐和性受虐活动中,其行为不构成真正的躯体痛苦或暴力攻击。少数严重者的施虐、受虐活动包括辱骂、捆绑、拷打、刀刺、切肤、强奸等残酷的暴力行为。体罚也可能为正式性行为的前期行为,即施虐患者可能通过在痛苦消失以后对此的默想而产生性唤起。有的施虐症患者只有在被迫的性伴面前才能产生性兴趣,获得性快感,甚至于施虐成为满足性欲所必需的方式;而另一些患者则只有和性受虐患者才能产生性兴奋。有些受虐患者要求性伴侣对他用抽打、足踩等方式,似乎是躯体痛苦越大,性满足越充分。在一对配偶中,很少双方同时出现施虐与受虐,往往是应一方要求对方被迫配合。有的施虐患者由于妻子的不配合,而求助于可提供高度刺激的妓女,或用一些奇特的方式给自己造成痛苦,如火烧、刀割生殖器等。有些施虐患者童年曾有虐待动物的历史,成年后在性生活中不断虐待对方甚至造成对方伤亡。

痛苦就其本身而言并不是令人愉快的,与大多数人一样,突如其来的痛苦对性施虐患者与性受虐患者来说也是抑制性欲的。但其性行为的"戏剧"常是这样设计的,即假设受虐患者做错了某件事,而施虐患者就施行惩罚,惩罚有许多方式,但通常是用绳子或链子捆起来(束缚),鞭打(惩戒),痛苦性的或侮辱性的行为,在体罚过程中发生了性唤起和性高潮。夫妻之间偶尔在性活动中挤压、撕咬或给对方施以一定的痛苦,大多没有"攻击"本意,主要作为一种调情的方式,不能诊断为性施虐症和性受虐症。

7. 其他性偏好障碍　　其他各种类型的性偏好也可发生,但相对少见。包括以淫秽等语言打电话、在拥挤的公共场所以摩擦别人的身体获得性刺激、与动物发生性活动等。

(1)摩擦症(frotteurism):是指个体反复出现的以向不愿意的人进行身体接触和摩擦动作作为性唤起、性活动方式的行为。主要见于男性,他们通常在拥挤的场合或乘对方不备用勃起的阴茎去接触或摩擦陌生女性的敏感部位,并在此过程中很快获得性唤起和性满足。患者身处相应的环境时,阴茎随之出现性反应,这种反应在摩擦的过程中不断增强甚至达到高潮而射精,在摩擦行为之前及过程中伴随着情绪的紧张、恐惧状态。摩擦症患者没有暴露生殖器的愿望,也没有与摩擦对象进行性交的要求。但是由于其摩擦行为往往给对方带来极大的伤害,常导致社会的强烈谴责和处罚。

(2)恋尸症(necrophilia):是指个体反复地将与异性尸体发生性交作为获得性唤起、性兴奋的唯一方式的行为。这种情况极为罕见。

四、诊断与鉴别诊断

(一)诊断

性心理障碍的诊断主要依据其详细的病史、生活经历和临床表现,详细的体格检查,同时需进行必要的实验室及仪器设备检查如肝肾功能、血糖、电解质、CT、MRI 等以排除器质性病变,检查有关的性激素及染色体有无畸变也是完全必要的,心理测验如 MMPI 和艾森克人格测定(EPQ)对于本病的诊断也有重要的参考价值。性心理障碍具有以下特征：①性唤起、性冲动及性活动的行为表现为性对象的选择或性行为的方式明显异常，并且这种异常行为方式是较为固定和不易纠正的，也不是境遇性的；②行为的后果对他人及对社会都是有损害的，对自己也会造成不良的影响，但不能自我控制；③患者对自己的行为具有辨认能力，自知其行为不符合社会规范；④除其表现的变态行为外，无突出的人格障碍，无精神病性症状，一般社会适应良好；⑤无智能障碍。

（二）鉴别诊断

1. 性别改变症的鉴别 性别改变症是一种性身份障碍，病人对自己的性别十分不满，甚至厌恶自己的生殖器官和第二性征，认为自己的性别（解剖特点）与性心理不符合，力图用激素或外科手术改变自己的性别。同性恋者尽管对同性持续表现性爱倾向，同时对异性毫无性爱倾向，但对自己的性别并无不满和厌恶，也不想改变自己的性别，需要注意的是部分同性恋者，特别是女性同性恋者同时是性别改变症患者。恋物性异装症患者除异性装扮外，也不要求改变自身性别解剖生理特征，据此可以与性别改变症鉴别。

2. 恋物症的鉴别 正常人由于客观环境没有机会和条件接触异性时可出现某种恋物行为，偶然发生的一时性的恋物行为，不能诊断恋物症。

如果恋物仅作为提高以正常方式获得的性兴奋的一种手段（如要伴侣穿上特殊的衣服），而不是性刺激的最重要来源或达到满意的性反应的必备条件时，不能诊断为恋物症。

对自己钟爱的异性的衣物长期做纪念品收藏，不影响正常性表达，以及对刺激生殖器官的性器具的爱好收藏均不属于恋物症。

3. 恋物性异装症与单纯恋物症鉴别 恋物性异装症和单纯的恋物症不同，他们所迷恋的衣物不仅是穿戴，而是打扮成异性的整个外表，通常不止穿戴一种物品，常为全套装备，包括假发和化妆品等。

4. 恋物性异装症与异性装扮鉴别 前者清楚地伴有性唤起，一旦达到性高潮，性唤起开始消退时，便强烈希望脱去异性服装。同性恋者异性装扮的目的是吸引同性对象，其异性装扮本身不引起兴奋。

5. 性施虐症的鉴别 在正常的性活动中，也常有轻度的施虐、受虐刺激用来增强快感，只有那些以施虐、受虐活动作为最重要的刺激来源或性满足的必备手段时，才可考虑诊断。性接触中的残暴行为或与色欲无关的愤怒需与性施虐症相鉴别，只有当暴力是性欲唤起的必备条件时，才能确定为此种诊断。

6. 排除继发于某些精神疾病和神经系统疾病的性心理障碍。

五、治　疗

性心理障碍的治疗比较困难，任何针对性心理障碍的治疗方法均有失败的可能，因为他们多认为自己的行为是自然的、个体化的、别人无须干涉的，并且有时自己乐此不疲，多数患者不会主动求医。但是症状的存在会给个人带来许多社会、心理问题，浪费患者的时间、经历和情感，损害他们的人际交往，对其职业功能带来消极的影响等，多数是迫于家庭和社会的压力而被动求医，有的是希望摆脱困境，减少或逃避社会家庭的指责和惩罚，有的患者如性别改变症患者虽主动求医，却是为了让医生帮助其改变性别，并且有的患者会受到法律的惩罚等。当然也有的患者具有强烈的摆脱病态的欲望，对这类患者进行恰当的心理治疗，治疗还是有可能成功的。

药物对症治疗可减轻部分性心理障碍患者的冲动行为及情绪问题，但是对多数性心理障碍患者而言，心理治疗是主要的治疗手段。

（一）心理治疗

心理治疗的疗效取决于患者的治疗愿望是否强烈、患者是否为自己的性心理偏离感到不安或痛苦。治疗愿望强烈并为自己的性心理偏离感到不安或痛苦的患者疗效较好。若性心理障碍发生早、持续时间长,患者年龄已超过 40 岁,则疗效欠佳。

1. 认知行为治疗　明确指出某些行为的危害性,有些行为是违反现行法律,不符合所处环境的文化和风俗习惯,而且在就业、升学等方面均面临严重问题,帮助患者认识自我,激发起内在的治疗欲望,教育患者通过意志克服其性偏离倾向。实施厌恶治疗的行为疗法,如让患者回忆病程中能引起强烈的性兴奋、性满足的场景,当想象达到性兴奋的高潮伴有性冲动时,治疗师即给予患者电刺激,使患者产生疼痛、麻木、肌肉紧缩感等,从而打断性兴奋,抑制性冲动,终止性想象。厌恶治疗还需要不断地强化治疗和巩固治疗,通过负性条件反射控制,消除其异常行为。如给恋物症患者观看其喜欢收集的用于性唤起、性满足的刺激物录像之后随即给予厌恶性刺激。另外还需要帮助患者建立异性恋关系,鼓励家属配合并协助治疗。

2. 精神分析疗法　弗洛伊德认为,成年人变态性行为实际上就是幼儿的性生活。由于某些原因,到了青春期后,个体的性活动特征仍保持不变,不能成熟,仍以儿童的性活动作为主要或唯一的性活动方式,也就是性心理障碍。对于多数患者来讲,在意识层面是认识不到这个问题的。一旦患者能够理性地认识和判断其变态性行为的幼稚性和非适应性,并对此行为有了羞耻感,就会逐渐地放弃并学习新的与年龄相称的行为方式,这样病态的性行为就得到了纠正。心理治疗的过程就是使患者回顾自身的性心理发展过程,理解在何时、何阶段、由何因素导致走向异常,促使患者正确理解和领悟并进行自我心理纠正。

(二) 药物治疗

药物治疗对性心理障碍的疗效是有限的。用药的目的基于如下几个方面的考虑:①缓解性心理障碍患者伴有的焦虑、抑郁等情绪,有利于心理治疗的进行;②降低个体的性驱力,减少变态性行为冲动的发生,增强个体的自控能力;③减弱带有强制性或超价性特点的异常性观念。常用的药物包括抗焦虑药物、抗抑郁药物、抗精神病药物以及抗雄性激素药物等。

1. 抗焦虑药物　抗焦虑药物用来治疗那些焦虑情绪突出的性心理障碍患者。对于心理治疗效果不佳的患者或单独予以药物治疗,或与心理治疗同时进行。丁螺环酮常用且最具效果,但需较长时间维持用药,停药有复发的危险,一般建议剂量为 15~30mg/d。

2. 抗抑郁药物　性心理障碍患者常具有抑郁障碍的许多特点,且抗抑郁药(TCAs 和 SSRIs)具有肯定的中枢和外周抑制性欲和性反应的药理作用等。目前,使用较多的药物有 TCAs 的氯米帕明(75~250mg/d)和 SSRIs 的氟西汀(20~60mg/d)及帕罗西汀(20~60mg/d)等。

3. 抗精神病药物　抗精神病药物可以改善带有偏执色彩的变态观念,减弱患者的性驱力,对抗患者的冲动行为和焦虑情绪。曾见报道的药物有氯丙嗪、氯氮平等,但剂量一般较小。由于副作用明显,且治疗作用不明确,其使用受到限制。新型抗精神病药物例如利培酮、奥氮平等也可以考虑使用。

4. 抗雄性激素药物　从理论上讲,这类药物通过抑制下丘脑-垂体-黄体通路减少相关激素的分泌,以及增强肝脏睾酮 α-还原酶的活性,从而降低体内睾酮水平和活性,降低性驱力,抑制性功能如性幻想、勃起和性高潮。这类药物可作为某种综合治疗计划的一个组成部分。目前使用的药物有甲羟孕酮和环丙孕酮。甲羟孕酮长期使用具有明显的副作用,如乳房发育、全面的性欲减退、体重增加、头痛、失眠以及抽搐等,对性欲的影响往往导致患者放弃治疗。

5. 其他　一些情绪稳定剂,如卡马西平、丙戊酸盐等也有使用。

(三) 其他治疗

性别改变症患者多要求通过手术改变其性别,但变性手术复杂,难度较大,费用较高,手术效果也不肯定,且手术后激素替代治疗又有较多不良反应;特别是亲友常坚决反对,有的出现心因性抑郁甚至自杀。另外从心理学来讲,手术前患者自己不能接受自己,手术后社会又难以接纳他们,有些患者手术后不得不隐姓埋名异地生活。改变一个人的性别是一个长期且痛苦的过程,对性别改变症患者要求手术的第一步是要进行精神检查和一系列的心理评估,检查患者有无严重精神疾病和是否能够接受治疗;第二步,性别改变症患者必须开始学习"恰当"的性角色,必须通过学习知道怎样的行为才像异性。性别改变症患者应先尝试 1～3 年的作为"异性"成员的生活,以便发现他们是否能够适应新的不同的生活方式等。这样才能确定他们是否要求进行下一步骤,即不可逆的一个步骤——手术。因此手术治疗应慎重,并应履行相应的法律手续。

（四）预后

性心理障碍患者的自然病程尚缺乏可靠的资料,单从专科医院和司法部门的资料来看,这些疾病具有慢性化的特点且难以改变。变态的性冲动和幻想随着年龄的增加,在频度和强度上均有所减弱。治疗可改善疾病的预后,但治疗的失败率仍较高。目前尚无一种治疗方法对性心理障碍具有根治性,要想根除患者变态的性冲动和性幻想可以说是不可能的,但可降低其强度和频繁程度,帮助患者控制他们的行为。长期治疗和预防复发尤为重要。

【病例】

男,20 岁,大二学生。来自于山区乡村,性情内向,不擅长和女生交往,其学校处于城郊结合部,校园至原野有多条林荫小道。该生屡次于入夜前或早锻炼时对正在读书或途经的女生露出生殖器,女生受到惊吓而出现性快感,自己也感觉有被抓的危险,但每次做完后自己都有种如释重负感。某日 10 时课间操,他一人爬上教学楼,见楼顶上仅有一名女生便露出生殖器,该女生惊呼,张某被抓获。

诊断:露阴症。

诊断要点:①反复在女性面前裸露自己的生殖器;②露阴引起女方强烈情绪反应的同时,自己从中获得性快感;③性情内向,不擅长和女生交往。

（王绍礼）

 思考题

1. 简述人格障碍的概念;人格障碍的共同特征及常见类型。

2. 习惯与冲动障碍的共同特征是什么？常见亚型有哪些？

3. 性心理障碍的特征是什么？性偏好障碍有哪些常见类型？

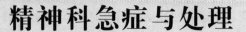

第十五章

精神科急症与处理

【本章重点】

1. 掌握　常见精神科急症的表现和处理原则、药物中毒的处理原则。
2. 熟悉　各种精神疾病易发生的临床急症。

第一节　概　述

精神科急症是指精神科患者突然发病或病情急剧变化的一种临床状态。表现为起病急、发展快、病情严重,有可能对周围人群或病人本身造成生命威胁或财产损失,或其躯体情况处于危急状态,急需采取治疗防护措施。

针对精神科急症需要注意:首先要分清轻、重、缓、急,对生命垂危者,先了解心律、呼吸、血压及第一印象的严重程度,生命体征改变者应优先诊治,如心肺复苏、抗休克等。同时要掌握好病史重点,抓紧重点体检、神经系统检查及精神检查,得出诊断印象,判明疾病性质。如不能做出准确诊断者,需估计病情的严重程度与危害性,及时做出相应处理。对有自杀、自伤、伤人、冲动毁物行为者,尽快采取安定病人的治疗措施,同时注意周围人员的安全。治疗要根据病情分别采用病因治疗、对症处理等。急诊处理后,应计划好下一步治疗。

第二节　常见紧急状态

一、谵妄状态

谵妄状态(delirium)是在意识清晰水平降低的基础上,出现大量的错觉和幻觉,属于意识内容的改变。

(一) 表现

常见原因为急性中毒、感染、肿瘤、代谢障碍、内分泌紊乱、内脏功能衰竭、脑外伤等;有些精神活性物质突然戒断可出现谵妄状态;少数急性躁狂患者如发展到严重阶段,也可出现意识障碍,即所谓的谵妄性躁狂。临床表现为:

(1)意识清晰度降低,有定向障碍:患者的意识水平在一天之内可有波动,多在晚上加重,或仅在晚上出现意识障碍,意识恢复后,患者对其病中经历有部分回忆,也可完全遗忘。

(2)常有精神运动性兴奋:患者表现为兴奋不安,动作杂乱无章,或有摸索动作;言语多不连贯,喃喃自语,对所提问题多不回答或回答不切题;注意力不集中,记忆及理解困难。

（3）伴有幻觉或错觉：以幻视多见，言语性幻听较为少见；幻觉内容多生动、逼真、带有恐怖性的人物或场景，如见到猛兽、昆虫、神鬼、战争场面等；在这些感知觉障碍的影响下，患者多伴有紧张、恐惧等情绪反应。

（二）处理

1. 病因治疗　对病因明确者，针对病因治疗。

2. 支持和对症治疗　对病因不明确的谵妄患者应尽快开始治疗。首先要维持生命体征的平稳，纠正水、电解质和酸碱平衡紊乱，给予维生素，改善患者的营养状况等。

3. 控制兴奋躁动　选择精神药物以安全、有效、作用迅速为原则。可以首选苯二氮䓬类，如地西泮 10mg 静脉缓慢注射（静脉推注过快可引起呼吸抑制），也可选用阿普唑仑 0.8～1.6mg、劳拉西泮 1～4mg 或氯硝西泮 2～4mg。抗精神病药物氯丙嗪及氟哌啶醇可肌内注射，起效均较快，但氯丙嗪容易引起直立性低血压，氟哌啶醇容易引起急性锥体外系反应，使用时应特别小心。

二、自伤、自杀

（一）自伤

自伤属于本能行为的障碍，是指没有死亡动机下的伤害自体的行为。自伤方式有：用刀、剪等器械切伤皮肤，吞食异物，过量服药等。自伤按患者的行为动机区分为蓄意性自伤和非蓄意性自伤两种，分别见于不同的精神疾患。

1. 表现

（1）蓄意性自伤：可发生于有自杀行为的各类精神疾病，这类自伤可视为自杀未遂。还有一类称作做作性综合征，患者反复伪装成患有严重躯体疾病，并因而辗转就诊、反复住院或行多次手术，甚至不惜自伤躯体以证明自己患病，本综合征多见于年轻的女性医务工作者，病前多有精神创伤史。

（2）非蓄意性自伤：见于精神分裂症、抑郁症、精神发育迟滞和痴呆、癫痫、人格障碍等。

2. 处理　首先处理自伤所致的外伤及其并发症，同时进行精神科治疗，针对不同的病因给予相应的药物治疗，包括抗精神病药物、抗抑郁药、抗癫痫药等。其次是加强对患者的监护及安全护理，辅以心理治疗。对于自伤和拒食的患者无抽搐电休克（MECT）治疗是最佳治疗之一，可以迅速见效，是急诊药物治疗理想的联合治疗手段。此外，对有自杀企图的蓄意自伤，需要预防患者再次自杀的发生。

（二）自杀（suicide）

自杀是自愿采取结束自己生命的行为。如果自杀行为导致了死亡结局，称为自杀死亡；有自杀举动，但未导致死亡结局，称自杀未遂（attempted suicide）。全世界的普通人群中年自杀死亡率为 10～20 人/10 万，而自杀未遂率至少是自杀死亡率的 10～15 倍。

1. 表现　自杀基本上分为三大类，即精神疾病、躯体疾病及非疾病人群自杀。自杀率较高的精神疾病为：抑郁症、精神分裂症、物质滥用及人格障碍。

自杀方式的选择影响与自杀成功率有一定的关系。自杀未遂者所采取的方式往往以较温和的方式为主，较少采用跳楼、自缢、撞车、卧轨、溺水等激烈方式。不同民族、地区、年龄、性别的人群自杀方式也有差异。服毒（药）自杀方式随年龄增加而减少，自缢随年龄增加而增加。男性以自缢、跳楼、自焚、自爆等激烈方式多见，而女性多选择服药、服毒、自溺等较温和方式。在中国，自杀者最常采用的自杀方式是服毒（药）与自缢。另外，导致自杀的原因不同，临床特征也有不同。

2. 处理

（1）自杀的预防：对有自杀企图或自杀计划的就诊者，医生的首要责任是防止他们采取自杀行动。正确诊断和积极治疗是最佳的预防措施，但在治疗还未起效之前，要对患者进行严密监护。

（2）治疗措施

1）对有自杀企图的患者：可在家里进行治疗，要求亲属严密监护，鼓励患者树立生活的信心和生存的希望，处方药物由家属保管，以防患者以药物作为自杀的手段。对无监护者或严重自杀企图的患者应住院治疗,入院后应立即采取适当防治措施。护理方面,应加强监护,将患者置于医护人员的视线之内,或专人护理。治疗方面,如果情况紧急,患者又无禁忌证,可用无抽搐电休克(MECT)治疗。同时根据诊断给相应药物及其他治疗措施。

2)自杀未遂者的处理:对自杀未遂者,应积极处理自杀未遂引起的后果,如抢救心跳呼吸停止、纠正休克、处理伤口和骨折,对服毒的患者给予洗胃、导泻等。根据患者的诊断和躯体状况给予适当的药物治疗,并严密监护,防止患者再次自杀。

3)心理治疗:对有自杀倾向的患者,支持性心理治疗是重要的治疗方法。要让他们充分表达不良心境、自杀的冲动和想法,向外宣泄内心的痛苦。并使患者明白,他正在患病,他的自杀想法源于他的疾病。帮助患者认识他的心情是可以理解的,属于人之常情,但认识方法是错误的。并向患者指出患这类疾病的不只是他一人,病是可以治疗好的。也向患者表明,医护人员可以随时为他提供帮助,也希望他能与医护人员共同合作,使他的疾病早日得到治疗。

三、急性幻觉妄想状态

(一)表现

急性幻觉状态指患者突然出现大量持久的幻觉。幻觉以听幻觉和视幻觉为多见,也可出现触幻觉、味幻觉和嗅幻觉等。幻觉内容多为负性的、对患者不利的、引起情绪不愉快的,如听到辱骂、威胁或恐吓的声音。多数患者出现幻觉后可以继发妄想,且多为被害妄想。患者常伴有恐惧、愤怒的情绪反应,并可出现逃避、自伤、自杀或暴力攻击行为。

急性妄想状态指患者突然出现大量持久的妄想。妄想内容杂乱,如被害妄想、关系妄想、影响妄想等混杂在一起或者彼此交替出现,且患者的言行常常受到其妄想支配。患者也可表现为妄想知觉或妄想心境。急性妄想状态时常常产生拒食、逃避或攻击行为,患者往往因为这些异常行为而被带来急诊。

常见于:精神分裂症、心境障碍、癔症性精神病、精神活性物质所致精神障碍、急性器质性精神障碍、感应性精神病。

(二)处理

若患者出现兴奋或自伤、自杀、攻击行为等意外行为时,需优先处理。可给予抗精神病药物治疗,严重抑郁发作者需合并抗抑郁药治疗,严重躁狂发作者可合并心境稳定剂。配合心理治疗,心因性幻觉症以心理治疗为主,癔症性精神病可予小剂量有镇静作用的抗精神病药物,待幻觉妄想缓解后可合并心理治疗。

四、兴奋状态

兴奋状态(excitement)是指整个精神活动增强,它涉及知觉、思维、情感和意志行为活动。

(一)表现

兴奋状态按临床表现可分为协调性精神运动性兴奋和不协调性精神运动性兴奋。协调性精神运动性兴奋多见于躁狂状态和急性应激反应;不协调性精神运动性兴奋多见于精神分裂症和器质性精神障碍。因为疾病的性质不同,对精神活动每一方面的影响也不一致,可以有以下几类不同的表现。

1. 躁狂性兴奋(manic excitement)　是心境障碍躁狂发作的主要表现,也可见于某些药物中毒时的精神障碍。主要表现为情感高涨、思维奔逸和意志增强。其临床特征为:兴奋遍及精神活动的各个方面,但以情感高涨更为突出,患者的精神活动在知、情、意各个过程的本身和三者之间,以及与其周围环境保持完整,互相协调和配合。

2. 青春性兴奋(hebephrenic excitement)　主要见于精神分裂症青春型。患者的思维、情感和意志之间的完整性和统一性遭到破坏;言语增多,内容零乱,有明显的思维破裂;情感喜怒无常,变化莫测;行为愚蠢、幼稚、无一定的指向性和目的性,本能欲望增强,严重时可出现意向倒错。

3. 紧张性兴奋(catatonic excitement) 主要见于精神分裂症紧张型。以突然发生运动性兴奋为其临床特征,兴奋常突然暴发,如突然起床毁坏物品或攻击他人,动作怪异,不可理解;言语内容单调刻板,可出现模仿言语;一般持续时间较短,可自动缓解或转入木僵状态。

4. 器质性兴奋(organic excitement) 是一种大脑出现器质性病变时出现的兴奋状态。这类患者一般有不同程度的智能障碍,思维活动迟缓,语量增多,往往有病理性赘述;情感脆弱而不稳定,常出现欣快;动作多而杂乱无章,常带有冲动性,有时可出现攻击行为。

(二)处理

1. 控制兴奋

(1)苯二氮䓬类药物:地西泮口服或静脉缓慢注射,也可选高效苯二氮䓬类如劳拉西泮或氯硝西泮口服或肌内注射,效果较好,半衰期也较长。这类药物的优点是副作用小,并且与抗精神病药物联合应用,可以减少抗精神病药物的用量。适用于不严重的兴奋状态,或躯体疾病、中毒或脑器质性疾病出现的兴奋状态,不宜用抗精神病药物的患者也可应用。

(2)抗精神病药物:用于严重的兴奋状态。氯丙嗪、氯氮平和氟哌啶醇都有明显的镇静作用,可以口服给药,但副作用较大,初次剂量不宜过大,可根据病情逐渐增大剂量。氯丙嗪和氟哌啶醇可以用于肌内注射,能较快地控制兴奋,如氯丙嗪 25~50mg 或氟哌啶醇 5~20mg 肌内注射。新型抗精神病药物奥氮平、利培酮和奎硫平等也有较强的镇静作用,并且与传统的抗精神病药物比较有副作用小和耐受性好等优点。

(3)无抽搐电休克(MECT)治疗:有明显控制兴奋的作用,对部分患者一次治疗就可能出现效果。MECT 治疗适用于躁狂症或精神分裂症的兴奋状态,对紧张性兴奋效果尤为明显。

2. 对症及支持治疗 患者若出现脱水即给予补液,纠正水、电解质和酸碱平衡紊乱,补充营养;有感染的患者,给予抗生素控制感染。

五、木 僵 状 态

木僵状态(stupor)是在意识清晰状态下出现的精神运动性抑制综合征。

(一)表现

根据发病机制的不同分为以下几类表现:

1. 紧张性木僵(catatonic stupor) 主要见于精神分裂症紧张型。木僵程度不一,轻者表现为言语和行为显著减少,动作缓慢、笨拙。重者运动完全抑制,缄默不语,不吃不喝,往往保持一种固定的姿势,对任何刺激失去反应。严重者口水外溢,大小便潴留,出现蜡样屈曲、空气枕头。有些患者白天卧床不起,但在夜深人静的时候可有活动或自进饮食。患者意识清晰,木僵缓解后能回忆并叙述这些经过。

2. 心因性木僵(psychogenic stupor) 是一种在急速而强烈的精神创伤后产生的应激状态。临床上表现为一种普遍的抑制状态,患者的活动明显减少,缄默不语,呆滞不动,拒绝饮食,严重者可呈木僵状态;常伴有自主神经功能失调症状,如心跳加快、面色苍白、出汗等。有时可有轻度的意识障碍,木僵消失后不能完全回忆。

3. 抑郁性木僵(depressive stupor) 由急性或严重抑郁引起。患者缺乏任何行动和要求,终日僵卧不动,缄默不语,肌张力多正常;患者对外界一般刺激多无反应,如耐心询问,可获得微弱的回答,如点头或摇头,嘴唇微动或低声回答,有时可见眼角噙泪。患者的情感活动与内心体验相互协调。

4. 器质性木僵(organic stupor) 见于严重的急性脑器质性疾病。患者除了不语、不动、呼之不应、推之不动外,常有肌张力增高、病理反射和大小便失禁,以及不同程度的意识障碍和智能障碍。

(二)处理

1. 明确病因 尽快明确引起木僵的原因,然后针对不同的病因给予适当的治疗。

2. 解除木僵 不同木僵的治疗方法有所不同。

（1）紧张性木僵:无抽搐电休克(MECT)治疗是解除紧张性木僵的最佳治疗方法。大部分患者只需连续做2~3次,木僵就可明显缓解,所以如果患者无禁忌证应尽早给予MECT治疗。如果患者不适合MECT治疗,可采用舒必利200~400mg/d静脉滴注。地西泮10mg或氯硝西泮2~4mg缓慢静脉推注,能暂时缓解木僵,但维持时间较短,需要反复多次给药。

（2）心因性木僵:心因性木僵一般可自行缓解,不需要特殊治疗。如木僵持续时间较长,可给予苯二氮草类药物。

（3）抑郁性木僵:解除抑郁性木僵的最佳治疗方法也是MECT治疗。当患者能口服药物时应尽早给予抗抑郁药治疗。

（4）器质性木僵:应针对不同的器质性原因进行治疗。

3. 支持疗法　木僵的患者进食多有困难,需要放置胃管,通过胃管补充液体和营养;对紧张性、抑郁性及器质性木僵还需预防压疮发生。

六、缄 默 状 态

缄默状态(mutism)是患者在意识清晰状态下出现缄默不语。

（一）表现

患者既不说话,也不用言语回答任何问题,但有时可用手势、表情或书写表达自己的意见或想法。患者并没有普遍的运动抑制,可以与木僵鉴别。

根据发病原因可分为以下几类表现:

1. 选择性缄默症(selective mutism)　见于儿童情绪或社会功能障碍的患者。患者的缄默有明显的选择性,在某一种或多种社交场合拒绝讲话,常以手势、点头、摇头,或发单音节词与人交谈,但在其他场合可以正常讲话。患者常伴有社交焦虑或退缩。

2. 癔症性缄默症(hysterical mutism)　见于分离(转换)性障碍。发病前往往有精神因素,患者想说话,但发不出声,不用言语表达或回答问题,但可用书写或手势与人交谈。

3. 紧张型精神分裂症性缄默症(catatonic schizophrenic mutism)　见于精神分裂症紧张型。表现为不典型的木僵状态,患者无明显木僵,仅表现为缄默不语,对问话不予回答,有的患者可用书写作简单回答。这类患者常伴有其他精神分裂症症状。

4. 运动不能性缄默症(akinetic mutism)　除缄默不语、运动困难外,意识尚清楚,感觉存在,但可伴有大小便失禁或需人喂食,见于第三脑室肿瘤及脑桥病变。

（二）处理

1. 选择性缄默症　对这类患者主要是心理治疗。消除精神因素,对患者的缄默表现不要过分关注,避免逼迫他们讲话而造成情绪紧张,安排适当的生活环境,鼓励参加集体活动。也可给予适当的抗焦虑药物。

2. 癔症性缄默症　暗示疗法是消除癔症性缄默症的有效措施。治疗前应先检查患者的声带,然后用简短、明确的语言告诉患者检查结果,向患者保证他的发音器官没有问题。然后鼓励患者发声,先诱导患者发"啊"音,逐渐转为读词和句子。

3. 紧张型精神分裂症性缄默症　采用抗精神病药物治疗。严重的患者可按紧张性木僵处理,检查躯体情况,行MECT治疗。

4. 运动不能性缄默症　除了针对不同的器质性原因进行治疗外,还应采取支持疗法。

七、惊 恐 状 态

惊恐发作(panic attack)是指患者在进行日常生活中无特殊的恐怖性处境时,突然感到突如其来的惊恐体验。

（一）表现

多见于惊恐障碍、广泛性焦虑障碍，也可见于精神分裂症、心境障碍、强迫性障碍、恐怖性焦虑障碍及二尖瓣脱垂、急性心肌梗死、甲状腺功能亢进、低血糖的患者。临床表现为：

1. 患者突然感到强烈的紧张、恐惧感和难以忍受的不适感，伴濒死感或失控感，常惊叫或四处呼救，可伴有非真实感。

2. 心悸、心跳加快，好像心脏要从口腔里跳出来；胸闷、胸痛、呼吸困难、胸部压迫感或窒息感。

3. 伴有自主神经功能紊乱症状，如口干、出汗、尿频、尿急、轻微震颤、感觉异常或四肢麻木等。

4. 惊恐发作常起病急骤，终止也迅速，一般历时几分钟至几十分钟，即可自行缓解，很少超过1小时，但不久又可突然发作。

（二）处理

对正处于惊恐发作中的患者可以给予苯二氮䓬类药物如地西泮10mg静脉缓慢注射（静脉推注过快可引起呼吸抑制），劳拉西泮1~4mg或氯硝西泮2~4mg肌内注射、静脉缓慢注射或口服，也可选用阿普唑仑0.8~1.6mg口服。对有过度换气的患者，可把纸卷成筒状罩住患者的口和鼻，以减轻因过度换气引起的碱中毒。

第三节　药物所致运动障碍

一、急性肌张力障碍

急性肌张力障碍（acute dystonia）为抗精神病药物引起的急性锥体外系不良反应。

（一）表现

发病机制与黑质纹状体 D_2 受体阻滞有关。多见于传统抗精神病药物特别是哌嗪类、丁酰苯类、硫杂蒽类。通常发生于治疗的初期，表现为：

（1）面、颈和舌肌受累，出现口歪眼斜、双眼向上凝视（动眼危象）、斜颈、伸舌或卷舌、张口、扮怪相等。

（2）咀嚼肌受累，出现下颌不能闭合。喉肌受累，出现言语及吞咽障碍。

（3）四肢、躯干肌受累，可出现角弓反张、扭转痉挛、步态不稳。

（4）患者同时可伴焦虑、烦躁、恐惧等。

（二）处理

（1）立即肌内注射抗胆碱能药物东莨菪碱0.3mg或苯甲托品2mg，通常20~30分钟可以缓解，如未完全缓解，可在半小时后重复给药。为了防止以后的发作，应同时给予苯海索2~4mg或苯甲托品2mg，每天2次或3次。

（2）如果加用抗胆碱能药物后仍有急性肌张力障碍发生，应减少抗精神病药物剂量，或换一种锥体外系副作用较小的药物。

（3）对禁用抗胆碱能药物的患者，如合并重症肌无力或青光眼者，可试用抗组胺药，如苯海拉明或异丙嗪25~50mg肌内注射，预防发作可口服苯海拉明或异丙嗪25~50mg，每天2次或3次。

二、静坐不能

静坐不能（akathisia）为抗精神病药物所致的急性锥体外系不良反应。

（一）表现

大多发生在服药后的2~3周，主要表现为不可控制的烦躁不安、不能坐定、来回走动或原地踏步。患者主观感到受一种内部力量的驱使，不得不动，患者常躺着想坐起来，坐着又想走，走着又想躺下，如此反反复复。严重的患者可出现焦虑、易激惹，与精神症状加剧有时难以区别。

（二）处理

（1）可试用急性肌张力障碍的处理。

（2）可服用普萘洛尔 10～20mg 或地西泮 5～10mg,每天 2 次或 3 次。

三、药源性帕金森综合征

药源性帕金森综合征(drug-induced Parkinsonism)为抗精神病药物所致的锥体外系不良反应,临床表现与帕金森病相似。

（一）表现

多在服药 2 周后出现,但也可能发生较早。特征为:运动不能、肌肉强劲、震颤、自主神经功能紊乱。临床表现为动作笨拙、迟缓、少动、面具脸、肌肉僵硬、步态拖曳、静止性震颤、流涎、多汗和皮脂溢出,可有构音困难和吞咽困难。扳动患者的前臂可感觉到齿轮或铅管样强直。严重时可伴有抑郁、焦虑情绪和静坐不能。

（二）处理

（1）加用苯海索 2～4mg 或苯甲托品 1～2mg,每天 2 次或 3 次。对重症肌无力或青光眼的患者,可服用苯海拉明或异丙嗪 25～50mg,每天 2 次或 3 次。

（2）少数症状严重的患者需减药或停药,换用锥体外系副作用较小的药物。

四、噎食窒息

噎食窒息为大量抗精神病药物所致帕金森综合征时出现咽喉肌群运动不协调,引起吞咽功能障碍,导致食物呛入气管,阻塞气道而窒息。也可能由于抗精神病药物干扰了防止食物反流的防御反射,会厌关闭功能及食管括约肌功能失调,胃内容物逆流,经食管呛入气管引起吸入性窒息。多见于传统抗精神病药物特别是哌嗪类、丁酰苯类、硫杂蒽类。

（一）表现

患者在进食过程中,特别是在暴饮暴食或进食软馒头和块状肉时,突然张口瞪目、表情紧张、面色苍白或青紫、口唇发绀、口中有食物、双手乱抓或抽搐、呼吸困难,重者意识丧失、全身瘫软、四肢发凉、大小便失禁、呼吸停止。或在进食或鼻食后,患者出现恶心、呕吐、胃内容物被吸入气管,导致窒息。

（二）处理

1. 立即清除呼吸道阻塞　因窒息是由噎食、吸入食物及胃内容物所致,尽快恢复呼吸道通畅,使患者尽早脱离缺氧窒息状态,是提高抢救成功率的关键。可采取以下措施:

（1）掏取:当发现噎食,迅速撑开患者口腔,用手指掏出食物。

（2）冲击:意识尚清醒的患者可采用海姆里克腹部冲击法(Heimlich Maneuver)也称为海氏手技。患者立位或坐位,抢救者站在患者背后,用双手顶于剑突下,向上猛然冲击,利用胸腔内的气流压力,把堵在咽喉、气管的食物冲出来。对昏迷倒地的患者采用仰卧位,抢救者骑跨在患者髋部,按上法推压冲击。如果无效,隔几秒钟,可重复操作一次,可连续操作 5～6 次。

（3）引流:把患者置于头低足高位,使吸入的食物、胃内容物顺体位流出。同时自下向上轻拍双侧肩胛间区,促使气管内异物排出。

（4）抽吸:用粗导管插入咽喉部吸引气管内异物,同时刺激咽喉部,引出咳嗽反射,利于异物清除。

2. 环甲膜穿刺　如果噎食部位较深或已窒息,环甲膜穿刺是建立紧急人工气道最简单、有效的通气措施。将患者就地平卧,肩胛下方垫高,头后仰,于环甲韧带即甲状软骨下缘和环状软骨上缘的中间部位(喉结下),用 12～22 号粗针头经气管中线刺入气管内。可暂缓缺氧状态,以便争取抢救时间。

3. 气管插管或气管切开术　必要时行气管插管或切开进行吸引,使呼吸道堵塞物得到彻底清除,建立通畅有效的呼吸道。

4. 给氧　自主呼吸恢复后可高流量给氧,直到缺氧状态缓解后改为低流量持续给氧,直至完全恢复。

5. 使用呼吸兴奋剂　患者呼吸功能恢复后,呼吸减弱时,可给予呼吸兴奋剂。

6. 预防并发症　常见的并发症为吸入性肺炎。应密切观察病情变化,注意生命体征。变换体位、拍背,以协助患者咳出气管内残留物及分泌物。

五、迟发性运动障碍

迟发性运动障碍(tardive dyskinesia,TD)又称迟发性多动症、持续性运动障碍,由抗精神病药物诱发,为一种持久的刻板重复的不自主运动。

（一）表现

本病最常见者为由吩噻嗪类及丁酰苯类(butyrophenones)药物所引起。口服普通抗精神病药发生率为20%~40%,使用长效抗精神病药发生率约50%。常见于长期(1年以上)系统抗精神病药(多巴胺受体拮抗剂)治疗的精神病患者,减量或停服后最易发生,发病风险似乎随年龄增加。表现为舌、唇、口和躯干的异常不自主的缓慢不规则运动,或舞蹈性手足徐动症样运动。以口周运动障碍最常见,包括转舌及伸舌运动、颌部咀嚼运动及噘嘴等。本病与Huntington病及特发性扭转性肌张力障碍难以鉴别,除非获知患者曾有用药史。

（二）处理

1. 首要的是避免危险因素　临床医生应该坚持以下原则:只有确实需要应用抗精神病药的患者(例如精神分裂症)才可服用,绝对不应该用抗精神病药治疗神经症或抑郁症,更不应该把抗精神病药当作安眠药来治疗失眠。因为迟发性运动障碍的发生与药物剂量的大小没有关系,即使小量也会产生。如果是精神分裂症患者发生了迟发性运动障碍,则应权衡轻重,不可贸然停药。

2. 药物治疗　目前尚无治疗TD的有效药物,根据美国神经病学学会制定的迟发性综合征循证治疗指南的结论:氯硝西泮可能改善TD,银杏叶提取物EGb-761可作为治疗选择(B级证据)。金刚烷胺及丁苯那嗪可作为TDS的治疗选择(C级证据)。

六、5-羟色胺综合征

5-羟色胺综合征(serotonin syndrome,SS)是抗抑郁药产生的药物不良反应综合征。

（一）病因及发病机制

发病机制为药物及其相互作用产生的中枢和外周神经系统5-羟色胺(5-HT)过多所致的综合征。三环类抗抑郁药、5-HT再摄取抑制剂、单胺氧化酶抑制剂较为多见。联合用药,如两种5-HT再摄取抑制剂合用、5-HT再摄取抑制剂与单胺氧化酶抑制剂、三环类抗抑郁药与5-HT再摄取抑制剂合用等,均可引起5-羟色胺综合征。

（二）表现

以精神状态改变、自主神经功能亢进、神经肌肉功能异常为主要临床特征。服药至发病时间长短不一,大多为几小时。

1. 精神状态改变　定向力障碍、意识障碍、轻躁狂、激越、坐立不安。

2. 自主神经功能亢进　多汗、肠鸣音亢进、腹泻、瞳孔扩大、发热、心动过速、血压升高。

3. 神经肌肉功能异常　震颤、肌阵挛、腱反射亢进、肌张力增高、共济失调等。

4. 严重中毒表现　可出现代谢性酸中毒、横纹肌溶解、肾衰竭、弥散性血管内凝血。

（三）处理

1. 停药　立即停用所有5-HT能药物,同时应停用可能影响中枢神经系统的药物。

2. 对症和支持治疗　大多数患者在停用原有治疗的药物后,临床症状逐渐消失,一般在24小时内可缓解。对严重的患者首先应维持生命体征稳定。包括降温、镇静,人工通气治疗呼吸衰竭,抗惊厥药治疗癫痫发作,劳拉西泮或氯硝西泮治疗肌阵挛,硝苯地平治疗高血压,纠正电解质及酸碱平衡失调等。

3. 药物治疗 可选用 5-HT$_{2A}$ 受体拮抗剂。主要包括赛庚啶、美西麦角、氯丙嗪、奥氮平等。其中赛庚啶是最有效的抗 5-HT 能药,用法:起始剂量 4~8mg 口服,若无效 2 小时内可重复使用,服用赛庚啶 16mg 后效果仍不明显时,应停药。如有效,可在 48 小时内每 6 小时 4~8mg 维持治疗,以防复发。美西麦角 4~8mg 口服,每日 1 次。可用氯丙嗪 50~100mg 肌内注射。还有研究报道使用奥氮平 10mg 舌下含服。过去有研究使用普萘洛尔,但现在认为普萘洛尔是 5-HT$_{1A}$ 拮抗剂,可引起低血压和休克,故不推荐使用。

【病例】

男,17 岁。1 年前因患有抑郁症,用文拉法辛胶囊 75mg/d 维持治疗,6 周前因症状复发而住院治疗,用文拉法辛胶囊 250mg/d 治疗,疗效欠佳,改用舍曲林 100mg/d,疗效仍不明显,给予氯米帕明注射液 25mg/d,静脉滴注。第 5 天出现紧张、焦虑、烦躁、坐立不安、全身大汗、恶心、双上肢震颤、肌张力增高、共济失调、脉搏增快(126 次/分),体温 37℃,意识清晰度下降,不认识主管医生,有摸索动作。

诊断:5-羟色胺综合征。

处理:立即给予静脉补液,停用舍曲林及氯米帕明,意识逐渐清晰,症状逐渐减轻,3 天后,症状基本缓解,抑郁存在,改用无抽搐电休克治疗。

七、恶性综合征

恶性综合征(neuroleptic malignant syndrome,NMS)是一种少见而严重的不良反应。

(一)病因及发病机制

发病机制多认为与抗精神病药导致中枢神经调节机制改变有关。最常见于氟哌啶醇、氟奋乃静、氯丙嗪等传统抗精神病药物,但非典型抗精神病药氯氮平、利培酮等亦有报道。接受大剂量药物治疗、肌内注射给药、快速增加剂量、合并应用锂盐等均可促使恶性综合征的发生。

(二)表现

多发生于治疗开始的 1 周之内。以显著的锥体外系症状和自主神经功能紊乱为主要临床表现。

1. 锥体外系症状 肌肉强直、震颤、静坐不能、运动不能、木僵、构音或吞咽困难。

2. 自主神经功能紊乱症状 多汗、流涎、血压不稳、心动过速或心律不齐、体温增高,甚至高热、尿失禁。

3. 意识障碍 反应迟钝、表情茫然、焦虑不安、意识障碍。

4. 严重症状 可并发急性肾衰竭、肺功能不全、急性心力衰竭、弥散性血管内凝血等,导致循环衰竭而死亡。

5. 实验室检查 可见白细胞增加、肌酸磷酸激酶升高。

(三)处理

1. 停药 立即停用所有抗精神病药物,以及其他有可能导致恶性综合征的药物。

2. 对症和支持治疗 目前对恶性综合征尚无特殊有效的治疗措施。主要在于早期识别,及时处理。注意降温、补液、纠正电解质及酸碱平衡紊乱,给氧,保持呼吸道通畅,必要时给予气管插管及呼吸机支持,防止压疮发生,预防并发感染,保障充足的营养。

3. 药物治疗 对严重患者,或在支持治疗后症状仍有加剧者,可试用肌肉松弛剂缓解肌肉强直,丹曲林(硝苯呋海因)100~400mg/d,分 4 次口服,治疗 1~5 天。或 1~5mg/kg,静脉滴注,每 6 小时 1 次。或试用多巴胺受体激动剂溴隐亭,具有显效快的特点,剂量 7.5~20mg/d,分次服用,或 5~60mg/d 肌内注射。

【病例】

女,20岁。因"话多,乱语,行为紊乱1周",在当地诊断"分裂样精神病",给予五氟利多1片/日(含量不详),2周后出现高热、全身僵硬、吞咽困难,住院治疗。

入院体检:体温38.6℃,脉搏120次/分,呼吸23次/分,血压120/68mmHg,全身大汗,流涎,运动不能,全身肌肉强直,肌张力增高,有尿失禁、构音及吞咽困难,双手罗索利莫征(+),凯尔尼格征(-)。

实验室检查:白细胞10.6×10^9/L,血肌酸磷酸激酶(CPK)1387U/L。

诊断:恶性综合征。

处理:停用五氟利多,给予对症及支持治疗,3天后症状开始逐渐缓解,1周后症状基本消失。

八、撤药综合征

撤药综合征(withdrawal syndrome)是指停用或骤然减量后,出现的一些躯体和精神症状。

（一）表现

撤药综合征多出现在停药后或在骤然减量时。一般症状较轻,且持续时间较短;症状有自限性;重新服用原药或药理上类似的替代药物后症状迅速消失;缓慢减药或换用半衰期长的药物可使症状减轻。撤药综合征不同于镇静催眠药如巴比妥类和成瘾物质如酒精引起的戒断综合征,不会引起寻药行为,也不会给患者造成明显的身体、心理和社会功能的损害。

1. 抗精神病药撤药综合征　多发生在骤然停药后1~4天内。具有较强抗胆碱能作用的药物如氯丙嗪、氯氮平等,撤药综合征发生率较高。

（1）躯体症状:常见的躯体症状为恶心、呕吐、厌食,还可出现出汗、头痛、眩晕、失眠、烦躁、腹泻、肌肉疼痛、流感样症状等,7~10天后自行缓解。

（2）运动障碍:类似于抗精神病药物引起的锥体外系症状,表现为肌张力增高、震颤、运动不能等。

（3）精神障碍:停用抗精神病药后出现精神症状,但表现与原有精神症状不同,不是原有精神病的复发,继续用药后症状很快消失。

2. 三环类抗抑郁药撤药综合征　多发生在骤然停药后1~2天内。

（1）躯体症状:以全身不适和胃肠道症状较为突出。表现为全身不适、头痛、头晕、肌肉酸痛、怠倦、乏力、流感样症状和恶心、呕吐、厌食、腹痛、腹泻等。

（2）运动障碍:主要表现为静坐不能和帕金森综合征。

（3）精神障碍:失眠、烦躁、焦虑、惊恐发作、轻躁狂,严重者可出现谵妄状态。

3. 5-羟色胺再摄取抑制剂撤药综合征　多在停药后1~3天出现,持续1~2周,最长不超过3周。

（1）躯体症状:①平衡失调:头昏、眩晕、共济失调;②胃肠道症状:恶心、呕吐;③流感样症状:乏力、怠倦、肌肉酸痛、寒战;④感觉障碍:烧灼感、电击感、紧绷感;⑤睡眠障碍:失眠、多梦;⑥其他:出汗、面色潮红、头痛。

（2）精神障碍:焦虑、易激动、阵发性哭泣、烦躁不安、人格解体、注意力不集中、思维迟钝、心境低落、记忆力障碍、意识模糊。

（二）处理

1. 心理安抚　向患者提供适当的保证,说明这些症状的特点,使他们明白,停药症状不严重,持续时间不长,预后良好。轻者无须特殊治疗,对于急性症状或严重的患者可恢复原来用药剂量或放慢减药速度。

2. 药物治疗　对严重的抗精神病药或三环类抗抑郁药撤药综合征患者,可给予抗胆碱能药物,如口服阿托品0.3~0.6mg,每天3次;或苯扎托品2~4mg,睡前服。

第四节　药物过量中毒

精神药物急性中毒较为多见。并且精神科处方一般药物用量大、时间长。如果患者将一次处方总量同时服下，便可发生急性中毒。大多数患者只要及时发现、积极治疗，均能转危为安。但三环类抗抑郁药中毒较为凶险，死亡率高于其他药物。无论有无症状，对急性中毒的患者均应严密观察。

一、诊断要点

病史询问中所获得的可靠的过量服药史、临床表现及体格检查为药物中毒的主要诊断依据。实验室检查可为诊断及治疗提供帮助。

1. 病史　应掌握中毒药物的种类、剂量、中毒时间、进入途径、中毒后出现的症状、治疗经过、既往健康状况、伴发躯体疾病等。

2. 体格检查　对严重的患者可先作重点检查：

(1) 有无意识障碍，意识障碍的分级，瞳孔大小以及对光反射。

(2) 基本生命体征：体温、脉搏、呼吸、血压。

(3) 衣服及口唇周围有无呕吐物，唾液分泌状况，呼气有无特殊气味。

(4) 皮肤温度、湿度及弹性。

(5) 有无肌肉颤动、痉挛、肌张力障碍、腱反射异常及病理反射。

(6) 肺部有无啰音。

3. 实验室检查

(1) 尽量收集患者的血、尿、呕吐物、胃内容物标本及残存的药品，并进行药物种类的鉴定。

(2) 血、尿、粪常规，电解质、肝肾功能、血气分析、心电图、胸部 X 线等检查。

(3) 血药浓度监测。

二、表　　现

（一）抗精神药物中毒

以吩噻嗪类中氯丙嗪多见，近年来氯氮平中毒有上升趋势。药物的作用机制不同，临床表现也有差异。

1. 中枢神经抑制作用及对网状结构上行激活系统的阻断　意识障碍，可从嗜睡到昏迷。

2. 降低抽搐阈　抽搐、癫痫样发作。

3. 抑制呼吸中枢　呼吸困难、呼吸衰竭、肺水肿。

4. 抑制体温调节中枢　体温下降。

5. 对心血管系统的直接作用及自主神经系统的间接作用　心动过速、传导阻滞、心电图改变、血压下降、休克。

6. 外周抗胆碱能作用　尿潴留、肠麻痹。

7. 阻断 DA 受体　急性锥体外系症状，动眼危象、扭转痉挛、角弓反张等。

8. 其他　体温过高、恶性综合征等。

（二）三环类抗抑郁药中毒

三环类抗抑郁药中毒，病情发展迅速，严重程度及治疗难度均较大，容易出现严重并发症，死亡率较高。成人一次吞服 1.5 ~ 2.0g 可产生严重中毒症状，2.5g 即可致死，但有摄入 0.5g 而死亡，吞服 10g 仍存活的报道。

1. 中枢抗胆碱能作用　意识障碍、躁动、谵妄、共济失调、震颤、呼吸抑制等。

2. 外周抗胆碱能作用　口干、皮肤干燥、瞳孔扩大、视力模糊、窦性心动过速、肠麻痹、尿失禁或潴留、体温升高等。

3. 5-羟色胺能作用 肌阵挛、反射亢进、抽搐、肌强直。

4. 去甲肾上腺素能作用 心动过速、轻度高血压。

5. 心脏毒性 心电图 PR、QRS 及 Q-T 间期延长、传导阻滞、心律失常。

6. 其他 5-羟色胺综合征,合并吸入性肺炎、横纹肌溶解症、缺氧性脑病等。

(三) 5-羟色胺再摄取抑制剂中毒

轻度中毒症状表现为 5-HT 活动过度,严重的患者可出现 5-羟色胺综合征。

1. 5-羟色胺活动过度 嗜睡、欣快、易激惹、头痛、高血压、恶心、呕吐、腹痛、腹泻等。

2. 5-羟色胺综合征 详见第三节 药物所致运动障碍。

3. 其他 5-羟色胺综合征严重的患者易并发横纹肌溶解、肌红蛋白尿、肾衰竭、呼吸衰竭、心功能衰竭。

(四) 单胺氧化酶抑制剂中毒

单胺氧化酶抑制剂中毒的发生可能由于过量服用,但治疗剂量与含酪胺的食物同服,或与三环类抗抑郁药、5-HT 再摄取抑制剂等有配伍禁忌的药物同服也可产生较严重的中毒症状。中毒症状以神经肌肉及心血管系统兴奋为主要症状,但严重的患者则表现为抑制症状。

1. 神经-肌肉症状 兴奋、激越、瞳孔扩大、发热、震颤、反射亢进、肌肉强直、抽搐、幻觉、意识障碍。

2. 心血管系统症状 窦性心动过速、高血压,严重中毒可出现低血压。

(五) 锂盐中毒

锂盐的治疗剂量和中毒剂量较接近,老年人、肾功能不全患者,锂盐在治疗剂量也可能发生中毒。各种原因导致血清锂浓度超过 1.4mmol/L 时可出现中毒。呕吐、腹泻、发热、大量出汗、脱水、低盐饮食均可诱发锂中毒。锂中毒以消化道症状及神经系统症状较为突出。根据血锂浓度及症状严重程度可将锂盐中毒分为轻度、中度、重度。

1. 轻度中毒 血清锂浓度 1.4~2.0mmol/L。恶心、呕吐、腹痛、头晕、嗜睡或兴奋、眼震、构音不清、肌无力、步态不稳、共济失调、粗大震颤。

2. 中度中毒 血清锂浓度 2.1~2.5mmol/L。持续性恶心、呕吐,定向障碍、意识障碍、谵妄、腱反射亢进、肌阵挛、抽搐、木僵。

3. 重度中毒 血清锂浓度超过 2.5mmol/L。高热、昏迷、抽搐、少尿、无尿、肾衰竭。

(六) 苯二氮䓬类药物中毒

苯二氮䓬类药物急性中毒较为多见,但出现严重中毒症状者较少,死亡率较低,预后较好。中毒症状以中枢神经系统的抑制作用为主要特点,对循环系统的抑制作用较弱。

1. 中枢神经系统抑制 轻度中度出现呆滞、嗜睡、倦怠、短时记忆障碍、体温降低、反射减弱或亢进、眼球震颤、构音困难、共济失调。重者可出现昏迷及呼吸抑制。

2. 循环系统的抑制作用 可有一过性低血压,严重中毒的患者可出现心脏停搏,但较少见。

3. 肌肉松弛作用 肌无力、肌张力低下。

(七) 巴比妥类药物中毒

本类药物中毒以中枢抑制为主要表现。抑制呼吸中枢,降低呼吸频率、深度;抑制延髓,引起呼吸衰竭;抑制体温调节中枢,使体温下降;抑制脑干神经血管中枢,以及对心肌及血管的直接抑制作用,产生低血压、休克。

1. 轻度中毒 嗜睡、意识清晰度下降、定向障碍、欣快、情绪不稳、共济失调、感觉迟钝、言语不清、呼吸慢、瞳孔缩小、对光反射存在。

2. 中度中毒 昏睡、呼吸浅慢、口唇发绀,可有眼球震颤、瞳孔缩小、对光反射迟钝。

3. 重度中毒 昏迷、呼吸浅慢不规则,严重时发生呼吸骤停、瞳孔散大、肌张力减弱、各种反射消失,伴有呼吸和代谢性酸中毒、血压下降、脉搏细弱、皮肤苍白湿冷、少尿、无尿,严重的患者伴肺水肿、呼吸窘迫综合征,可因肾功能、呼吸、循环衰竭而死亡。

三、处 理 原 则

急救治疗应争分夺秒。急性药物中毒的治疗原则相似,清除体内残存和已吸收的药物,确保呼吸道通畅,以及呼吸、循环功能稳定,给氧、建立静脉通道等。但不同药物又各具特点。

（一）清除消化道尚未吸收的药物

1. 催吐　对清醒合作的患者,可饮开水 500~600ml 后,用压舌板或手指刺激咽后壁或舌根部引起呕吐。有明显意识障碍、抽搐、胃溃疡近期出血、严重心脏病的患者不宜催吐。

2. 洗胃　极为重要,无论催吐与否均应洗胃。以服药后 6 小时内洗胃最佳,但超过 6 小时仍需洗胃。插入胃管后应尽量将胃内容物抽出后再行灌洗。洗胃液应用温水,每次灌注 300~500ml,快入快出,使出入量基本相等。务求洗胃彻底,至洗出液清亮为止。精神药物中毒时用 1:5000 高锰酸钾溶液洗胃,也可用生理盐水或清水。抽搐未控制、胃溃疡近期出血、食管静脉曲张的患者不宜洗胃。

3. 吸附　洗胃后,将 20~50g 用水调成糊状的药用活性炭从胃管内注入,以后 24 小时内每 4~6 小时重复 1 次,可吞服。

4. 导泻　洗胃后,从胃管注入硫酸钠溶液(硫酸钠 10~30g 溶于 200ml 水)导泻。精神药物中毒时中枢抑制作用较明显,不宜用硫酸镁导泻。

（二）促进已吸收药物的排泄

1. 输液及利尿　利尿可促进药物及其活性代谢产物从尿中排泄。静脉输入葡萄糖溶液及生理盐水,输液总量可至 4000ml,在输液的基础上给予呋塞米 20~40mg,肌内注射或静脉注入,每日 2~3 次。输入 5% 碳酸氢钠 100~200ml,碱化尿液,可增加巴比妥类药物的排泄。

2. 血液透析　将血液中的药物及其活性代谢产物加以清除,是严重中毒者最有效的治疗措施,对肾功能不全者宜早采用透析治疗。

（三）使用解毒剂或拮抗剂

多数抗精神病药尚无特异性解毒剂或拮抗剂,所以对症及支持治疗是药物中毒的重要治疗手段。

1. 毒扁豆碱　为抗胆碱酯酶药物。三环类抗抑郁药中毒症状主要为抗胆碱能作用所致,对该类药物中毒所致的窦性心动过速、肠麻痹等,可用毒扁豆碱 1~2mg,缓慢静脉注射,10~20 分钟后重复应用。对抽搐、室性心律失常的患者禁用。因毒扁豆碱可诱发抽搐、心脏停搏等,应在严密观察下慎重使用。

2. 赛庚啶　为 5-HT 拮抗剂,对 SSRIs 中毒的患者,赛庚啶 4~8mg 口服,此后每 2~4 小时 4mg。

（四）对症支持治疗

目的在于维持机体正常代谢状态,保护或恢复重要脏器功能,帮助重症患者转危为安。

1. 对重症患者严密观察生命体征变化　如意识、瞳孔、血压、呼吸、尿量等,加强护理,防止发生压疮。

2. 维持呼吸循环功能　保持呼吸道通畅,吸氧,必要时气管插管或切开,使用呼吸兴奋剂及人工呼吸器。强心、利尿,纠正水电解质及酸碱平衡紊乱。

3. 使用中枢兴奋剂　目的是减轻中枢抑制,维持有效呼吸,恢复防御反射。深昏迷的患者,用贝美格 50mg,静脉注入,每 10 分钟重复一次,或 100~150mg,加入 10% 葡萄糖液 500ml 中,静脉滴注。至睫毛反射或呼吸恢复正常为止。或哌甲酯 40~60mg,肌内注射,或 10mg 加入 5%~50% 葡萄糖 20ml 中,静脉注射,必要时 30~60 分钟重复 1 次。对有抽搐的患者不宜用中枢兴奋剂。

4. 治疗休克　抗精神病药物对 α 肾上腺素受体有阻断作用,又直接抑制血管运动中枢,使血压下降,出现休克。在补充足够血容量的基础上,需要用升压药物。只能用具有 α 受体兴奋作用的药物,如去甲肾上腺素、间羟胺、多巴胺,不能用具有 α 和 β 受体兴奋作用的药物如肾上腺素。多巴胺

40mg、间羟胺 20～60mg 或去甲肾上腺素 1～2mg,加入 500ml 液体中,缓慢静滴,根据血压调整滴速,使血压维持在 90/60mmHg,每小时尿量不低于 30ml。

5. 控制抽搐　抽搐频繁发作可导致脑水肿等严重并发症,应积极治疗。首选地西泮 10～20mg,静脉注射。也可用氯硝西泮或巴比妥类。

（五）使用抗生素

恰当使用抗生素预防、治疗肺及泌尿系统感染。

（六）纠正酸中毒

精神药物中毒可引起中枢及呼吸抑制,二氧化碳排出受阻,出现呼吸性酸中毒。体液循环障碍导致过量乳酸生成,又容易出现代谢性酸中毒。

1. 保持呼吸道通畅,必要时气管插管、加压给氧、机械通气,以改善呼吸性酸中毒。

2. 补充血容量,维持循环功能。

3. 5% 碳酸氢钠 125～250ml 静脉滴注,根据血气分析调整剂量。

（七）治疗并发症

急性中毒性肺水肿、急性中毒性脑病、急性肾衰竭等。

【病例】

男,35 岁,精神分裂症病史 5 年,一直服药维持治疗,病情稳定,能参加一般性社会工作。一天前突然卧床,不语不动,拒食拒药,意识清楚,但对任何刺激失去反应。

诊断:木僵状态,应进行无抽搐电休克治疗。

（李志勇）

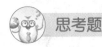 思考题

1. 木僵状态分几类?
2. 简述噎食窒息的处理原则。
3. 简述精神科药物过量中毒的处理原则。

参考文献

1. 陈文斌. 诊断学. 7 版. 北京：人民卫生出版社,2008.

2. 陈珏. 进食障碍. 北京：人民卫生出版社,2013.

3. 陆峥. 性功能障碍与性心理障碍. 北京：人民卫生出版社,2013.

4. ICD-10 精神与行为障碍分类. 范晓冬,等译. 北京：人民卫生出版社,1993.

5. Grant JE. 我该如何停下来：认识和理解冲动控制障碍. 刘翠玲,译. 北京：世界图书出版公司,2005.

6. 郝伟. 精神科疾病临床诊疗规范教程. 北京：北京大学医学出版社,2009.

7. 郝伟,于欣. 精神病学. 7 版. 北京：人民卫生出版社,2013.

8. 郝伟. 精神病学. 7 版. 北京：人民卫生出版社,2015.

9. 贾建平,王荫华,魏翠柏,等. 中国痴呆与认知障碍诊治指南（五）：痴呆治疗. 中华医学杂志,2011,91(14):940-945.

10. 姜佐宁. 现代精神病学（上、下册）. 北京：科学出版社,1999.

11. 江开达. 精神病学,回顾、现状、展望. 北京：人民卫生出版社,2009.

12. 江开达. 精神病学. 2 版. 北京：人民卫生出版社,2010.

13. 江开达. 精神病学. 7 版. 北京：人民卫生出版社,2013.

14. 李建明. 精神病学. 北京：清华大学出版社,2011.

15. 李凌江,陆林. 精神病学. 3 版. 北京：人民卫生出版社,2015.

16. 李凌江,马辛. 中国抑郁障碍防治指南. 2 版. 北京：中华医学音像出版社,2015.

17. （英）格尔德,（英）哈里森,（英）考恩. 牛津精神病学教科书. 刘协和,李涛,主译. 5 版. 成都：四川大学出版社,2010.

18. 马晓年. 现代性医学. 2 版. 北京：人民军医出版社,2004.

19. 美国精神医学学会. 精神障碍诊断与统计手册（案头参考书）. 张道龙,等译. 第 5 版. 北京：北京大学出版社,2014.

20. 邵旦兵,孙海晨. 病毒性脑炎的临床进展. 中国全科医学,2008,11(20):1817-1819.

21. 沈渔邨. 精神病学. 5 版. 北京：人民卫生出版社,2009.

22. 孙学礼. 精神病学. 2 版. 北京：高等教育出版社,2008.

23. 童俊. 人格障碍的心理咨询与治疗. 北京：北京大学医学出版社,2008.

24. 王滨有. 性健康教育学. 北京：人民卫生出版社,2011.

25. 王祖承. 精神病学. 北京：人民卫生出版社,2002.

26. 王伟. 人格障碍. 北京：人民卫生出版社,2009.

27. 韦玉华,潘润德. 以精神症状为主要首发表现的病毒性脑炎 95 例临床分析. 中国神经精神疾病杂志,2007,33(1):45-47.

28. 薛兆英,许又新,马晓年. 现代性医学. 北京：人民军医出版社,1995.

29. 杨德森,刘协和,许又新. 湘雅精神医学. 北京：科学出版社,2015.

30. 杨玉岩,张海萍,朱威,等. 神经梅毒. 实用皮肤病学杂志,2008,1(3):131-133.

31. 翟金国,陈敏,赵靖平,等. 山东省抑郁障碍患者的经济负担研究. 中国卫生经济,2011,30(10):80-82.

32. 于欣,方贻儒. 中国双相障碍防治指南. 第 2 版. 北京：中华医学电子音像出版社,2015.

33. 张聪沛. 临床精神病学. 北京：人民卫生出版社,2009.

34. （美）R. E. Hales 赫尔斯. 精神病学教科书. 5 版. 张明圆,肖泽萍,主译. 北京：人民卫生出版社,2010.

35. 赵靖平,施慎逊.中国精神分裂症防治指南.第2版.北京:中华医学电子音像出版社,2015.

36. 张亚林.精神病学.北京:人民教育出版社,2005.

37. 张亚林,高级精神病学.长沙:中南大学出版社,2007.

38. 赵敏,郝伟.酒精及药物滥用与成瘾.北京:人民卫生出版社,2012.

39. 郑东,宁玉萍,谭燕,等.急性病毒性脑炎所致精神障碍脑电图的诊断价值.上海精神医学,2006,18(5):263-265,275.

40. 周景芬.病毒性脑炎所致精神障碍的临床治疗进展.中医临床研究,2009,1(1):131.

41. 朱月龙.心理健康全书.北京:海潮出版社,2006.

42. American Psychiatric Association. Diagnostic and statistical manual of mental disorders. 5th ed. DSM-5. Washington DC: APA,2013.

43. Cipriani A,Zhou X,Del Giovane C,et al. Comparative efficacy and tolerability of antidepressants for major depressive disorder in children and adolescents:a network meta-analysis. Lancet,2016.

44. Gelder MG,López-lbor J,Andreasen N. New Oxford Textbook of Psychiatry. New York:Oxford University Press,2003.

45. Glen O. Gabbard. Gabbard's Treatments of Psychiatric Disorders. 5th ed. Arlington: American Psychiatric Publishing, Inc,2014.

46. Guidi J,Tomba E,Fava GA. The Sequential Integration of Pharmacotherapy and Psychotherapy in the Treatment of Major Depressive Disorder:A Meta-Analysis of the Sequential Model and a Critical Review of the Literature. Am J Psychiatry,2016,173(2):128-137.

47. Dalenberg CJ,Brand BL,Gleaves DH,et al. Evaluation of the evidence for the trauma and fantasy models of dissociation. Psychological Bulletin,2012,138(3):550-588.

48. Eaton WW,Shao H,Nestadt G,et al. Population-based study of first onset and chronicity in major depressive disorder. Arch Gen Psychiatry,2008,65(5):513-520.

49. Hales RE,Yudofsky SC,Gabbard GO. The American Psychiatric Publishing Textbook of Psychiatry,DSM-5 Edition. Washington,DC:The American Psychiatric Publishing,Inc,2014.

50. Hales. The Textbook of Psychiatry. 6th ed. Washington,DC:The American Psychiatric Publishing,2014.

51. Katzman MA,Bleau P,Blier P,et al. Canadian clinical practice guidelines for the management of anxiety,posttraumatic stress and obsessive compulsive disorders. BMC Psychiatry,2014,14(Suppl 1):S1.

52. Kendler KS,Gardner CO. Depressive vulnerability,stressful life events and episode onset of major depression:a longitudinal model. Psychol Med,2016,46(9):1865-1874.

53. McKhann GM,Knopman DS,Chertkow H. 贾建平,陆璐,张逸,等译.美国国立老化研究所与阿尔茨海默病协会诊断指南写作组:阿尔茨海默病痴呆诊断标准的推荐.中华神经科杂志,2012,45(5):352-355.

54. Mulder R. Depression relapse:importance of a long-term perspective. Lancet,2015,386(9988):10-12.

55. Philip Cowen,Paul Harrison,Tom Burns. Shorter Oxford Textbook of Psychiatry. 6th ed. Landon:Oxford University Press,2012.

56. Regier DA,Kuhl EA,Kupfer DJ. The DSM-5:Classification and criteria changes. World Psychiatry,2013,12(2):92-98.

57. Sadock BJ,Sadock VA. Kaplan &Sadock's Synopsis of Psychiatry:Behavioral Sciences,Clinical Psychiatry. 9th ed. Phreladelphia:Lippincott Williams & Wilkins,2003:591-667.

58. Sinyor M,Fefergrad M,Zaretsky A. Cognitive behavioural therapy or antidepressants for acute depression? BMJ,2015,351:h6315.

59. Stahl. Essential Psychopharmacology—The Prescriber's Guide. 3rd ed. Cambridge:Cambridge University Press,2014.

60. Stahl. Stahl's Essential Psychopharmacology—Neuroscientific Basis and Practical Applications. 4th ed. Cambridge:Cambridge University Press,2014.

61. Stein DJ,Koenen KC,Friedman MJ,et al. Dissociation in Posttraumatic Stress Disorder:Evidence from the World Mental Health Surveys. Biological Psychiatry,2013,73(4):302-312.

中英文名词对照索引